Explizite und implizite Emotionsmanifestationen

Kontrastive Linguistik
Linguistica contrastiva

Herausgegeben von Elmar Schafroth und Marcella Costa
A cura di Elmar Schafroth e Marcella Costa

Bd. 17

Wissenschaftlicher Beirat
Sandra Bosco (Torino)
Sibilla Cantarini (Verona)
Lucia Cinato (Torino)
Marina Foschi (Pisa)
Gudrun Held (Salzburg)
Peggy Katelhön (Milano)
Sabine Koesters Gensini (Roma, La Sapienza)
Christine Konecny (Innsbruck)
Eva Lavric (Innsbruck)
Elda Morlicchio (Napoli, L'Orientale)
Martina Nied (Roma III)
Goranka Rocco (Ferrara)
Giovanni Rovere (Heidelberg)
Michael Schreiber (Germersheim)

Zu Qualitätssicherung und Peer Review der vorliegenden Publikation

Die Qualität der in dieser Reihe erscheinenden Arbeiten wird vor der Publikation durch die Herausgeber der Reihe sowie durch zwei Mitglieder des Wissenschaftlichen Beirates geprüft.

Notes on the quality assurance and peer review of this publication

Prior to publication, the quality of the work published in this series is reviewed by the editors of the series and by two members of the academic advisory board.

Maria Francesca Ponzi

Explizite und implizite Emotionsmanifestationen

Eine deutsch-italienische Korpusanalyse

PETER LANG

Berlin · Bruxelles · Chennai · Lausanne · New York · Oxford

Bibliografische Information der Deutschen Nationalbibliothek
Die Deutsche Nationalbibliothek verzeichnet diese Publikation
in der Deutschen Nationalbibliografie; detaillierte bibliografische
Daten sind im Internet über http://dnb.d-nb.de abrufbar.

Autorin und Verlag danken dem
Dipartimento di Lettere e Culture Moderne
der Universität La Sapienza in Rom für die Unterstützung der Publikation.

ISSN 2192-3507
ISBN 978-3-631-93191-2 (Print)
ISBN 978-3-631-93192-9 (E-PDF)
ISBN 978-3-631-93193-6 (E-PUB)
DOI 10.3726/b22787

© 2025 Peter Lang Group AG, Lausanne (Schweiz)
Verlegt durch Peter Lang GmbH, Berlin (Deutschland)

info@peterlang.com

Alle Rechte vorbehalten.

Das Werk einschließlich aller seiner Teile ist urheberrechtlich
geschützt. Jede Verwertung außerhalb der engen Grenzen des Urheberrechtsgesetzes ist
ohne Zustimmung des Verlages
unzulässig und strafbar. Das gilt insbesondere für
Vervielfältigungen, Übersetzungen, Mikroverfilmungen und die Einspeicherung und
Verarbeitung in elektronischen Systemen.

Diese Publikation wurde begutachtet.

www.peterlang.com

Meinem genialen Vater

Vorwort und Danksagung

Die vorliegende Studie beruht auf einer Untersuchung, die ich im Rahmen meines Promotionsstudiums (2016–2021) an der Universität La Sapienza in Rom und der Technischen Universität Berlin im cotutellen Verfahren durchgeführt und in den Folgejahren immer wieder aufgegriffen und vertieft habe. Das vorliegende Buch ist die deutlich überarbeitete Fassung meiner Dissertationsschrift, die am 24.05.2021 verteidigt und anschließend gemäß der Promotionsordnung in der Universitätsbibliothek der Technischen Universität Berlin hinterlegt wurde.

Die Universität La Sapienza hat mir durch ein Promotionsstipendium die Durchführung dieses Projekt und durch eine Projektfinanzierung die Veröffentlichung dieses Buch ermöglicht. Für diese finanzielle Unterstützung sei ihr an dieser Stelle herzlich gedankt.

Ich möchte auch Marcella Costa und Elmar Schafroth herzlich für ihr Interesse an meiner Studie danken und dafür, dass sie das Buch in ihre Reihe aufgenommen haben.

Für die hier vorliegende Publikation wurde die gesamte Dissertationsschrift sprachlich und inhaltlich kritisch durchgesehen und an einigen Stellen modifiziert und ergänzt. Die Analyse wurde an einigen Stellen verfeinert und erweitert. Darüber hinaus wurden die Literaturangaben sowohl im Text als auch im Literaturverzeichnis umfassend aktualisiert.

Sowohl während meiner Promotion als auch danach hatte ich die Möglichkeit, mit vielen (Sprach-)Wissenschaftlerinnen und Wissenschaftlern zu diskutieren, was für mich auf unterschiedliche Weise sehr hilfreich war. All diesen Menschen möchte ich an dieser Stelle herzlich danken.

VORWORT UND DANKSAGUNG

An erster Stelle sind hier Sabine E. Koesters Gensini (Universität La Sapienza) und Monika Schwarz-Friesel (Technische Universität Berlin) zu nennen, die meine Dissertation mit großem Interesse und mit besonderer Aufmerksamkeit betreut und die mir sowohl während als auch nach der Promotionsphase wohlwollend viel Zeit gewidmet haben. Sowohl ihre Schriften als auch die persönlichen Gespräche mit ihnen haben dieses Buch – wenn auch in unterschiedlicher Weise – entscheidend geprägt.

Der ehemalige Leiter des Promotionsstudiengangs, Alberto Petrucciani (Universität La Sapienza), war für mich seit der ersten Phase meines Projekts ein wichtiger Ansprechpartner. Darüber hinaus möchte ich dem gesamten *Collegio di Dottorato*, insbesondere aber Stefano Gensini (Universität La Sapienza), für die wertvollen theoretischen Ratschläge und die wichtigen Lektüreempfehlungen danken.

Außerdem möchte ich mich auch bei den externen Gutachterinnen, Federica Cognola (Universität Venedig Ca' Foscari) und Barbara Häußinger (Universität Neapel L'Orientale), sowie den weiteren Mitgliedern der Promotionskommission, Eva-Maria Thüne (Universität Bologna – Alma mater studiorum), Camilla Miglio (Universität La Sapienza) und Martin Thiering (University of Europe for Applied Sciences), bedanken, die durch ihre Anregungen meine Studie wesentlich beeinflusst haben.

In Bezug auf meine Kolleginnen und Kollegen möchte ich einerseits die römische Gruppe, insbesondere Margherita De Luca, Giulia Palazzolo und Lena Stieber, und andererseits die Berliner Kommilitoninnen und Kommilitonen, allen voran Giorgio Benedetti und Maria Fritzsche, erwähnen. Ihnen allen gebührt mein herzlicher Dank für den produktiven Austausch.

Außerdem möchte ich Stefano danken, der so viele neue Emotionen in mein Leben gebracht hat.

Abschließend möchte ich mich bei meinen Eltern bedanken, die mich während meines gesamten Bildungswegs mit Liebe und Engagement unterstützt haben. Mein besonderer Dank gilt meinem Vater, Mauro Ponzi, ohne den all dies nicht möglich gewesen wäre. Ihm und seinem Andenken ist dieses Buch gewidmet.

Inhaltsverzeichnis

Tabellenverzeichnis ... 15

Abbildungsverzeichnis ... 19

Einführung ... 21

1   Entwicklung der Emotionsforschung:
    Zwischen Marginalisierung und Etablierung ... 27
1.1   Die Emotionsforschung ... 27
    1.1.1   Zur Vernachlässigung von Emotionen
    in der Wissenschaft ... 28
        1.1.1.1   Philosophische Gründe ... 28
        1.1.1.2   Soziologische Gründe ... 33
        1.1.1.3   Methodische Gründe ... 35
    1.1.2   Die emotionale Wende ... 37
        1.1.2.1   Charles Darwin und Sigmund Freud:
    Zwei Vorläufer der emotionalen Wende ... 38
        1.1.2.2   Descartes' Irrtum ... 41
        1.1.2.3   Kognition und Emotion: Ein untrennbares
    Binom ... 44

2   Emotionslinguistik zwischen Marginalisierung und Etablierung ... 47
2.1   Zur Vernachlässigung von Emotionen
    in der Sprachwissenschaft ... 48

    2.1.1 Historischer Exkurs: Die Unzulänglichkeit
          der Grammatiken der langue ... 49
          2.1.1.1 Die traditionelle Grammatik ... 49
          2.1.1.2 Die historische Grammatik ... 51
          2.1.1.3 Die logische Grammatik ... 55
          2.1.1.4 Die strukturelle Grammatik ... 60
          2.1.1.5 Die generative Grammatik ... 65
    2.1.2 Methodische Gründe ... 70
    2.1.3 Zwischenfazit ... 72
2.2 Die pragmatische Wende ... 73
    2.2.1 Ferdinand de Saussure und Tullio De Mauro als
          Vorläufer der Grammatiken der parole ... 76
          2.2.1.1 Ferdinand de Saussure ... 76
          2.2.1.2 Tullio De Mauro ... 81
    2.2.2 Die Potenzialität der Grammatiken der parole ... 87
    2.2.3 Zwischenfazit ... 89
2.3 Vielversprechende Wege zur Emotionslinguistik heute:
Kognitive Pragmatik und Kritische Kognitionslinguistik ... 89
    2.3.1 Kognitive Pragmatik ... 90
    2.3.2 Kritische Kognitionslinguistik ... 92
    2.3.3 Zwischenfazit ... 97

**3 Methodisches Vorgehen: Begriffsbestimmung, Thesen,
Forschungsfragen und Korpusbeschreibung** ... 101
3.1 Begriffsbestimmung: Was versteht man unter *Emotion*? ... 101
3.2 Thesen und Forschungsfragen ... 104
3.3 Korpusbeschreibung ... 115

4 Explizite Emotionsmarker ... 123
4.1 Graphostilistische Emotionsmarker ... 124
    4.1.1 Orthografische Normabweichung als
          graphostilistischer Emotionsmarker ... 124
    4.1.2 Auswertung der quantitativen Daten ... 130
4.2 Morphologische Emotionsmarker ... 131
    4.2.1 Evaluierung ... 131
    4.2.2 Intensivierung ... 142
    4.2.3 Auswertung der quantitativen Daten ... 146

4.3 Lexikalische Emotionsmarker — 147
   4.3.1 Semantische Kategorisierung — 147
      4.3.1.1 Emotionsbezeichnende Wörter — 148
      4.3.1.2 Emotionsausdrückende Wörter — 153
      4.3.1.3 Auswertung der quantitativen Daten — 160
   4.3.2 Pragmatische Kategorisierung — 164
      4.3.2.1 Intensitätsmarker — 164
      4.3.2.2 Abschwächungsmarker — 166
      4.3.2.3 Fokusmarker — 169
      4.3.2.4 Modalmarker — 171
      4.3.2.5 Interaktionsmarker — 173
      4.3.2.6 Interjektionen — 181
      4.3.2.7 Empathische Deixis — 184
   4.3.3 Auswertung der quantitativen Daten — 187
4.4 Syntaktische Emotionsmarker — 188
   4.4.1 Die Informationsstruktur: Emotive Spur in Sätzen? — 189
      4.4.1.1 Linksrhematisierung — 191
      4.4.1.2 Links- und Rechtsversetzung — 193
      4.4.1.3 Spaltsatz und Sperrsatz — 195
      4.4.1.4 Auswertung der quantitativen Daten — 197
   4.4.2 Für eine emotive Interpretation von Ellipsen — 197
      4.4.2.1 Ellipsen — 198
      4.4.2.2 Hashtags — 202
      4.4.2.3 Auswertung der quantitativen Daten — 204
   4.4.3 Parenthesen als Ausdrucksort für Emotionen: Zwischen Verbergung und Hervorhebung — 205
      4.4.3.1 Theoretischer Hintergrund — 205
      4.4.3.2 Klassifikation emotionsausdrückender Parenthesen — 208
      4.4.3.3 Auswertung der quantitativen Daten — 215
   4.4.4 Die emotionsausdrückende Funktion der Adjektivposition im Italienischen und Deutschen — 216
      4.4.4.1 Die attributive Adjektivposition im Deutschen — 216
      4.4.4.2 Die attributive Adjektivposition im Italienischen — 218

    4.4.4.3 Die Voranstellung des attributiven Adjektivs
       im Italienischen ... 220
    4.4.4.4 Prädikative Adjektive im Deutschen:
       Eine mögliche Alternative? ... 223
    4.4.4.5 Auswertung der quantitativen Daten ... 225
4.5 Zwischenbilanz ... 226

5 E-Implikaturen als grundlegende Kategorien des impliziten Emotionsausdrucks ... 229

5.1 Auf der Suche nach impliziten Emotionen: Die Textweltmodelltheorie ... 230

5.2 E-Implikaturen: Theoretischer Hintergrund ... 234

5.3 E-Implikaturen als Grundlegende Kategorien des impliziten Emotionsausdrucks: Analyse korpusbasierter E-Implikaturen ... 236

  5.3.1 Von P zu PPlus: E-Implikaturen als Auslöser Grice'scher Implikaturen ... 237
    5.3.1.1 Pro-Trump-Reaktionen ... 237
    5.3.1.2 Kontra-Trump-Reaktionen ... 252
  5.3.2 Wiederkehrende Evaluationsmuster in beiden Teilkorpora ... 264
    5.3.2.1 Typische Evaluationsmuster der Pro-Trump-Reaktionen ... 264
    5.3.2.2 Typische Evaluationsmuster der Kontra-Trump-Reaktionen ... 269
  5.3.3 Auswertung der quantitativen Daten ... 272

6 Implizite Emotionsmarker auf der textuellen Ebene ... 277

6.1 Text 1 [IP02]: Ich bin dem Land, das unsere Freiheit im Laufe des ganzen zwanzigsten Jahrhunderts garantiert hat, dankbar ... 278

  6.1.1 Perspektivierende Referenzialisierung ... 280
  6.1.2 Anapher ... 281
  6.1.3 Inszenierung eines metahistorischen Kontextes ... 283
  6.1.4 Enumeration ... 284
  6.1.5 Vagheit ... 286
  6.1.6 Präsupposition ... 287

6.2 Text 2 [DP08]: Trump hat tatsächlich die Karten zur
politischen Zeitenwende in der Hand ... 289
   6.2.1 Thematische Verschiebung ... 290
   6.2.2 Dichotomische Referenzialisierung ... 291
   6.2.3 Konnotation ... 292
6.3 Text 3 [IP15]: Trumps Sieg macht allen Angst ... 295
   6.3.1 Perspektivierende Referenzialisierung ... 298
   6.3.2 Aufsteigende Klimax ... 300
   6.3.3 Rhetorische Frage ... 301
   6.3.4 Interaktion von Präsupposition und E-Implikatur ... 302
   6.3.5 Fokussierung ... 305
   6.3.6 Vagheit ... 307
6.4 Text 4 [DP06]: Heute ist die offene Gesellschaft wieder
unter Druck ... 308
   6.4.1 Verfremdungseffekt ... 308
   6.4.2 Dichotomische Referenzialisierung ... 310
   6.4.3 Rhetorische Frage ... 313
6.5 Text 5 [IP06]: Auch weil sie „zu sehr beschäftigt waren,
die Austern zu öffnen", haben sie diese
reale Welt komplett aus dem Auge verloren ... 313
   6.5.1 Thematische Verschiebung ... 316
   6.5.2 Figurative Ausdrücke ... 319
   6.5.3 Präsupposition ... 323
   6.5.4 Anapher ... 324
   6.5.5 Dichotomische Referenzialisierung ... 326
   6.5.6 Aufsteigende Enumeration ... 329
6.6 Text 6 [DB09.08]: Kehren Sie doch mal vor Ihrer eigenen Tür ... 330
   6.6.1 Dichotomische Referenzialisierung ... 332
   6.6.2 Figurative Ausdrücke ... 333
   6.6.3 Konnotation ... 335
   6.6.4 Thematische Verschiebung ... 335
6.7 Text 7 [IB03.09]: Sie sind über die Demokratie, die sich seit länger
als ein Jahrhundert durch die Wahl manifestiert, erstaunt ... 336
   6.7.1 Ironie ... 337
   6.7.2 Perspektivierende Referenzialisierung ... 338
   6.7.3 Thematische Verschiebung ... 340
6.8 Zwischenbilanz ... 341

7 Bilanz und Ausblick ... 345

8 Literaturverzeichnis ... 353

9 Namensverzeichnis ... 391

10 Anhang ... 399
10.1 Glossar ... 399
    10.1.1 Explizite Emotionsmarker ... 399
    10.1.2 Implizite Emotionsmarker ... 406

Summary ... 413

Resümee ... 415

Riassunto ... 417

Tabellenverzeichnis

Tab. 1:	Eigenschaften der Grammatiken der *langue*	73
Tab. 2:	Eigenschaften der Grammatiken der *parole*	89
Tab. 3:	Eigenschaften der Kognitiven Pragmatik und der KKL	97
Tab. 4:	Die deutschen Politikerinnen und Politiker, ihre politische Zugehörigkeit und ihre Popularität in Facebook	118
Tab. 5:	Die italienischen Politikerinnen und Politiker, ihre politische Zugehörigkeit und ihre Popularität in Facebook	119
Tab. 6:	Kommentare der deutschen Politikerinnen und Politiker	119
Tab. 7:	Kommentare der deutschsprachigen Bürgerinnen und Bürger	120
Tab. 8:	Die Kommentare der italienischsprachigen Politikerinnen und Politiker	121
Tab. 9:	Die Kommentare der italienischsprachigen Bürgerinnen und Bürger	121
Tab. 10:	Eckdaten des deutschen Teilkorpus	122
Tab. 11:	Eckdaten des italienischen Teilkorpus	122
Tab. 12:	Graphostilistische Emotionsmarker	130
Tab. 13:	Morphologische Emotionsmarker	146
Tab. 14:	Frequenz emotionsbezeichnender Wörter im deutschen Teilkorpus	150
Tab. 15:	Frequenz emotionsbezeichnender Wörter im italienischen Teilkorpus	151

TABELLENVERZEICHNIS

Tab. 16:	Frequenz emotionsausdrückender Wörter im deutschen Teilkorpus	155
Tab. 17:	Frequenz emotionsausdrückender Wörter im italienischen Teilkorpus	157
Tab. 18:	Frequenz emotionsbezeichnender Wörter im Korpus	160
Tab. 19:	Polarität emotionsbezeichnender Wörter im Korpus	161
Tab. 20:	Frequenz emotionsausdrückender Wörter im Korpus	162
Tab. 21:	Polarität emotionsaudrückender Wörter im Korpus	163
Tab. 22:	Intensitätsmarker im deutschen Teilkorpus	165
Tab. 23:	Intensitätsmarker im italienischen Teilkorpus	165
Tab. 24:	Abschwächungsmarker im deutschen Teilkorpus	167
Tab. 25:	Abschwächungsmarker im italienischen Teilkorpus	167
Tab. 26:	Fokusmarker im deutschen Teilkorpus	169
Tab. 27:	Fokusmarker im italienischen Teilkorpus	169
Tab. 28:	Modalmarker im deutschen Teilkorpus	171
Tab. 29:	Modalmarker im italienischen Teilkorpus	171
Tab. 30:	Interaktionsmarker im deutschen Teilkorpus	174
Tab. 31:	Interaktionsmarker im italienischen Teilkorpus	174
Tab. 32:	Interjektionen im deutschen Teilkorpus	181
Tab. 33:	Interjektionen im italienischen Teilkorpus	181
Tab. 34:	Empathische Deiktika im deutschen Teilkorpus	187
Tab. 35:	Empathische Deiktika im italienischen Teilkorpus	187
Tab. 36:	Frequenz der pragmatischen Emotionsmarker im Korpus	187
Tab. 37:	Syntaktische Herausstellungstrukturen	197
Tab. 38:	Emotive Ellispen	204
Tab. 39:	Emotive Parenthesen	215
Tab. 40:	Adjektivposition	225
Tab. 41:	Verhältnis zwischen expliziten und impliziten Emotionsausdrücken in Bsp. (144)	240
Tab. 42:	Verhältnis zwischen expliziten und impliziten Emotionsausdrücken in Bsp. (145)	245
Tab. 43:	Verhältnis zwischen expliziten und impliziten Emotionsausdrücken in Bsp. (146)	249
Tab. 44:	Verhältnis zwischen expliziten und impliziten Emotionsausdrücken in Bsp. (147)	252

Tab. 45:	Verhältnis zwischen expliziten und impliziten Emotionsausdrücken in Bsp. (148)	255
Tab. 46:	Verhältnis zwischen expliziten und impliziten Emotionsausdrücken in Bsp. (149)	258
Tab. 47:	Verhältnis zwischen expliziten und impliziten Emotionsausdrücken in Bsp. (150)	261
Tab. 48:	Verhältnis zwischen expliziten und impliziten Emotionsausdrücken in Bsp. (151)	263
Tab. 49:	EV1 im deutschen und im italienischen Teilkorpus	265
Tab. 50:	EV2 im deutschen und im italienischen Teilkorpus	265
Tab. 51:	EV3 im deutschen und im italienischen Teilkorpus	266
Tab. 52:	EV4 im deutschen und im italienischen Teilkorpus	267
Tab. 53:	EV5 im deutschen und im italienischen Teilkorpus	269
Tab. 54:	EV6 im deutschen und im italienischen Teilkorpus	270
Tab. 55:	EV7 im deutschen und im italienischen Teilkorpus	271
Tab. 56:	EV8 im deutschen und im italienischen Teilkorpus	272
Tab. 57:	Frequenz der E-Implikaturen im deutschen und italienischen Teilkorpus	272
Tab. 58:	Pro- vs. Kontra-Trump-E-Implikaturen im Korpus	274
Tab. 59:	Polarität der Pro- vs. Kontra-Trump-E-Implikaturen im Korpus	275
Tab. 60:	Analytische Zusammenfassung der impliziten Emotionsmarker in Text 1	279
Tab. 61:	Analytische Zusammenfassung der impliziten Emotionsmarker in Text 2	290
Tab. 62:	Dichotomische Referenzialisierung der politischen Faktionen in Text 2	292
Tab. 63:	Analytische Zusammenfassung der impliziten Emotionsmarker in Text 3	296
Tab. 64:	Analytische Zusammenfassung der impliziten Emotionsmanifestationen in Text 4	308
Tab. 65:	Referenzialisierung der politischen Faktionen in Text 4	311
Tab. 66:	Konzeptualisierung und Referenzialisierung der politischen Faktionen in Text 2	312
Tab. 67:	Konzeptualisierung und Referenzialisierung der politischen Faktionen in Text 4	312

Tab. 68: Analytische Zusammenfassung der impliziten
Emotionsmarker in Text 5 — 315
Tab. 69: Die im TWM von Text 5 repräsentierten
politischen Parteien — 318
Tab. 70: Analytische Zusammenfassung der impliziten
Emotionsmarker in Text 6 — 331
Tab. 71: Analytische Zusammenfassung der impliziten
Emotionsmarker in Text 7 — 337
Tab. 72: Gemeinsame explizite und implizite Evaluationsmuster
im deutschen und italienischen Teilkorpus — 347

Abbildungsverzeichnis

Abb. 1: Interaktion von Sprache, Emotion und Kognition 105
Abb. 2: Verhältnis zwischen Emotionalität und Ich-Beteiligung
in verschiedenen Textsorten (in Anlehnung an
Hoffmann 2007: 3) 107
Abb. 3: Verhältnis zwischen Emotionalität und Ich-Beteiligung
im vorliegenden Korpus 111
Abb. 4: Ebenen des TWM-Aufbaus (Schwarz-Friesel 2018: 69) 232
Abb. 5: Graphische Repräsentation des in Zeilen 01–03
geschaffenen TWMs 283
Abb. 6: Graphische Repräsentation der Inszenierung des
metahistorischen Kontextes in Zeilen 01–03 283
Abb. 7: Graphische Repräsentation des in den Zeilen 01–03
erschaffenen TWMs 310
Abb. 8: Emotionsmarker im Koordinatensystem mit den
Achsen der Explizität bzw. Implizität und
der Semantizität bzw. Pragmatizität 350

Einführung

1994 erschütterte die Veröffentlichung von Antonio Damasios Werk *Descartes' Error* das jahrhundertalte abendländische Paradigma der Bestimmung des Menschen als *animal rationale*. Anhand neurowissenschaftlicher Beobachtungen konnte nachgewiesen werden, dass sowohl bei kognitiven Denkprozessen als auch bei Emotionen dieselben neuronalen Gebiete aktiviert werden. Während aufgrund dieser revolutionären Entdeckungen das konstante Zusammenspiel zwischen Emotionen und Kognition in der Neurowissenschaft nun ein etablierter Ansatz ist, scheint dasselbe nicht für die Sprachwissenschaft zu gelten. Im Rahmen der Geschichte der Sprachwissenschaft wurde das Thema der Emotionen lange entweder völlig ignoriert oder mit nebelhaften Erklärungen an den Rand geschoben. Bis auf einige Ausnahmen konzentriert sich der Großteil der gegenwärtigen Analysen entweder auf lexikalische Aspekte oder auf empirisch ausgerichtete feine pragmatische Beobachtungen. Wie aber Schwarz-Friesel (^{2}2013a: 3) in der Einleitung zu ihrer Monografie verdeutlicht, besteht die Notwendigkeit der Entwicklung eines integrativen Theorieansatzes, der emotive Sprachmanifestationen nicht nur isoliert als Einzelphänomene berücksichtigt, sondern auch deren textuelle Verankerung untersucht.

In diesem Zusammenhang scheint die Kritische Kognitionslinguistik (KKL), die – summa summarum – pragmatische und kognitive Ansätze miteinander kombiniert, eine ideale Basis für die Emotionslinguistik zu sein. Wenn Emotionen von der Kognition untrennbar sind, dann befindet sich auch die Sprache als integraler Bestandteil der Kognition in einem ständigen Zusammenspiel mit den Emotionen.

Ausgangspunkt dieser Studie ist die These, dass jeder individuelle und konkrete Sprechakt bzw. jeder individuelle Rezeptionsakt immer mit Emotionen erfüllt ist. Die konstante Präsenz von Emotionen im Sprachgebrauch verdeutlicht, dass Emotionen auf keinen Fall als ein sprachliches Randphänomen betrachtet werden sollten, sondern dass sie vielmehr in allen Produktions- und Rezeptionsprozessen eine wesentliche Rolle spielen.

Es stellt sich also die Frage nach der Klassifikation der sprachlichen Mittel und der konzeptuellen Phänomene, durch die Emotionen zum Ausdruck kommen und vermittelt werden. Diese werden hier als ‚Emotionsmarker' bezeichnet.

In dieser Studie wird ein pragmatischer Ansatz verfolgt, der sich aber der (Kritischen) Kognitionslinguistik öffnet. Wie die folgenden Analysen zeigen, spiegelt sich die Konzeptualisierung von Emotionen nicht immer explizit bzw. auf erkennbaren Sprachebenen wider. Vielmehr handelt es sich oft um implizit kodierte Emotionsmanifestationen, die die Berücksichtigung der ko(n)textuellen Sinnerschließungen und der kognitiven Inferenzen, die während des Rezeptionsprozesses erfolgen, erfordern. Für die globale Erforschung des Emotionsausdrucks reicht die Betrachtung der rein sprachlichen Oberfläche nicht aus. Vielmehr steht die Erkennung impliziter Anspielungen im Vordergrund. Diese werden in den folgenden Kapiteln anhand der im Rahmen der KKL etablierten Text-Welt-Modell-Theorie dekodiert und erforscht.

Das Buch gliedert sich in zwei Teile: Im ersten Teil (Kap. 1–2) wird der historische und theoretische Hintergrund der Untersuchung erläutert. Im zweiten Teil (Kap. 3–6) folgt die empirisch durchgeführte qualitative und quantitative Analyse.

Konkret wird im ersten Kapitel ein kurzer Überblick über die Geschichte der Erforschung der Emotionen in der Wissenschaft geliefert. Einerseits werden die Ursachen der Marginalisierung dieses Themas, die auf philosophische, soziologische und methodische Gründe zurückzuführen sind, besprochen. Andererseits werden die sogenannte emotionale Wende und die darauf folgende Neubewertung von Emotionen thematisiert.

Auf ähnliche Weise wird im zweiten Kapitel auf die Geschichte der Erforschung von Emotionen in der Sprachwissenschaft fokussiert. Wie bereits erwähnt, zeigte sich trotz der engen Beziehung zwischen Sprache und Emotionen eine jahrelange vollkommene Vernachlässigung des Themas. Das zweite Kapitel ist in drei Teile gegliedert. Erstens werden die Ursachen der Marginalisierung der Emotionen in der Sprachwissenschaft, die insbesondere auf historische und methodische Gründe zurückzuführen sind, analysiert. Zweitens liegt der Fokus des zweiten Teils des Kapitels auf der pragmatischen Wende und deren Protagonistinnen und Protagonisten, die die Voraussetzungen für die Etablierung des Themas der Emotionen in der Linguistik geschaffen haben. Zum Schluss wird im dritten Teil des Kapitels auf die Kritische Kognitionslinguistik eingegangen, in der die Theorien und die Methoden, um den Emotionsausdruck systematisch zu analysieren, entwickelt wurden.

Der empirische Teil der Studie besteht aus vier Kapiteln. Im Kapitel 3 wird das methodische Vorgehen, auf dem diese Studie beruht, erörtert. Zunächst wird der Begriff ‚Emotion' definiert, im Anschluss daran werden die wesentlichen Thesen aufgestellt und entsprechende Forschungsfragen daraus abgeleitet. Zum Schluss wird das Korpus der vorliegenden Studie vorgestellt. Es handelt sich um eine Sammlung von knapp 400 Facebook-Kommentaren deutscher und italienischer Politikerinnen und Politiker sowie Bürgerinnen und Bürger, die auf Donald Trumps Wahl zum Präsidenten der Vereinigten Staaten von Amerika am 8. November 2016 reagierten. Das Korpus ermöglicht entsprechend auch die Erforschung kontrastiver Fragestellungen wie beispielsweise, ob es signifikante qualitative bzw. quantitative Unterschiede in der Polarität, Intensität, Explizität bzw. Implizität des Emotionsausdrucks innerhalb der Sprachräume oder innerhalb der politischen Orientierung der Schreibenden gibt. In diesem Sinne knüpft die vorliegende Studie an den Forschungsbereich der Politolinguistik (vgl. u. a. Cedroni 2014; Niehr 2014), insbesondere an die kontrastive Politolinguistik (vgl. hierzu Niehr/Moraldo 2021) an, wenngleich nicht der politische Diskurs im Allgemeinen, sondern vielmehr die Rolle von Emotionen im politischen Diskurs im Mittelpunkt steht. In diesem Zusammenhang konnte durch die kontrastive Analyse das weit verbreitete und fest verankerte Stereotyp, Deutsche seien kühl und distanziert, Italiener hingegen emotional und leidenschaftlich (vgl. u. a. Mazza Moneta 2000: 263 ff.), dekonstruiert werden.

In den Kapiteln 4–6 erfolgt die qualitative Korpusanalyse, wobei die Daten zudem auch quantitativ ausgewertet werden. Während im vierten Kapitel der Fokus auf der Klassifikation und auf der Erforschung der expliziten Emotionsmarker liegt, stehen im fünften und sechsten Kapitel die impliziten Emotionsmarker im Vordergrund.

Im vierten Kapitel erfolgt die Analyse der Emotionsmarker auf traditionellen sprachlichen Ebenen und zwar auf graphostilistischer, morphologischer, lexikalischer und syntaktischer Ebene.

Für die Erforschung impliziter Emotionsmarker wurde der von Schwarz-Friesel (2010) eingeführten innovativen Kategorie der E-Implikatur besondere Aufmerksamkeit gewidmet. Es handelt sich um eine oft nicht streichbare implizite emotionale Bewertung, die als Grundlage des impliziten Emotionsausdrucks gilt.

Zum Schluss werden im sechsten Kapitel implizite Emotionsmarker auf textueller Ebene untersucht. Im Gegensatz zu den im Kapitel 4 aufgelisteten expliziten Emotionsmarkern handelt es sich hier nicht nur um sprachliche, sondern auch um textuelle und konzeptuelle Phänomene. Da die Erforschung des impliziten Emotionsausdrucks nicht nur die Analyse von Einzelphänomenen, sondern auch die ihrer textuellen Verankerung erfordert, ist die Perspektive nicht mehr die anhand einzelner Textsequenzen, sondern die des Gesamttextes.

Historisch-theoretischer Teil

1 Entwicklung der Emotionsforschung: Zwischen Marginalisierung und Etablierung

In diesem Kapitel soll ein kurzer Überblick über die historische Entwicklung der Emotionsforschung gegeben werden. Dieser Bereich ist durch abwechselnde Phasen der Marginalisierung und Etablierung gekennzeichnet. Entsprechend der wechselvollen Entwicklung sowohl der Emotionsforschung als auch der Emotionslinguistik (vgl. Kap. 2) bestehen die beiden Kapitel aus einer ersten *pars destruens*, in der die Ursachen der Marginalisierung des betreffenden Themas besprochen werden, und aus einer zweiten *pars construens*, in der im Gegensatz dazu die Neubewertung und die damit verbundene Anerkennung von Emotionen thematisiert werden.

1.1 Die Emotionsforschung

Unter dem Begriff ‚Emotionsforschung' wird ein sehr heterogenes Feld interdisziplinärer Studien verstanden, das von den Naturwissenschaften (Neurologie, Psychologie, Psychiatrie) bis hin zu den Geisteswissenschaften (Linguistik, Literaturwissenschaft, Philosophie) reicht (vgl. Ortner 2014: 8 ff.). Die Geschichte der Emotionsforschung ist durch eine Reihe von Diskontinuitäten gekennzeichnet. Emotionen wurden in der Wissenschaft jeweils vernachlässigt und wiederentdeckt. Wird im ersten Teil (vgl. 1.1.1) dieses Kapitels die Geschichte der Emotionseklipse rekonstruiert und nach ihren Ursachen gefragt, so konzentriert sich hingegen der zweite Teil (vgl. 1.1.2) auf die sogenannte emotionale Wende, d. h. auf die *Renaissance* des Interesses an Emotionen sowie auf die Vorgeschichte dieser wissenschaftlichen Anerkennung.

1.1.1 Zur Vernachlässigung von Emotionen in der Wissenschaft

Dass Emotionen lange Zeit ein vernachlässigtes Kapitel der Wissenschaft waren, ist zweifellos eine Tatsache, die von mehreren Forschenden konstatiert wurde (vgl. u. a. Schwarz-Friesel ²2013a: 7–11; Sornicola 2013: 49–56; Fiehler 1990: 20–26; Steinke 2022: 38). Emotionen sind aufgrund ihrer tiefgreifenden Komplexität oft ausweichend und schwer verständlich, da sie häufig als Hindernis für die Kohärenz und Linearität einer Theorie angesehen werden. In diesem Zusammenhang sei unter den zahlreichen Beispielen das frühere Werk von Stevenson, *Ethics and language* (1940), zitiert, in dem der Autor sich folgendermaßen zum Begriff ‚emotiv' äußert:

> [...] the term "emotive" is sometimes used in an extremely rough way, until it labels a wastebasket for the many aspects of linguistic usage that are detrimental or irrelevant to the purposes of science. Under "emotive" utterances come to be included not only those which are disposed to alter feelings or attitudes, but also those which are hypostatic, anthropomorphic, ambiguous, vague, misleading, incoherent, or in any way confused. (Stevenson 1967 [1940]: 76)

Der Status von Emotionen ist in der (Sprach-)Wissenschaft oft als unbequem und problematisch wahrgenommen worden. Dies hat dazu geführt, dass sie entweder als Randphänomene betrachtet wurden oder dass sie mit unbefriedigenden, ambigen und nebulösen Definitionen erklärt wurden.

Diese systematische Marginalisierung von Emotionen ist keineswegs zufällig, sondern die Geringschätzung der Emotionsforschung basiert auf tiefgreifenden und umfassenden Gründen. Diese sind philosophischer (vgl. 1.1.1.1), soziologischer (vgl. 1.1.1.2) und methodischer Natur (1.1.1.3).

1.1.1.1 Philosophische Gründe

Die Idee der Vernunft als wesentliche Qualität des Menschen manifestiert sich bereits im griechischen Mythos. Exemplarisch sei hier die Figur des Odysseus genannt, dessen Heroismus ausgerechnet auf seiner Vernunft und auf seiner Selbstkontrolle basiert. Die Odyssee ist voller Textstellen, in denen sehr deutlich beschrieben wird, wie es Odysseus trotz der starken Versuchung gelingt, den Leidenschaften nicht nachzugeben. In diesem Kontext sei auf die folgende berühmte Episode des Gesangs der Sirenen verwiesen:

> „Komm gepriesener Odysseus, du großer Ruhm der Achäer, Lege dein Schiff hier an, um unsere Stimme zu hören; Denn hier fuhr noch keiner im schwarzen Schiffe vorüber, eh er die honigtönende Stimme aus unseren Mündern hörte"; [...] So die Sirenen mit schönem Gesang; mein Herz aber wollte mehr noch hören und hieß die Gefährten die Bande zu lösen durch einen Wink mit den Brauen; die legten sich vor die Ruder. Gleich erhoben sich da Eurylochos und Perimedes, banden mich an mit noch mehr Tauen und schnürten noch fester. (Homer, Odyssee, XII, 187–197, Übers. von Hampe 1979: 198–199)

Ein weiteres Beispiel ist die Beschreibung von Odysseus umsichtigem Verhalten vor seiner Rache gegen die Freier:

> Da kamen heraus aus der Halle die Weiber, die sich auch vorher schon mit den Freiern immer vereinten, sich miteinander in Lachen und Heiterkeit unterhaltend; da erregte sich ihm das Herz in der Brust, in der lieben, und er erwog gar viel im Sinn und in seinem Gemüte, ob er herbeistürmen solle, um jede von ihnen zu töten, oder zum letzten und äußersten Mal mit den Freiern, den frechen, sie sich vereinigen lasse; es bellte das Herz ihm im Innern. So wie die Hündin über die zarten Hündchen sich hinstellt vor einen fremden Mann und voll Kampfseifer ihn anbellt, so auch bellte sein Herz entrüstet über den Frevel. Gegen die Brust sich schlagend, schalt er das Herz mit den Worten: „Halte noch aus, mein Herz! [...]" (Homer, Odyssee, XX, 6–19, Übers. von Hampe 1979: 331)

Die Figur des Odysseus kann nicht als ziellos beschrieben werden, da er während seiner gesamten Reise ein selbstgesetztes Ziel verfolgt. Diese Eigenschaft macht ihn zu einem Prototyp der zielgerichteten und praktischen Vernunft. Die häufigsten auf Odysseus bezogenen Epitheta verweisen auf die vielen Eigenschaften seiner Vernunft: πολύτροπος ‚vielgewandt', πολύμητις ‚sehr klug, erfindungsreich', πολύτλας ‚viel aushaltend, standhaft' und πολυμήχανος ‚vielgewandt, listenreich, erfindungsreich'.

In diesem Zusammenhang sticht der Unterschied zu Achilleus besonders hervor, der bereits im Incipit der Ilias von einem „unheilbringenden Zorn" (gr. μῆνις) charakterisiert wird.[1] Während der Erfolg des Odysseus

---

[1] „Göttin, singe mir nun des Peleussohnes Achilleus unheilbringenden Zorn, der tausend Leid den Achäern schuf und viele stattliche Seelen zum Hades hinabstieß der Heroen, sie selbst zur Beute machte den Hunden und den Vögeln zum Fraß – Zeus' Ratschluß ging in Erfüllung –, seit die beiden zuerst sich in Streit und Hader entzweiten, Atreus' Sohn, der Gebieter im Heer, und der edle Achilleus" (Homer, Ilias, I, 1–7, Übers. von Hampe 1979: 3).

von seiner Vernunft und der Fähigkeit zur Emotionskontrolle abhängt, ist hingegen die Niederlage des Achilleus eng mit der Tatsache verbunden, dass er sehr emotional reagiert und sich von seinem Zorn leiten lässt. In diesem Zusammenhang sollte im Rahmen der sogenannten homerischen Frage die Meinung des in der Forschung als Pseudo-Longinos bezeichneten und bislang nicht identifizierten Autors in Betracht gezogen werden. Letzterem zufolge wären zum einen die überwältige Leidenschaft der Ilias dem jungen Homer und zum anderen die Vernunft und das Maß der Odyssee dem erwachsenen Homer zuzuschreiben.[2]

Bezüglich der antiken Philosophie kann gesagt werden, dass Aristoteles eine entscheidende Rolle bei der Abwertung der Emotionen gespielt hat. Auf ihn ist die Einführung der Metapher Herr/Sklave in Bezug auf die Dichotomie Vernunft/Emotionen zurückzuführen (vgl. Solomon 2008: 3). Emotionen galten dem maßgeblichen Philosophen von Stageira als primitive und bestialische Störfaktoren angesehen.[3] Die vermeintliche Unfähigkeit der Sklavinnen und Sklaven, ihre Affekte zu kontrollieren, gilt für Aristoteles als Rechtfertigung der Sklaverei:

> Denn von Natur ist derjenige Sklave, der imstande ist, einem anderen zu gehören – deswegen gehört er ja auch einem anderen – und der in dem Maße an der Vernunft Anteil hat, daß er sie vernimmt, aber sie nicht (als ihn leitendes Vermögen) besitzt; denn auch die übrigen Lebewesen (besitzen) keine Vernunft, der sie gehorchen können, sondern da sie nur Sinneswahrnehmungen haben, folgen sie den Affekten. Und schließlich unterscheidet sich auch ihr nützlicher Beitrag nur wenig voneinander, denn beide, Sklaven und zahme Tiere, helfen mit dem Körper bei (der Versorgung) mit lebensnotwendigen Mitteln (Aristoteles, Politik, I, 5, 20b, 39-6, Übers. von Schütrumpf 1991: 17–18).

---

[2] „Aus dem gleichen Grunde nehme ich an, erfüllte er die ‚Ilias‘, die er in der Zeit seiner höchsten dichterischen Kraft schuf, ganz mit dramatischen Leben und Kampf; die ‚Odyssee‘ bringt meist Erzählungen, wie es das Alter liebt. Daher könnte man den Homer der ‚Odyssee‘ mit der niedergehenden Sonne vergleichen, die ihre Größe bewahrt, wenn ihre Kraft erlischt. Denn in der ‚Odyssee‘ besitzt er nicht mehr die gleiche Spannkraft wie in jenen Gesängen der ‚Ilias‘; und das Erhabene, das niemals hinableitet auf ein tieferes Niveau, ist nicht durchgehend verwirklicht" (Pseudo-Longinos, *Vom Erhabenen*, 9, 13–15, Übers. von Brandt 1966: 47–49).

[3] Jedoch unterscheidet Aristoteles in seinem Werk *Nikomachische Ethik*, bei welchen Gelegenheiten Wut und Zorn ausgedrückt werden sollen und bei welchen nicht (vgl. Solomon 2008: 5).

Ein weiteres Beispiel für die Marginalisierung der Emotionen in der Antike ist die griechisch-römische Philosophie des Stoizismus. Der römische Philosoph Seneca gilt als einer der wichtigsten Vertreter dieser Strömung.[4] Die Stoiker formulieren eine absolut negative Emotionstheorie: Emotionen verursachen Misere und Frustration, weshalb die Affekte durch Selbstbeherrschung, Gelassenheit und Seelenruhe bekämpft werden sollen (vgl. Solomon 2008: 5). Ziel der Weisen sei es, die sogenannte Apatheia (gr. ἀπάθεια)[5] zu erreichen, die mit einem Zustand völliger Abwesenheit von Gefühlsregungen zu identifizieren sei. Senecas Lehre zufolge sollte der Weise einen sittsamen Lebensstil anstreben, in dem die Außenwelt überhaupt keine Erregung hervorruft.[6] Die altgriechische mythologische Tradition einerseits und die Fundamente der antiken Philosophie andererseits legten den Grundstein für die typisch abendländische Vorstellung einer strikten Trennung von Vernunft und Gefühl, von Rationalem und Irrationalem, von Denken und Fühlen.

Im Mittelalter weckte das Thema der Emotionen ein gewisses Interesse, da es mit moralischen und ethischen Fragen in Verbindung gebracht wurde.

In diesem Zusammenhang ist die Position des Augustinus besonders bedeutend, vor allem wegen seiner Beziehung zu den Stoikern. Einerseits steht er in Kontinuität zu ihnen, andererseits hat er jedoch in einigen Aspekten eine andere Auffassung. In seinem Werk *De civitate dei* werden die Emotionen im Einklang mit der stoischen Tradition als Störungen (lat. *perturbationes*) sowie als Gegensatz zur Vernunft und als Folge der Erbsünde bezeichnet.[7] Dennoch spielen Emotionen in der christlichen Doktrin eine wesentliche Rolle: Feindinnen und Feinde sollen geliebt, Sünden bekämpft, Mitleid, Hoffnung und Glaube gepflegt werden (vgl. King 2010: 169). In

---

[4] Ein weiteres wichtiges Mitglied des Stoizismus ist der griechische Philosoph Chrysippos.
[5] Vgl. u. a. Senecas *De constantia sapientis*.
[6] Es sei darauf hingewiesen, dass die römische Gesellschaft *de facto* nicht so sittsam und affektfrei war. Man denke nur daran, dass Seneca zur Zeit des absolut korrupten, perversen und grausamen Kaisers Nero lebte.
[7] „Man muss freilich gestehen: Auch wenn diese Gefühle recht und gottgemäß sind, gehören sie doch nur diesem, nicht etwa auch den künftigen Leben an, auf das wir hoffen, und oft kommen sie auch gegen unseren Willen über uns. So weinen wir bisweilen, auch wenn wir's nicht wollen, obschon es nicht sündige Begierde, sondern reine Liebe ist, die uns bewegt. Wir unterliegen diesen Gefühlen infolge unserer menschlichen Schwäche" (Augustinus, *Vom Gottesstaat*, 14, 9. Übers. von Hoenn: 1955: 178).

Übereinstimmung mit der Grundlage der christlichen Dichotomie von Gut und Böse ordnet Augustinus die Emotionen in zwei gegensätzliche Kategorien ein.[8] Interessanterweise ist die Beziehung zwischen Emotionen und Ethik besonders offensichtlich, da die höchsten Tugenden wie Liebe, Hoffnung und Glaube nicht als Emotionen angesehen werden, sondern vielmehr einem höheren Status angehören, der oft mit der Vernunft identifiziert wird (vgl. Solomon 2008: 6). Die obengenannten Überlegungen zum Verhältnis zwischen Gefühlen und Vernunft sowie Körper und Geist werden insbesondere von einem anderen großen Hauptakteur der mittelalterlichen Philosophie vertieft: von Thomas von Aquin.[9]

Zusammenfassend lässt sich sagen, dass sich im Mittelalter eine grundsätzlich abwertende Vorstellung von Emotionen entwickelte, da die „bösen Emotionen" als sündige und zu kasteiende Störungen und die „guten Emotionen" überhaupt nicht als Emotionen angesehen wurden.

Für die Moderne ist gewiss Descartes zu erwähnen, der traditionell als Vater der modernen Philosophie gilt. Obwohl er Naturwissenschaftler und Mathematiker war, beschäftigte er sich auch intensiv mit dem Verhältnis von Emotionen und Verstand (vgl. Solomon 2008: 6). Mit Descartes setzte sich die erfolgreiche Idee der Bestimmung des Menschen als *animal rationale* durch. Descartes Ansatzes zufolge, wonach die primäre Eigenschaft des Menschen mit der Ratio zu identifizieren ist, gilt als wirklicher Grundstein der ganzen modernen abendländischen Philosophie, deren Einflüsse bis heute noch zu beobachten sind (vgl. Schwarz-Friesel [2]2013a: 90). Die Idee des Menschen als denkendes und rein kognitives Wesen kommt am besten im cartesianischen Motto „cogito ergo sum"[10] zum Ausdruck. Die daraus resultierende Auffassung besteht in einer radikalen und abgrundtiefen Trennung von

---

[8] „Der rechte Wille also ist die gute Liebe, und der verkehrte Wille die böse Liebe" (Augustinus, *Vom Gottesstaat*, 14, 7. Übers. von Hoenn 1955: 170).

[9] Es ist hier nicht der Ort, um dieses komplexe Thema zu diskutieren; es sei deshalb an dieser Stelle auf die Aufsätze von Drost (1991), Gorevan (2000), King (1998) u. (2010) verwiesen.

[10] Dieser Satz, einer der berühmtesten in der Philosophiegeschichte, ist auf Descartes zurückzuführen. Erstmals ist die betreffende Sentenz in ihrer französischen Form „Je pense donc je suis" im vierten Abschnitt des cartesianischen Werkes *Discours de la Méthode* (1637) zu finden und später wird diese Formulierung in lateinischer Sprache im ersten Teil der *Prinzipien der Philosophie* (1644) wiederholt (vgl. Damasio 1994: 248).

Körper und Geist, von Affekt und Vernunft, moderner ausgedrückt von Emotion und Kognition:

> Hieraus erkannte ich, dass ich eine Substanz war, deren ganze Natur oder Wesen nur im Denken besteht, und die zu ihrem Bestand weder eines Ortes noch einer körperlichen Sache bedarf; in der Weise, dass dieses Ich, d. h. die Seele, durch die ich das bin, was ich bin, vom Körper ganz verschieden und selbst leichter als dieser zu erkennen ist; ja selbst wenn dieser nicht wäre, würde die Seele nicht aufhören, das zu sein, was sie ist. (Descartes [1637] Übers. von Kirchmann [1870] 2013: 38).

Descartes postuliert zwei gegensätzliche und absolut getrennte Dichotomien: Auf der einen Seite die *res cogitans*, also die denkende Substanz, und auf der anderen Seite die *res extensa*, die aus nicht-denkenden körperlichen Teilen besteht.

Innerhalb dieses Paradigmas, in dem der Mensch als rein denkendes Wesen betrachtet wird und in dem die Emotionen der Vernunft strikt entgegengesetzt sind, formt sich das moderne Denken.

Es ist daher naheliegend, dass Emotionen in diesem philosophischen Kontext lange nur wenig Beachtung fanden und als marginale und störende Faktoren in Bezug auf den Geist angesehen wurden.

1.1.1.2 Soziologische Gründe

Wie Fiehler (1990: 20 ff.) in seiner Monografie betont, sind auch soziale Aspekte für die lange Vernachlässigung der Emotionsforschung verantwortlich.

Emotionen werden in der westlichen Gesellschaft der Gegenwart oft als störende und dysfunktionale Faktoren betrachtet. Die Entwicklung immer größerer und komplexerer sozialer Einheiten sowie die damit verbundene Notwendigkeit der Kooperation zwischen den Individuen in der Gesellschaft erfordert ein zielgerichtetes und rationales Verhalten. Mit anderen Worten: In immer mehr gesellschaftlichen Bereichen werden Eigenschaften wie Zuverlässigkeit, Berechenbarkeit, maximale Effektivität, kurz: kontrolliertes und rationales Verhalten erwartet (vgl. Fiehler 1990: 20 ff.). In dieser Perspektive wird jede Form von Emotivität als so dysfunktional angesehen, dass Fiehler von einer gesellschaftlichen Norm bzw. von einem Gebot emotionaler Neutralität spricht (vgl. Fiehler 1990: 22). Beispielsweise wird emotionales Verhalten im Berufsleben in der Regel als unangemessen, unvernünftig und unsachlich bewertet. In Industriegesellschaften soll Emotionalität eher auf private und dafür vorgesehene Räume beschränkt bleiben (vgl. Ulich ³1995: 12). Das folgende Zitat aus dem Aufsatz „Militarisierung der Subjekte und Alltagslebens" von Ottomeyer (1982) illustriert dies treffend:

> Ein ins Auge springendes Merkmal der (in anderen Bereichen wieder sehr variierenden) Männeridentität ist der Mangel bzw. die Verweigerung von Sensibilität. Sensibilität, die sich sowohl auf Situation und Befinden meines jeweiligen Gegenübers richten würde als auch auf die damit verbundenen eigenen Lebensäußerungen, Gefühle, Ängste, Hoffnungen, fällt der Fragmentierung des Handelns in zweckrational-planvolle Bereiche und eingesetzte Gefühlszonen zum Opfer. In diesen Gefühlszonen werden Gefühle entweder *Instrumente* für ökonomische und egoistische Pläne [...] oder sie werden in Gefühlsabstellkammern untergebrachtes privates Kontrasterlebnis, das ein periodisches Gefühl von ‚Menschlichkeit' erlaubt (Ottomeyer 1982: 248).

Aus historischer Perspektive ist auch die bemerkenswerte Studie von Elias [1939] (²1969) zu erwähnen, in der er die emotionale Unterdrückung als zentrales Merkmal der Genese der westlichen Gesellschaft thematisiert:

> Der Druck des Hoflebens, die Konkurrenz um die Gunst des Fürsten oder der ‚Großen', dann ganz allgemein die Notwendigkeit sich von Anderen zu unterscheiden und mit relativ friedlichen Mitteln, durch Intrigen und Diplomatie, um Chancen zu kämpfen, erzwang die Zurückhaltung der Affekte, eine Selbstdisziplin oder ‚self-control', eine eigentümliche höfische Rationalität, die dem oppositionellen Bürgertum des 18. Jahrhunderts, besonders in Deutschland aber auch in England, den Hofmann zunächst immer als den Inbegriff des Verstandesmenschen erscheinen ließ (Elias ²1969: 7).

Diese Sichtweise, nach der emotionales Verhalten als gesellschaftlicher Störfaktor angesehen wird, spiegelt sich auch in der Alltagssprache wider. ‚Emotional' wird oft als Synonym für schwach, labil oder hysterisch verwendet (vgl. Schwarz-Friesel ²2013a: 10).

Aus einer Genderperspektive lässt sich schließlich sagen, dass das alte Stereotyp, wonach Männer rational und Frauen emotional seien, eine bestimmte Vorstellung von Frauensprache (im Gegensatz zur Männersprache) geprägt hat. Daraus resultiert das Stereotyp einer vermeintlichen „Frauensprache", die sich durch Diminutive, Koseformen und Euphemismen auszeichnet und als liebenswürdig, verniedlichend und gefühlsbetont gilt (vgl. Samel ²2000: 34). Eine weitere Folge der bereits erwähnten Assoziation

Frauen/Emotionen ist die von der feministischen Forschung hervorgehobene Tendenz, Frauen mit Diminutiven anzusprechen (vgl. 4.7.5).[11]

1.1.1.3 Methodische Gründe

Eine Folge der oben erläuterten gesellschaftlichen Anforderungen an das Menschenbild als primär zweckrational handelndes und kognitiv determiniertes Wesen ist auch die Vorstellung einer völlig unpersönlichen und emotionslosen Wissenschaftssprache. In einem cartesianischen Paradigma, in dem die Ratio als zentrale Eigenschaft des Menschen gilt, ist es offensichtlich, dass Emotionen *per definitionem* nicht zu einer Wissenschaft gehören, die als Ausdruck objektiven Denkens verstanden wird. Sehr lange bestand Konsens darüber, dass die Glaubwürdigkeit einer Untersuchung und ihre wissenschaftliche Validität eng mit der objektiven Neutralität ihrer Sprache verbunden seien (vgl. Drescher 2003a: 54). In diesem Zusammenhang sei auf die Monografie von Savory zum Thema *The language of science* (1967) verwiesen, in der der Autor das Prinzip der affektleeren Wissenschaftssprache mit einer klaren Metapher zum Ausdruck bringt: „A scientific paragraph says precisely what it means, and no more; it reads as if had been composed by a robot, with oil for blood and cogs for corpuscles" (Savory 1967: 133).

Im Zusammenhang mit der Forderung nach diesem Ideal einer rationalen und sachlichen Wissenschaftssprache denke man beispielsweise an die stark vertretene Auffassung des „ich"-Verbots:[12]

---

[11] Vgl. u. a. Schneider/Schneider (1991), Dressler/Merlini Barbaresi (1994: 165).

[12] Es sei aber darauf hingewiesen, dass das Prinzip des „Ich"-Verbots in der Wissenschaftssprache nicht von allen Forschenden unterstützt wird. Demgegenüber wurde die Subjektivität durch die sogenannte *humanistic linguistics* aufgewertet, die sich zum Ziel gesetzt hat, das Individuum in seiner Gesamtheit zu betrachten, einschließlich seiner expressiven und emotionalen Sphäre: „[…] at the present time we are witnessing a renaissance of interest in the topic as a critical facet of language: language not strictly as form nor as the expression of propositional thought, language not as autonomous structure nor as representing logical propositions, but language as an expression – an incarnation, even – of perceiving, feeling, speaking subjects" (Finegan 1995: 2). In diesem Zusammenhang sei beispielsweise auf den Ansatz von Umberto Eco hingewiesen, der empfiehlt, die Funktion und den Wert von Pronomen im Auge zu behalten: „Man sagt ‚wir', weil man davon ausgeht, daß eine Feststellung von den Lesern geteilt werden kann. […] Allenfalls kann man versuchen, Personalpronomen ganz zu vermeiden, indem man auf unpersönliche Ausdrücke ausweicht […]" (Eco [1977] 2000: 195. Übers. von Schick).

> Es ist heutzutage zwar nicht verboten, aber doch verpönt, einen Fachtext in der Ich-Form zu schreiben. In älteren Texten erscheinen Autor oder Autorin häufig noch als Individuen […]. Inzwischen aber hat sich die Vorstellung weitgehend durchgesetzt, dass die Forschung ‚objektiv' ist (und sein muss) (Kruhl in Graefen/Moll 2011: 99).

Neben dem systematischen Ausschluss der subjektiven Perspektive der Autorschaft ist die Wissenschaftssprache auch durch weitere Eigenschaften gekennzeichnet, zu denen Eindeutigkeit, Präzision, Logik, Systematik und Ökonomie gehören (vgl. u. a. Bungarten 1981).[13] Zugunsten der Klarheit und der Deutlichkeit werden Stilmittel wie Metaphern, Metonymien, Hyperbeln sowie rhetorische Strategien wie z. B. die Ironie meist abgelehnt (vgl. Savory 1967: 115).

Ein weiterer, diesmal methodisch bedingter Grund für die Vernachlässigung von Emotionen in der Wissenschaft ergibt sich aus der Schwierigkeit, eine klare und einheitliche Definition für emotionale Phänomene zu etablieren. Obwohl das aus dem Lateinischen stammende Lexem ‚Emotion'[14] schon seit 1884 in dem berühmten Artikel „What is an emotion?" als theoretisches Schlüsselwort der modernen Psychologie gilt, gibt es bis heute noch keinen wissenschaftlichen Konsens in Bezug auf die Frage, die sich James damals gestellt hatte (vgl. Izard 2010a; 2010b). Wie Schwarz-Friesel in ihrer Monografie (^{2}2013a: 45) hervorhebt, weisen psychologische Wörterbücher und Nachschlagewerke zur Emotionslinguistik häufig darauf hin, dass die Emotion entweder als nicht bestimmbar angesehen wird (vgl. Debus 1977: 156; Tischer 1993: 4; Heringer 1999: 151) oder als Synonym des Wortes ‚Gefühl' verstanden wird (vgl. u. a. Dorsch ^{20}2021; Eyseneck et al. (esd.) 1994: 454; Benesch 1991: 454). Darüber hinaus konnten Kleinginna/Kleinginna (1981: 347) in ihrem Aufsatz zeigen, dass

---

[13] Analoge Prinzipien werden auch von Weinreich (1986), Graefen/Moll (2011); Moll/Thielmann (2016), theoretisiert.

[14] Für einen zusammenfassenden Überblick über die Geschichte des deutschen Lexems sei aus dem DWDS zitiert (Das Wortauskunftssystem zur deutschen Sprache in Geschichte und Gegenwart): „,Emotion' ist Emotion f. ‚Aufregung, Gemütsbewegung', Entlehnung (um 1700) von gleichbed. frz. émotion, bis ins 19. Jahrhundert auch ‚Volksbewegung, Empörung' (daher im Dt. ebenfalls gelegentlich in diesem Sinne). Frz. émotion, mfrz. esmotion ist nach dem Vorbild von frz. motion, afrz. mocion ‚Bewegung' (lat. mōtio, zu lat. movēre, mōtum ‚bewegen, erregen, erschüttern') gebildet zu frz. émouvoir, afrz. esmovoir ‚in Bewegung setzen, erregen', aus lat. exmovēre, Nebenform von häufigerem lat. ēmovēre ‚hinaus-, wegschaffen, entfernen, erschüttern'" (DWDS, https://www.dwds.de/wb/Emotion (07.12.2024)).

sich die 92 von ihnen gesammelten englischsprachigen Emotionsdefinitionen in elf verschiedene Kategorien einteilen lassen. Je nach dem entscheidenden Definitionsaspekt seien affektive, kognitive, externe Stimuli, physiologische, expressive, disruptive, adaptive, komplexe, restriktive, motivationale und skeptische Emotionsdefinitionen unterscheidbar.

Bis heute ist es in der Wissenschaftsgemeinde schwierig, sich auf eine präzise und eindeutige Definition des Phänomens zu einigen. Daher spricht Dixon (2012) im Zusammenhang mit dem Terminus ‚Emotion' von einem „keyword in crisis".

Die Vorstellung einer emotionslosen Wissenschaft einerseits und die Schwierigkeit, eine einheitliche Definition von Emotionen zu finden, andererseits haben dazu geführt, dass diesem Thema in der wissenschaftlichen Forschung in den letzten drei Jahrzehnten relativ wenig Aufmerksamkeit geschenkt wurde.

1.1.2 Die emotionale Wende

In den letzten drei Jahrzehnten hat das Interesse an dem Thema Emotionen jedoch erheblich zugenommen und wird in einem äußerst multidisziplinären wissenschaftlichen Umfeld zunehmend anerkannt. Wie bereits angedeutet (vgl. 1.1), umfasst die Emotionsforschung eine Reihe sehr unterschiedlicher wissenschaftlicher Ausrichtungen: sowohl naturwissenschaftliche und neurologische (vgl. u. a. Damasio 1994, 2003; LeDoux 1989, 1996), psychologische (vgl. u. a. Otto et al. 2000; Manstead et al. 2004) als auch geisteswissenschaftliche wie linguistische (vgl. u. a. Schwarz-Friesel ²2013a; Ortner 2014; Fries 1996; Fiehler 1990, 2002; Drescher 2003b; Schiewer/Altarriba/Ng (Hgg.) 2023), literarische (vgl. u. a. Alfes 1995, Anz 2007, Ortner 2010, Misun 2013), sprachdidaktische (vgl. u. a. Krashen 1982; 1985) und philosophische (u. a. Hartmann 2005).

Im Vordergrund steht nun die Frage nach den Gründen für eine Neubewertung eines so lange vernachlässigten Themas.

Im Prozess der Anerkennung der Emotionsforschung hat zweifellos Damasio und insbesondere sein weltweit erfolgreiches Buch *Descartes' Error* (1994) eine entscheidende Rolle gespielt (vgl. 1.1.2.2). Der portugiesische Neurowissenschaftler kann als Vater der emotionalen Wende bezeichnet werden, da er mit seinem Ansatz die bisherige dualistische Auffassung von Konzeption von Kognition und Emotion radikal verändert hat. Dank Damasios

Studien wurden Emotionen endlich als eigenständiger Forschungsgegenstand der Kognitionswissenschaft anerkannt.
Es muss jedoch gesagt werden, dass Emotionen bereits vor Damasio und vor der nach ihm aufgeblühten Emotionsforschung wissenschaftlich thematisiert wurden. Bereits Ende des 19. und anfangs des 20. Jahrhunderts wurde von einigen Intellektuellen eine emotionale Interpretation des Geistes vorgelegt. Western (2007: 73 ff.) weist in diesem Zusammenhang insbesondere auf zwei maßgebliche Figuren hin: den Naturwissenschaftler Charles Darwin und den Vater der Psychoanalyse, Sigmund Freud.[15]

1.1.2.1 Charles Darwin und Sigmund Freud: Zwei Vorläufer der emotionalen Wende

Darwin kommt das Verdienst zu, die Emotionsforschung von einer eher philosophischen zu einer rein naturwissenschaftlich-experimentellen Perspektive geführt zu haben. Mit seinem Werk *The Expression of the Emotions in Man and Animals* (1872) greift er das lange in Vergessenheit geratene Thema der Emotionen systematisch auf.

In dieser Zeit begann sich die Psychologie als wissenschaftliche Disziplin zu entwickeln. Insbesondere unter dem Einfluss von Wilhelm Wundt löste sich die Psychologie zunehmend von der Philosophie und wurde zu einem eigenständigen Fachgebiet. Des Weiteren lässt sich sagen, dass die von Darwin geförderte Emotionsforschung das Verdienst hatte, das Konzept der Emotion von der damals vorherrschenden romantischen Auffassung zu distanzieren (vgl. Western 2007: 123 ff.).

Dem Vater der Evolutionstheorie zufolge haben Emotionen in erster Linie eine adaptive Funktion erfüllt. Die Fähigkeit, emotionale Zustände zu übermitteln, erhöht für Tierarten die Überlebenschancen (vgl. Darwin 1872). Man denke beispielsweise an das Weinen eines Kindes nach Nahrung oder an die Flucht eines Tieres als Reaktion auf seine Angst. Die Beobachtung ähnlicher emotional geprägter Signale bei verschiedenen Tierarten war für Darwin ein Argument für eine gemeinsame Evolution. Auf diesen Theorien Darwins basieren die psychoevolutionistischen Thesen des Universalismus und des Nativismus der Emotionen (vgl. Anolli/Legrenzi 2001: 240 ff.). Laut Tomkins

---

[15] Ergänzend sei angemerkt, dass Western auch den Psychologen Skinner als einer der Wegbereiter der emotionalen Wende ansieht (Western 2007: 77–80).

(1962; 1963) und Plutchik (1980) dienen Emotionen der Verwirklichung universeller Zwecke, die mit dem Überleben der Art und des Individuums verbunden sind. Diese Perspektive führt zur nativistischen Idee der Gesichtsausdrücke, die von Izard (1977) und Ekman (1973; 1982; 1994) weitergeführt wurde.

Erwähnenswert ist auch das von dem Evolutionsforscher Hamilton (vgl. 1964a; 1964b) als Verwandtenselektion bezeichnete Prinzip zu erwähnen. Es handelt sich um einen selektiven Mechanismus, der dazu führt, dass sich Individuen gegenüber ihren Verwandten selbstlos verhalten. Nach der oben erwähnten These gäbe es für diese Tatsache eine präzise evolutionäre Erklärung: Verwandtenhilfe würde die Wahrscheinlichkeit erhöhen, die eigenen Gene an nachfolgende Generationen weiterzugeben. Emotionen spielten demnach eine zentrale Rolle nicht nur für die individuellen Überlebenschancen, sondern auch für den Erhalt des eigenen Erbgutes (vgl. Western 2007: 70–77). Die emotionale Bindung zwischen den Verwandten und der daraus resultierende Altruismus hätten somit eine spezifische wissenschaftliche Begründung.

Der zweite Wissenschaftler, der hier als Vorläufer der emotionalen Wende bezeichnet wird, ist Freud. Bei ihm ist es interessant, ein biografisches Element zu erwähnen. Der als streng und kontrolliert geltende Wissenschaftler besaß eine unerwartete und intensive Leidenschaft, die in seinem privaten Briefwechsel mit Martha Bernays deutlich wird:

> Weißt Du, was mir Breuer eines Abends gesagt hat? Ich war so ergriffen davon, daß ich ihm darauf das Geheimnis unserer Verlobung mitteilte. Er sagte, er hätte herausgefunden, daß in mir unter der Hülle der Schüchternheit ein maßlos kühner und fruchtloser Mensch stecke. Ich habe immer geglaubt, und mich nie getraut, es wem zu sagen. Mir war oft so, als hätte ich den ganzen Trotz und die ganze Leidenschaft unserer Ahnen, als sie ihren Tempel verteidigten, geerbt, als könnte ich für einen großen Moment mit Freude mein Leben hinwerfen. Und dabei war ich immer so ohnmächtig und konnte die glühenden Leidenschaften nicht einmal durch ein Wort oder ein Gedicht zum Ausdruck bringen. So habe ich mich immer unterdrückt, und das, glaube ich, muss man mir ansehen (Freud, Brief an Martha Bernays, 2 Februar 1886 in Freud [1968] ³1980: 208–209).

Was die theoretischen Ansätze Freuds betrifft, lässt sich sagen, dass, obwohl in der freudianischen Literatur viele Aspekte der emotionalen Dynamiken ausführlich beschrieben werden, die theoretischen Ansätze des Psychoanalytikers stark an das im 19. Jahrhundert typische Konzept des Instinkts gebunden bleiben. Unter dem starken Einfluss des Evolutionismus von Darwin identifizierte Freud die wichtigsten Instinkte einerseits mit der Selbsterhaltung, andererseits mit der Sexualität. In diesem Sinne wurde die Rolle der Emotionen in Freuds klinischen Studien *de facto* weitgehend marginalisiert (vgl. Western 2007: 80). Die von ihm begonnene Erforschung des Unbewussten bringt jedoch die unvermeidliche Beachtung von Emotionen mit sich. In diesem Zusammenhang denke man an die Methode der freien Einfälle[16] (vgl. Freud [1899] ⁹1961), deren Ziel es ist, den Patientinnen und Patienten völlig frei und unkontrolliert seine Assoziationen zu Personen, Dingen oder Ereignissen äußern zu lassen, auch wenn diese als unpassend, unwichtig oder unangenehm empfunden werden. Diese therapeutische Praxis zielt darauf ab, die Netzwerke zu identifizieren, die den Symptomen der Patientinnen und Patienten zugrunde liegen. Freud interessierte sich daher insbesondere für emotionale Assoziationen (vgl. Western 2007: 84).

Unter den Werken, in denen die Methode der freien Einfälle behandelt wird, ist neben der bereits zitierten *Traumdeutung* (1899) auch die *Studie Zur Psychopathologie des Alltagslebens* (1901) zu nennen, in der verschiedene alltägliche „Fehlerleistungen" wie das Vergessen von Eigennamen oder von Fremdwörtern, Irrtümer, Verlesen, Verschreiben etc. erklärt werden. Jeder dieser Fehler ist alles andere als zufällig, aber die Methode der freien Einfälle ermöglicht eine präzise Erklärung:[17]

> Gewisse Unzulänglichkeiten unserer psychischen Leistungen – deren gemeinsamer Charakter sogleich näher bestimmt werden soll – und gewisse absichtslos erscheinende Verrichtungen erweisen sich, wenn man das Verfahren der psychoanalytischen Untersuchung auf sie anwendet, als wohlmotiviert und durch dem Bewusstsein unbekannte Motive determiniert (Freud [1901] ⁴1912: 123).

---

[16] Die Methode der freien Einfälle wird in einem der von Freud bekanntesten Werke die Traumdeutung folgendermaßen beschrieben: „Man sagt ihm also, der Erfolg der Psychoanalyse hänge davon ab, daß er alles beachtet und mitteilt, was ihm durch den Sinn geht, und nicht etwa sich verleiten läßt, den einen Einfall zu unterdrücken, weil er ihm unwichtig oder nicht zum Thema gehörig, den anderen, weil er ihm unsinnig erscheint. Er müsse sich völlig unparteiisch gegen seine Einfälle verhalten; denn gerade an der Kritik läge es, wenn es ihm sonst nicht gelänge, die gesuchte Auflösung des Traums, der Zwangsidee u. dgl. zu finden" (Freud [1899] ⁹1961: 71).

[17] Dieser Ansatz wird durchaus auch kritisiert; in diesem Zusammenhang sei beispielsweise auf das Werk *Il lapsus freudiano. Psicoanalisi e critica testuale* von Timpanaro (1975) hingewiesen.

Hervorzuheben ist, dass bei der Methode der freien Einfälle das sprechende Subjekt und das Wort als individueller Sprechakt (frz. *parole* [Saussure, 1916]) eine zentrale Rolle spielen:[18]

> Chez Freud, donc, "un lien s'affirme". La "série de mots en apparence dénuée de sens" renvoie à une histoire, et à cette histoire se rattache une autre qui mènera à "la signification de ces réminiscences". Les "voies" sur lesquelles, dans la pratique de Freud, "un lien s'affirme", c'est l'histoire ignorée du sujet parlant, ce sont les traces d'événements douloureux, oubliés ou refoulés, qui déterminent le sujet parlant dans ce qu'il dit. (Fehr 1995: 437)[19]

Der Naturwissenschaftler Darwin und der Vater der Psychoanalyse, Freud können also, wie oben bereits angedeutet, trotz ihrer unterschiedlichen Interessen und Zielsetzungen als Vorläufer einer wissenschaftlichen Erforschung der Emotionen und einer verknüpften Konzeption von Emotion und Kognition angesehen werden.

1.1.2.2 Descartes' Irrtum

Mit seinem bekannten Werk *Descartes' Irrtum* hat der portugiesische Neurowissenschaftler Damasio in den 1990er-Jahren den Weg für eine grundlegende Überwindung der Dichotomie Geist/Körper, Verstand/Gefühl, Kognition/Emotion geebnet. Wie der Titel schon andeutet, wendet sich Damasios These in offener Polemik gegen den cartesianischen Ansatz:

> Although I cannot tell for certain what sparked my interest in the neural underpinnings of reason, I do know when I became convinced that the traditional views on the nature of rationality could not be correct. I had been advised early in life that sound decisions came from a cool head that emotions and reason did not mix any more than oil and water (Damasio 1994: xi).

---

[18] Über das Verhältnis zwischen Freud und Saussure vgl. De Palo (2016: 260 ff.).

[19] „Bei Freud ‚ergibt sich eine Verbindung'. Die ‚Reihe scheinbar bedeutungsloser Worte' verweist auf eine Geschichte, und diese Geschichte ist mit einer anderen verbunden, die zur ‚Bedeutung dieser Erinnerungen' führen wird. Die ‚Wege', auf denen sich in Freuds Praxis ‚eine Verbindung ergibt', sind die unbekannte Geschichte des sprechenden Subjekts, es sind die Spuren schmerzhafter, vergessener oder verdrängter Ereignisse, die das sprechende Subjekt in dem, was es sagt, bestimmen." (Übersetzung von der Autorin).

Das Ziel dieses Werks ist es, die cartesianische Dichotomie einer vermeintlichen Trennung zwischen Geist und Körper zu dekonstruieren. Zur Untermauerung seiner These führt Damasio eine Reihe von Anmerkungen zu konkreten Fällen an. Besondere Aufmerksamkeit widmet er der Analyse der bekannten Geschichte von Phineas Gage. Sie findet sich im Incipit des bereits zitierten damasianischen Werkes und im Kapitel „Unpleasantness in Vermont". Es handelt sich um eine außerordentlich spannende Episode, die zweifellos zu den bekanntesten Seiten der neurowissenschaftlichen Literatur gehört. Gage, ein junger Leiter eines Bauunternehmens, überlebte auf wundersame Weise einen Unfall, der sich 1848 in Cavendish ereignete. Für den Bau einer neuen Bahnstrecke durch Vermont hatten Gage und sein Team den Auftrag erhalten, einen Felsen zu sprengen, der die Trassenführung behinderte. Aufgrund der zufälligen Anomalie der Explosionsdynamik schoss die für die Sprengung verwendete Eisenstange durch den Schädel von Gage und verursachte eine tiefe Wunde. Es ist wirklich erstaunlich, dass Gage nicht sofort starb und noch erstaunlicher, dass er während des Unfalls bei Bewusstsein blieb und wenige Minuten später in der Lage war, darüber zu berichten (vgl. Damasio 1994: 3–7). Gage erlangte seine motorischen und sensorischen Fähigkeiten vollständig zurück und zeigte auch keine Beeinträchtigung seiner Sprachfähigkeit. Der Unfall hatte jedoch einige Konsequenzen: Gages Persönlichkeit veränderte sich völlig. Aus dem beruflich erfolgreichen, den gesellschaftlichen Konventionen gegenüber respektvollen und moralischen Gage wurde ein kindischer, unverschämter, unzuverlässiger und zu Blasphemie neigender Mensch. Diese radikale Persönlichkeitsveränderung und insbesondere seine Ungeduld gegenüber den Kolleginnen und Kollegen führten zu seiner Ausgrenzung aus dem Arbeitsleben (vgl. Damasio 1994: 7–10).

Für Damasio ist Gages Geschichte besonders aufschlussreich, weil sie zeigt, dass eine Hirnschädigung auch dann zu einer Veränderung der emotionalen Persönlichkeit führen kann, wenn weder die Sprachfähigkeit noch andere geistige Fähigkeiten betroffen sind (vgl. Damasio 1994: 10–12).

Interessant ist auch der Fall Elliot, den Damasio als „einen modernen Phineas Gage bezeichnet" (vgl. Damasio 1994: 64). Im Gegensatz zu dem Fall aus dem 19. Jahrhundert, dessen Geschichte von Damasio anhand der bereits vorhandenen Literatur diskutiert wird, wird das Ereignis um Elliot von ihm selbst erforscht. Wie bei Gage führte auch bei Elliot die Störung des präfrontalen

Cortex, der für die emotionale Verarbeitung zuständig ist, zur Unfähigkeit, soziale Regeln zu befolgen, sich rational zu verhalten, moralische Urteile zu fällen und Emotionen zu empfinden. Nach der operativen Entfernung eines Hirntumors begann der intelligente, vernünftige, im Beruf geschätzte Mann, der einfühlsame Ehemann und Vater, sich plötzlich unzuverlässig, verantwortungslos – kurz: völlig irrational – zu verhalten (vgl. Damasio 1994: 65). Das Interessante daran ist, dass – genau wie im Fall Gage – Elliots motorische, sprachliche und intellektuelle Fähigkeiten sowie seine Gedächtnisfähigkeiten intakt blieben. Obwohl Elliot in den zahlreichen kognitiven Tests, die Damasio durchführte, überdurchschnittliche Ergebnisse erzielte, war es gerade diese Emotionslosigkeit, die zu seinem irrationalen Verhalten führte:

> We might summarize Elliot's predicament as to know but not to feel. I became intrigued with the possibility that reduced emotion and feeling might play a role in Elliot's decision-making failures. (Damasio 1994: 78)

Die beiden oben zusammengefassten Episoden werden als Beweis für eine klare Verbindung zwischen Kognition und Emotion angesehen, was als eine radikale Transformation des cartesianischen und des gesamten abendländischen Glaubens angesehen wird. Der entscheidende Punkt in Damasios Argumentation besteht darin, dass diese Interaktion zwischen Kognition und Emotion durch die Hirnforschung konkret nachgewiesen werden kann.

Das limbische System, das im Wesentlichen der emotionalen Verarbeitung dient, und der assoziative Cortex, der für die kognitiven Fähigkeiten zuständig ist, stehen durch neuronale Verschaltungen und Interaktionen in ständiger Verbindung. Der orbitofrontale Cortex ist als wichtige Brücke zwischen dem Cortex und dem limbischen System anzusehen (vgl. Damasio 1994; 2003). Es wird hier jedoch nicht der Anspruch erhoben, diese Hirnmechanismen im Detail zu beschreiben, da dies den Rahmen dieser Studie bei weitem sprengen würde. Es ist jedoch wichtig hervorzuheben, dass die Interaktion von Emotion und Kognition durch konkrete wissenschaftliche Beobachtung nachgewiesen werden kann.[20] Auf diese Weise wird das säkulare philosophische Paradigma einer maßgeblichen Trennung zwischen Geist und Körper als „Irrtum" konzeptualisiert und damit die Grundlage für einen völlig neuen und gegensätzlichen Denkhorizont gelegt:

---

[20] Vgl. hierzu auch LeDoux (1989; 1996) Adolphs (2003), Roth (2004).

> This is Descartes' error: the abyssal separation between body and mind, between the sizable, dimensioned, mechanically operated, infinitely divisible stuff, on the one hand, and the unsizable, undimensioned, un-pushpullable, nondivisible mind stuff; the suggestion that reasoning, and moral judgment upheaval might exist separately from body. Specifically: the separation of the most refined operations of mind from the structure and operation of a biological organism. [...] the comprehensive understanding of the human mind requires an organismic perspective; that not only must the mind requires an organismic perspective; that not only must the mind move from a nonphysical cogitum to the realm biological tissue, but it must also be related to a whole organism possessed of integrated body proper and brain and fully interactive with a physical and social environment (Damasio 1994: 249–252).

1.1.2.3 Kognition und Emotion: Ein untrennbares Binom

Die von Damasio aufgestellte These, dass kognitive Prozesse oft in hohem Maße von emotionalen Einstellungen beeinflusst werden, hat die Diskussion im Rahmen der Kognitionsforschung erheblich stimuliert. Emotionen, die bis dahin nur am Rande diskutiert wurden, sind seit den 1990er-Jahren ins Zentrum der kognitionswissenschaftlichen Debatte gerückt. Man denke in diesem Zusammenhang an die zahlreichen Artikel, die in *Cognition and Emotion* und in *Emotion* veröffentlicht wurden (vgl. Schwarz ³2008a: 127).

Wie Schwarz-Friesel (²2013a: 109 ff.) hervorhebt, konnte durch eine Reihe neurologischer und psychologischer Ergebnisse bestätigt werden, dass Emotionen bei typischen kognitiven Prozessen eine zentrale Rolle spielen.

Zu denken ist vor allem an den Zusammenhang zwischen Emotionen und Gedächtnis. Die Fähigkeit des Gehirns, Informationen lang-, mittel- und kurzfristig zu speichern, ist eine grundlegende Eigenschaft für alle komplexen kognitiven Leistungen (vgl. Schwarz ³2008a: 99 ff.). Zahlreiche Studien zu diesem Thema belegen eine bedeutende Wirkungsweise von Emotionen auf das Gedächtnis auf. (vgl. u. a. Isen 2004). So haben beispielsweise emotionale Bewertungen einen großen Einfluss auf die Aufmerksamkeit und damit auch auf die Gedächtnisleistungen (vgl. Schwarz-Friesel ²2013a: 114).

Darüber hinaus reicht der Verweis auf die Alltagserfahrungen, um zu zeigen, dass Emotionen Lernprozesse maßgeblich beeinflussen. Während positive Emotionen Denk- und Lernprozesse optimieren, haben negative Emotionen den gegenteiligen Effekt. Man denke in diesem Zusammenhang beispielsweise an das Phänomen des *Blackouts*[21] (vgl. Dietrich 2002).

---

[21] Unter diesem Terminus wird ein kognitives Versagen als Folge der Ausschüttung von Stresshormonen verstanden (vgl. Schwarz-Friesel ²2013a: 115).

Die Relevanz von Emotionen ist besonders intensiv im Rahmen von Sprachlernprozessen untersucht worden. Nach dem Ansatz von Krashen (vgl. 1982; 1985) besteht in der Sprachdidaktik Einigkeit darüber, dass die Motivation eine wesentliche Rolle beim Spracherwerb spielt. Für eine genauere Definition der Motivationsvariablen ist Krashens (1982) Theorie der Existenz eines „affektiven Filters" (engl. *affective filter*) zu nennen. Die Funktionsweise des affektiven Filters kann mit einer Grenzschranke verglichen werden: Ist er offen, kann der sprachliche Input erfolgreich genutzt werden, ist er jedoch geschlossen, wird der Impuls negiert. Krashen (1982) identifiziert drei Elemente, die für die Öffnung/Schließung des affektiven Filters verantwortlich sind: Motivation, Persönlichkeit und Empathie.

Darüber hinaus konnten einige neurowissenschaftliche Studien zeigen, dass sich sowohl bei kognitiven Denkprozessen als auch bei positiven Emotionen die gleichen neuronalen Areale aktiviert werden. Emotionen stehen also in einem starken und wissenschaftlich beobachtbaren Zusammenhang mit kognitiven Prozessen *par excellence*, wie z. B. Kategorisierung und Assoziation (vgl. u. a. Isen 2004). In diesem Zusammenhang sind die Studien von Hänze/Hesse (1993) zu nennen, die zeigen konnten, dass Emotionen das semantische Priming[22] beeinflussen (vgl. Schwarz-Friesel [2]2013a: 116).

Abschließend sei darauf hingewiesen, dass in den Jahren der allmählichen Entdeckung der starken und untrennbaren Wechselwirkungen zwischen Kognition und Emotion das Konzept der emotionalen Intelligenz entwickelt wurde. Dieses Thema wurde von Salovey/Mayer (1990) eingeführt, aber erst 1995 mit der Veröffentlichung von Golemans Werk *EQ-Emotionale Intelligenz* öffentlich bekannt (vgl. Schwarz-Friesel [2]2013a: 117). Golemans Definition zufolge versteht unter emotionaler Intelligenz „Selbstbeherrschung, Eifer und Beharrlichkeit und die Fähigkeit, sich selbst zu motivieren" (Goleman [2]1997: 12).

---

[22] Semantisches Priming bezeichnet in der Kognitiven Linguistik den Prozess, bei dem die Verarbeitung eines Wortes die Verarbeitung eines zweiten nachfolgenden Wortes beeinflusst, wenn zwischen beiden Wörtern eine semantische Beziehung besteht. „Priming occurs when the presentation of one item speeds responses to a related item. For example, results show that less time is required to decide that an item is a word if it is preceded by an associated word in a lexical decision task" (Hänze/Hesse 1993: 197).

2 Emotionslinguistik zwischen Marginalisierung und Etablierung

Das durch die emotionale Wende hervorgerufene Interesse an Emotionen beschränkt sich nicht nur auf das Forschungsgebiet der Neurowissenschaften, sondern betrifft auch andere, eher geisteswissenschaftliche Disziplinen, von denen in der vorliegenden Studie die Linguistik im Vordergrund steht.

Die These einer strikten Trennung von Emotion und Kognition ist nicht mehr haltbar, das Gleiche gilt für das Verhältnis von Emotion und Sprache. Wie Schwarz-Friesel (^{2}2013a) ausführt, zeigt schon eine einfache Alltagsbeobachtung, dass Emotionen permanent das Sprachverhalten beeinflussen:

> Wir stottern und verhaspeln uns, wenn wir aufgeregt sind, verschlucken Laute, nuscheln oder sprechen so leise und unklar, dass uns niemand mehr versteht, Erregungszustände bringen uns zum Schreien, Kreischen und Zischen. Wir produzieren fälschlicherweise Lexeme, die nicht gemeint waren und artikulieren grammatisch unrichtige Sätze. Auch Verdopplungen, Auslassungen, Fehlstellungen sind das Resultat innerer Erregung. (Schwarz-Friesel ^{2}2013a: 126)

Der Einfluss von Emotionen betrifft aber nicht nur die Produktion, sondern auch die Rezeption: Man denke etwa an die erhöhte Aufmerksamkeit, die durch die emotionale Involviertheit in einen Text/Diskurs hervorgerufen werden kann (vgl. Schwarz Friesel 2013: 129 ff.).

Angeregt durch die sogenannte pragmatische Wende (vgl. 2.2) und die bereits erwähnte emotionale Wende (vgl. 1.1.2) beginnt sich auch die Linguistik für Emotionen – genauer gesagt für deren sprachlichen Ausdruck – zu interessieren. Dies führte zur Prägung eines neuen Begriffs und damit zur Entstehung eines neuen linguistischen Forschungszweiges: der Emotionslinguistik (vgl. Fomina 1999: 7). Obwohl dieser Terminus verschiedentlich kritisiert wurde,[23] ist er aufgrund seiner Prägnanz griffig. Darunter versteht man sprachwissenschaftliche Untersuchungen, die sich aus verschiedenen Perspektiven mit dem komplexen Verhältnis von Sprache und Emotionen auseinandersetzen (vgl. Ortner 2014: 53).

Trotz der engen Beziehung zwischen Sprache und Emotion ist auch in diesem linguistischen Forschungsgebiet eine tiefgreifende und jahrelange Vernachlässigung des Themas festzustellen. Wie im vorangegangenen Kapitel werden in diesem Kapitel im ersten Teil einerseits die Ursachen für diese Marginalisierung analysiert (vgl. 2.1), andererseits steht im zweiten Teil die pragmatische Wende und ihre Protagonistinnen und Protagonisten im Mittelpunkt, die die Voraussetzungen für die Anerkennung des Themas der Emotionen in der Linguistik geschaffen haben (vgl. 2.2).

Der dritte Teil (2.3) schließlich konzentriert sich auf die Kognitive Pragmatik und auf die Kritische Kognitionslinguistik (KKL). In diesen beiden Bereichen werden Theorien und Methoden entwickelt, um den Emotionsausdruck systematisch zu analysieren.

2.1 Zur Vernachlässigung von Emotionen in der Sprachwissenschaft

Zu den bereits diskutierten Gründen der Vernachlässigung von Emotionen in der wissenschaftlichen Forschung im Allgemeinen (vgl. 1.1) gibt es zusätzlich spezifische Gründe aus dem Fach Linguistik hinzu. Als relevante Hindernisse für die Erforschung des sprachlichen Ausdrucks von Emotionen werden im Folgenden historische (vgl. 2.1.1) und methodische (vgl. 2.1.2) Faktoren identifiziert.

---

[23] So hebt Fiehler (1990) hervor, dass die Kommunikation von Emotionen kein eigenständiges Forschungsgebiet sei. Man kann sagen, dass unter dem Etikett ‚Emotionslinguistik' mehrere, meist sehr unterschiedliche Ansätze zum Verhältnis von Sprache und Emotionen zusammengefasst werden: psycholinguistische, textlinguistische, kognitionslinguistische, pragmatische usw.

2.1.1 Historischer Exkurs:
Die Unzulänglichkeit der Grammatiken der *langue*

Die Gründe für das mangelnde Interesse an Emotionen und ihrem sprachlichen Ausdruck lassen sich im Kontext der Geschichte der Sprachwissenschaft verstehen. Diese Vernachlässigung beruhigt insbesondere auf dem Erfolg linguistischer Ansätze, die – wenn auch zeitlich und räumlich weit entfernt – Sprache als ein abstraktes System betrachten. In der Terminologie von Saussure werden sie hier als ‚Grammatiken der *langue*' verstanden. Auch wenn es erhebliche Unterschiede zwischen den im Folgenden behandelten Grammatiken gibt, so verbindet sie doch alle die Idee, die Sprache mithilfe strenger und regelhafter Regeln zu erklären.

2.1.1.1 Die traditionelle Grammatik

Unter ‚traditioneller Grammatik' versteht man in der Sprachwissenschaft eine normative bzw. präskriptive Grammatik. Die Fragestellung derartiger Untersuchungen sind nicht auf die Ursachen bestimmter Sprachprozesse gerichtet, sondern auf eine klare und detaillierte Etablierung formaler Regeln nach dem Muster „man sagt" vs. „man sagt nicht" gerichtet (vgl. Colombo/Graffi 2017: 15 ff.).

Etymologisch leitet sich der Begriff ‚Grammatik' vom altgriechischen Wort ‚γράμμα' ab, das ‚Buchstabe' bedeutet. Der Grammatiker (altgr. γραμματικός) ist demnach derjenige, der Lesen und Schreiben lehrt (vgl. Graffi 2010: 23). Mit dieser Definition werden zwei zentrale und über Jahrhunderte hinweg prägende Merkmale der traditionellen Grammatik festgeschrieben: zum einen die Beschränkung grammatischer Überlegungen ausschließlich auf die geschriebene Sprache, zum anderen die grundsätzliche Auffassung der Tätigkeit des Grammatikers als praktisch bzw. frei von theoretischen Spekulationen (vgl. Jungen/Lohnstein 2006: 33 ff.). Obwohl Sprachphilosophie und Grammatik beide auf die Antike zurückgehen, haben sie sich aufgrund ihrer unterschiedlichen Zielsetzungen unabhängig voneinander entwickelt (vgl. Graffi 2010: 35).[24]

---

[24] Aus diesem Grund unterscheiden einige Kulturwissenschaftlerinnen und Kulturwissenschaftler in ihren ersten Überlegungen zur Sprache sogar zwischen einer „hohen" Tradition, die der Sprachphilosophie entspricht, von einer „niedrigen" Tradition, die aus den Grammatiken hervorgeht (vgl. Graffi 2010: 23).

Die praktische Bedeutung der traditionellen Grammatik liegt in ihrer primären und grundlegenden Funktion, eine von einer Gemeinschaft anerkannte sprachliche Norm festzulegen und zu verbreiten. Es ist kein Zufall, dass die ersten Grammatiken in Zeiten politischer oder kultureller Umbrüche entstanden.

Das Ziel einer traditionellen klassifikatorischen Ordnung ist jedoch ein ungeeigneter Weg, um den Emotionsausdruck zu verstehen. Diesbezüglich kann man sagen, dass das wichtigste grammatikalische Kategoriensystem der sogenannten *pars orationes* (Wortarten) aus emotionslinguistischer Perspektive sehr problematisch ist. Diese Taxonomie geht auf die erste Grammatik der abendländischen Tradition zurück:[25] die Τέχνη γραμματική ‚Kunst der Grammatik' (2. Jahrhundert vor Christus)[26] vom Alexandriner Dionysios von Thrax. Dieser teilt die Worte in die folgenden acht Wortarten[27] ein: Nomen, Verb, Partizip, Artikel, Pronomen, Präposition, Adverb, Konjunktion (vgl. Jungen/Lohnstein 2006: 38). Diese Kategorisierung war in der grammatikalischen Tradition sehr erfolgreich. Sie klammert jedoch die Kategorie des sprachlichen Emotionsausdrucks *par excellence*, die Interjektion, komplett aus. Diese hat in der Geschichte der Grammatiktheorie immer nur eine marginale Rolle gespielt, indem sie als Nebenwortart den Hauptwortarten wie Nomen und Verben gegenübergestellt wurde (vgl. Jungen/Lohnstein 2006: 16; Ehlich 1986b).

Ein weiteres Merkmal des grammatischen Analyseinstrumentariums ist seine Konzentration auf den Aussagesatz. Die Tendenz der grammatikalischen

---

[25] Obwohl die erste Grammatik der abendländischen Tradition auf das Werk von Dionysios (2. Jahrhundert vor Christus) zurückgeht, ist es wichtig zu betonen, dass ein gewisses Interesse an der Sprache in den orientalischen Kulturen – insbesondere in China, Indien und im Nahen Osten – schon früher verbreitet war (vgl. Graffi 2010: 22). In diesem Zusammenhang sei an den altindischen Grammatiker Pāṇini erinnert, der sich im 4. Jahrhundert vor Christus mit der systematischen Analyse des Sanskrits beschäftigte (vgl. Sani 1991: 13).

[26] Obwohl die Grammatik des Dionysios traditionell auf 100 vor Christus datiert wird, wurde diese Datierung im 20. Jahrhundert von dem italienischen Wissenschaftler Di Benedetto (1958–1959) infrage gestellt. Seiner Argumentation zufolge stammt die fragliche Grammatik aus einer viel späteren Zeit, nämlich erst aus dem 3. oder 4. Jahrhundert nach Christus (vgl. Graffi 2010: 36).

[27] Dionysios verwendet für den modernen Ausdruck ‚Wortarten' im Griechischen den Ausdruck μέρη τοῦ λόγου, (Dionysios nach Callipo 2011: 64), was wörtlich ‚Redeteile' bedeutet.

Bevorzugung dieses Handlungstyps ist so stark und weit verbreitet, dass Ehlich (1986a; 1986b) sogar den Terminus ‚Assertionslinguistik' geprägt hat. Wie später im Abschnitt zur Syntax (vgl. 4.4) noch ausführlicher gezeigt wird, wird Emotionalität jedoch meist durch andere Sprechhandlungstypen zum Ausdruck gebracht.

Aus diesem Überblick kann der Schluss gezogen werden, dass das Konzept der Grammatik als präskriptives Regelsystem mit der Erforschung des Emotionsausdrucks nicht vereinbar ist. Normative Grammatiken tendieren dazu, die Subjektivität des Sprechenden, den Kontext der Äußerung, die dialogische bzw. interaktive intersubjektive Dimension zwischen den Gesprächspartnern – mit anderen Worten alle pragmatischen Faktoren – auszuschließen.

2.1.1.2 Die historische Grammatik

Wie auch die traditionelle Grammatik (vgl. 2.1.1.1) lehnt die historische Grammatik philosophisch bzw. theoretisch orientierte Themen zugunsten einer rein historischen bzw. rekonstruktiven Perspektive ab.[28] Zwischen beiden Grammatiken besteht jedoch ein wesentlicher Unterschied: Während die traditionelle Grammatik in hohem Maße einen normativen Zweck verfolgt, ist die historische Grammatik von deskriptiven Prinzipien geleitet. Die im 19. Jahrhundert entstehende historische Grammatik profiliert sich als eine wissenschaftliche Disziplin, die sich zum Ziel gesetzt hatte, die Verwandtschaftsverhältnisse zwischen den Sprachen durch historische Rekonstruktionen aufzuzeigen.[29] Dieses historisch bedingte Interesse an Sprachen ist zweifellos auf die Entdeckung des Sanskrits zurückzuführen. Am Ende des 18. Jahrhunderts führten sowohl neue geografische Entdeckungen als auch das romantische Interesse am Exotischen zu einer intensiven Faszination

---

[28] Aus diesem Grund wird in den meisten Handbüchern zur Geschichte der Grammatiktheorie die recht schematische Vorstellung vermittelt, dass die Linguistik des 19. Jahrhunderts auf rein historischen Aspekten basiere, während die Sprachwissenschaft des 20. Jahrhunderts von theoretischen Ansätzen geprägt sei. In der Tat scheint diese Rekonstruktion zu streng zu sein, da in der Linguistik des 19. Jahrhunderts sowohl sprachhistorische als auch sprachtheoretische Elemente berücksichtigt wurden. Man denke in diesem Zusammenhang an Humboldt (vgl. Graffi 2010: 104 ff.).
[29] Die genauen Merkmale, die diese Grammatik kennzeichnen, werden im Vorwort zu Grimms (vgl. 1819: XI) monumentaler *Deutscher Grammatik* erläutert.

für eine aufkommende Hypothese. Diese besagte, dass Altgriechisch, Latein und Sanskrit auf eine gemeinsame, nicht mehr nachweisbare Ursprache, das Indoeuropäische, zurückgehen. Die historische Grammatik profilierte sich als eine rein wissenschaftliche Disziplin, indem sie den noch in der Neuzeit kursierenden bizarren und unbegründeten Sprachspekulationen empirisch-historische bzw. etymologische Rekonstruktionen entgegensetzte (vgl. Graffi 2010: 188 ff.).[30] Die Prägung des Faches geht auf Schleicher[31] zurück, der unter anderem auch Botaniker war. Seine große Innovation besteht darin, die Strenge der Naturwissenschaften auf die Linguistik anzuwenden. Nach Schleichers Ansatz sind Sprachen Naturorganismen, die durch eigene unveränderliche Gesetze geregelt werden, die nichts mit dem Willen der einzelnen Sprechenden zu tun haben (vgl. Fanciullo 2007: 144–145). In diesem Zusammenhang stellte er seine bekannte Stammbaumtheorie vor, nach der die vertikalen Verwandtschaftsverhältnisse zwischen den verschiedenen indoeuropäischen Sprachen klassifiziert wurden.[32] Aus dem Vergleich der indoeuropäischen Sprachen versuchte Schleicher die nicht belegte Ursprache zu rekonstruieren, deren Formen mit einem Asterisk markiert wurden (vgl. Graffi 2010: 116).

---

[30] In der Tat ist es wichtig zu betonen, dass trotz dieser wissenschaftlichen Absichten, die die historische Grammatik als neue Disziplin kennzeichnen, sie einige unbegründete Vorurteile enthält. An erster Stelle ist hier die unter Sprachhistorikern lange vorherrschende Meinung zu nennen, dass das Sanskrit der ursprünglichen indoeuropäischen Sprache am nächsten stehe. Zudem hat sich die Vorstellung eines vermeintlichen Degenerationsprozesses in der sprachlichen Evolution durchgesetzt, wonach sich Sprachen im Laufe der Zeit verschlechtern würden (vgl. Graffi 2010: 145 ff.).

[31] Tatsächlich etablierte sich die historisch-vergleichende Sprachwissenschaft als eigenständige Disziplin mit Bopp, der 1821 als erster einen Lehrstuhl für Linguistik – genauer gesagt für orientalische Philologie und allgemeine Sprachkunde – an der Humboldt Universität zu Berlin erhielt. Allerdings kann man sagen, dass Bopp in seiner Methode stark von der vorhergehenden rationalistisch geprägten Sprachphilosophie beeinflusst war, sodass man traditionell die Stammbaumtheorien Schleichers als die Genese der historischen Grammatik ansieht (vgl. Graffi 2010: 93–97, 115–121).

[32] Diese naturalistische Sicht der Sprache wurde von den Historikerinnen und Historikern der Grammatiktheorie oft auf den Einfluss Darwins zurückgeführt (vgl. 1.1.2.1). Obwohl es aufgrund einer Reihe von Textstellen offensichtlich ist, dass Schleicher Darwins *Über die Entstehung der Arten* kannte, gibt es doch erhebliche Widersprüche zwischen den Theorien der beiden Wissenschaftler. Zunächst ist daran zu erinnern, dass Schleicher, während Darwins Evolutionismus die Menschheitsgeschichte aus einer progressiven Perspektive betrachtet, den diachronen Sprachwandel aus einer degenerativen Perspektive sieht (vgl. Graffi 2010: 120).

Es ist hier nicht der Ort, den Ansatz von Schleicher und seine Gegenvorschläge[33] zu vertiefen; für die Zwecke dieser Studie ist es jedoch wichtig zu betonen, dass die Marginalisierung des subjektiven individuellen Sprachhandelns den Aspekt des Emotionsausdrucks in einen tiefen Schatten gestellt hat. Dies wird noch dadurch verstärkt, dass die historische Grammatik auf strengen und regelmäßigen Sprachgesetzen beruht. Man denke beispielsweise an die bekannten Grimm'schen Gesetze.[34] Darüber hinaus hatte diese historisch bedingte Einstellung zur Grammatik wichtige Konsequenzen, die noch in heutigen Werken sichtbar sind. Das Grammatikkonzept beruht nicht so sehr auf einer lexikalischen, sondern auf einer phonologischen und morphologischen Grundlage. Dies hat seine Wurzeln in der Methodologie der historischen Grammatik. Die Verwandtschaftsfeststellung der historischen Grammatik stützt sich nicht auf lexikalische Gemeinsamkeiten, die unsicher und oft durch Kontaktphänomene bedingt sind, sondern auf phonologische bzw. morphologische Korrespondenzen, die eher zuverlässiger sind.

Eine gewisse Neubewertung des Themas der Subjektivität der Sprechenden wurde im Rahmen der historischen Linguistik von den sogenannten Neogrammatikern[35] vorgenommen.[36] In offener Polemik mit der früheren

---

[33] Als eine der erfolgreichsten Alternativen zu Schleichers Stammbaumtheorie ist die Wellentheorie von Schmidt zu nennen (vgl. Fanciullo 2007: 148).

[34] Für eine ausführliche Erörterung der Grimm-Gesetzte vgl. Besch/Wolf (2009); Bosco Coletsos (1979); Leonardi/Morlicchio (2009). Es sei darauf hingewiesen, dass die Grimm-Gesetze im Wesentlichen schon von dem dänischen Linguisten Rask konzipiert wurden (vgl. Graffi 2010: 97 ff.).

[35] Unter dieser ursprünglich ironisch gemeinten Bezeichnung versteht man eine neue Generation von Wissenschaftlern, vor allem Philologen, die in der Mitte des 19. Jahrhunderts geboren wurden und die der Leipziger Schule angehörten. Unter den wichtigsten Persönlichkeiten dieser linguistischen Strömung sind beispielshaft Osthoff und Brugmann zu nennen, die 1878 mit dem Vorwort zu ihrem Werk *Morphologische Untersuchungen auf dem Gebiete der indogermanischen Sprachen* das Manifest ihrer programmatischen Ansätze veröffentlichten. Von der Kerngruppe dieses Kreises sind noch folgende zu nennen: Leskien, Paul, Verner, Delbrück, Braune und Sievers (vgl. Jungen/Lohnstein 2006: 69 ff.).

[36] Aufgrund dieses innovativen Interesses der Junggrammatiker an der *parole* wollten einige Wissenschaftlerinnen und Wissenschaftler in Saussure ein Mitglied dieser linguistischen Strömung sehen (vgl. Jungen/Lohnstein 2006: 69). Während seines Forschungsaufenthalts in Leipzig (vgl. De Mauro 1967: 292) kam Saussure mit den Ideen der Junggrammatiker in Kontakt. Die Originalität des im *Cours* (1916) vorgestellten Ansatzes kann jedoch nicht mit dem noch stark historisch geprägten Paradigma der Junggrammatiker gleichgesetzt werden. Saussure und sein Interesse an der Synchronie markieren den Beginn der heutigen allgemeinen Linguistik (vgl. 2.2.1.1).

Tradition Schleichers stellten die Mitglieder der Leipziger Schule fest, dass die Sprache nicht unabhängig von den Sprechenden existiere.[37] Diesem Ansatz zufolge sind die Forschungsobjekte der Linguistik die direkt beobachtbaren und konkret realisierten Sprachphänomene der Sprechenden. Diese Überlegungen stehen jedoch nicht im Widerspruch zu der von den Neogrammatikern aufgestellten Unfehlbarkeit der Lautgesetze, die als Ergebnis individueller unbewusster psychologischer Prozesse angesehen werden (vgl. Osthoff/Brugmann 1878: III–XX).

Im Einklang mit einem solchen *parole*-orientierten Ansatz plädierten die Neogrammatiker für eine Erneuerung der Disziplin, die sich nicht nur mit den alten Sprachen, sondern auch mit den modernen Sprachen und ihrem konkreten Gebrauch befassen sollte. Diese Perspektive wurde in dem bereits zitierten programmatischen Manifest von 1878 dargelegt (vgl. Osthoff/Brugmann 1878: IX). Obwohl sich in diesem Dokument eine Reihe wichtiger Neuerungen erkennen lassen, wie das Interesse an der Erforschung der lebendigen, gegenwärtigen und von den Individuen selbst gesprochenen Sprache, blieben diese Absichten weitgehend unverwirklicht. Die Neogrammatiker beschäftigten sich überwiegend mit alten und nicht mit modernen Sprachen.[38] Zudem waren die Mitglieder dieser Gruppe noch zu sehr im Dogma der Unfehlbarkeit der Lautgesetze verhaftet, um das Konzept der *parole* wirklich

---

[37] „Man erforschte zwar eifrigst die sprachen, aber viel zu wenig den sprechenden menschen. Die menschliche spachmechanismus hat eine doppelte seite, eine psychische und eine leibliche. […] Mit der rein leiblichen seite des sprechmechanismus beschäftigt sich die lautphysiologie. Diese wissenschaft ist schon decennien alt, und ihre ergebnisse hat sich auch schon die ältere sprachwissenschaft, etwa seit den fünfziger jahren, zu nutze gemacht; […] Aber mit der lautphysiologie allein ist noch lange nicht gethan, wenn man über die sprechthätigkeit des menschen und die formalen neuerungen, die der mensch beim sprechen vornimmt, ins klare kommen will. […] Es muss notwendiger weise noch hinzukommen eine wissenschaft, welche über die wirkungsweise der psychischen factoren, die bei unzähligen lautbewegungen und lautneuerungen sowie bei aller sogenannten analogiebildung thätig sind, umfassende beobachtungen anstellt […]." (Osthoff/Brugmann 1878: III–IV).

[38] Damit soll keineswegs gesagt werden, dass sich die alten Sprachen nicht für *parole*-orientierte Studien eignen. Molinelli (vgl. 1998, 2017) hat beispielsweise zahlreiche pragmatische Sprachelemente des Lateinischen untersucht. Dazu ist es jedoch notwendig, eine pragmatisch geprägte und keine historisch-vergleichende Perspektive einzunehmen.

zu erforschen (vgl. Graffi 2010: 148). Hierfür mussten die Ansätze von Saussure und die Einleitung der pragmatischen Wende abgewartet werden (vgl. 2.2).

2.1.1.3 Die logische Grammatik

Im Gegensatz zum Ansatz der traditionellen Grammatik (vgl. 2.1.1.1), die sich auf eine einzige Sprache beschränkt, hat die logische Grammatik den Anspruch, die Mechanismen der Sprache im Allgemeinen zu untersuchen.

Aus diesem Grund verbindet die logische Grammatik das klassifikatorische Vorgehen der traditionellen Grammatik mit den philosophischen Ansätzen der Sprachphilosophie.

Die wichtigsten Werke dieser Art sind im Rahmen verschiedener Strömungen entstanden, die – auch wenn sie zeitlich weit auseinanderliegen – eine gemeinsame, absolut rationalistische Haltung teilen. Man denke in diesem Zusammenhang vor allem an die in der Aufklärung entstandenen linguistischen Überlegungen von Descartes oder an die Grammatik von Port Royal, die von Chomsky als die Grundlagen einer von ihm so bezeichneten „cartesianischen Linguistik" angesehen werden. In seinem Werk *Cartesian linguistics: a chapter in the history of rationalist thought* skizziert Chomsky (1966) die Genealogie einer rationalistischen Linguistik, die in Descartes ihren Gründervater und in Chomsky seinen Nachfolger sieht.[39]

Ausgehend von der im ersten Kapitel dargestellten Geschichte der Rolle von Emotionen in der Wissenschaft, wonach eine signifikante und stabile Anerkennung der Emotionsforschung auf Damasios Werk *Descartes Irrtum* zurückzuführen ist (vgl. 1.1.2.2), ist es nicht verwunderlich, dass logische Grammatiken für die Erforschung des Emotionsausdrucks nicht geeignet sind.

Bei Descartes finden sich jedoch keine spezifisch linguistische Analysen, sondern nur allgemeine Überlegungen zur Sprache als einer einzigartigen

---

[39] Tatsächlich beginnt die Beziehung zwischen Logik und Grammatik lange vor der von Descartes eingeleiteten Aufklärung. Seit Platon und Aristoteles war die logische Dimension in der Sprachtheorie präsent. Im Mittelalter wurde die Verbindung der beteiligten Disziplinen einerseits durch die Figur des Scotus, andererseits durch das Aufkommen der Scholastik verstärkt (vgl. Jungen/Lohnstein 2006: 49 ff.). Aus Platzgründen wird in diesem Abschnitt das Verhältnis von Logik und Grammatik erst ab der Neuzeit betrachtet.

menschlichen Fähigkeit (vgl. Graffi 2010: 65; Graffi 2001a).[40] Das von Chomsky begründete Konzept der menschlichen sprachlichen Kreativität, verstanden als die Fähigkeit zur unbegrenzten und von externen Stimuli unbeeinflussten Sprachproduktion, geht jedoch auf die cartesianische Idee der führenden Rolle der *res cogitans* zurück (vgl. 1.1.1.1).

Die im 1660 erschienene *Grammaire générale et raisonnée ou la grammaire de Port Royal* ‚Allgemeine und rationale Grammatik', ist als eine der bedeutendsten rationalen Grammatiken anzusehen. Wie der Titel schon andeutet, erschien dieses Werk im Umfeld des ehemaligen Zisterzienserinnenklosters Port Royal, das sich damals als Hochburg des extremen gegenreformatorischen Jansenismus profilierte (vgl. Jungen/Lohnstein 2006: 57).

Nach diesem Ansatz ist die Grammatik als integraler Bestandteil der Logik anzusehen. Im Jahr 1662 erschien die Abhandlung *La logique ou l'art de penser* ‚Die Logik oder die Kunst des Denkens' als Ergänzung zur *Grammaire*.[41]

Diese grundlegende Beziehung zwischen Grammatik und Logik beruht auf dem theoretischen Schwerpunkt dieser philosophischen Tradition, wonach die Gesetze des Denkens mit denen des Sprechens

---

[40] Descartes bekannteste und meistzitierte Bemerkungen zum Thema Sprache finden sich im fünften Abschnitt der *Abhandlung über die Methode* (1637): „Man kann zwar sich eine Maschine in der Art denken, dass sie Worte äußerte [...] aber niemals wird sie diese Worte so stellen können, dass sie auf das in ihrer Gegenwart Gesagte verständig antwortet, wie es doch selbst die stumpfsinnigsten Menschen vermögen. [...] es ist sehr merkwürdig, dass selbst der stumpfsinnigste und dümmste Mensch, ja sogar die Verrückten einzelne Worte verbinden und daraus eine Rede herstellen können, wodurch sie ihre Gedanken mittheilen, während selbst das vollkommenste und besterzeugte Thier dies nicht vermag. Dies liegt nicht an einem Mangel der Organe; denn die Elstern und die Papageien können Worte wie wir aussprechen und können doch nicht reden wie wir, d. h. ihre Gedanken äußern, während die Taubstummen, die der Organe des Sprechens ebenso oder mehr als die Thiere beraubt sind, aus sich selbst Zeichen erfinden, durch die sie sich denen verständlich machen, welche Muße haben, ihre Sprache zu lernen." (Descartes [1637] Übers. von Kirchmann [1870] 2013: 62–64).

[41] Sowohl die Grammatik als auch die Logik von Port-Royal wurden anonym veröffentlicht, da die strengen moralischen Regeln des Jansenismus es nicht erlaubten, die Leistung eines Einzelnen hervorzuheben. Die Identität der Autoren ist jedoch bekannt: Die *Grammaire* wurde von Arnauld und Lancelot verfasst; die *Logik* ist von Arnauld und Nicole (vgl. Graffi 2010: 61).

übereinstimmen.[42] Demnach spiegeln sprachliche Prozesse mentale Prozesse wie Begreifen und Urteilen wider (vgl. Arnauld/Lancelot [1660] 1810: 16). In dem von Port Royal konzipierten Sprachsystem spielen Verben eine vorherrschende Rolle, da ohne sie ein Prozess wie das Urteilen nicht möglich ist (vgl. Jungen/Lohnstein 2006: 57).

Darüber hinaus beschränkt sich das Ziel der logischen Grammatik von Port-Royal nicht darauf, eine sprachlich korrekte Norm zu etablieren, wie es die traditionelle Grammatik getan hat (vgl. 2.1.1.1). Vielmehr geht es darum, die logischen Ursachen hinter den Sprachprozessen aufzudecken, und zwar nicht nur in Bezug auf eine bestimmte Sprache, sondern in Bezug auf alle menschlichen Sprachen (vgl. Graffi 2010: 63).

Es ist hier nicht der Ort, um die komplexen logischen und grammatikalischen Prinzipien von Port Royal ausführlich zu diskutieren,[43] aber es ist im Rahmen der vorliegenden Studie wichtig zu betonen, dass eine solche logisch ausgerichtete Grammatik aufgrund des von ihr etablierten Primats der cartesianischen Vernunft bzw. der *res cogitans* für den Emotionsausdruck ungeeignet ist.

Die Beziehung zwischen Logik und Linguistik setzt sich zwischen dem 19. und 20. Jahrhundert mit den Ansätzen von Logikern wie Frege, Russell, Husserl und dem frühen Wittgenstein also den Hauptvätern der sogenannten analytischen Philosophie, fort. Dieser Theorieströmung zufolge sollte sich die Sprachwissenschaft an die Methoden der sogenannten harten Wissenschaften anlehnen (vgl. Bonino 2016: 267). Zwischen dem 19. und dem 20. Jahrhundert verbreitete sich unter diesen Sprachtheoretikern die Vorstellung, dass Logik und Philosophie sich von der Bedrohung des von der Psychologie induzierten Subjektivismus befreien müssten. Das Wort Psychologismus bekam eine negative Konnotation: Als Mitglieder dieser Strömung galten diejenigen, die das Objektive auf das Subjektive reduzierten (vgl. De Paolo 2016: 203).

---

[42] „Ainsi l'on peut définir les mots, des sons distincts et articulés, dont les hommes ont fait des signes pour signifier leurs pensées. C'est pourquoi on ne peut bien comprendre les diverses sortes de significations qui sont enfermées dans les mots, qu'on n'ait bien compris auparavant ce qui se passe dans nos pensées, puisque les mots n'ont été inventés que pour les faire connoître." (Lancelot/Arnauld [1660] 1810: 268).

[43] Für eine ausführliche Behandlung des Themas vgl. Auroux (1982) und Pariente (1985).

In diesem Zusammenhang sei auf Husserls Idee einer „reinen Grammatik" hingewiesen.[44] Entsprechende Hinweise finden sich in der Vierten logischen Untersuchung (vgl. Husserl 1901: 286–321) und werden an einigen Stellen des Werks *Formale und transzendentale Logik* (1929) ausgeführt (vgl. Husserl 1929: 62 ff.). Nach einer scharfen Kritik an der ihm bekannten Grammatik,[45] die sich auf die Psychologie oder andere empirische Wissenschaften stützt, stellt Husserl seine Konzeption einer allgemeinen und aprioristischen Grammatik vor (vgl. Husserl 1901: 287). Husserls reine Grammatik basiert auf einer Reihe formaler Regeln, die für alle Sprachen gültig sind. Als Vorbild für diesen grammatischen Universalitätsanspruch wird die Grammatik von

---

[44] Unter den zahlreichen Mitgliedern dieser Strömung musste aus Platzgründen eine Auswahl getroffen werden. Diese bezieht sich auf Husserl, weil er explizit eine Grammatiktheorie entwickelt hatte. Die gleiche logische und antipsychologistische Haltung findet sich aber auch in Freges semantischem Ansatz (vgl. Frege 1892, 1918). In Bezug auf seine bekannte Unterscheidung zwischen Sinn und Bedeutung betont er deutlich, dass der objektive Sinn strikt von der subjektiven Vorstellung zu unterscheiden ist. Um eine erfolgreiche Kommunikation zu ermöglichen, ist es notwendig, dass verschiedene Sprechende den gleichen Sinn verstehen. Psychologische und subjektive Vorstellungen unterschiedlicher Art können natürlich mit sprachlichen Äußerungen verbunden sein, sie sind aber für Freges semantische Analyse völlig marginal (vgl. Bonino 2016: 269–270). Es ist anzumerken, dass auch in diesem Fall der subjektive und damit für den Emotionsausdruck wichtigste semantische Aspekt der Vorstellung dieser logischen Strömung vernachlässigt wird.

[45] Die Polemik richtet sich vor allem gegen die historische Linguistik, insbesondere gegen die Junggrammatiker (vgl. Aurora 2016: 11–12). Die Sprachwissenschaft der zweiten Hälfte des 19. Jahrhunderts zeichnet sich im Wesentlichen durch ein starkes historisches Interesse aus. Das bedeutet, dass sich die Herangehensweise auf das rein Empirische konzentriert, zum Nachteil der eher theoretisch orientierten Studien. Als höchster Ausdruck des damals dominierendsten linguistischen Ansatzes ist die sogenannte junggrammatische Schule oder Leipziger Schule zu nennen (vgl. 2.1.1.2). Die Mitglieder dieser Gruppe entwickelten eine psychologistische Sprachtheorie, in der die Sprachgesetze als psychologische und im Individuum verankerte Gesetze interpretiert wurden (Graffi 2010: 142 ff.). Es liegt also auf der Hand, dass eine solche psychologistische Sprachauffassung im Rahmen der Theoriebildung der logisch-rationalen und aprioristischen Grammatik von Husserl klar abgelehnt wurde.

Port Royal als Modell genannt (vgl. Husserl 1901: 319).[46] Der Verweis auf dieses Werk aus dem 17. Jahrhundert ist für die damalige Zeit alles andere als zufällig. Vielmehr wird das Zitat als klare theoretische Positionierung verstanden, die eine Rückkehr zu einer allgemeinen Linguistik fordert und den aktuellen diachronisch-historisch geprägten Ansatz ablehnt (vgl. Aurora 2016: 11–12).

Das Beharren auf der aprioristischen Natur Husserls reiner Grammatik steht in direkter Polemik mit den historischen Grammatiken, die im Gegensatz dazu auf empirisch hergeleiteten Regeln basieren (vgl. Husserl 1901: 318–319).

Dieser Gegensatz zeigt sich sogar in einer terminologischen Unterscheidung, wonach „das Grammatische" von „der Grammatik" zu differenzieren ist:

> Und es ist danach ohne Grund, wenn öfters gesagt wurde, daß die Formenlehre der Bedeutungen in meinen Logischen Untersuchungen als ‚rein logische Grammatik' bezeichnet wurde. In gewisser Weise ist es ferner auch nicht ohne Grund, wenn öfters gesagt wurde, daß sich die formale Logik von der Grammatik habe leiten lassen. Das ist für die Formenlehre aber kein Vorwurf, sondern eine Notwendigkeit, wofern der Leitung durch die Grammatik (was an historisch faktische Sprachen und ihre grammatische Deskription erinnern soll) substituiert – wird die Leitung durch das Grammatische selbst. (Husserl 1929: 62)

Es ist offensichtlich, dass Husserls reine Grammatik jegliche Subjektivität ablehnt und daher für die Erforschung des subjektiven emotionalen Ausdrucks nicht geeignet ist.

Eine weitere philosophische Strömung, deren Ansatz eng mit der analytischen Philosophie verbunden ist, ist der logische Empirismus oder

---

[46] „Aber das muß man sich klar machen, daß aller Tadel der alten Lehre von einer *grammaire générale et raisonnée* nur die Unklarheit ihrer historischen Gestaltungen und die Vermengung von Aprioristischem und Empirischem trifft. Sehe ich recht, so ist es für die Sprachforschung von fundamentaler Bedeutung, sich die hier vorläufig nur angedeuteten Unterschiede zu klarem Bewusstsein zu bringen und die Einsicht zu erwecken, daß die Sprache nicht nur ein physiologisches, psychologisches und kulturhistorisches, sondern auch ein aprioristisches Fundament hat." (Husserl 1901: 319)

Neopositivismus. Dieser entwickelte sich in den 1929er- und 1930er-Jahren mit dem sogenannten Wiener Kreis, dessen prominenteste Figur Carnap ist. Einen weiteren relevanten Anziehungspunkt für neopositivistische Philosophen stellte die ‚Berliner Gruppe' mit Reichenbach als namhaftem Vertreter dar.

Auch hier wenden sich die Mitglieder dieser philosophischen Strömung gegen den Psychologismus und insbesondere gegen die Metaphysik und etablieren einen neuen methodologischen Ansatz, dessen Ziel es ist, die geisteswissenschaftlichen Disziplinen den Naturwissenschaften anzugleichen (vgl. Graffi 2010: 187–188).

In diesem Zusammenhang sei auf Carnaps Gegenüberstellung von reiner Syntax bzw. Semantik und den entsprechenden deskriptiven Disziplinen hingewiesen. Nach Carnaps Erörterung, die gewissermaßen an Husserls bereits erwähnte Unterscheidung erinnert, gibt es eine klare Hierarchie zwischen den beiden Ansätzen: Während die deskriptiven Analysen historisch gebunden, pragmatisch abhängig und im Wesentlichen idiosynkratisch seien, seien die reine linguistischen Disziplinen von der Pragmatik abhängig und könnten daher mit formalen Sprachen verglichen werden (vgl. Graffi 2010: 311–312).

Basierend auf dieser Unterscheidung haben einige Logiker argumentiert, dass natürliche Sprachen mit den gleichen Methoden wie formale Sprachen analysiert werden können. Zu diesen Logikern zählen der polnische Philosoph Ajdukiewicz, der sich unter anderem explizit auf Husserl stützt, und der bereits erwähnte deutsche Philosoph Reichenbach (vgl. Graffi 2010: 318).

Ausgehend von den hier zusammengefassten wichtigsten Ansätzen der logischen Grammatik lässt sich sagen, dass der Kern ihrer bisher festgestellten Unvereinbarkeit mit dem Emotionsausdruck in ihrer aprioristischen Natur liegt. Wie später noch ausführlicher erörtert wird (2.2), ist nämlich die sprachliche Expressivität streng an die individuellen und kontextbezogenen Bedingungen der *parole* gebunden.

2.1.1.4 Die strukturelle Grammatik

Normalerweise neigen die Historikerinnen und Historiker der Sprachphilosophie dazu, den dänischen Sprachphilosophen Hjelmslev als einen der extremsten und striktesten Ausleger des Saussure'schen

Strukturalismus anzusehen (vgl. Graffi 2010: 254; Jungen/Lohnstein 2006: 83; De Palo 2016: 157).[47]
In seinem Werk *Prolegomena zu einer Sprachtheorie* (1943, dt. Übers. 1974)[48] schuf er die Voraussetzungen für die Etablierung einer formal ausgerichteten „Glossematik",[49] die später die nachfolgenden Generationen von Strukturalisten stark beeinflusste (vgl. Fadda 2016: 228 ff.).[50]

---

[47] Wie im vorhergehenden Abschnitt musste aus Platzgründen eine Auswahl unter den zahlreichen Vertreterinnen und Vertretern des Strukturalismus getroffen werden. Sie bezieht sich auf Hjelmslev, weil sich in seinem rigorosen Strukturalismus deutlich die Theorie einer Sprache „en elle-même et pour elle-même" abzeichnet. Letztere ist für die Erforschung des Emotionsausdrucks ungeeignet. Die Phonologie der Prager Schule wurde als Beispiel für eine strenge Interpretation des Strukturalismus ausgewählt. Der deduktive und abstrakte Ansatz von Hjelmslev lässt sich gut mit dem Binarismus von Jakobson vergleichen (vgl. Graffi 2010: 256). Während sich der Prager Strukturalismus jedoch hauptsächlich auf das System der Phonologie konzentriert, erhebt die Epistemologie von Hjelmslev den Anspruch auf eine vollständige Beschreibung der Sprache. Insofern ist Hjelmslevs Ansatz für die hier verfolgten Zwecke, den strukturalistischen Einfluss auf die Grammatik und deren Unangemessenheit für die Emotionsforschung zu hinterfragen, relevanter.

[48] Das Werk erschien erstmals 1943 auf Dänisch mit dem Originaltitel *Omkring sprogteoriens grundlaeggelse*. 1968 erschien die englische Übersetzung *Prolegomena to a Theory of Language* und 1974 wurde die hier zitierte deutsche Ausgabe veröffentlicht.

[49] Der Terminus ‚Glossematik' enthält das Lexem ‚Glossema', das aus dem Altgriechischen ‚γλῶσσα', ‚Sprache', stammt. Das Suffix *-ema* ist in der strukturalistischen Terminologie typisch, um die einzelnen Einheiten der Sprachanalyse zu bezeichnen. Man denke beispielsweise an den Terminus ‚Phonem' als Minimaleinheit der Phonologie oder an das Wort ‚Morphem' als kleinstes Element der Morphologie. In diesem Zusammenhang wird das Glossem als Minimaleinheit jedes Sprachniveaus angesehen. Hjelmslevs Prägung eines von ihm selbst eingeführten Neologismus dient dazu, die Innovation seines Ansatzes hervorzuheben und sich deutlich von früheren Traditionen zu distanzieren. Dieses ehrgeizige Projekt wurde von Hjelmslev zusammen mit einem anderen Mitglied der Kopenhagener Schule, Uldall, geplant. Die beiden Wissenschaftler beschlossen, ein Werk in zwei Teilen zu verfassen: Der erste besteht aus einem theoretischen Teil, den Uldall verfasste, und der zweite aus einem angewandten Teil, den Hjelmslev übernahm. Das Projekt wurde jedoch sowohl aufgrund der Kriegsereignisse und der theoretischen Differenzen zwischen den beiden nicht abgeschlossen (vgl. Graffi 2010: 254–255).

[50] Tatsächlich wurde das Werk *Prolegomena zu einer Sprachtheorie* (1968, dt. Übers. 1974) von Hjelmslev nur als eine Einleitung zu seiner vollständigen Sprachtheorie angesehen. Letztere erschien posthum im Werk *Résumé* und wurde nicht von Hjelmslev, sondern von seinem Schüler Whitfield fertiggestellt (vgl. Fadda 2016: 230).

Seine theoretische Produktion[51] zielt darauf ab, eine eigene Sprachtheorie zu schaffen, die auf den Prinzipien der Arbitrarität und der Angemessenheit beruht. Der erste Terminus bezieht sich auf ein deduktives System, das von der Praxis abhängt. Unter dem zweiten Terminus versteht man dagegen einen theoretischen Ansatz, der auf bestimmten Prämissen beruht, die durch die Empirie nahegelegt werden, aber gleichzeitig von ihr abhängig sind (vgl. Hjelmslev [1943] 1974: 21 ff.). Mit anderen Worten handelt es sich um eine komplexe Kombination von Deduktion und Empirie: Die empiriefreien theoretischen Prämissen müssen anschließend an konkreten Daten überprüft werden.

Auf der Grundlage dieser arbiträren bzw. abstrakten und angemessenen bzw. empirisch belegten Axiome wird eine Reihe von formalen Berechnungen aufgestellt, die sprachliche Phänomene erklären.[52]

Hinter diesem deduktiven theoretischen Ansatz scheint sich der Einfluss des logischen Empirismus des Wiener Kreises (vgl. 2.1.1.3) und insbesondere der auf Berechnungen basierenden Sprachtheorien von Carnap zu verbergen.[53]

---

[51] Neben den bereits zitierten Prolegomena, die zweifellos Hjelmslevs bekanntestes Werk sind, können noch weitere wichtige Schriften genannt werden wie zum Beispiel die Monografien *Principes de grammaire générale* (1928) und *La catégorie des cas: étude de grammaire générale* (1935–1937) oder der Aufsatz „Langue et parole" (1943). Für eine ausführliche Bibliografie von Hjelmslevs Werken und Sekundärliteratur dazu vgl. Caputo (2010: 213).

[52] In diesem Zusammenhang ist es interessant, das familiäre Umfeld von Hjelmslev zu betrachten. Sein Vater war Professor für Mathematik an der Universität Kopenhagen (vgl. Caputo 2010: 19). Für eine ausführliche Darstellung der Vater-Sohn-Beziehung vgl. Mazzeo (1999).

[53] Der deduktive methodische Ansatz von Hjelmslev scheint an den wissenschaftlichen Ansatz von Carnap zu erinnern. Dieser behauptete, dass physikalische Theorien bestimmte Regeln aufstellen, die auf konkreten Beobachtungen beruhen (vgl. Graffi 2010: 256).

Die Beziehung zwischen Hjelmslev und anderen Vertreterinnen und Vertretern der logischen Strömung, insbesondere Carnap, aber auch Husserl (vgl. Prampolini 2014: 119), wird von mehreren Kritikerinnen und Kritikern festgestellt (vgl. u. a. Graffi 2010: 254; 256; Jungen/Lohnstein 2006: 83; De Palo 2016: 155).

Aufgrund ihrer strikten Anwendung des Konzepts System wird sein Ansatz von Historikerinnen und Historikern oft als Emblem eines strengen Strukturalismus angesehen (vgl. Fadda 2016: 221; De Palo 2016: 157). Caputo (2010: 40 ff.) betont jedoch, dass es ein Fehler wäre, ihn als reinen Formalisten zu betrachten. Hjelmslev stimmt nicht ganz mit Uldalls Auffassung einer sehr stark formalisierten Sprachtheorie überein, obwohl er ihr eine Zeit lang zustimmte. Hjelmslevs Lehre stellt sich daher als diskontinuierlich und teilweise widersprüchlich dar (vgl. De Palo 2016: 151 ff.).

Im Kern geht es der Glossematik darum, exakte mathematische Konzepte zu formulieren, die der grammatischen Beschreibung von Einzelsprachen dienen und deren Abstraktion zur Aufdeckung universeller bzw. typologischer Prinzipien führt (vgl. Jungen/Lohnstein 2006: 84). Zentral ist dabei das Konzept von Struktur, in dem sich am besten Hjelmslevs typisch strukturalistische Vorstellung von Sprache als Ort „où tout se tient" widerspiegelt: Struktur wird als ein autonomes und immanentes Netzwerk definiert, das auf Funktionen basiert (vgl. Hjelmslev 1939: 11).[54]

In den bereits zitierten *Prolegomena* legt er die Grundprinzipien seines methodischen Vorgehens dar:

> Die Beschreibung soll widerspruchsfrei, erschöpfend und so einfach wie möglich sein. Die Forderung nach Widerspruchsfreiheit ist der Forderung erschöpfender Beschreibung übergeordnet. Die Forderung nach erschöpfender Beschreibung ist der Forderung nach Einfachheit übergeordnet. (Hjelmslev 1974 [1943]: 15)

Eine weitere theoretische Grundlage der *Prolegomena* ist die Vorstellung der Immanenz der Sprache, mit der das jeweilige Werk beginnt und endet. Mit der Etablierung einer neuen, von anderen Disziplinen unabhängigen Sprachwissenschaft distanziert sich Hjelmslev sowohl von der historischen Linguistik (vgl. 2.1.1.2) als auch vom Logizismus Port-Royals[55] (vgl. 2.1.1.3) und dem Psychologismus seiner Zeit, da diese Disziplinen sich zu sehr auf extralinguistische Faktoren konzentriert hätten. Demgegenüber ist Sprache eine sich selbst genügende Totalität, die über eine Struktur *sui generis* verfügt (vgl. Caputo 2010: 36 ff.):

> Das Sprachstudium mit seinen mannigfachen, im wesentlichen transzendenten Zielen wird von vielen gepflegt; die Sprachtheorie mit ihrem ausschließlich immanenten Ziel von wenigen. [...] Indem die Sprachtheorie den bisher herrschenden

---

[54] Allerdings erkennt Hjelmslev selbst die Problematik dieser Definition, da diese Idee von Struktur durch die semantische Unbestimmtheit infrage gestellt wird. In seinem Artikel „Pour une sémantique structurale" stellt Hjelmslev fest, dass die Lexik und insbesondere das Wörterbuch als die Negation jeder Form von Stabilität, von Synchronie, mit anderen Worten als die Antithese einer Struktur zu betrachten ist (vgl. Hjelmslev 1957).

[55] Trotz Hjelmslevs bereits erwähntem Interesse an der Verwendung logisch orientierter mathematischer Instrumente zur Beschreibung von Sprache, distanziert er sich vom traditionellen Logizismus von Port Royal. Die Ablehnung des Logizismus kann mit Hjelmslevs Prinzip der sprachlichen Immanenz erklärt werden. Sprachliche Phänomene auf mathematische Berechnungen zu beschränken, würde bedeuten, eine extralinguistische bzw. transzendente Perspektive einzunehmen (vgl. Caputo 2010: 5–57).

transzendenten Gesichtspunkt vermeidet und ein immanentes Verständnis von Sprache als einer für sich selbst bestehen [sic!], spezifischen Struktur [...] anstrebt, [...] und indem sie eine Konstanz innerhalb der Sprache selbst und nicht außerhalb [...] sucht, grenzt sie in erster Instanz ihren Gegenstandbereich ein, was sich zwar als notwendig aufzwingt, aber nur eine vorläufige Maßnahme ist. (Hjelmslev 1974 [1943]: 25)

In diesem rigorosen strukturalistischen Rahmen gibt es keinen Platz für die Berücksichtigung extralinguistischer Aspekte oder von Aspekten, die der *parole* inhärent sind: Sowohl gebrauchsbezogene als auch alle subjektiven Eigenschaften der Sprache werden an den Rand gedrängt, um eine „widerspruchsfreie, erschöpfende und einfache" Beschreibung zu erhalten.[56]

Um den Einfluss Hjelmslevs auf die Entwicklung der Grammatikkonzeption zu verstehen, muss auch seine Unterscheidung zwischen Form und Substanz erwähnt werden, die sich sowohl auf den Ausdruck als auch den Inhalt sprachlicher Elemente bezieht (vgl. Jungen/Lohnstein 2006: 84). Zwischen dem Paar Form/Substanz besteht eine gewisse Hierarchie: Die Form ist der Substanz übergeordnet. In einer vernünftigen Sprachanalyse wird in erster Linie die Form untersucht und nicht die Substanz, die nur aufgrund der Form existiert, also keinesfalls unabhängig von ihr ist (vgl. Hjelmslev [1943] 1974). Anhand der Dichotomien Ausdruck/Inhalt und Form/Substanz lassen sich Grundprinzipien der Sprachwissenschaft als unterschiedliche linguistische Untersuchungsebenen festlegen: Während die Substanz die Phonetik und die Semantik betrifft, ist die Form das Untersuchungsobjekt der Phonologie und Grammatik (vgl. Jungen/Lohnstein 2006: 65).

---

[56] Neuere Untersuchungen (vgl. u. a. Caputo 2010, 2015), die Hjelmslevs Interesse an eher pragmatischen Aspekten hervorheben (vgl. De Palo 2016: 157 ff.), relativieren die traditionell strenge strukturalistische Interpretation der Lehre Hjelmslevs. So werden im letzten Teil der Prolegomena viele Aspekte wieder aufgegriffen, die in seiner strengen strukturalistischen Klassifikation vernachlässigt wurden, wie etwa das Thema des Sprachstils oder der Konnotation. Wie bereits angedeutet, finden sich bei Hjelmslev einige Widersprüche, insbesondere in Bezug auf die Schwierigkeit, das abstrakte System der *langue* bzw. die Struktur mit den idiosynkratischen und konkreten Sprachphänomenen bzw. der *parole* in Einklang zu bringen. Trotz dieser neueren Studien bleibt jedoch die Tatsache bestehen, dass di traditionelle Rezeption von Hjelmslev eher seine strenge klassifikatorische und strukturalistische Vorgehensweise betont hat, was erhebliche Konsequenzen für die Entwicklung dieser Strömung hatte (vgl. De Palo 2016: 165; Simone 1992). Genau aus diesem Grund wurde der betreffende Philosoph trotz der in jüngster Zeit abgemilderten Strenge seiner Lehre als wichtiges Beispiel eines kanonischen Strukturalismus angeführt.

In diesem Zusammenhang stellt Hjelmslev eine bestimmte Hierarchie zwischen den verschiedenen linguistischen Ebenen fest: Phonologie und Grammatik sind ihm zufolge der Phonetik und Semantik übergeordnet. Letztere gehören nicht zur grammatischen Beschreibung, sondern sind als sprachexterne Elemente zu betrachten.

Die strukturalistische Tendenz, von Phonetik und Semantik zu marginalisieren, hat sowohl die Sprachtheorie als auch die Grammatiktheorie für lange Zeit beeinflusst. Wie im folgenden Abschnitt gezeigt wird, findet sich diese Interpretation beispielsweise auch in Chomskys Generativismus und seiner Grammatiktheorie wieder.

Zusammenfassend lässt sich sagen, dass das hier skizzierte Modell der strukturellen Grammatik mehrere Gründe für Inkompatibilitäten mit der Emotionslinguistik aufweist. Unter diesen Inkompatibilitäten werden die immanente Konzeption der Sprache und die methodische Neigung zur Deduktion als wesentlich angesehen.

2.1.1.5 Die generative Grammatik[57]

Chomsky profiliert sich als eindeutiger Gegner des Behaviorismus bzw. des amerikanischen Strukturalismus.[58] Der Grundgedanke seiner Grammatiktheorie

---

[57] Auch hier musste aus Platzgründen eine Auswahl unter den zahlreichen generativistischen Ansätzen getroffen werden. Diese bezieht sich auf Chomsky, der als Vater des Generativismus' angesehen werden kann. Diese Auswahl lässt sich dadurch rechtfertigen, dass Chomskys rigoroser Generativismus als das deutlichste Beispiel für die Unvereinbarkeit mit der Emotionsforschung gilt. Zu den generativistischen Ansätzen, die pragmatische Kategorien in die Satzstruktur einbeziehen, gehört zum Beispiel der sogenannte kartografische Ansatz, der in den Studien von Guglielmo Cinque und Luigi Rizzo eingeführt wurde (vgl. Cinque/Rizzo 2010).

[58] Der traditionelle Behaviorismus Skinnerscher Prägung gilt als wichtige theoretische Grundlage des amerikanischen Strukturalismus und der darauf aufbauenden Grammatiken. Diese basieren auf der Analyse des direkt beobachtbaren Sprachverhaltens, das sich als eine Reihe von Stimuli und darauf folgenden Handlungen manifestiert. Introspektion, Reflexion und kognitive Prozesse aller Art werden dabei völlig vernachlässigt (vgl. Giunchi 2005: 18). Es muss jedoch betont werden, dass Chomsky den Strukturalismus im Rahmen seiner Generativen Grammatik zwar klar ablehnt, dieser jedoch ein integraler Bestandteil seines Studiums darstellte. Chomsky hat mit dem amerikanischen Strukturalisten Harris studiert und die Studie für seine Masterarbeit, *Morphophonemics of Modern Hebrew*, mit einer strukturalistischen Methode durchgeführt (vgl. Graffi 2010: 328). Darüber hinaus ist anzumerken, dass das von Chomsky bevorzugte Thema der Transformationen bereits in den Arbeiten von Harris auftaucht (vgl. Graffi 2010: 324).

beruht auf der nativistischen Annahme, dass die sprachlichen Fähigkeiten den Menschen angeboren sind. Das behavioristische Prinzip des Mechanismus Stimulus-Reaktion wurde durch das Argument der sogenannten „Poverty of the Stimulus" widerlegt (vgl. Chomsky 1980). Diese These wurde im Rahmen der Beobachtung des Prozesses des Spracherwerbsprozesses der L1 festgestellt: Kinder erwerben trotz geringer Spracherfahrung eine perfekte Kompetenz in ihrer Muttersprache. Das Kind ist fragmentarischen und möglicherweise sogar fehlerhaften Stimuli ausgesetzt und ist dennoch in der Lage, seine Muttersprache zu erwerben. Im Gegensatz zum behavioristischen Ansatz kann man also sagen, dass Kinder, obwohl sie nur mit einer Teilmenge von Äußerungen in Kontakt kommen, eine unbegrenzte Anzahl von grammatikalischen Sätzen produzieren können (vgl. Chomsky 1957b). Diese Überlegungen führten zum Theoretisieren der Existenz eines angeborenen Systems, das Chomsky als „Language Acquisition Device" (LAD) bezeichnet und das das für den Spracherwerb notwendige Wissen enthält (Chomsky 1965).

Aus dieser Perspektive ergeben sich zwei wichtige Konsequenzen, die die Generative Grammatik von Chomsky kennzeichnen: Einerseits weckt eine solche nativistische Sprachauffassung ein gewisses Interesse an der Suche nach Sprachuniversalia – die im Rahmen des amerikanischen Strukturalismus gänzlich aufgegeben wurde –, andererseits impliziert die Theoretisierung einer angeborenen menschlichen Sprachfähigkeit die Annahme einer deduktiven und stark abstrakt geprägten Methode (vgl. Graffi 2010: 345).

Die Generative Grammatik von Chomsky basiert auf der Erforschung des LAD und der zugrundeliegenden regelnden Mechanismen. Mit anderen Worten handelt es sich um eine Erklärung der Prinzipien, die grammatikalische Sätze ermöglichen:

> The fundamental aim in the linguistic analysis of a language L is to separate the *grammatical* sequences which are the sentences of L from the *ungrammatical* sequences which are not sentences of L and to study the structure of the grammatical sequences. The grammar of L will thus be a device that generates all of the grammatical sequences of L and none of the ungrammatical ones. One way to test the adequacy of a grammar proposed for L is to determine whether or not the sequences that it generates are actually grammatical, i. e., acceptable to a native speaker, etc. (Chomsky 1957a: 12)

In diesem Zusammenhang ist es wichtig zu klären, was Chomsky mit den Termini ‚grammatical bzw. ungrammatical' meint. In deutlichem Bruch mit der vorherigen grammatikalischen Tradition ist die Dichotomie grammatisch/ungrammatisch nicht als Synonym des Paars sinnvoll/sinnlos zu verstehen. Für Chomsky ist ein syntaktisch gut geformter Satz auch dann grammatisch, wenn er aus semantischer Perspektive keinen Sinn ergibt. Ein Muttersprachler ist durchaus in der Lage, eine grammatikalisch geformte Sequenz von Wörtern von einer ungrammatikalischen Äußerung, die beispielsweise nur aus Präpositionen besteht, zu unterscheiden.[59]

Auf der Grundlage des komplexen Regelsystems, das grammatische Sequenzen ermöglicht, sind Muttersprachlerinnen und Muttersprachler in der Lage, potenziell unendliche Sätze zu bilden. Aus diesem Grund bezeichnet Chomsky seine Grammatik als generativ oder transformational (vgl. Graffi 2010: 342). Eine der ersten systematischen Definitionen der Generativen Grammatik[60] findet sich in Chomskys Werk *Current Issues in Linguistic Theory* (1964):

> The grammar, then, is a device that (in particular) specifies the infinite set of well-formed sentences and assigns to each of these one or more structural descriptions. Perhaps we should call such a device a generative grammar to distinguish it from descriptive statements that merely present the inventory of elements that appear in structural descriptions, and their contextual variants. (Chomsky 1964: 9)[61]

---

[59] Seit den 1960er-Jahren hat sich die Gewohnheit durchgesetzt, ungrammatische Sätze mit einem Asterisk zu markieren. Diese in generativen Kontexten weit verbreitete Symbolik steht in einem offensichtlichen Widerspruch zur historischen Grammatik (vgl. 2.1.1.2), die den Asterisk für Formen vorsah, die anhand empirischer Daten rekonstruiert wurden (vgl. Graffi 2010: 331).

[60] In der Tat ist Chomskys komplexe Theorie der Generativen Grammatik keineswegs konstant, sondern entwickelt sich in verschiedenen Phasen. Es ist hier nicht der Ort, diese Variationen im Detail zu vertiefen (vgl. dazu Graffi 2010: 415–443). Dieser Abschnitt bezieht sich auf die „klassische" Phase der sogenannten Standardtheorie.

[61] Aus dieser Definition geht hervor, dass der Terminus ‚Grammatik' mit einer gewissen Ambiguität verwendet wird. Er scheint sowohl die mentale Sprachfähigkeit der Sprechenden als auch die vom Linguisten erfasste Beschreibung auszudrücken. Diese Mehrdeutigkeit wird erst später durch die Unterscheidung zwischen externer und interner Sprache geklärt. Die interne Sprache kann mit der mentalen Sprachfähigkeit gleichgesetzt werden, während die externe Sprache der Grammatik entspricht (vgl. Chomsky 1986).

Zu den Grundkonzepten der Generativen Grammatik gehören die Prinzipien der Iteration und der Rekursion. Ersteres ermöglicht die potenziell unendliche Menge grammatischer Sätze. Man denke in diesem Zusammenhang an den Mechanismus der Koordination, der die Länge einer Äußerung theoretisch nicht begrenzt. Das zweite ist das Prinzip der unbegrenzten Möglichkeiten der Einbettung eines Satzes in einen anderen. Die Konzepte der Linearisierung und der Hierarchie zwischen den Konstituenten, die der Generativen Grammatik zugrunde liegen, können hier angeführt werden. Ersteres legt die Regeln für die bestimmte Abfolge von Wörtern fest, die in den einzelnen Sprachen benötigt werden; Letzeres sieht die strukturelle Abhängigkeit vor, die zwischen den Konstituenten besteht und durch die Baumdiagramme dargestellt wird (vgl. Jungen/Lohnstein 2006: 109 ff.).

Daraus geht hervor, dass die Grundlagen dieser Prinzipien *de facto* aus mathematischen Theorien stammen.[62] Chomsky ist davon überzeugt, dass die Grammatik wie eine formale Sprache erklärt werden kann (vgl. Graffi 2010: 330–331).[63] Eine entscheidende Folge dieses Ansatzes ist, dass grammatischen Regeln kontextunabhängig bzw. losgelöst von pragmatischen, subjektiven und kommunikativen Zwecken aufgestellt werden können.

In Chomskys grammatischer Perspektive dominiert die formale Dimension der syntaktischen Strukturen, die sowohl der Phonologie als auch der Semantik übergeordnet sind:

> A generative grammar consists of a *syntactic component*, which generates strings of formatives and specifies their structural features and interrelations: a *phonological component*, which converts a string of formatives with a specified (surface) syntactic structure into a phonetic representation; and a *semantic component*, which assigns a semantic interpretation to a string of formatives with a specified (deep) syntactic structure. (Chomsky 1964: 60)

---

[62] In Chomskys wissenschaftlicher Ausbildung spielten die Ansätze der oben diskutierten logischen Grammatiker eine sehr wichtige Rolle. Insbesondere die Werke von Carnap, vermittelt durch Bar-Hillel, und von Husserl übten einen gewissen Einfluss auf Chomsky aus (vgl. Graffi 2010: 329).

[63] Interessant ist in diesem Zusammenhang, dass sich Chomsky in den ersten Phasen seiner Karriere intensiv mit Programmiersprachen und deren Anwendungsmöglichkeiten in Bezug auf natürliche Sprachen interessierte. Chomskys Untersuchungen auf diesem Gebiet werden noch heute in Grundlagenkursen der Informatik gelehrt (vgl. Jungen/Lohnstein 2006: 115).

Aus diesem Zitat wird deutlich, dass es eine klare Hierarchie zwischen den verschiedenen Sprachebenen gibt: Nur die Syntax sei generativ, während Phonologie und Semantik als rein interpretativ anzusehen seien.

Chomsky selbst führt seine eigene rein mentalistische und stark formal orientierte Sprachtheorie auf die von Descartes geprägte illuministische Tradition und insbesondere auf die logische Grammatik von Port-Royal zurück (vgl. 2.1.1.3), sodass er seinen theoretischen Ansatz als Teil einer von ihm so bezeichneten „cartesianischen Linguistik" sieht:[64]

> [...] it seems to me that there is, in the period under review here, a coherent and fruitful development of a body of ideas and conclusions regarding the nature of language in association with a certain theory of mind and that this development can be regarded as an outgrowth of the Cartesian revolution. (Chomsky 1966: 2–3)

Indem Chomsky auf „eine bestimmte Theorie des Verstands" (Chomsky 1966: 3) verweist, die eine regelrechte „Revolution" (Chomsky 1966: 3) des vorhergehenden philosophischen Paradigmas verursacht hat, deutet er auf den von Descartes begründeten Triumph der Rationalität auf Kosten der Beachtung der Emotionen hin. Die generative Linguistik entwickelt sich also innerhalb des präzisen philosophischen Rahmens des Rationalismus, des Logizismus und der jahrhundertealten Tradition der bereits besprochenen Dichotomie Geist/Körper sowie Verstand/Gefühl. Einerseits rehabilitiert Chomskys mentalistische Prägung in gewisser Weise den jahrelang kritisierten Psychologismus, andererseits verunmöglicht seine radikale Fokussierung auf die abstrakte Kompetenz des Sprechenden zu Lasten der subjektiven Performanz den Zugang zur Emotionslinguistik. Der unglaubliche Erfolg von Chomskys Generativer Grammatik ist einer der Hauptgründe für die Vernachlässigung des Emotionsausdrucks in der Linguistik. Im Rahmen einer

---

[64] Neben diesen von Chomsky identifizierten rationalistischen Modellen kann eine weitere Figur erwähnt werden, die zweifellos seine logisch geprägte Sprachtheorie beeinflusst hat, nämlich der bereits erwähnte Carnap. Der Einfluss des Philosophen erfolgte durch die Vermittlung von Bar-Hillel, einem ehemaligen Schüler von Carnap und Kommilitone von Chomsky an der Harvard University. Es waren die logischen und abstrakten Ansätze von Carnap, die Chomsky dazu ermutigten, die Hypothese der zugrundeliegenden und angeborenen Sprachformen aufzustellen. Diese Perspektive stand in offener Polemik mit der vorangegangenen post-bloomfieldianischen Tradition, die im Gegensatz dazu stark in empirischen und direkt beobachtbaren Daten verankert war (vgl. Graffi 2010: 238–239).

Dichotomie, stellt Chomsky der Kompetenz die Performanz, also den konkreten Sprachgebrauch, gegenüber. Die Generative Grammatik konzentriert sich jedoch fast ausschließlich auf die Kompetenz, und zwar auf ein kontextunabhängiges Regelsystem, das vor allem auf der Syntax basiert (vgl. Graffi 2008; Philippi/Tewes 2010). Dies hatte erhebliche negative Konsequenzen für die Beachtung von Emotionen in der Sprachwissenschaft:

> Die [...] Autonomie der formalen Regeln und Prinzipien der Sprachkompetenz führte dazu, dass viele Linguisten den Gegenstandsbereich der Sprachwissenschaft auf eben diese von Denk-, Kultur- und Emotionsfaktoren unabhängigen Form- und Regelaspekte einengten. Diese Begrenzung und das daraus abgeleitete Postulat vom Primat der formalen Grammatik-Analyse in der Linguistik führte in den letzten Jahrzehnten dazu, dass sich die sprachwissenschaftliche Forschung (etabliert als Systemlinguistik) zu einer restriktiven Elfenbeinturmdisziplin entwickelte, oft ohne philologische Anknüpfungspunkte, deren Ergebnisse weder akademisch noch gesellschaftlich weitreichende Konsequenzen haben. (Schwarz-Friesel ²2013a: 9)

In diesem Zusammenhang kann die Kritik eines der bedeutendsten Coserius-Schüler zitiert werden: Gauger.[65] Seine polemische Herangehensweise an die Generative Grammatik beruht im Wesentlichen auf der Hervorhebung einer unbefriedigenden Berücksichtigung des sprechenden Subjekts in all seiner Komplexität. Gaugers Kritik zufolge erscheint die Chomsky'sche Sprecherin bzw. der Chomsky'sche Sprecher als ein Automat, dessen Sprache in einer in sich geschlossenen Kombinatorik funktioniert. Dagegen ist Sprache nach Gauger im Rahmen des intentionalen Gebrauchs des sprechenden Subjekts zu verstehen:

> Die Sprache kann nicht als das, was sie ist, beschrieben werden, wenn man sie „en elle-même et pour elle-même" zu betrachten sucht, wie dies Saussure forderte in seinem berühmten abschließenden Satz. Da die Sprache notwendig Sprache von jemand ist, muß die Sprachbeschreibung Bezug nehmen auf den Menschen und auf dessen Erfahrung der Welt. (Gauger 1969: 13)

2.1.2 Methodische Gründe

Was die methodischen Eigenschaften der Linguistik angeht, ist es wichtig zu betonen, dass die traditionelle Sprachwissenschaft lange Zeit die

---

[65] Für einen ausführlichen Überblick über die Kritik an Chomskys Ansätzen im deutschsprachigen Raum vgl. Dittmann (1981).

Untersuchung schriftlicher bzw. literarischer Texte zu Lasten des Interesses an der gesprochenen Sprache bevorzugt hat (vgl. u. a. Marazzini 1994). Die geschriebene Sprache ist leichter verfügbar und ihre Erforschung hat daher einen höheren Anspruch an Objektivität und Wissenschaftlichkeit (vgl. u. a. Portelli 2009).

Aus technischen Gründen ist die Schriftsprache auf Papier bzw. auf einem Monitor fixierbar und kann häufig gelesen werden. Die gesprochene Sprache ist dagegen viel flüchtiger: Man bedenke nur, dass Sprechende ein bis zwei Wörter pro Sekunde äußern (vgl. Weinreich 2005: 138). Das Problem der Zugänglichkeit und Festhaltbarkeit des Forschungsgegenstands hat zweifellos lange Zeit die Erforschung der gesprochenen Sprache gehemmt. Die Ursachen für diese Vernachlässigung liegen jedoch noch viel tiefer: Denn nach der Erfindung des Tonbands in den 1930er-Jahren dauerte es noch einmal fast dreißig Jahre, bis die ersten wissenschaftlichen Analysen gesprochener Sprache begannen (vgl. Schwitalla 2012: 18). Diese Marginalisierung hat nicht nur rein technische, sondern vielmehr auch theoretische Gründe: Wenn die traditionell am meisten erforschte diaphasische Schriftsprache gewissermaßen zur Norm bzw. zur Standardsprache tendiert, scheint die gesprochene Sprache dagegen – zumindest auf den ersten Blick – mit dem Normbegriff selbst unvereinbar zu sein (vgl. Voghera 2017: 18).

Oft sind es jedoch gerade die von der Norm abweichenden sprachlichen Elemente, die ein fruchtbares Forschungsfeld für die Untersuchung des sprachlichen Ausdrucks von Emotionen darstellen.

Darüber hinaus sei eine weitere Problematik erwähnt: Bei der Analyse von gesprochenem Untersuchungsmaterial hinsichtlich des Verhältnisses zwischen Sprache und Emotionen spielen neben der rein verbalen Ebene auch die sogenannten nonverbalen Aspekte[66] – also Mimik und Gestik – eine entscheidende Rolle. Diese Bezeichnung erscheint allerdings nicht ganz befriedigend. Nonverbale Kommunikation wird nämlich negativ definiert, auch wenn die Abhängigkeit zwischen verbaler und nonverbaler Ebene nicht nur in eine Richtung verläuft (vgl. Weinreich 2005: 139). Aus diesem Grund wird heute zunehmend von Multimodalität gesprochen, die die vielschichtigen Aspekte der Kommunikation allesamt umfasst. Aufgrund des

---

[66] Dieser Begriff wird auch in Abgrenzung zu dem eher populärwissenschaftlich verwendeten Ausdruck ‚Körpersprache' gebraucht (vgl. Weinreich 2005: 132).

hybriden Charakters, der zwangsläufig eine gewisse Multidisziplinarität erfordert, wurden solche Analysen lange vernachlässigt. Hinzu kommen all die Gründe, die bereits im Zusammenhang mit der Marginalisierung der Mündlichkeit im Allgemeinen genannt wurden. Noch im Jahr 2005 wies Weinreich (vgl. 2005: 140) darauf hin, dass trotz der pragmatischen Wende (vgl. 2.2) die nonverbale Kommunikation stark vernachlässigt oder gar nicht berücksichtigt wird. Auch wenn das Forschungsfeld der Multimodalität inzwischen eine gewisse Neubewertung erfahren hat (vgl. u. a. Selting 2010; Fricke 2012; Müller et al. 2013), bleiben jedoch eine Reihe von theoretischen und methodischen Fragen offen (vgl. Koesters Gensini/D'Alesio 2017). Die Erforschung von Emotionen aus multimodaler Perspektive setzt natürlich voraus, dass die Emotionalität der untersuchten Personen durch die Analyse sowohl ihrer bewussten als auch ihrer unbewussten Ausdrucksformen zum Gegenstand der Wissenschaft gemacht wird. Dies wirft neben den bereits erwähnten methodischen auch ethische Probleme auf. Es stellt sich die Frage, ob die Forschenden das Recht hätten, auch teilweise unbewusstes Kommunikationsverhalten zum Forschungsgegenstand zu machen, und ob die untersuchten Personen damit einverstanden gewesen wären. Dieses Problem ist sehr komplex und immer präsent, was die Durchführung solcher Studien zusätzlich erschwert.

Zusammenfassend lässt sich sagen, dass die multidimensionale Natur von Emotionen und die sich daraus ergebenden multidisziplinären Auswirkungen das größte methodische Hindernis für ihre Erforschung darstellen.[67]

2.1.3 Zwischenfazit

In Tabelle 1 sind die wichtigsten Aspekte der oben besprochenen Grammatiken zusammengefasst:

---

[67] Eine Ausnahme bilden beispielsweise die Studien zum sogenannten Israelkorpus. Dabei handelt es sich um eine Sammlung von biografisch-narrativen Interviews mit Israelinnen und Israelis, die vorwiegend in den 1930er-Jahren aus Deutschland und anderen deutschsprachigen Gebieten, die nach und nach annektiert wurden, auswandern mussten. Das Israelkorpus-Projekt wurde von Anne Betten geleitet. Insbesondere Schwitalla (2010), Thüne (2016), D'Alesio (2017), Koesters Gensini/D'Alesio (2017) und Schettino (2021) haben sich mit dem komplexen Thema des Emotionsausdrucks dieser Sprechenden auf prosodischer und multimodaler Ebene beschäftigt.

Tab. 1: Eigenschaften der Grammatiken der *langue*

Grammatiktyp	Traditionelle Grammatik	Historische Grammatik	Logische Grammatik	Strukturelle Grammatik	Generative Grammatik
Theoretischer Ansatz	präskriptiv; normativ	rekonstruktiv	rationalistisch; aprioristisch	autonomistisch; immanent	autonomistisch; nativistisch
Wichtigste Untersuchungsebenen	Rechtschreibung Morphologie Syntax	Phonetik	Morphologie Syntax	Phonologie Morphologie	Syntax

Zusammenfassend lässt sich sagen, dass sowohl präskriptive als auch rekonstruktive, rationalistische, aprioristische und autonomistische Ansätze mit der Emotionsforschung unvereinbar sind.

Trotz der tiefgreifenden Unterschieden zwischen den hier angesprochenen linguistischen Strömungen scheint es – *mutatis mutandis* –, dass sich hinter der emotionalen Vernachlässigung dieser Ansätze ähnliche Ursachen verbergen: Es ist die mangelnde Berücksichtigung der *parole*, die zur Marginalisierung der Emotionen führt. Letztere werden als Störfaktoren angesehen, da sie die Theorie einer Sprache „en elle-même et pour elle-même" in Frage stellen.

In Übereinstimmung mit der obigen Argumentation (vgl. 1.1.1) ist hinter diesem Ansatz ein aufklärerisches Echo zu erkennen, wonach der Mensch allein durch seine Vernunft in der Lage sei, die Welt zu verstehen und zu beherrschen.

Der pragmatisch orientierte Ansatz hingegen ist, wie im Folgenden näher gezeigt wird, der erfolgreichere bzw. wünschenswertere Weg für die Erforschung des sprachlichen Ausdrucks von Emotionen.

2.2 Die pragmatische Wende

Obwohl die Pragmatik als linguistische Teildisziplin bereits in den 1930er-Jahren von ihren traditionell genannten Gründervätern Peirce und Morris anerkannt wurde, dauerte es bis in die 1970er-Jahre, bis dieser Ansatz wirklich erfolgreich wurde (vgl. Finkbeiner 2015: 9).

Das Interesse an der Pragmatik wuchs so stark und rasch, dass man in der Sprachwissenschaft von einer *pragmatischen Wende* spricht.[68]
Die wichtigste Neuerung, die der pragmatische Ansatz mit sich bringt, ist die Betrachtung der Sprache in einem greifbaren und konkreten Kontext. Das bedeutet, dass man sich für alle Komponenten der Kommunikation interessiert: „den Kontext", „die Botschaft", „den Sender", „den Empfänger", „den Kontakt" und „den Code" (vgl. Jakobson 1963). Forschungsgegenstand der Pragmatik ist nicht nur die Sprache an sich, sondern auch die kommunikative Praxis. Das bedeutet, dass diese linguistische Disziplin mehr auf sprachliche Funktionen als auf sprachliche Formen ausgerichtet ist (vgl. Ehrhardt/Heringer 2011: 13–14).

Wie der bekannte Titel eines der wichtigsten Werke von Austin, *How to do things with words* (1962), andeutet, wird Sprache aus pragmatischer Perspektive als konkretes Mittel aufgefasst, um bestimmte Sprechakte auszuführen. An die Stelle des Satzbegriffs tritt aus pragmatischer Sicht der Sprechakt als sprachliche Handlung (vgl. Finkbeiner 2015: 8).

Ein weiteres Schlüsselkonzept dieses linguistischen Ansatzes ist die Überwindung einer abstrakten monologischen Dimension zugunsten einer dialogischen Interpretation von Sprache. Man beginnt zu begreifen, dass die Sprache nicht nur die einzelnen Produzierenden betrifft, sondern dass auch die traditionell marginalisierten Rezipierenden[69] eine wesentliche Rolle im Diskurs spielen. In diesem Zusammenhang ist Grices maßgebliches

---

[68] Die sogenannte pragmatische Wende betrifft nicht nur die Sprachwissenschaft, sondern ist eine eher allgemeine philosophische Strömung, die sich im Grunde genommen die Überwindung des abendländisch geprägten cartesianischen Ansatzes zum Ziel gesetzt hat. „Pragmatische Wende oder ‚pragmatisch-hermeneutische Wende' – diese Ausdrücke, fast schon Termini technici, weisen auf eine tiefgreifende Neuorientierung der Philosophie und der Wissenschaftstheorie hin: sie verändern das Selbstverständnis und die Methodenlehre der Wissenschaften von Menschen und seines Naturverhältnisses ebenso, wie sie der Kritik der Moderne und der Suche nach einem post-modernen Geist Impulse geben kann. Jene Ausdrücke beziehen sich auf eine Umwälzung, die nicht minder entscheidend ist als die cartesianische, deren philosophische Kritik und Überwindung sie anzeigen." (Böhler/Nordenstam/Skirbekk 1986: 5).

[69] Zur traditionellen Vernachlässigung der Rolle der Rezipierenden in der Linguistik und zu deren wünschenswerten Neubewertung und Anerkennung vgl. Albano Leoni (2009); De Mauro (1994: 3–28).

Werk „Logic and conversation" (1975) zu nennen, das wegweisend für das Forschungsgebiet der Gesprächsanalyse gilt.[70]

Zusammenfassend lässt sich sagen, dass aus pragmatischer Perspektive die *langue*, die sowohl im Rahmen des Strukturalismus als auch des Generativismus lange Zeit favorisiert wurde, als abstraktes formales System an Bedeutung verliert, während die *parole* als konkreter und individueller Sprechakt aufgewertet wird.

Wie Helbig in seiner Monografie deutlich hervorhebt, beruht die in den 1970er-Jahren einsetzende „kommunikativ-pragmatische Wende" auf einem Wandel von einer systemorientierten bzw. internen Linguistik zu einer kommunikationsorientierten bzw. externen Linguistik:

> Die Einbettung der Sprache in die komplexeren Zusammenhänge der kommunikativen Tätigkeit (und der gesellschaftlichen Interaktion) wurde hervorgerufen durch die zunehmende Einsicht, daß die sprachlichen Zeichensysteme kein Selbstzweck sind, sondern immer nur Mittel zu außersprachlichen Zwecken, daß sie deshalb auch von „externen" Faktoren determiniert und nur auf diese Weise vollständig zu erklären sind. (Helbig 1986: 13)

Der sprachliche Ausdruck von Emotionen als subjektiver Sprechakt kann nur durch eine kontextbezogene und multidimensionale Analyse untersucht werden. Wie Caffi/Janney (1994) betonen, ist eine pragmatische Perspektive für die Erforschung der emotionalen Kommunikation besonders geeignet. Was das Verhältnis zwischen Sprache, Sprechenden und Emotionen so komplex macht, ist die Tatsache, dass der sprachliche Ausdruck von Emotionen äußerst subtile kommunikative Zwecke erfüllen kann:

> [...] we can all express feelings that we do not have, or feelings that we think our partners might expect or wish us to have, or feelings that it might simply be felicitous to have in a given situation for particular reasons. In short, we all seem to be capable of producing, modifying, and modulating linguistic and other expressions of affect more or less at will, in very subtle ways, in order to fit the personal and

---

[70] In Bezug auf konversationsanalytische Forschungen ist im deutschsprachigen Kontext an die Studien von Selting (u. a. 2007) oder von Schwitalla (u. a. 2012), im italienischsprachigen Kontext an die Arbeiten von Bazzanella (u. a. 1994) oder von Orletti (1994; 2000), im englischsprachigen Kontext an die Forschungen von Tannen (^{2}2007) und Couper-Kuhlen/Selting (2017) zu denken.

interpersonal exigencies of different occasions; and we are capable of negotiating agreement about the intersubjective significance of our expressions of affect. (Caffi/Janney 1994: 326)

Eine rein interne oder formale Analyse reicht daher für ein tieferes Verständnis des sprachlichen Ausdrucks von Emotionen nicht aus, da dieses in der Regel spezifische kommunikative Funktionen erfüllt.

Es ist kein Zufall, dass ein gewisses Interesse an der Problematik der Beziehung zwischen Sprache und Emotion erst nach der Anerkennung der pragmatischen Ansätze zu beobachten ist.

2.2.1 Ferdinand de Saussure und Tullio De Mauro als Vorläufer der Grammatiken der *parole*

Als Vater der allgemeinen Sprachwissenschaft und Theoretiker des Konzepts der *parole* kann Saussure im Gegensatz zu seiner jahrzehntelang geteilten rigoros strukturalistischen *vulgata* (vgl. Lepschy 1966) als einer der Wegbereiter der *pragmatischen Wende* angesehen werden. Die Konzeptualisierung der *parole* als konkreter individueller Sprechakt bietet die Voraussetzung für die Erforschung einer kontextbezogenen und verkörperten Sprache.

Diese Neuinterpretation von Saussures Schriften ist dem italienischen Sprachwissenschaftler und Sprachphilosophen De Mauro (1967) zu verdanken. Seine philologisch-kritische Herangehensweise zum *Cours* hat neue und wichtige, eher pragmatisch ausgerichtete Aspekte des Saussure'schen Erbes ans Licht gebracht. Nach De Mauros Interpretation hatte sich Saussure deutlich von der damals vorherrschenden Vorstellung der Sprache als einer statischen und abstrakten „machine à parler" distanziert.

Im Folgenden wird zunächst auf De Mauros Interpretation des Saussure'schen *Cours* (vgl. 2.2.1.1) und anschließend auf De Mauros Semantiktheorie eingegangen (vgl. 2.2.1.2). Letztere ist ihrerseits stark von Saussures Ansatz beeinflusst. Insofern ist die Diskussion um De Mauro auch gleichzeitig eine Diskussion um Saussure und umgekehrt.

2.2.1.1 Ferdinand de Saussure

Die Wurzeln der Pragmatik und ihrer Ansätze sind ein komplexes Thema, das im Rahmen dieser Studie nicht entscheidend ist.[71] Es ist jedoch wichtig

---

[71] Zu den Ursprüngen der Pragmatik vgl. ausführlich Bublitz/Norrick (Hgg.) (2011).

zu erwähnen, dass in den rekonstruierten historischen Hintergründen zum Thema (vgl. u. a. Koyama 2011; Daalder/Musolff 2011) Saussure meist ziemlich vernachlässigt wurde. Der Grund dafür liegt in der langen Fehlinterpretation seiner Ansätze aufgrund der Ambiguität der philologischen Geschichte des *Cours de linguistique générale*. Saussures Lehre wurde vor allem einem antipsychologischen und strikten Strukturalismus[72] zugeschrieben (vgl. De Palo 2016: 17). In diesem Zusammenhang sei an die Kritik von Meillet und Jespersen erinnert, die das Saussure'sche Modell als eine von „Linear und Zirkel" geprägte Linguistik bezeichnen[73] (vgl. Sornicola 2013: 52). Diese Fehlinterpretation des Saussure'schen Ansatzes basiert auf dem folgenden, bekanntermaßen apokryphen Satz aus dem *Cours de linguistique générale* [1916]:[74]

> [...] la linguistique a pour unique et véritable objet la langue envisagée en elle-même et pour elle-même. (Saussure 1922: 317)[75]

Trotz der nicht nachgewiesenen Authentizität des obigen Zitats diente es als zentraler Bezugspunkt für den postsaussure'schen Strukturalismus. Dieser interessiert sich hauptsächlich für die *langue*, die als abstraktes, rein

---

[72] Strukturalismus ist ein Dachterminus, der mehrere Traditionen umfasst. Im Allgemeinen wird unter dem linguistischen Strukturalismus eine absolute und körperlose Konzeption des Sprachsystems verstanden (vgl. De Palo 2017: 18).

[73] „[...] et je dois avouer qu'avec toute l'admiration que j'ai pour son *Mémoire*, je suis du nombre de ceux qui, selon l'expression de M. Meillet, 'reprochaient au système de F. de Saussure d'être fait à la règle et au compass' – et j'en dirai autant de son nouveau livre." (Jespersen 1933: 113).

[74] Wie De Mauro in Fußnote 305 seiner kritischen Ausgabe des *Cours* erklärt (vgl. Saussure [1916] (Hg.) von De Mauro 1967: 476), hat bereits Godel offenbart, dass der letzte Satz des oben zitierten Werkes eine Schlussfolgerung der Herausgeber ist. Dieser Satz stammt nicht von Saussure und spiegelt auch nicht seinen theoretischen Ansatz wider. Der *Cours* wurde nicht eigenhändig von Saussure geschrieben, sondern nach seinem Tod von seinen Schülern Bally und Sechehaye auf der Grundlage einer Reihe von Notizen seiner Schüler herausgegeben. De Mauro hat mit seinem bedeutenden kritisch-philologischen Werk (vgl. u. a. De Mauro 1967) eine große Debatte über die Quellen von Saussure eröffnet, die bis heute nicht abgeschlossen ist (vgl. De Palo/Gensini 2018).

[75] „Die Sprache an und für sich selbst betrachtet ist der einzige wirkliche Gegenstand der Sprachwissenschaft" (Übers. von Lommel ³2001: 279).

sprachliches System konzipiert wird, das auf einer Reihe von Relationen beruht (vgl. 2.1.1.4).

In diesem Teilkapitel geht es nicht darum, Saussure als einzigen Vorläufer der Pragmatik zu betrachten,[76] aber es erscheint wichtig, einige oft vernachlässigte Aspekte der Saussure'schen Linguistik zu untersuchen, die zweifellos wichtige Impulse für eine konkrete Interpretation der Sprache gegeben haben.

Das Konzept der *parole* als konkreter individueller Sprechakt geht auf Saussure zurück:

> En séparant la langue de la parole, on sépare du même coup : 1° ce qui est social de ce qui est individuel ; 2° ce qui est essentiel de ce qui est accessoire et plus ou moins accidentel. [...] La parole est [...] un acte individuel de volonté et d'intelligence, dans lequel il convient de distinguer : 1° les combinaisons par lesquelles le sujet parlant utilise le code de la langue en vue d'exprimer sa pensée personnelle ; 2° le mécanisme psycho-physique qui lui permet d'extérioriser ces combinaisons. (Saussure 1922: 30–31)[77]

Die Saussure'sche *parole* bezieht sich auf die konkrete und individuelle sprachliche Realisierung. Es handelt sich also um den Bereich der individuellen Phonation sowie auch des individuellen *sens*. Wie die theoretischen und philologischen Studien von Burger (1961) und Prieto (1964) gezeigt haben, unterscheidet Saussure das Konzept des „signifié" als abstrakte, konventionalisierte und kollektiv anerkannte inhaltliche Seite des Zeichens vom „sens" oder der „signification", die nur im Rahmen des individuellen Sprechakts verstanden werden kann:

> Per una lingua data ciascun *signifié* ha un certo grado di stabilità [...]. La *signification* invece, specifica Saussure nella lezione del 30 giugno 1911, "est déterminée par ce qui l'entoure", cioè dal tipo di contesto e di rapporti associativi (non tutti

---

[76] In diesem Zusammenhang sind auch andere relevante Persönlichkeiten zu nennen wie u. a. Bühler, Mathesius, Jakobson, Bally sowie der späte Wittgenstein (vgl. Daalder/Musolff 2011).

[77] „Indem man die Sprache vom Sprechen scheidet, scheidet man zugleich: 1. das Soziale vom Individuellen; 2. das Wesentliche vom Akzessorischen und mehr oder weniger Zufälligen. Das Sprechen ist [...] ein individueller Akt des Willens und der Intelligenz, bei welchem zu unterscheiden sind: 1. die Kombinationen, durch welche die sprechende Person den *code* der Sprache in der Absicht, ihr persönliches Denken auszudrücken, zur Anwendung bringt; 2. der psycho-physische Mechanismus, der ihr gestattet, diese Kombinationen zu äußern" (Übers. von Lommel ³2001: 16–17).

determinati dalla lingua, ma in parte lasciati alla capacità di memoria del singolo) in cui il segno col suo significato si inserisce. (De Mauro 1991: 106)[78]

Um die „signification" einer konkreten Äußerung zu verstehen, ist es natürlich notwendig, die Sprache, zu kennen, in der sie formuliert wurde, aber dies ist nicht ausreichend. Zu diesem Zweck sind alle konkreten und kontextuellen Bedingungen, die die *parole* betreffen, ausschlaggebend. In diesem Sinne hat Saussure den Weg zu den neueren Entwicklungen der Pragmatik geebnet (vgl. De Mauro 1991: 107).

Ein weiterer Punkt, der eine strikt strukturalistische Interpretation der Saussure'schen Linguistik nicht plausibel erscheinen lässt, betrifft die dynamische Konzeption, die zwischen der Zeit und der sprechenden Menge herrscht. Während der Strukturalismus die Zeit im Rahmen eines synchron geschlossenen Systems neutralisiert hat, ist die Dimension der Diachronie bei Saussure sehr präsent (vgl. De Palo 2016: 36). Im *Cours* wird Sprache als dynamisches System aufgefasst, in dem die konkreten Realisierungen der individuellen Sprechakte bestimmte Auswirkungen auf das abstrakte System der *langue* haben:

> [...] il faut une *masse parlante* pour qu'il y ait une langue. A aucun moment, et contrairement à l'apparence, celle-ci n'existe en dehors du fait sociale, parce qu'elle est un phénomène sémiologique. Sa nature sociale est un de ses caractères internes. [...] Dès lors la langue n'est pas libre, parce que le temps permettra aux forces sociales s'exerçant sur elle de développer leurs effets, et on arrive au principe de continuité, qui annule la liberté. Mais la continuité implique nécessairement l'altération, le déplacement plus ou moins considérable des rapports. (Saussure 1922: 112–113, Hervorhebung im Original)[79]

---

[78] „Für eine bestimmte Sprache hat jedes *signifié* einen gewissen Grad an Stabilität [...]. Die *signification* hingegen, so präzisiert Saussure in der Vorlesung vom 30. Juni 1911, ,wird durch das bestimmt, was sie umgibt' und zwar von dem einzelnen Kontext und von den assoziativen Beziehungen (die nicht alle von der Sprache bestimmt werden, sondern die zum Teil von den Gedächtnisfähigkeiten jedes einzelnen abhängen), in denen sich das Zeichen mit seiner Bedeutung einfügt." (Übersetzung von der Autorin).

[79] „[...] es bedarf einer sprachlichen Menge, damit eine Sprache bestehe. Niemals – und dem Anschein zum Trotz – besteht sie außerhalb der sozialen Verhältnisse, weil sie eine semiologische Erscheinung ist. Ihre soziale Natur gehört zu ihrem Wesen. [...] Dann aber ist die Sprache nicht mehr frei, weil nun die Zeit die Möglichkeit bietet, daß die auf die Sprache einwirkenden sozialen Kräfte auch Wirkungen hervorbringen, und so gelangt man zu der Grundtatsache der Fortdauer, welche die Freiheit aufhebt. Das Fortbestehen aber trägt notwendigerweise die Umgestaltung in sich, eine mehr oder weniger beträchtlich Verschiebung der Beziehungen." (Übers. von Lommel ³2001: 92–93).

Ein weiteres Element, das sehr deutlich gegen eine vermeintlich strikt strukturalistische bzw. antipsychologische und autonomistische Interpretation von Saussure spricht, ist seine Assoziationstheorie. Im fünften Kapitel des zweiten Teils des *Cours* unterscheidet Saussure zwischen syntagmatischen und assoziativen Beziehungen. Mit anderen Worten: Erstere können als Beziehungen *in praesentia* und letztere als Beziehungen *in absentia* definiert werden.

Genauer gesagt beruhen die syntagmatischen Beziehungen auf dem linearen Charakter der Sprache, d. h. sie herrschen zwischen den sprachlichen Elementen, die in einer konkreten sprachlichen Verkettung miteinander verbunden sind. Assoziative Beziehungen werden hingegen von Saussure wie folgt erläutert:

> D'autre part, en dehors du discours, les mots offrant quelque chose de commun s'associent dans la mémoire, et il se forme ainsi des groupes au sein desquels règnent des rapports très divers. Ainsi le mot *enseignement* fera surgir inconsciemment devant l'esprit une foule d'autres mots (*enseigner, renseigner*, etc., ou bien *armement, changement*, etc., ou bien *éducation, apprentissage*) ; par un côté ou un autre, tous ont quelque chose de commun entre eux. On voit que ces coordinations sont d'une tout autre espèce que les premières. Elles n'ont pas pour support l'étendue ; leur siège est dans le cerveau ; elles font partie de ce trésor intérieur qui constitue la langue chez chaque individu. Nous les appellerons *rapports associatifs*. [...] Le rapport associatif unit des termes *in absentia* dans une série mnémonique virtuelle. (Saussure 1922: 171, Hervorhebung im Original)[80]

Aus der oben zitierten Definition geht hervor, dass Saussure von einer psychologischen Assoziationsfähigkeit ausgeht, die sich nicht nur auf sprachliche Assoziationen bezieht, sondern auch auf rein mentale Assoziationen, die sich im Geist der Menschen abspielen (vgl. De Palo 2016: 63). Letztere sind

---

[80] „Andererseits aber assoziieren sich außerhalb des gesprochenen Satzes die Wörter, die irgendetwas unter sich gemein haben, im Gedächtnis, und so bilden sich Gruppen, innerhalb deren sehr verschiedene Beziehungen herrschen. So läßt das Wort *Belehrung* unbewußt vor dem Geist eine Menge anderer Wörter auftauchen (*lehren, belehren* usw., oder auch *Bekehrung, Begleitung, Erschaffung* usw., oder ferner *Unterricht, Ausbildung, Erziehung* usw.). Auf der einen oder andern Seite haben alle diese Wörter irgendetwas unter sich gemein. Man sieht, daß diese Zusammenordnungen von ganz anderer Art sind als die ersteren; sie sind nicht von der Zeiterstreckung getragen; ihr Sitz ist im Gehirn; sie sind Teile jenes inneren Schatzes, der bei jedem Individuum die Sprache bildet. Wir wollen sie assoziative Beziehungen nennen. Im Gegensatz dazu verbindet die assoziative Beziehung Gliedern *in absentia* in einer möglichen Gedächtnisreihe." (Übers. von Lommel ³2001: 147–148).

im Gegensatz zu den rein sprachlichen syntagmatischen Beziehungen unbegrenzt und potenziell unendlich (vgl. Saussure 1922: 174). Es handelt sich um einen sehr modernen Ansatz, der weit entfernt ist von der traditionellen strukturalistischen Auffassung einer Sprache „en elle-même et pour elle-même". Die Erforschung der reinen und abstrakten Sprachform ist durch eine komplexere Betrachtung des sprachlichen Subjekts gekennzeichnet. Die neuesten Ansätze der gegenwärtigen kognitiven Linguistik und ihre Auswirkungen auf die Emotionslinguistik beruhen auf typischen kognitiven Prozessen wie Assoziation und Gedächtnis.[81] Die von Saussure eingeführten mentalistischen Aspekte und damit die individuelle Dimension wurden jedoch durch den aufkommenden Strukturalismus verdeckt. Es ist kein Zufall, dass Hjelmslev eine solche psychologische Konnotation hervorruft, indem er den eher mental ausgerichteten Ausdruck „assoziative Beziehung" durch den rein sprachbezogenen Ausdruck „paradigmatische Beziehungen" ersetzt.

Abgesehen von der posthumen Fehlinterpretation des Saussure'schen *Cours* haben neuere Auffassungen seit der kritischen Ausgabe von De Mauro (1967) neue und wichtige, eher pragmatisch ausgerichtete Aspekte des Saussure'schen Erbes ans Licht gebracht.

2.2.1.2 Tullio De Mauro

Neben der traditionellen und der historischen Grammatik, die bereits andere Unvereinbarkeiten aufweisen, hat die bereits erörterte *pars destruens* (vgl. 2.1) gezeigt, dass eine der problematischsten Inkompatibilitäten zwischen der Erforschung des Emotionsausdrucks und der an der *langue* orientierten Grammatiken in deren Gleichsetzung von Sprache und Kalkül liegt. Die meisten logischen, strukturellen und generativen Grammatiken teilen die Absicht, natürliche Sprachen mit den gleichen Mitteln wie formale Sprachen zu erforschen. Dieser stark rationalistische Ansatz ist mit den Zielen der Emotionslinguistik nicht vereinbar.

Eine überzeugende Widerlegung der These einer vermeintlichen Analogie zwischen dem Funktionieren von Sprachen und dem des Kalküls wurde

---

[81] Die Saussure'sche Intuition sprachlicher Assoziationsbeziehungen muss im Zusammenhang mit der parallelen Verbreitung der Ideen des Genfer psychoanalytischen Kreises gesehen werden. Wie neuere Studien zeigen, ist es sehr wahrscheinlich, dass Saussure Claparèdes Studien (1982) über das Gedächtnis bekannt waren (vgl. De Palo 2016: 63).

auf der Grundlage der Semantiktheorie von De Mauro formuliert (vgl. De Mauro 1965; ²1990; 1994; 2008). De Mauros Ansatz basiert auf seiner bereits diskutierten *parole*-orientierten und damit sehr innovativen Interpretation von Saussures Schriften.

De Mauros Semantiktheorie wurde zuerst in dem Werk *Introduzione alla semantica* (1965) angekündigt und später in *Minisemantica* (1982) erweitert. Auf den ersten Seiten der *Minisemantica* (²1990: 24) stellt De Mauro fest, dass sich die Sprachwissenschaft hauptsächlich mit dem Saussure'schen „signifiant" bzw. mit dem phonetischen bzw. grafischen Aspekt des Zeichens beschäftigt habe, während das „signifié" bzw. die „signification" ziemlich in den Hintergrund getreten sei. Mit anderen Worten habe sich die Linguistik schon immer eher für die Form bzw. Phonologie, Morphologie und Syntax und weniger für die Bedeutung und den Sinn bzw. die Semantik und Pragmatik interessiert. Selbst in den seltenen Fällen, in denen die Sprachwissenschaft die letztgenannten Ebenen berücksichtigt hat, ist sie paradoxerweise zu formal ausgerichteten Interpretationen gelangt:

> Negli ultimi quindici anni la linguistica teorica e descrittiva in vari paesi ha cominciato a restituire interesse alla dimensione pragmatica e semantica. [...] Il prezzo è stato però celare la variabilità e l'indeterminatezza e vestire panni schematizzanti. Il significato e l'uso delle parole sono trattati generalmente attribuendo loro la rigida combinatorietà di tratti e l'automaticità che lo strutturalismo classico attribuiva alla struttura fonologica delle lingue e che la teoria generativo-trasformazionale attribuiva alle regole sintattiche e alla cosiddetta storia generativo-trasformazionale di una frase. Prima affatto ignorate da molti, la creatività semantica e la informalità degli usi e della pragmatica delle lingue sono state poi soffocate da una visione formalistica, automatizzante, adeguata a descrivere un calcolo e forse [...] neppure un calcolo. (De Mauro ²1990: 24 Fn.)[82]

---

[82] „In den letzten fünfzehn Jahren hat die theoretische und deskriptive Linguistik in mehreren Ländern angefangen sich wieder für die pragmatische und die semantische Dimension zu interessieren. [...] Der Preis dafür war es aber die Variabilität und die Unbestimmtheit zu unterschlagen, zugunsten einer schematisierenden Perspektive. Die Bedeutung und der Sprachgebrauch der Wörter sind in der Regel folgendermaßen behandelt: Ihnen wird dieselbe strikte Kombinatorik ihrer Eigenschaften und dieselbe Automatik verliehen, die der klassische Strukturalismus der Phonologie der Sprachen zuschrieb und die die generative Transformationstheorie den syntaktischen Regeln und der sogenannten generativ-transformativen Geschichte eines Satzes zuwies. Die semantische Kreativität und die Informalität des Gebrauchs und der Pragmatik der Sprachen, die früher von vielen gänzlich ignoriert wurden, wurden danach von einer formalistischen, automatisierten Vision unterdrückt, die für die Beschreibung eines Kalküls geeignet war oder [...] auch nicht." (Übersetzung von der Autorin).

Eine formal ausgerichtete Interpretation der Sprache bietet die rationale und in gewisser Weise beruhigende Möglichkeit an, das Sprachsystem dem Kalkülsystem gleichzusetzen. De Mauro wählt stattdessen den weniger erforschten und daher unsicheren Weg der Semantik, indem er die Sprache als das Ergebnis des konkreten und veränderlichen Sprechergebrauchs und nicht als statische und abstrakte „machine à parler" ansieht:

> Da una parte domina l'idea di lingua come una *machine à parler*, un dispositivo che ci permette di dire e capire frasi senza aver avuto parte nella sua costruzione e senza sapere com'è fatto. [...] Una lingua è vista insomma come un tutto conchiuso, coerente, monolotico, che si impone ai parlanti venendo dalle latebre della mente e della storia naturale della specie. [...] Assai meno diffusa è l'altra idea che vede le lingue come risultanze del convergere e divergere dell'esprimersi die parlanti. (De Mauro 2016: 13)[83]

Die Feststellung eines bedeutenden Unterschieds zwischen Sprache und Kalkül bedeutet aber keineswegs, ihre Gemeinsamkeiten zu leugnen. Interessant ist in diesem Zusammenhang die etymologische Anmerkung von De Mauro, dass das griechische Verb λέγω sowohl auf die Handlung des Sprechens als auch auf die des Aufzählens und des Denkens verweist. Die Tatsache, dass die gleiche lexikalische Überschneidung auch in anderen Sprachen zu finden ist, deutet auf eine stark kulturell verwurzelte Assoziation der betreffenden Konzepte hin (vgl. De Mauro 1980: 63–64).

Im ersten Teil von *Minisemantica* verweist De Mauro auf vier wichtige Analogien, die zwischen den beiden semiotischen Systemen bestehen.

Erstens können die Zeichen beider Systeme in Moneme, d. h. in kleinere bedeutungstragende Teile, gegliedert werden. Zweitens kann die Sequenzvariation der Moneme bzw. die syntaktische Reihenfolge eine Bedeutungsveränderung verursachen. Drittens haben beide Systeme die potenzielle Möglichkeit gemeinsam, aus einer begrenzten Anzahl von Einheiten und Regeln eine unendliche Anzahl von Phrasen zu generieren. Viertens

---

[83] „Einerseits herrscht die Idee der Sprache als eine *machine à parler*, als ein Mechanismus, der uns ermöglicht, Sätze zu bilden und zu verstehen, ohne an seiner Bildung teilgenommen zu haben und ohne zu wissen, wie er gebildet wurde [...] Eine Sprache wird also als ein abgeschlossenes, kohärentes, monolithisches Ganzes betrachtet, das sich den Sprechern aufdrängt und aus den Verästelungen des Geistes und der naturgeschichtlichen Entwicklung der Spezies kommt. [...] Weniger verbreitet ist andererseits die Idee, Sprachen als Ergebnisse des Konvergierens und Auseinandergehens der Äußerungen der Sprechenden zu sehen." (Übersetzung von der Autorin).

können sowohl in Sprachen als auch in Kalkülen Synonyme definiert werden (vgl. De Mauro ²1990: 85 ff.). Trotz dieser wichtigen Berührungspunkte zwischen Kalkül und Sprache weist De Mauro auf ebenso viele Unterschiede hin, hinter denen sich eine entscheidende Gemeinsamkeit verbirgt. Für die Ziele dieser Studie ist es besonders relevant zu betonen, dass ein entscheidendes Unterscheidungsmerkmal zwischen Sprachen und Kalkülen in Faktoren begründet liegt, die mit der *parole* bzw. mit dem sprechenden Subjekt zusammenhängen:

> [...] le forme linguistiche non hanno alcuna intrinseca capacità semantica: esse sono strumenti, espedienti, più o meno ingegnosi, senza vita e valore fuori dalle mani dell'uomo, delle comunità storiche che ne facciano uso. In altri termini l'errore sta nell'affermare e nel credere che le parole significhino qualche cosa: solo gli uomini, invece, mediante le frasi e le parole, significano. Non nelle forme linguistiche in se stesse, ma nelle società che le adoperano sta la garanzia del significare e del comunicare.[84] (De Mauro 1965: 31–32)

Die Idee der natürlichen Sprache, die im Gegensatz zu den formalen Codes ein in einer Gemeinschaft verkörpertes System darstellt, das Veränderungen unterworfen und historisch determiniert ist, ist die unmittelbare Folge von De Mauros Saussure'scher Interpretation. Saussure hatte in der bekannten und bereits zitierten Passage seines *Cours* (vgl. Saussure 1922: 112–113) die natürlichen Sprachen als Ergebnis des Verhältnisses von Zeit (fr. *temps*) und sprachliche Menge (fr. *masse parlante*) definiert. Diese Beziehung leistet einen so wichtigen Beitrag zum Verständnis der sprachlichen Semiose, dass De Mauro sie nach Arbitrarität und Linearität als implizites „drittes Saussure'sches Prinzip" betrachtet, das dem *Cours* zugrunde liegt:

> Saussure afferma in una pagina famosa del suo *Cours* che per una lingua sono da considerare fattori interni, cioè necessari alla sua forma e funzionalità, il tempo e la massa parlante. [...] è questo un vero e proprio principio della linguistica saussuriana, oltre quello dell'arbitrarietà (valido per ogni tipo di sistema e codice) e

---

[84] „Die linguistischen Formen haben keine angeborene semantische Fähigkeit: Sie sind Instrumente, mehr oder weniger raffinierte Mittel, die außerhalb des Gebrauchs, den die Menschen und die historischen Gemeinschaften von ihnen machen, kein Leben und keinen Wert haben. Mit anderen Worten liegt der Fehler daran zu behaupten und zu glauben, dass Wörter etwas bedeuten würden: Jedoch haben ausschließlich die Menschen durch Sätze und Wörter eine Bedeutung." (Übersetzung von der Autorin).

quello della linearità (valido per ogni codice articolato). [...] In virtù di tale terzo principio le lingue sono soggette a un possibile permanente moto di trasformazione delle articolazioni formali entro la massa parlante attraverso il tempo, e i valori attribuibili ai segni dipendono immediatamente, volta per volta, oltre che nell'insieme, dal grado di intesa che si stabilisce tra i parlanti di diverso strato sociale e diversa collocazione temporale. Stante questa mutevolezza intrinseca, proprio per la lingua [...] si è posta l'esigenza di quelle rigorose distinzioni metodologiche tra sincronia e diacronia, linguistica della *langue* e linguistica della *parole*, che per altri codici sono ovvie e superflue [...][85] (De Mauro ²1990: 102–103)

Mit anderen Worten ist die Sprache für De Mauro durch eine radikale „Pragmatizität" bestimmt, nämlich durch die notwendige Präsenz des Subjekts in der Semiose (vgl. De Mauro 1994: 50; De Mauro 2008).

Die Anwendung des „dritten Saussure'schen Prinzips" gilt als grundlegender *fil rouge* der gesamten Produktion des römischen Wissenschaftlers (vgl. u. a. De Palo 2018: 59 ff.; Gensini 2018; De Palo/Gensini 2018), und zwar sowohl in den bereits zitierten theoretischen Werken (u. a. De Mauro 1965; 1980; ²1990; 1994; 2008) als auch in den eher empirisch ausgerichteten Forschungsarbeiten (u. a. De Mauro 1963; 2005; 2014).

Ein gutes Beispiel für die Anwendung des theoretischen Prinzips, wonach der konkrete Sprachgebrauch untrennbar mit dem Verständnis der Sprachsysteme verbunden ist, ist De Mauros monumentales Werk GRADIT (1999). Es handelt sich um ein sechsbändiges Wörterbuch der italienischen Sprache, das sich am Sprachgebrauch orientiert.

---

[85] „In einer bekannten Stelle seines *Cours* behauptet Saussure, dass die sprachliche Menge und die Zeit als interne Faktoren einer Sprache anzusehen sind, da diese erforderlich für ihre Form und Funktion sind. [...] Dies ist neben der Arbitrarität (die für jede Art von System und Code gilt) und der Linearität (die für jeden artikulierten Code gilt) ein regelrechtes Prinzip der Saussure'schen Linguistik. [...] Auf der Grundlage dieses dritten Prinzips unterliegen die Sprachen einem möglichen permanenten Wandlungsprozess der formellen Artikulationen im Rahmen der sprachlichen Menge und durch die Zeit; Und die an die [sic] Zeichen zuschreibbaren Werte hängen nicht von der Gesamtheit ab, sondern sind von Fall zu Fall direkt von dem Verständigungsgrad, der sich zwischen den Sprechenden verschiedener sozialer Schichten und unterschiedlichem zeitlichem Rahmen etabliert, bedingt. Angesichts dieser angeborenen Wandlungsfähigkeit wurde für die Sprache [...] das Ziel gesetzt eine strenge methodische Unterscheidung zwischen Synchronie und Diachronie, Linguistik der *langue* und Linguistik der *parole* festzusetzen, die für andere Kodes offensichtlich und überflüssig sind [...]" (Übersetzung von der Autorin).

Wenn wir erneut auf den oben erörterten Gegensatz zwischen formalen und funktionalen sprachwissenschaftlichen Ansätzen zurückkommen, genauer gesagt, wenn wir auf den alten Gegensatz zwischen Grammatiken der *langue* und Grammatiken der *parole* zurückkommen, dann stützt sich De Mauros Position zugunsten der letzteren genau auf das Prinzip der gegenseitigen Beeinflussung von extralinguistischen und intralinguistischen Elementen.

Es ist offensichtlich, dass ein solcher Ansatz weit von den regulären, vorhersehbaren und unveränderlichen Regeln der an der *langue* orientierten Grammatiken entfernt ist. Die Berücksichtigung des konkreten Sprachgebrauchs des sprechenden Subjekts – was zwangsläufig dessen Emotionsausdruck umfasst – bedeutet dagegen den Zugang zu einem deutlich unsicheren Forschungsfeld, das eher die Irregularität als die Regularität, eher die Abweichung als die Norm, eher die Subjektivität als die Objektivität in Betracht ziehen muss:

> In complesso, diversamente dalla generalità delle altre semiotiche, nelle lingue la determinazione dell'appropriato valore semantico di una forma è data dalla messa in rapporto tra dato formale, segnico, e dati sostanziali e informali. Questi non sono un insieme imperscrutabile e disordinato. Il loro ordine non è quello lineare e strutturato della langue e/o della mera esecuzione di una partitura. L'esecuzione, e non solo sul versante del signifiés, può divergere dagli ordini già previsti dalla partitura della langue, e la divergenza può non essere trascurabile o distorcente, ma risultare significativa, comunicazionalmente efficace: è ben per questo che, diversamente dal matematico, ogni linguista è sempre interessato alla *grammaire des fautes*. (De Mauro 1994: 57)[86]

---

[86] „Zusammenfassend, anders als bei den anderen allgemeineren semiotischen Systemen, ergibt sich in den Sprachen die Bestimmung des geeigneten semantischen Wertes einer Form aus der Beziehung zwischen einem formellen, zeichnenden und einem substanziellen, informellen Aspekt. Diese machen keine undurchsichtige und ungeordnete Gesamtheit aus. Ihre Ordnung ist nicht die einer linearen und strukturierten Ordnung der *langue* und/oder die der bloßen Performanz einer Partitur. Die Performanz kann nicht nur in Hinsicht des *signifiés*, von der von der Partitur bereits vorgesehenen Ordnung abweichen, und die Abweichung kann nicht vernachlässigbar oder verwirrend sein, hingegen kann sie bedeutend und kommunikativ erfolgreich wirken: Genau deswegen interessiert sich jener Linguist im Gegensatz zu dem Mathematiker immer für die *grammaire des fautes*." (Übersetzung von der Autorin).

Gerade in diesem von De Mauro identifizierten Rahmen des konkreten Sprachgebrauchs, der *langue vivante*, der subjektiven Sprechakte kann letztlich eine fruchtbare Erforschung des Emotionsausdrucks stattfinden.

Die Ablehnung einer an der *langue* orientierten Grammatik bedeutet jedoch nicht den Verzicht auf die Systematisierung und die Erforschung von Regularitäten. Emotional markierte sprachliche Phänomene sind alles andere als zufällig und idiosynkratisch. Sie sind vielmehr in der Lage, zentrale kommunikative Funktionen zu erfüllen. Es handelt sich um einen Perspektivenwechsel, bei dem der konkrete Gebrauch, die tatsächlichen Bedürfnisse – allen voran der Emotionsausdruck – sowie die Sprechenden in die Grammatik integriert werden.

2.2.2 Die Potenzialität der Grammatiken der *parole*

Unter ‚Grammatiken der *parole*'[87] werden hier diejenigen Grammatiken verstanden, die die Sprache als ein dynamisches, wandelbares und auf konkreten individuellen Akten des Sprechens basierendes System konzipieren.

Die Idee einer abstrakten, schriftbasierten und kontextunabhängigen Grammatik wird zugunsten einer konkreten, kontextgebundenen, meist gesprochenen und in Individuen verkörperten Sprache überwunden. In dieser Gegenperspektive findet der Emotionsausdruck seine Anerkennung. Zu den wichtigsten und für die Emotionslinguistik vielversprechendsten Grammatiken, die auf die *parole* ausgerichtet sind, gehören die Konstruktionsgrammatik, die Grammatik der Gesprochenen Sprache und die Interaktionsgrammatik.

Aufgrund ihres praxisorientierten empirischen Ansatzes und ihrer kontextbezogenen Methode (vgl. u. a. vgl. Hopper 1987; 1988; Bybee 1985; 2006; 2013; Deppermann 2006; Deppermann/Fiehler/Spranz-Fogasy (Hgg.) 2006) sowie dem daraus resultierenden scharfen Gegensatz zu jenen aprioristisch geprägten grammatischen Ansätzen – allen voran Chomskys Generativismus – schafft die Konstruktionsgrammatik die theoretischen und methodischen Voraussetzungen für die Erforschung des Emotionsausdrucks. Darüber hinaus zeichnet sie sich durch die Tendenz aus, normabweichende, traditionell

---

[87] Zur Bezeichnung einer erstrebenswerten ‚Grammatik der *parole*' vgl. u. a. Guberina (1957); Charaudeau (1992); Lešić (2015).

als marginal betrachtete, aber häufig durch den Ausdruck von Emotionen geprägte sprachliche Elemente, die von der Norm abweichen, neu zu bewerten. Was die Grammatik der gesprochenen Sprache betrifft, so ermöglicht ihre theoretische Perspektive eine gewisse Erneuerung der Grammatiktheorie und ihre Einbeziehung spontaner, kontextbezogener, subjektiver und vor allem emotional markierter Phänomene:[88]

> Non si può però non osservare che, anche se è controverso che cosa debba essere 'linguistico' e cosa 'paralinguistico', la sua applicazione porta comunque ad escludere dalla lingua fenomeni come le manifestazioni delle emozioni e degli stati d'animo [...], le interazioni gesti/parole e la mimica facciale [...]; la qualità della voce e il fonosimbolismo [...], la potenza connotativa della prosodia [...], la pragmatica del dialogo [...] fenomeni tutti dei quali la comunicazione parlata è intrisa. (Albano Leoni 2013: 135)[89]

Schließlich bietet auch die Interaktionsgrammatik wichtige Anregungen für die Erforschung des Emotionsausdrucks. Sie rückt nämlich die Rolle der Produzierenden gegenüber derjenigen der Rezipierenden in den Vordergrund. Aus emotionaler Perspektive stellt diese Einbeziehung der Hörenden einen wichtigen Wendepunkt dar (vgl. u. a. Couper-Kuhlen/Selting 2017; Calaresu 2015, 2016, 2023). Dies eröffnet die Möglichkeit, das Interesse vom rein subjektiven Ausdruck von Emotionen auf eine intersubjektive Perspektive zu lenken. Nicht nur der vom Subjekt geäußerte Emotionsausdruck, sondern auch das auf die Rezipientin bzw. auf den Rezipienten gerichtete Emotionspotenzial (vgl. Schwarz-Friesel ²2013a: 212 ff.), auf das im Folgenden noch eingegangen wird, ist ein integraler Bestandteil der Emotionsforschung.

---

[88] Vgl. hierzu z. B. die Studien von Voghera (2017) und Schwitalla (2012).

[89] „Auch wenn es problematisch ist zu bestimmen, was ‚linguistisch' und was ‚paralinguistisch' sein soll, ist es jedoch unmöglich zu übersehen, dass ihre Anwendung trotz allem zur Ausgrenzung von den Phänomenen, die von der mündlichen Kommunikation geprägt sind, führt. Also Phänomene, die den Ausdruck von Emotionen und Gefühlen [...], die Interaktion von Gesten/Wörtern und den der Gesichtsmimik [...], die Qualität der Stimme und den Phonosymbolismus [...], die konnotative Kraft der Prosodie [...], die Pragmatizität des Dialogs" (Albano Leoni 2013: 135) wiedergeben.

2.2.3 Zwischenfazit

Die Tabelle 2 fasst die wichtigsten Aspekte der oben behandelten ‚Grammatiken der *parole*' zusammen:

Tab. 2: Eigenschaften der Grammatiken der *parole*

Grammatiktyp	Konstruktionsgrammatik	Grammatik der Gesprochenen Sprache	Interaktionsgrammatik
Theoretischer Ansatz	empirisch	empirisch	empirisch
Wichtigste Untersuchungsebenen	Konstruktionen (Syntax + Lexik) Pragmatik	Phonetik Prosodie Syntax Pragmatik Multimodalität	Phonetik Prosodie Syntax Pragmatik Multimodalität

Aus der Tabelle geht hervor, dass für die Erforschung des Emotionsausdrucks ein empirisch ausgerichteter Ansatz wünschenswert ist und dass mehrere sprachliche Ebenen berücksichtigt werden sollten.

2.3 Vielversprechende Wege zur Emotionslinguistik heute: Kognitive Pragmatik und Kritische Kognitionslinguistik

In diesem Abschnitt wird der theoretische Rahmen vorgestellt, in dem sich die vorliegende Studie verortet. Trotz der langjährigen Vernachlässigung des Themas der Emotionen haben einerseits die sogenannte emotionale Wende (vgl. 1.1.2) und andererseits die pragmatische Wende (vgl. 2.2) zu einem erwachenden Interesse am Verhältnis von Sprache, Emotion und Kognition geführt. Allerdings tendieren die meisten Studien zum Thema dazu, einzelne Aspekte zu fokussieren oder spezifische Phänomene zu beschreiben, was zu Lasten der Etablierung einer einheitlichen Sprachtheorie geht (vgl. Schwarz-Friesel 2015a: 159). Der Großteil dieser Analysen konzentriert sich entweder auf lexikalische Aspekte, d. h. auf die Klassifikation des emotionalen Wortschatzes (vgl. u. a. Johnson-Laird/Oatley 1989; Plum 1992; Galati et al. 1998), oder auf empirisch ausgerichtete feine pragmatische Beobachtungen (vgl. u. a. Drescher 2003b; Fiehler 2002). Dennoch stellt sich die Frage nach einer einheitlichen Theorie:

Nicht die sozial bestimmten, variablen Manifestationsformen und/oder lexikalischen Repräsentationen von Emotionen sind aber in erster Linie für eine Sprachtheorie relevant, sondern die Erklärung der Verankerung von Emotion im mentalen Gesamtsystem des Menschen. [...] Benötigt wird dabei eine integrative Theorie, die nicht nur alle Komponenten der Sprache einbezieht, sondern auch systematisch emotionale, kognitive und sprachliche Aspekte aufeinander bezieht und in ihren Schnittstellen erklärt. (Schwarz-Friesel 2008b: 279)

Die pragmatisch geprägten Grammatikansätze, die die Sprechenden und ihre kommunikativen Zwecke in den Fokus rücken, bieten ein gewisses Potenzial für die Erforschung des sprachlichen Emotionsausdrucks (vgl. 2.2.2). Gleichzeitig wird mit dem Aufkommen der emotionalen Wende (vgl. 1.1.2) der Ausgangspunkt gesetzt, Emotion als integralen Bestandteil von Kognition zu betrachten. Im Hinblick auf die Emotionslinguistik besteht somit die Notwendigkeit, eine pragmatische mit einer kognitiven Perspektive zu kombinieren (vgl. Marx/Meier 2018; Liedtke 2018; Schwarz-Friesel 2018).

Die Kombination dieser Ansätze wird, wie im Folgenden näher ausgeführt wird, einerseits von der Kognitiven Pragmatik (vgl. 2.3.1), andererseits von der Kritischen Kognitionslinguistik (vgl. 2.3.2) vorgenommen. Im Rahmen der aktuellen Studien zum Thema erscheinen diese Strömungen daher als besonders vielversprechend für die Etablierung einer einheitlichen Theorie des Verhältnisses Sprache-Kognition-Emotion.

2.3.1 Kognitive Pragmatik

Im Anschluss an die bekannte Studie *Relevance. Communication and cognition* von Sperber/Wilson (1986) setzt sich in den Sprachwissenschaften allmählich die Erkenntnis durch, dass kognitive und pragmatische Dimensionen kombiniert werden müssen.

Mit Blick auf die theoretischen Thesen einflussreicher kognitiver Grammatiken (vgl. u. a. Croft/Cruse 2004, Langacker 2008) stimmt die Pragmatik sogar mit einem der Grundprinzipien der Kognitiven Linguistik überein:

We see three major hypotheses as guiding the cognitive approach to language:

- Language is not an autonomous cognitive faculty
- Grammar is conceptualization
- Knowledge of language emerges from language use

> The third principle is opposed to reductionist tendencies in both generative grammar and truth-conditional semantics, in which maximally abstract and general representations of grammatical form and meaning are sought and many grammatical and semantic phenomena are assigned to the "periphery". (Croft/Cruse 2004: 1)

Dass sprachliches Wissen durch Sprachgebrauch entsteht, ist also eine theoretische Annahme, die in mehreren kognitiv ausgerichteten linguistischen Studien festgestellt wurde. Es lässt sich jedoch festhalten, dass das gebrauchsbasierte (engl. *use-based*) Prinzip reine Theorie bleibt (vgl. Marx/Meier 2018: 1; Schmid 2016). Trotz einiger Ausnahmen in den 1990er-Jahren (vgl. u. a. Bybee/Fleischman 1995) basieren kognitionslinguistische Arbeiten zumeist auf kontextentbundenen Analysen oder sogar auf künstlich konstruierten Beispielsätzen.

Gleichermaßen klammern pragmatisch geprägte Studien, die auf konversationsanalytische Ansätze zurückgreifen (vgl. Deppermann 2006; Imo 2005), kognitive Aspekte tendenziell aus oder sie bleiben bestenfalls nur theoretische Prämissen. Ein Überangebot an Datenbeschreibung nach dem Prinzip des „unmotivated looking" (Schegloff 1996: 172; Psathas 1995: 45) führt zu einer Fokussierung auf rein oberflächliche und die Performanz betreffende Phänomene zu Lasten der Etablierung einer kognitiven Theorie.

In diesem Rahmen, in dem in der Kognitiven Linguistik pragmatische Aspekte und in der Pragmatik kognitive Aspekte zu bemängeln sind, entsteht die Kognitive Pragmatik, die folgende Ziele verfolgt:

> Es soll [...] weder *eine* kognitive Linguistik entworfen werden, die pragmatische Aspekte mitumfasst [...], noch *eine* Pragmalinguistik, welche die kognitive Basis sprachlichen Handeln fokussiert. Vielmehr sollen anhand von Einzelfallstudien und somit von den Gegenständen verschiedener sprachlichen Ebenen her die Möglichkeiten wie auch die Herausforderungen herausgearbeitet werden, die mit der Verbindung pragmatischer und kognitionslinguistischer Ansätze verbunden sind. (Marx/Meier 2018: 7–8, Hervorhebung im Original)

Im Grunde genommen sind klassische Themen der Pragmatik, wie z. B. Inferenzen und Intentionen, *de facto* nichts anderes als kognitive Prozesse (vgl. Kap. 5). Zentrale Fragen der Pragmatik wie das Verhältnis zwischen Gesagtem und Gemeintem lassen sich daher mit kognitiven Ansätzen erklären (vgl. Marx/Meier 2018: 2).

Im Rahmen der vorliegenden Studie ist es besonders wichtig hervorzuheben, dass die Emotionsforschung eines der vielversprechendsten Gebiete ist, das die Kognitionslinguistik und die Pragmatik zusammenführt:

> Emotionen, die in neueren Theorien als untrennbarer Bestandteil des menschlichen kognitiven Systems gesehen werden, beeinflussen maßgeblich Sprachproduktions- und Rezeptionsprozesse. [...] Und da gerade der Emotionsausdruck vielfach implizit geschieht, sind pragmatische Ansätze wie die Implikaturentheorie gefordert [...] (Marx/Meier 2018: 6)

2.3.2 Kritische Kognitionslinguistik

Die Kritische Kognitionslinguistik (KKL) hat sich in Deutschland seit Ende der 1980er-Jahre innerhalb der Kognitiven Linguistik etabliert. Wie der Name bereits sagt, vereint die KKL zwei Perspektiven. Zum einen geht sie vom Grundprinzip der Kognitiven Linguistik aus, dass Sprache als mentales Kenntnissystem, also als Teil der menschlichen Kognition zu betrachten ist. Zum anderen setzt sich die KKL *kritisch* mit den bisher dominierenden, teilweise widersprüchlichen Strömungen der Kognitiven Linguistik auseinander. Denn sie entsteht als Reaktion und damit als Alternative sowohl zu den modularen als auch zu den holistischen Ansätzen (vgl. Schwarz-Friesel 2017b: 43 ff. u. Kertész et al. 2012). Während der modulare Ansatz die Sprache als ein in der Kognition verankertes, aber gleichzeitig autonomes Kenntnissystem betrachtet, führt der holistische Ansatz sprachliche Mechanismen auf kognitive Grundprinzipien zurück. Aufgrund dieser unterschiedlichen theoretischen Prämissen entwickeln die jeweiligen Strömungen zwei gegensätzliche Methoden. Auf der einen Seite steht die modularistisch geprägte Kognitionslinguistik, die sich stark am Generativismus orientiert und daher mit formalistischen Sprachbeschreibungen arbeitet. Zum anderen fokussiert der holistische Ansatz auf die Kontaktstellen zwischen sprachlichen und kognitiven Prinzipien, und zwar im strikten Gegensatz zum generativen Formalismus (vgl. Schwarz ^{3}2008a: 48 ff.).

In diesem Zusammenhang stellt die KKL einen dritten Weg dar: „Sprache wird als Kenntnis- und Verarbeitungssystem mit eigenen Prinzipien gesehen, das jedoch mit allen anderen Kenntnissystemen des Geistes interagiert" (Schwarz-Friesel 2017b: 44).

Methodisch arbeitet die KKL interdisziplinär und mit authentischen bzw. empirisch erhobenen Daten. Dieser empirische Ansatz ermöglicht eine direkte

Überprüfung der aufgestellten Hypothesen z. B. anhand von Korpora, was die KKL deutlich von den beiden oben diskutierten Ansätzen unterscheidet. Nicht nur das sprachliche Wissen im statischen Sinne bzw. als Erfassung struktureller Gesetze, sondern auch die prozedurale Kompetenz, „also die Fähigkeit, sprachliche Kenntnisse situationsspezifisch und adressenorientiert zu aktivieren" (Schwarz-Friesel 2018: 65), steht im Rahmen kritischer kognitionslinguistischer Studien[90] im Vordergrund:

> Die Sprachfähigkeit basiert nicht nur auf einem mentalen Kenntnis- und Regelsystem, sondern auch maßgeblich auf einem prozeduralen System, das für die Aktivierung und Aktualisierung der sprachlichen Kenntnisse und Regeln (in Interaktion mit anderen kognitiven Subsystemen) (kontextsensibel) verantwortlich ist. Gemäß der prozeduralen Perspektive der KKL sind sprachliche Äußerungen als Spuren der mentalen Aktivität, die Aufschluss über Kenntnisse, Einstellungen und Beurteilungen der Sprachbenutzer geben (können), zu betrachten (Sprachproduktionsperspektive). (Schwarz-Friesel 2015b: 147)

In diesem Sinne überwindet die KKL die alte Unterscheidung zwischen Semantik und Pragmatik und betont stattdessen die Interaktion zwischen diesen Disziplinen. Sprache, Emotion und Kognition sind untrennbar miteinander verbunden (vgl. Schwarz-Friesel 2008b; ²2013a; 2015a).

Im Gegensatz zu den sogenannten Grammatiken der *langue* (vgl. 2.1.1) ist es wichtig zu betonen, dass die KKL nicht auf die Erforschung kultureller, sozialer, kommunikativer und vor allem emotionaler Aspekte verzichtet. Das Interesse am Verhältnis Sprache-Emotion stellt eine wichtige Neuerung in der Sprachwissenschaft dar. Sprachliche Phänomene werden von der KKL als wichtige Spuren für die Interpretation sozialer, gesellschaftlicher und emotionaler Prozesse betrachtet:

> Die KKL ist zudem eine gesellschaftsrelevante Disziplin: Äußerungen werden als verbale Spuren mentaler Aktivität gesehen, die Einblick nicht nur in die Strukturprinzipien des Geistes, sondern auch Aufschluss über Einstellungen/ Weltbilder einzelner Sprachbenutzer und auch Einblick in das kollektive Bewusstsein von Gesellschaften geben können. (Schwarz-Friesel 2018: 65)

---

[90] Einige Beispiele für kritische kognitionslinguistische Studien sind u. a. Schwarz-Friesel (2017b), (2019), (2022); Schwarz-Friesel/Reinharz (2013), (2017); Fritzsche (2014), (2024); Ruan (2021).

Der Grundgedanke eines solchen Ansatzes ist, dass Sprache die Realität nie nur neutral abbildet, sondern auch kreativ erzeugt. Sowohl über die Lexik als auch über die syntaktischen Strukturen ist die Sprache in der Lage, wertende bzw. emotionale Informationen sowie subjektive Perspektiven zu vermitteln bzw. zu erzeugen (vgl. Schwarz-Friesel 2015b: 148).

Innerhalb der KKL thematisiert die sogenannte Textweltmodelltheorie (TWMT) als „interne, durch die sprachlichen Informationen vermittelte Sachverhaltsrepräsentation" (Schwarz-Friesel/Consten 2014: 58) besonders deutlich die Rolle von Emotionen sowohl im Sprachproduktions- als auch Sprachrezeptionsprozess. Die von Schwarz-Friesel theoretisierte TWMT wird in Kapitel 5 ausführlich diskutiert. An dieser Stelle kann jedoch auf das Konzept der Referenzialisierung eingegangen werden. Es erklärt die ständige Präsenz von Emotionen in allen individuellen Sprechakten. Die KKL geht nämlich davon aus, dass Referenz Sprache und Welt nie nur statisch zusammensetzt. Vielmehr werden Objekte, Personen sowie Ereignisse auf der Grundlage der subjektiven Einstellungen der Sprechenden und ihrer kommunikativen Zwecke durch bestimmte Lexeme und sprachliche Strukturen referenzialisiert. So kann ein und dasselbe Ereignis, z. B. der Wahlsieg des amerikanischen Präsidenten Trump, je nach Konzeptualisierung als *Tragödie* (vgl. [IP08]), als *eklatanter Sieg* (vgl. [IP.11a]) oder als *historischer Wahlerfolg* (vgl. [DP16]) referenzialisiert werden. Hinter der Wahl dieser Lexeme verbirgt sich die subjektive Perspektive der Produzierenden, ihre persönliche Evaluierung, mit anderen Worten ihre Emotionen. Dabei ist es wichtig, zwischen dem Produktions- und dem Rezeptionsprozess zu unterscheiden.

Im ersten Fall geht die Konzeptualisierung als „spezifische Auswahl und Repräsentation eines Themas" (Schwarz-Friesel 2017b: 45) der Verbalisierung voraus. Äußerungen werden somit als Spuren bestimmter Konzeptualisierungen betrachtet.

Im zweiten Fall sind es hingegen die Formulierungen, die bestimmte Konzeptualisierungen in den Köpfen der Rezipierenden erzeugen. So werden Meinungen evoziert, Emotionen geweckt und Evaluierungen und Einstellungen etabliert.

Als unmittelbare Konsequenz aus dem oben erörterten Verhältnis von Referenzialisierung und Konzeptualisierung ergibt sich, dass jeder Text bzw.

Diskurs ein referenzielles Ereignis perspektivierend[91] darstellt (vgl. Schwarz-Friesel/Consten 2014: 134). Die individuelle Spur der Sprechenden verbirgt sich also immer hinter jedem konkreten Sprechakt, um mit Saussure zu sprechen, hinter jeder *parole*:

> Dies ergibt sich zwingend, denn Wahrnehmung und Versprachlichung der wahrgenommenen Eindrücke ist immer subjektiv und erfolgt damit stets durch eine spezifische Perspektive, die eine Person, ein Objekt oder ein Ereignis vom Blickwinkel des Betrachters aus erfasst. Perspektivierung ist somit als ein grundlegendes Prinzip im kognitiven System des Menschen angelegt. (Schwarz-Friesel/Consten 2014: 134)

Je nach ihren kommunikativen Zielen können die Produzierenden bestimmte Aspekte eines Ereignisses hervorheben, was sich aus ihrer persönlichen Konzeptualisierung ergibt. Auf sprachlicher Ebene lässt sich die Perspektivierung eines Textes bzw. Diskurses an der Wahl bestimmter lexikalischer und syntaktischer Mittel erkennen.

Diese Perspektivierung ist nur sehr schwer von der Evaluierung zu trennen, da in die Wahl einer bestimmten Informationsstrukturierung, eines Lexems oder einer syntaktischen Struktur meist unweigerlich auch Bewertungen einfließen. Die Unterscheidung zwischen den beiden Kategorien ist daher grundsätzlich nur theoretisch möglich:

> Für eine perspektivierende Darstellung genügt es, eine spezifische themenbezogene Sichtweise einzunehmen, eine zusätzliche wertende Stellungnahme ist dafür nicht zwingend erforderlich. […] Wenn explizit keine Wertungen zum Ausdruck kommen, heißt es aber nicht, dass Rezipient/-inn/en nicht implizit verstehen (können) […]. (Skirl 2012: 344)

Evaluierung kann dagegen folgendermaßen definiert werden:

> Evaluierung liegt vor, wenn im Text explizit und/oder implizit eine Bewertung zu einer Person, einem Sachverhalt oder Ereignis aus Produzentenperspektive vermittelt wird. Evaluierungen basieren immer auf Einstellungen, d. h. konzeptuellen

---

[91] In Anlehnung an die Terminologie von Schwarz-Friesel (u. a. ²2013a) und Skirl (2012) wird hier von „Perspektivierung" bzw. „perspektivierend" statt von den Varianten „Perspektiviertheit" bzw. „perspektiviert" gesprochen. Während die hier verwendeten Ausdrücke den Handlungsaspekt des Perspektivierens hervorheben, fokussieren die anderen Bezeichnungen auf das Resultat der Handlung (vgl. Skirl 2012: 339).

Bewertungsrepräsentationen hinsichtlich bestimmter Referenzbereiche. Es sind kognitive Bestandteile der Emotion der Menschen […]. (Schwarz-Friesel/Consten 2014: 137)

Das obige Zitat zeigt, dass Bewertungen eng mit Emotionen verknüpft sind. Jedes emotionale Erleben ist mit einer Bewertung des Erlebten verbunden. Während sich die Evaluierungs- und Perspektivierungsdefinitionen auf den Standpunkt der Produzierenden konzentrieren, steht beim Konzept des Emotionspotenzials die Perspektive der Rezipierenden im Vordergrund. Es geht hier nicht darum, Spuren bestimmter Perspektiven oder der Bewertungen der Produzierenden im Text zu identifizieren. Vielmehr geht es um die Kodierung von sprachlichen Strategien, die potenziell in der Lage sind, Emotionen bei den Rezipierenden hervorzurufen. Es geht also um „den Prozess der (möglichen) Emotionalisierung der Leserschaft beim Textverstehen" (Schwarz-Friesel ²2013a: 213). Durch eine bestimmte Referenzialisierung, d. h. durch eine bestimmte sprachliche Darstellung eines Sachverhalts, kann es der Produzentin bzw. dem Produzenten gelingen, bestimmte Emotionen bei der Leserschaft zu aktivieren. Im Rezeptionsprozess bauen die Rezipierenden zu jedem Text eine komplexe Konzeptualisierung der im Text referenzialisierten Sachverhalte auf. Je nachdem, welche sprachlichen Strategien von den Produzierenden eingesetzt werden, können Texte ein höheres oder niedrigeres Emotionspotenzial aufweisen (vgl. dazu ausführlich 3.2). Wichtig ist jedoch zu betonen, dass sich das Emotionspotenzial nicht nur auf die kodierte emotionale Befindlichkeit der Personen in der Textwelt bezieht, sondern auch auf die potenziell aktivierbaren Emotionen bei den Rezipierenden:

> Emotionalisierung involviert nicht nur die Rekonstruktion der emotionalen Befindlichkeit der Textweltreferenten, sondern auch die Aktivierung bzw. Konstruktion der Gefühle des Lesers. Diese Gefühlskonstruktion wird von den textuellen Manifestationsformen gesteuert. Dabei muss es nicht notwendigerweise um Emotionen und Gefühle in der Textwelt gehen: Sachverhaltsdarstellungen können (je nach sprachlicher Gestaltung) eine Perspektive, die mit Emotionalisierung einhergeht, evozieren. (Schwarz-Friesel ²2013a: 224)

In diesem Zusammenhang ist es wichtig, zwischen Emotionalisierung und Emotionspotenzial (EP) zu unterscheiden. Der Prozess der Emotionalisierung, d. h. die konkrete Aktivierung bestimmter Emotionen bei der Leserschaft, kann nicht durch die hier vorgeschlagenen pragmatisch ausgerichteten Analysen, sondern nur durch empirische psycholinguistische Rezeptionsstudien untersucht werden. Eine präzise linguistische Untersuchung hingegen kann alle emotionalen und bewertenden Eigenschaften des Textes beschreiben und damit sein Emotionspotenzial genau messen:

> Die Emotionalisierung ist ein Prozess, das Emotionspotenzial eines Textes dagegen ist etwas im Text, in seiner Informationsstruktur Verankertes, und als solche als inhärente Eigenschaft des Textes zu beschreiben. (Schwarz-Friesel ²2013a: 214)

2.3.3 Zwischenfazit

Zusammenfassend lässt sich sagen, dass einerseits die Grammatiken der *langue* die pragmatischen Aspekte der Sprache ausklammern und andererseits die Grammatiken der *parole* die kognitive Dimension der Sprache vernachlässigen.[92]

Sowohl die Kognitive Pragmatik als auch die KKL haben sich hingegen zum Ziel gesetzt, diese anhand eines empirischen bzw. kontextgebundenen Korpus zu untersuchen. Daher erweist sich dieses Forschungsfeld, dessen Merkmale in Tabelle 3 zusammengefasst sind, als ein idealer Nährboden für die Emotionslinguistik.

Tab. 3: Eigenschaften der Kognitiven Pragmatik und der KKL

Grammatiktyp	Kognitive Pragmatik	Kritische Kognitionslinguistik
Theoretischer Ansatz	kognitiv, funktional	kognitiv, funktional
Wichtigste Untersuchungsebenen	Grammatik Semantik Pragmatik Kognition	Grammatik Semantik Pragmatik Text (vgl. TWMT) Kognition

---

[92] Dies gilt jedoch nicht für die Konstruktionsgrammatik (vgl. z. B. Croft/Cruse 2004; Langacker 2008).

TEIL II

Empirischer Teil

3 Methodisches Vorgehen: Begriffsbestimmung, Thesen, Forschungsfragen und Korpusbeschreibung

In diesem Kapitel wird das methodische Vorgehen, auf dem diese Studie beruht, erörtert. Zunächst wird der Begriff ‚Emotion' definiert (vgl. 3.1), im Anschluss daran werden die wesentlichen Thesen aufgestellt und entsprechende Forschungsfragen daraus abgeleitet (vgl. 3.2). Zum Schluss wird das Korpus der vorliegenden Studie vorgestellt (3.3).

3.1 Begriffsbestimmung: Was versteht man unter *Emotion*?

In Kapitel 1 (vgl. 1.1.1.3) wurde bereits erörtert, dass die Definition von Emotionen innerhalb der (sprach-)wissenschaftlichen Forschung seit jeher eine Herausforderung darstellte. Hierüber besteht bis heute kein Konsens, da je nach theoretischem Ansatz unterschiedliche Definitionen präferiert werden (vgl. Kleinginna/Kleinginna 1981). Aufgrund dieses problematischen Status von Emotionen wurde das Thema entweder an den Rand gedrängt oder nur vage definiert. Für jede wissenschaftliche Untersuchung ist es jedoch unerlässlich, ihren spezifischen Forschungsgegenstand klar zu identifizieren und zu definieren.

Die vorliegende Studie folgt der Definition von Schwarz-Friesel, in der Emotionen als integraler Bestandteil mentaler Kenntnis- und Bewertungssysteme betrachtet werden:

> Analog zu den kognitiven Kenntnissystemen wird die Emotionalität eines Menschen von mir als intern, also mental verankertes System betrachtet, dessen erfassbare Einheiten als Evaluationskonzepte modellierbar sind, die Einfluss auf verschiedene

Ebenen körperbezogener, kognitiver wie psychischer Befindlichkeit nehmen können. (Schwarz-Friesel ²2013a: 284)

Die evaluierende Eigenschaft von Emotionen wird auch von Fiehler hervorgehoben:

> Erleben setzt sich zusammen aus Sinneswahrnehmungen, Eindrücken, Kognitionen, Bewertungen, Empfindungen, Emotionen, Handlungsantrieben und physiologischen Zuständen, mit denen die Umwelt registriert und bewertend zu ihr Stellung genommen wird. Es ist ein ganzheitlicher Modus, in dem Personen sich in ihrer Beziehung zur Umwelt und zu sich selbst erfahren. *Emotionen sind demnach ein spezifischer Bestandteil des Erlebens. Sie dienen primär der Bewertung.* (Fiehler 2011: 17, Hervorhebung von der Autorin)

Im philosophischen Bereich wird über die bewertende Funktion von Emotionen beispielsweise auch von Nussbaum theoretisiert:

> Emotions, I shall argue, involve judgments about important things, judgments in which, appraising an external object as salient for our own well-being, we acknowledge our own neediness and incompleteness before parts of the world that we do not fully control. (Nussbaum 2001: 19)

Wenn aber hinter jeder Emotion eine Evaluation steht, stellt sich die Frage nach dem Unterschied zwischen Emotion und Evaluation.

Emotionen zeigen sich in hormonellen und physischen Reaktionen. Diese Körperreaktion kann erst danach in einem kognitiven Akt wahrgenommen werden (vgl. Schwarz-Friesel ²2013a: 46–47). Auch wenn Evaluationen von körperlichen Zustandsveränderungen beeinflusst werden können, lassen sie sich dennoch als kognitive Phänomene des Kenntnissystems definieren.

Auf der Ebene des Wahrnehmbaren lassen sich drei Realisierungsformen von Emotionen identifizieren. Erstens können Emotionen auf paraverbaler Ebene und zwar in Form von Mimik und Gestik zum Ausdruck kommen. Beispiele dafür sind das Lächeln, das Weinen oder das Gähnen. Zweitens können sich Emotionen durch körperliche Zustände wie das Erhöhen der Herzfrequenz, des Blutdrucks usw. zeigen. Drittens sind die verbalen Emotionsmanifestationsformen (auf der graphostilistischen, phonetischen, morphologischen, lexikalischen, syntaktischen und textuellen Ebene) zu nennen.

Da die vorliegende Studie auf einem schriftlichen Korpus (vgl. 3.3) basiert, liegt der Fokus weder auf paraverbalen Phänomenen noch auf somatischen

Prozessen, sondern auf der Ebene der verbalen Kommunikation von Emotionen.

Es handelt sich daher um einen typischen Bereich, in dem emotionale und kognitive Aspekte erheblich kooperieren. In diesem Zusammenhang ist es wichtig, Schwarz-Friesels Unterscheidung zwischen Emotion und Gefühl zu erwähnen:

> Die subjektiv erfahrbare Ebene der Emotionen ist die Ebene der Gefühle [...]. Gefühle sind folglich subjektive Bewertungen introspektiv erfassbarer Emotionszustände. Damit diese Zustände introspektiv erfasst werden können, müssen sie bewusst als Repräsentation erlebbar sein. Die bewusste Repräsentation setzt wiederum voraus, dass eine Form der Konzeptualisierung stattgefunden hat, und damit handelt es sich bei Gefühlen um kognitiv beeinflusste emotionale Zustände. (Schwarz-Friesel ^{2}2013a: 55)

Eine Emotion kann erst dann zum Ausdruck kommen, wenn sie als Gefühl kognitiv wahrgenommen wird bzw. wenn die Bewertung erfolgt. Dem hier vertretenen Ansatz zufolge ist also die Kommunikation von Emotionen immer auch eine Kommunikation von Evaluationen (vgl. u. a. Skirl 2012: 334–335; Fiehler 2000: 1429).

Das enge Verhältnis zwischen Emotion und Evaluation lässt sich im Rahmen der schon erörterten philosophischen Umwälzung der sogenannten emotionalen Wende verstehen (vgl. 1.1.2). Damasios (vgl. u. a. 1994: 2003) sowie LeDoux' (vgl. u. a. 1989; 1996) neurologische Beobachtungen konnten die in der abendländischen Tradition lange stark verwurzelte Dichotomie zwischen Kognition und Emotion endlich widerlegen. Die Befunde der Gehirnforschung konnten zeigen, dass das limbische System, das für Verarbeitung emotionaler Prozesse verantwortlich ist, und die kortikalen Areale des Gehirns, die dahingegen für kognitive Prozesse zuständig sind, stark zusammenarbeiten. In diesem Sinne ist es kein Widerspruch, von kognitiven Emotionen bzw. von einer emotiven Kognition zu sprechen:

> Als Kenntnis- und Bewertungssystemen kommen Emotionen prä-, post- und metakognitive evaluative Funktionen zu: Emotionale Informationen können Denkprozesse initiieren oder durch kognitive Prozesse ausgelöst werden. Zudem werden kognitive Aktivitäten oft (meta-kognitiv) von bewertenden emotionalen Prozessen begleitet. Bei der Produktion, Aufnahme und Verarbeitung von

> Informationen sind neben den kognitiven Strukturelementen also auch emotionale Informationen zu berücksichtigen, die die Strategien und Regulationen kognitiver Vorgänge begleiten und/oder determinieren. (Schwarz-Friesel 2008b: 291)

Was die Bestimmungsmerkmale der Emotionen angeht, lässt sich sagen, dass Emotionen grundlegend von drei Parametern geprägt sind: Dauer, Intensität und Polarität.

> Emotions can remain for minutes or hours, days or years (duration), they can be strong or weak (intensity), and they have specific (positive or negative) values to the person experiencing them. (Schwarz-Friesel 2015a: 162)

Wie in der vorliegenden Analyse noch gezeigt wird (vgl. Kap. 4–6), spielen die genannten Parameter im Rahmen des verbalen Emotionsausdrucks eine zentrale Rolle.

Abschließend ist es wichtig, auf die Unterscheidung zwischen den Ausdrücken ‚emotiv' und ‚emotional' einzugehen. Da diese in der Literatur oft ambig verwendet werden, ist es erforderlich zu klären, wie diese Begriffe in der vorliegenden Studie zu verstehen sind. In diesem Zusammenhang ist auf den von Marty (1908) hervorgehobenen Unterschied zwischen ‚emotionaler' und ‚emotiver Kommunikation' hinzuweisen. Während er unter ‚emotional' eine nichtintentionale und affektive Sprache versteht, bezeichnet der Terminus ‚emotiv' eine mehr oder weniger intentionale affektive Äußerung, in der Emotionen soziale oder kommunikative Zwecke erfüllen (vgl. Marty 1908: 364 ff.). Aus diesem Grund kann laut Marty nur die emotive Sprache als Untersuchungsgegenstand der Linguistik im engeren Sinne betrachtet werden. Dementsprechend wird in der vorliegenden Studie das Adjektiv ‚emotiv' für die spezifisch sprachlichen Aspekte von Emotionen verwendet, während Phänomene aus dem eher allgemeineren außersprachlichen Bereich als ‚emotional' bezeichnet werden (vgl. auch Ortner 2014: 60–61; Steinke 2022: 39–40).

3.2 Thesen und Forschungsfragen

In den vorangegangenen Kapiteln wurde mehrmals auf die von der emotionalen Wende thematisierte Interaktion zwischen Kognition und Emotionen eingegangen (vgl. 1.1.2). Aufgrund der revolutionären Entdeckung neurowissenschaftlicher Studien (vgl. u. a. Damasio 1994: 2003; LeDoux 1989; 1996) wurde die konstante Zusammenarbeit zwischen Emotionen und Kognition endlich innerhalb mehrerer Forschungsgebiete anerkannt.

Zugleich wurde auch auf die kognitive Linguistik hingewiesen, insbesondere auf die KKL (vgl. 2.3.2), wonach die Sprache als mentales Kenntnissystem, also als Teil der menschlichen Kognition anzusehen ist. Wenn also Emotionen von der Kognition untrennbar sind und wenn Sprache als integraler Bestandteil der Kognition zu betrachten ist, heißt das also, dass auch Sprache und Emotionen erheblich miteinander interagieren:

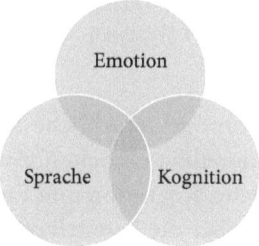

Abb. 1: Interaktion von Sprache, Emotion und Kognition.

Schwarz-Friesel (²2013a: 126 ff.) hebt deutlich hervor, dass Emotionen sowohl in Sprachproduktions- als auch in Sprachrezeptionsprozessen eine zentrale Rolle spielen.

Mithilfe der bereits erläuterten Kategorien der Perspektivierung, Evaluierung und des Emotionspotenzials (vgl. 2.3.2) wurde veranschaulicht, dass ein Sachverhalt nicht absolut neutral verbalisiert werden kann. Ein Sachverhalt wird immer aus einem bestimmten subjektiven Blickwinkel referenzialisiert, indem einige Aspekte hervorgehoben und andere ausgeblendet werden. Dies ergibt sich aus der mentalen Konzeptualisierung der Produzierenden und lässt sich anhand bestimmter sowohl expliziter (wie grammatikalischer und lexikalischer Strukturen) als auch impliziter (wie der Informationsselektion und der Artikulation des Referenz- und Inferenzpotenzials) Strukturen erkennen.

Daraus ergibt sich die erste wesentliche Forschungsthese der vorliegenden Arbeit:

T1: Jeder individuelle und konkrete Sprechakt sowohl im mündlichen als auch im schriftlichen Bereich bzw. jede saussure'sche *parole* sowie jeder individuelle Rezeptionsakt ist *immer* mit Emotionen erfüllt.

Diesbezüglich steht die vorliegende Studie in einem Widerspruch zu allen, die postulieren, dass es auch nicht-emotionale Texte geben kann. Beispielsweise stellt Jahr fest, dass einige Texte aufgrund fehlender „ich-Beteiligung" (2000: 76) nicht emotional seien:

> Abgesehen von strategischen und manipulativen Texten [...] können in Texten sprachliche Mittel auftreten, die nicht als Ausdruck von Emotionen des Sprechers/Schreibers zu deuten sind. Dazu gehören z. B. Routineformeln, usuelle Verwendungen innerhalb von Gruppen- und Sondersprachen, individuelle Gewohnheiten etc. (Jahr 2000: 76)

Offensichtlich können bestimmte sprachliche Mittel einen größeren bzw. geringeren Anteil an Emotionalität enthalten. Aufgrund des bisher erörterten Ansatzes, wonach Sprache, Kognition und Emotion in einem ständigen Zusammenspiel stehen, ist aber die Feststellung einer komplett emotionslosen Äußerung eine theoretische Kontradiktion. Vielmehr sind sprachliche Äußerungen innerhalb eines Kontinuums, das sich von maximaler zu minimaler Emotionalität ausbreitet, anzusehen. Die „ich-Beteiligung", von der Jahr spricht, ist eine bedeutende Variabel, die eine größere bzw. niedrigere Emotionalität eines Textes verursachen kann.

Folgende Abbildung zeigt das Verhältnis zwischen den Parametern der Emotionalität und der Ich-Beteiligung in verschiedenen Textsorten.[93]

---

[93] Da die Analyse dieser Studie auf einem schriftsprachlichen Korpus basiert, liegt der Fokus in folgendem Schema auf Text- und nicht auf Gesprächssorten. Im Rahmen der Textlinguistik wurden zahlreiche Klassifikationen von Textsorten vorgeschlagen (vgl. Schwaz-Friesel/Consten 2014: 43). Hier wird Hoffmanns (2007) Taxonomie, wenn auch mit gewissen Abweichungen, angewandt. Diese beruht auf den Zusammenhängen zwischen Gesellschaft (Kommunikationsbereichen) und Sprache (Varietäten) (vgl. Hoffmann 2007: 2 ff.).

THESEN UND FORSCHUNGSFRAGEN

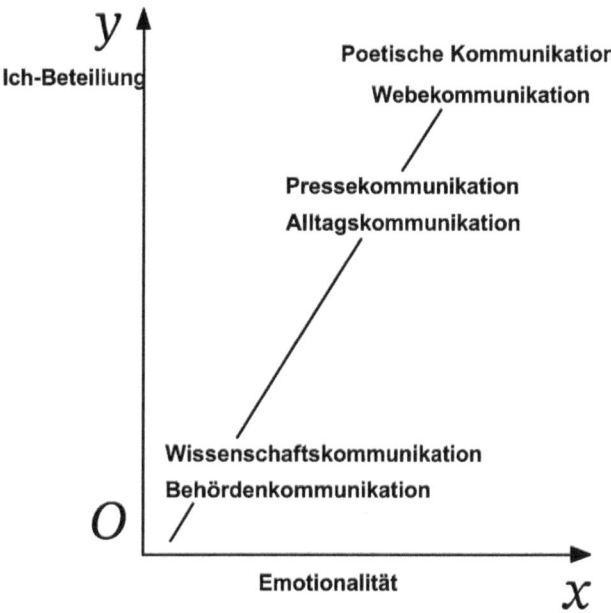

Abb. 2: Verhältnis zwischen Emotionalität und Ich-Beteiligung in verschiedenen Textsorten (in Anlehnung an Hoffmann 2007: 3).

Aus dem obigen Schema geht hervor, dass eine niedrige Emotionalität einer geringen Beteiligung der Produzierenden entspricht. Dies ist beispielsweise in der Behördenkommunikation und in der Wissenschaftskommunikation der Fall, die daher im unteren linken Bereich des Schemas stehen (vgl. Abb. 2).

Hoffmann definiert die wesentliche Funktion der Behördenkommunikation als „das Administrieren bzw. das Regeln offizieller Angelegenheiten" (Hoffmann 2007: 3) und die der Wissenschaftskommunikation als die Vermittlung theoretischer Erkenntnisse über die Welt (vgl. Hoffmann 2007: 3). Bekanntermaßen lag die größte Kritik an der Behördenkommunikation schon immer in ihrem Übermaß an Nominalkonstruktionen, unpersönlichen Subjektbeschreibungen und Passivkonstruktionen (vgl. Becker 2011: 220 ff.).[94]

---

[94] Diesbezüglich denke man an Calvinos [1965] (1995) scharfe Kritik an der „antilingua". So bezieht er sich auf die Verwaltungssprache, die für den italienischen Durchschnittsbürger damals tendenziell unverständlich war.

Aus diesen Gründen könnte man prima facie denken, dass diese Textsorte völlig emotionslos sei. Bei genauerer Betrachtung dieser Problematik lässt sich jedoch feststellen, dass aufgrund ihrer Funktion auch die Behördensprache weder absolut unpersönlich noch emotionslos sein kann. In Sechis (2003) Dissertation *Verständlichkeit und Höflichkeit in der deutschen Verwaltungssprache der Gegenwart* konnte gezeigt werden, dass die Verwaltungssprache sich aufgrund ihrer „Funktion als kommunikatives Mittel zwischen Verwaltung und Bürger in ihrer Eigenschaft als Dienstleister und Kunde" als wesentliches Ziel die Kundennähe und die Kundezufriedenheit setzt (Sechis 2003: 53). In diesem Zusammenhang spielt also der Emotionsausdruck eine wichtige Rolle.[95] Beispielsweise geht aus Sechis (2003) korpusbasierter Analyse hervor, dass insbesondere in dem Bereich, der sich um Jugend und Soziales kümmert, emotionale Ausdrücke wie beispielsweise *leider* und *gern*, die die persönliche Einstellung der Autorschaft darstellen, benutzt werden (vgl. Sechis 2003: 141).

Ähnlich sieht es im Fall der Wissenschaftskommunikation aus. Traditionsgemäß wurde die Subjektivität aus dieser Textsorte systematisch eliminiert (vgl. 1.1.1.3), um die Nachvollzierbarkeit und die Glaubwürdigkeit der Forschung zu sichern. In einem wissenschaftlichen Text ist die Emotionalität bzw. die Ich-Beteiligung zwar gering, aber nicht absent. Diesbezüglich denke man beispielsweise an die Themenfindung, an das Finden der Fragestellung sowie an das Aufstellen einer Hypothese. Diese Aspekte sind immer von der subjektiven Perspektive der Forschenden geprägt (vgl. Reichertz 2015: 4).

Während also die Behördensprache und die Wissenschaftssprache im unteren linken Bereich des Schemas in Abb. 2 stehen, findet sich die literarische Kommunikation am anderen Ende des Spektrums. Die große Bedeutung von Emotionen in literarischen Texten wurde über die Jahrhunderte hinweg von Dichterinnen und Dichtern, Philosophinnen und Philosophen, Forscherinnen und Forschern mehrmals thematisiert (vgl. Schwarz-Friesel 2017a). Diesbezüglich denke man beispielsweise an Wordsworth, der die Dichtung als „spontaneous overflow of powerful feelings" (1798: 157) definiert. Auch auf Rezipierendenseite spielen Emotionen in literarischen Texten eine zentrale Rolle, da sie jeweils Empathie, Spannung oder Verfremdung bei der Leserschaft erzeugen können (vgl. Schwarz-Friesel 2017a: 352). Des Weiteren lässt sich im obigen rechten Bereich des Spektrums die politische

---

[95] In diesem Zusammenhang vgl. auch Bundesverwaltungsamt (Hg.) (2002).

und die Werbekommunikation einstufen. Die wesentliche Funktion dieser Textsorten ist es, den Rezipierenden von der Qualität eines Produkts bzw. einer Dienstleistung oder von einer politischen Idee zu überzeugen. Dass der Persuasionsprozess auf der Erregung von Emotionen basiert, ist bereits ein etablierter Ansatz der Psychologie (vgl. u. a. Wegener/Petty 1994; Tannenbaum 2015; Rocklage/Rucker/Nordgren 2018). Die Symbiose zwischen Persuasion und Emotion wurde sogar schon von den wichtigsten Rhetoren der Antike hervorgehoben. Beispielsweise gilt für Cicero[96] nicht nur die rationale, sondern auch die emotionale Ansprache der Rezipierenden als überzeugende Redetaktik:

> Nichts nämlich, mein Catulus, ist in der Beredsamkeit wichtiger, als dass der Zuhörer dem Redner geneigt sei und selbst so erschüttert werde, dass er sich mehr durch einen Drang des Gemütes und durch Leidenschaft als durch Urteil und Überlegung leiten lasse. Denn weit häufiger urteilen die Menschen nach Hass oder Liebe, nach Begierde, nach Zorn, nach Schmerz oder Freude, nach Hoffnung oder Furcht, nach irrigen Ansichten oder nach einer Aufwallung des Gemütes als nach Wahrheit oder Vorschrift oder nach einer Regel des Rechtes oder nach einer gerichtlichen Formel oder nach Gesetzen (Cicero, De Orator, II, XLII, Über. von Kühner).

Aufgrund der äußerst breiten sprachlichen Variation der Pressekommunikation einerseits sowie der Alltagskommunikation andererseits lässt sich diese Art der Kommunikation innerhalb des Schemas in Abb. 2 zwar weit oben einstufen, jedoch auch eine Stufe niedriger im Vergleich zu den eher spezifischen Textsorten des literarischen Werks und der Werbung sowie der politischen Kommunikation.

Aufgrund ihrer nicht nur informativen, sondern auch meinungsbildenden Funktion (vgl. Hoffmann 2007: 32) enthält die Pressekommunikation tendenziell eine recht hohe Emotivität. Allerdings kann dies je nach Niveau und Art der Zeitung (seriöse Presse, Boulevard- bzw. Regenbogenpresse, Tageszeitungen) und je nach Thema des jeweiligen Artikels (Politik, Wirtschaft, Kultur, Sport, Lokales) stark variieren. Das Gleiche gilt für die Alltagskommunikation im Sinne eines Kommunikationsbereichs, „in dem die Menschen privat, von dienstlichen oder institutionellen Zwängen befreit

---

[96] Auch Aristoteles äußert sich zur Beziehung zwischen Rhetorik und Emotion, vgl. Rapp (2005).

miteinander kommunizieren" (Hoffmann 2007: 14). In Bezug auf den diaphasischen Kontext, in dem die alltägliche Kommunikation erfolgt (im Familien- und Freundeskreis; im Berufsleben; im kommunikativen Verkehr mit Fremden), kann die Intensität der Emotivität bzw. Ich-Beteiligung stark variieren.

Wie im folgenden Teilkapitel noch näher erörtert wird, basiert das für die vorliegende Studie verwendete Korpus auf der Textsorte des Facebook-Kommentars im Bereich der politischen Kommunikation. Diese Art der Kommunikation lässt sich in Hoffmanns (2007) Taxonomie nicht eindeutig einordnen, weil sie eher eine Mischung aus politischer Kommunikation und Alltagskommunikation zu sein scheint.[97] Einerseits wird zwar Trumps Wahlsieg und somit ein politisches Ereignis kommentiert, andererseits kommen aber nicht nur Politikerinnen und Politiker, sondern auch Bürgerinnen und Bürger zu Wort.

Dank des Aufstiegs der Social Networks können nicht mehr nur Journalistinnen und Journalisten bzw. Expertinnen und Experten, sondern sämtliche Userinnen und User Kommentare publizieren, d. h. die ehemalige *Gatekeeper*-Funktion wurde teilweise außer Kraft gesetzt.

Aus diesem Grund ist es unmöglich, Facebook-Kommentare einer einheitlichen Textsorte zuzuordnen.[98] Sowohl die diastratische als auch die diaphasische Variation kann die sprachliche Natur eines Facebook-Kommentars enorm verändern.

Es ist hier jedoch nicht der Ort um festzustellen, ob Facebook-Kommentare als autonome Textsorte angesehen werden sollten oder nicht. Wichtig ist aber hervorzuheben, dass hier davon ausgegangen wird, dass das vorliegende Korpus stark von Emotivität geprägt ist und dass es sich entsprechend tendenziell im bereits erörterten Schema oben rechts im Spektrum einstufen lässt:

---

[97] Zur Hybridität der Textsorte des Facebook-Kommentars vgl. auch Tavosanis (2019).
[98] Vgl. hierzu auch Dürscheid (2005), wonach beispielsweise eine E-Mail nirgends einzuordnen ist.

THESEN UND FORSCHUNGSFRAGEN

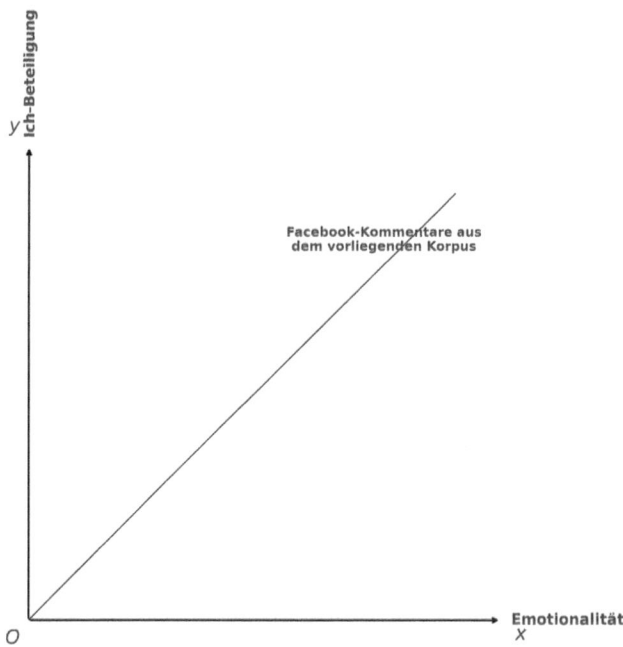

Abb. 3: Verhältnis zwischen Emotionalität und Ich-Beteiligung im vorliegenden Korpus.

Für die Zwecke der vorliegenden Studie, vor allem für die Beantwortung folgender Fragestellungen (vgl. F1.1 u. F2.1) ist daher dieses Korpus besonders geeignet. Wie Marx (2023a: 1655) hervorgehoben hat, sind „soziale Medien ein idealer Ort für den Ausdruck von Emotionen". Viele Studien konnten zeigen (vgl. u. a. Gredel 2016; Marx 2021; Frick 2020), dass in diesem Zusammenhang die sogenannten Lovestorms oder Shitstorms beobachtet werden können. Diese sind Beispiele für die kollektive Intensivierung von Emotionen, die in den sozialen Medien stattfinden kann. Einerseits werden Lovestorms von Ereignissen verursacht, die eine Welle positiver Kommentare in sozialen Medien auslösen, andererseits sind Shitstorms durch negative, oft kritische oder diffamierende Kommentare geprägt. Beim Untersuchen der Ursachen dafür, dass soziale Medien ein Ort sind, an dem Emotionen besonders stark zum Ausdruck kommen, haben viele Forschende (vgl. u. a. Schwarz-Friesel [2]2013a) die potenzielle Anonymität der Nutzer als einen wichtigen Faktor identifiziert. Jedoch lässt sich dies anhand dieser Studie nicht nachvollziehen, da die überwiegende Anzahl der betrachteten Kommentare nicht anonym ist,[99] dennoch aber von Emotionen deutlich geprägt ist. Andere theoretische Ansätze haben die Rolle der Anonymität marginalisiert und stattdessen betont, dass Userinnen und User das soziale Netzwerk als Bühne für eine oft narzisstische Selbstdarstellung ausnutzen (vgl. Marx 2023a: 1656).

Auf der Grundlage der bisher diskutierten T1.1, wonach jeder individuelle Sprechakt von einer gewissen Emotionalität geprägt ist, stellt sich folgende Forschungsfrage:

> F1.1: Mit welchen sprachlichen Mitteln werden Emotionen vermittelt?

Der Untersuchungsgegenstand in der Sprachwissenschaft sind nicht die Emotionen selbst, sondern die Konzeptualisierungen von Emotionen, wie sie sich in verbalen Manifestationen mehr oder weniger deutlich zeigen.

Es muss erwähnt werden, dass sich in den letzten Jahren einige Forschende bereits mit dieser Frage beschäftigt haben. Allerdings handelt es sich meistens entweder um Studien, die nur auf einzelne Phänomene fokussieren, oder um korpusbasierte Analysen, die aber kognitive Aspekte tendenziell ausklammern. Eine Ausnahme bildet hierbei Schwarz-Friesels (^{2}2013a) kritisch-kognitionslinguistisch ausgerichtete Monografie *Sprache und Emotion*. Insbesondere im 5. Kapitel konzentriert sich die Autorin auf die verbalen Ausdrucksmöglichkeiten der emotionalen Einstellung (vgl. Schwarz-Friesels ^{2}2013a: 134–211). Das Ziel der vorliegenden Studie ist es, dieses Wissen durch eine kontrastive Korpusanalyse deutsch- und italienischsprachiger politischer Facebook-Kommentare zu vertiefen. Ein innovativer Aspekt dieser Studie ist nämlich die Berücksichtigung der kontrastiven Perspektive Deutsch–Italienisch (vgl. F2 u. F3). Diese wurde in linguistischen Studien zum Emotionsausdruck bisher kaum berücksichtigt. Die wenigen bisherigen Arbeiten zu diesem Thema konzentrieren sich auf einzelne sprachliche Aspekte oder Ebenen (vgl. z. B. Dressler/Merlini-Barbaresi 1994; Costa 2017; Ponzi 2020b; 2020c), es fehlen jedoch Studien, die eine umfassende kontrastive Analyse des Emotionsausdrucks im Deutschen und im Italienischen bieten.

---

[99] Aus Datenschutzgründen wurden die Namen der Kommentierenden von der Autorin systematisch anonymisiert, lediglich das Geschlecht der Schreibenden wird in bestimmten Fällen erwähnt (vgl. 3.3).

Im Widerspruch zu in Kapitel 2 aufgelisteten Grammatiken der *langue* (vgl. 2.1.1) wird die folgende zweite These aufgestellt:

> T2: Der sprachliche Emotionsausdruck ist kein idiosynkratisches bzw. unfassbares Phänomen. Man kann reguläre sprachliche Muster erkennen, durch die Emotionen verbalisiert werden.

Daraus werden die folgenden drei weiteren Forschungsfragen abgeleitet:

> F2.1: Wie können diese sprachlichen Muster der Emotionen klassifiziert werden?

Hierzu ist in erster Instanz die theoretische Makro-Unterscheidung zwischen dem expliziten und dem impliziten Emotionsausdruck (vgl. Schwarz-Friesels 2017a), auf der die Kategorisierung dieser Studie basiert, zu nennen.[100] Einerseits kommen explizite Emotionsmanifestationen durch bestimmte lexikalische bzw. grammatikalische Elemente zum Ausdruck, andererseits sind implizite Emotionsmanifestationen viel versteckter, da sie vom (Äußerungs-)Kontext und vom Weltwissen der Rezipierenden abhängig sind (vgl. Shaw 2004: 121). Der wesentliche Unterschied zwischen expliziten und impliziten Emotionsmanifestationen liegt also darin, dass implizite Emotionen anhand von Inferenzen erschlossen werden müssen. Einerseits spielen in diesem Kontext die von den Textproduzierenden realisierten textuellen Strategien, andererseits spielt die kognitive Aktivität der Rezipierenden während des Textverstehensprozesses eine wesentliche Rolle. Obwohl sich in den letzten Jahrzehnten einige Forschende (u. a. Bednarek 2006; Martin/White 2005; Drescher 2003b; Ortner 2014) mit dem expliziten Emotionsausdruck bzw. mit der expliziten Evaluation befasst haben, bleibt das Thema der impliziten Emotionsmanifestationen weiterhin ein dringendes Desiderat in der linguistischen Emotionsforschung.

In einem weiteren Schritt soll folgende Fragestellung untersucht werden:

> F2.2: Welches Verhältnis herrscht im vorliegenden Korpus zwischen der Explizität bzw. Implizität des Emotionsausdrucks sowie ihrer Polarität und Intensität?

---

[100] Diese Unterscheidung betrifft auch die Studien, die die Evaluation in Texten zum Thema haben. Vgl. diesbezüglich Hunston (2004); Martin/White (2005); Shaw (2004).

Unseren humanistisch geprägten gesellschaftlichen Normen zufolge ist es nicht erwünscht, sich offen negativ über Menschen zu äußern. Man denke diesbezüglich an das von Goffman (1967) eingeführte soziologische Konzept ‚Gesicht' (engl. *face*),[101] das von Brown/Levinson (1987) in ihren linguistischen bzw. pragmatischen Studien angewandt wurde. Das ‚Gesicht' wird als das gewünschte öffentliche Selbstbild einer Sprecherin oder eines Sprechers im Rahmen ihrer bzw. seiner sozialen Interaktion verstanden (vgl. Brown/ Levinson 1987: 61). Brown/Levinson (1987) postulieren ein positives und ein negatives Gesicht (*positive* und *negative face*). Einerseits entspricht das positive Gesicht „the positive consistent self-image or 'personality' (crucially including the desire that this self-image be appreciated and approved of) claimed by inter-actants" (Brown/Levinson 1987: 61); andererseits bezeichnet das negative Gesicht „the basic claim to territories, personal pre-serves, rights to non-distraction – i. e. freedom of action und freedom from imposition" (Brown/Levinson 1987: 61). Das Gesicht baut sich innerhalb der sprachlichen Praxis auf und entwickelt sich, da die beiden Gesichter positiven und negativen Höflichkeitsstrategien entsprechen. Für die Wahrung eines Gesichts ist also der Gebrauch bestimmter linguistischer Muster notwendig, die auf dem Prinzip der Höflichkeit (engl. *politeness*) basieren. Aufgrund dieser Prinzipien der Höflichkeit könnte man erwarten, dass negative Emotionen eher implizit zum Ausdruck kommen. Wie im Folgenden jedoch erörtert wird (vgl. Kap. 4–6), kann diese erste Vermutung mittels qualitativer Analysen widerlegt werden, da die Höflichkeitsnormen in den Sozialen Netzwerken ständig verletzt werden.

Zuletzt soll das Verhältnis zwischen Explizität bzw. Implizität analysiert werden, wobei hier auch die zwei untersuchten Sprachräume miteinander verglichen werden sollen:

> F2.3: Welches Verhältnis herrscht im vorliegenden Korpus zwischen der Explizität bzw. Implizität des Emotionsausdrucks in den Daten der beiden berücksichtigten Sprachräume?

---

[101] Laut Goffmans Definition lässt sich das ‚Gesicht' folgendermaßen definieren: „[…] the positive social value a person effectively claims for himself by the line others assume he has taken during a particular contact" (Goffman 1967: 5).

Auch in diesem Fall könnte man intuitiv vermuten, dass explizite Emotionen häufiger zum Ausdruck kommen. Dies konnte jedoch anhand der vorliegenden Daten nicht bestätigt werden.

Während bei F1 und F2.1, F2.2 und F2.3 der Fokus auf theoretischen Problematiken liegt, geht es in den letzten Fragestellungen (F3.1, F3.2 u. F3.3) um einen inhaltlichen Aspekt:

> F3.1: Gibt es signifikante qualitative bzw. quantitative Unterschiede in der Polarität, Intensität, Explizität bzw. Implizität des Emotionsausdrucks innerhalb der Sprachräume?
>
> F3.2: Kann man sprachspezifische, emotionsmarkierte typische Strategien im Deutschen bzw. im Italienischen erkennen?
>
> F3.3: Hat die politische Orientierung der Produzierenden einen bedeutenden qualitativen bzw. quantitativen Einfluss auf die Polarität, Intensität, Explizität bzw. Implizität des Emotionsausdrucks?

Aufgrund der verbreiteten Stereotype, dass Italiener besonders emotional und leidenschaftlich, und Deutsche dagegen kühl und distanziert seien (vgl. u. a. Mazza Moneta 2000: 263 ff.), könnte man erwarten, dass die Kommentare im italienischen Korpus deutlich stärker von Emotionen geprägt sind. Die Analyse zeigt jedoch, dass die grundlegenden Unterschiede im Emotionsausdruck in den Daten nicht auf die unterschiedlichen Sprachräume, sondern vielmehr auf die politische Orientierung der Produzierenden zurückzuführen sind (vgl. 5.3.2).

Im Einklang mit den methodologischen Kriterien der KKL ist für die Überprüfung der vorliegenden Thesen sowie für die Beantwortung der aufgeworfenen Fragestellungen die Kombination von zwei Analysemethoden notwendig. Die Daten sollen einerseits anhand der qualitativ geprägten Arbeitsweise der funktional-kognitiven Textlinguistik, andererseits quantitativ mit Methoden der Korpuslinguistik analysiert werden.

3.3 Korpusbeschreibung

Die aufgestellten Thesen und die daraus abgeleiteten Forschungsfragen (vgl. 3.2) sollen anhand eines Korpus empirisch beantwortet werden. Laut Lemnitzers/Zinsmeisters (2010) Definition ist ein Korpus

[...] eine Sammlung schriftlicher oder gesprochener Äußerungen in einer oder mehreren Sprachen. Die Daten des Korpus sind digitalisiert, d. h. auf Rechnern gespeichert und maschinenlesbar. Die Bestandteile des Korpus [...] bestehen aus den Daten selber sowie möglicherweise aus Metadaten, die diese Daten beschreiben, und aus linguistischen Annotationen, die diesen Daten zugeordnet sind. [...] Außerdem sind linguistische Korpora oft, aber nicht immer, repräsentativ für den Gegenstand, auf den sie sich beziehen. (Lemnitzer/Zinsmeister 2010: 40–41)

Im Folgenden werden die Kriterien, die für die Erstellung des Korpus angewandt wurden, erläutert.

Zunächst einmal kann festgehalten werden, dass das Korpus thematisch beschränkt ist. Es handelt sich um eine Sammlung von knapp 400 Facebook-Kommentaren deutscher und italienischer Politikerinnen und Politiker sowie Bürgerinnen und Bürger, die auf Trumps Wahl zum Präsidenten der Vereinigten Staaten von Amerika am 8. November 2016 reagierten.

Für die Wahl dieses Themas sprachen vor dem Hintergrund der Fragestellungen mehrere Gründe. Erstens handelt es sich um ein Ereignis, das sowohl für die – zumindest europäischen – Journalistinnen und Journalisten, Meinungsforschenden und für die ganze Medienwelt ziemlich unerwartet war.[102] Abgesehen von der positiven bzw. negativen Evaluierung von Trumps Wahlsieg gibt es keinen Zweifel darüber, dass dieses unerwartete Wahlergebnis im Korpus als eine erschütternde Episode bzw. als eine politische Zäsur konzeptualisiert wird. Trumps Wahlsieg hat das Modell der bisherigen traditionellen Politik infrage gestellt und daher stark emotionale Reaktionen im politischen Diskurs beider Länder verursacht. Aus diesem Grund scheint dieses Ereignis für die Analyse des sprachlichen Emotionsausdrucks besonders geeignet zu sein.

Zweitens lässt sich sagen, dass es sich um ein bedeutendes internationales Ereignis handelt, das im Rahmen der politischen Diskurse beider der hier in der Analyse berücksichtigten Länder eine besondere Resonanz gehabt hat. Dies erleichtert eine homogene kontrastive Sprachanalyse, weil sich sowohl die deutschsprachigen als auch die italienischsprachigen Scheibenden auf dasselbe Ereignis beziehen.

Des Weiteren enthält das Korpus Texte aus einer begrenzten Zeitspanne: Es wurden nur diejenigen Kommentare ins Korpus aufgenommen, die in der Woche nach Trumps Wahlsieg in Facebook erschienen sind. Daher umfasst das Korpus Facebook-Kommentare, die im Zeitraum vom 9. bis 16. November

---

[102] Vgl. diesbezüglich u. a. Jenne' (2016); Kreye (2016); Marinelli (2016).

2016 zu diesem Thema publiziert wurden. Die zugrunde liegende Idee dahinter ist, insbesondere überwiegend spontane und emotionale Reaktionen im Korpus zu sammeln.

Einerseits besteht das Korpus aus Facebook-Kommentaren von 17 deutschen und 17 italienischen Politikerinnen und Politikern, die auf Trumps Wahlsieg reagierten. Andererseits wurden für die Analyse jeweils 10 Facebook-Kommentare deutscher bzw. italienischer Bürgerinnen und Bürger als Reaktion auf die Postings der Politikerinnen und Politiker, die sich zum Thema geäußert haben, ins Korpus aufgenommen.[103] Die Namen der Kommentierenden wurden aus Datenschutzgründen systematisch anonymisiert, lediglich das Geschlecht der Schreibenden wird in bestimmten Fällen erwähnt.

Was die Auswahl der Politikerinnen und Politiker angeht, handelt es sich um das Ergebnis eines Kompromisses zwischen drei verschiedenen Kriterien: erstens der Repräsentativität der jeweiligen Partei der Politikerinnen und Politiker im Parlament, zweitens ihrer Popularität auf der Plattform Facebook, was anhand der Zahl der Likes auf den Facebook-Seiten der Politikerinnen und Politiker bestimmt wurde. Drittens wurde versucht, aus beiden Ländern ähnlich viele linke bzw. rechte Politikerinnen und Politiker zu berücksichtigen.[104] Grundlegende Voraussetzung für die Aufnahme ins Korpus war selbstredend die Tatsache, dass sich die Politikerinnen und Politiker überhaupt zum

---

[103] Aus urheber- und datenschutzrechtlichen Gründen kann das vollständige Korpus nicht zugänglich gemacht werden. In Übereinstimmung mit den Richtlinien guter wissenschaftlicher Praxis, wie sie beispielsweise von der Deutschen Forschungsgemeinschaft (DFG) definiert wurden (vgl. https://www.dfg.de/de/grundlagen-rahmenbedingungen/grundlagen-und-prinzipien-der-foerderung/gwp), wurde sowohl das Gesamtkorpus als auch die Annotation der Emotionsmarker auf verschiedenen linguistischen Ebenen (graphostilistisch, morphologisch, lexikalisch und syntaktisch, vgl. Kap. 4) auf einem USB-Stick gespeichert. Diese Forschungsdaten wurden beim *Dipartimento di Lettere e Culture moderne* der Universität *La Sapienza* (https://web.uniroma1.it/lcm/home) und beim Fachgebiet *Allgemeine Linguistik* der Technischen Universität Berlin (https://www.tu.berlin/linguistik) hinterlegt. Interessierte Forschende haben die Möglichkeit, die Forschungsdaten einzusehen. Ich bedanke mich herzlich bei den Datenschutzbeauftragten der Technischen Universität Berlin für ihre freundliche Beratung.

[104] Jedoch muss gesagt werden, dass dieses Ziel nur annähernd verfolgt werden konnte, weil keine exakte Analogie zwischen dem deutschen und dem italienischen politischen Setting herrscht. Beispielsweise ist die italienische Fünf-Sterne-Bewegung eine einzigartige Partei, die in Deutschland keine genaue Entsprechung hat. Des Weiteren haben die Grünen in Deutschland viel mehr Erfolg als in Italien, wo die entsprechende Partei nicht genug repräsentativ ist, um für das Korpus berücksichtigt zu werden.

Thema in Facebook geäußert hatten. In diesem Zusammenhang lässt sich sagen, dass weder die damalige deutsche Kanzlerin Merkel noch der damalige italienische Ministerpräsident Renzi das politische Ereignis in Facebook kommentierten und dass die beiden daher in der vorliegenden Analyse nicht berücksichtigt werden konnten. In den folgenden Tabellen (vgl. Tab. 4 u. 5) werden die hier in Betracht gezogenen Politiker aufgelistet:

Tab. 4: Die deutschen Politikerinnen und Politiker, ihre politische Zugehörigkeit und ihre Popularität in Facebook

Deutsche Politikerinnen und Politiker	Partei[105]	Likes in Facebook[106]
Sigmar Gabriel	Sozialdemokratische Partei Deutschlands (SPD)	82.614
Gregor Gysi	Die Linke	457.594
Lars Klingbeil	SPD	13.755
Julia Klöckner	Christlich Demokratische Union Deutschlands (CDU)	57.165
Heiko Maas	SDP	55.762
Cem Özdemir	Die Grünen	155.883
Simone Peter	Die Grünen	11.421
Frauke Petry	Alternative für Deutschland (AfD)	173.587
Bernd Riexinger	Die Linke	23.066
Claudia Roth	Die Grünen	66.213
Horst Seehofer	Christlich-Soziale Union in Bayern (CSU)	Die Facebook-Seite wurde aufgelöst.
Frank-Walter Steinmeier	SPD	94.708
Jutta Steinruck	SPD	15.247
Thomas Strobl	CDU	7.446
Peter Tauber	CDU	37.220
Beatrix von Storch	AfD	101.085
Sarah Wagenknecht	Die Linke	501.623

[105] Die Parteizugehörigkeit der Politiker bezieht sich auf den Zeitpunkt der Wahl von Donald Trump im Jahr 2016.
[106] Die Zählung der Likes erfolgte im Moment des Aufbaus des Korpus (28.10.2018).

Tab. 5: Die italienischen Politikerinnen und Politiker, ihre politische Zugehörigkeit und ihre Popularität in Facebook

Italienische Politikerinnen und Politiker	Partei	Likes in Facebook
Deborah Bergamini	Forza Italia (FI)	14.403
Silvio Berlusconi	FI	1.077.562
Laura Boldrini	Sinistra Ecologia e Libertà (SEL)	332.073
Davide Boni	Lega Nord (LN)	32.170
Renato Brunetta	FI	83.956
Alessandro Di Battista	Movimento Cinque Stelle (M5s)	1.540.322
Nicola Fratoianni	Sinistra Italiana (SI)	104.097
Beppe Grillo	M5s	1.948.322
Enrico Letta	Partito Democratico (PD)	91.854
Roberta Lombardi	M5s	131.260
Giorgia Meloni	Fratelli d'Italia (FdI)	1.667.928
Federica Mogherini	PD	100.799
Nicola Morra	M5s	279.369
Roberta Pinotti	PD	50.169
Matteo Salvini	LN	4.404.051
Giovanni Toti	FI	226.440
Nicola Zingaretti	PD	332.050

Tab. 6 und Tab. 7 zeigen die Anzahl der Kommentare und der Wörter innerhalb des deutschen Teilkorpus:

Tab. 6: Kommentare der deutschen Politikerinnen und Politiker

Deutsche Politikerinnen und Politiker	Kürzel im Korpus	Anzahl der Kommentare	Anzahl der Wörter
Sigmar Gabriel	DP01	1	114
Gregor Gysi	DP02	1	133
Lars Klingbeil	DP03	1	361
Julia Klöckner	DP04	1	212
Heiko Maas	DP05	1	101
Cem Özdemir	DP06	1	87
Simone Peter	DP07	1	19

(Forts.)

METHODISCHES VORGEHEN

Tab. 6: (Forts.)

Deutsche Politikerinnen und Politiker	Kürzel im Korpus	Anzahl der Kommentare	Anzahl der Wörter
Frauke Petry	DP08	1	248
Bernd Riexinger	DP09	1	262
Claudia Roth	DP10	1	122
Horst Seehofer	DP11	1	91
Frank-Walter Steinmeier	DP12	1	449
Jutta Steinruck	DP13	1	101
Thomas Strobl	DP14	1	125
Peter Tauber	DP15	1	54
Beatrix von Storch	DP16	1	196
Sarah Wagenknecht	DP17	1	215

Tab. 7: Kommentare der deutschsprachigen Bürgerinnen und Bürger

Deutsche Bürgerinnen und Bürger	Kürzel im Korpus	Anzahl der Kommentare	Summe der Wörter aller Kommentare
Kommentare zu Sigmar Gabriel	DB01.01–DB01.10	10	728
Kommentare zu Gregor Gysi	DB02.01–DB02.10	10	682
Kommentare zu Lars Klingbeil	DB03.01–DB03.10	10	996
Kommentare zu Julia Klöckner	DB04.01–DB04.10	10	1.062
Kommentare zu Heiko Maas	DB05.01–DB05.10	10	655
Kommentare zu Cem Özdemir	DB06.01–DB06.10	10	807
Kommentare zu Simone Peter	DB07.01–DB07.10	10	392
Kommentare zu Frauke Petry	DB08.01–DB08.10	10	524
Kommentare zu Bernd Riexinger	DB09.01–DB09.10	10	990
Kommentare zu Claudia Roth	DB10.01–DB10.10	10	508
Kommentare zu Horst Seehofer	DB11.01–DB11.10	10	558
Kommentare zu Frank-Walter Steinmeier	DB12.01–DB12.10	10	811
Kommentare zu Jutta Steinruck	DB13.01–DB13.07	7	438
Kommentare zu Thomas Strobl	DB14.01–DB14.10	10	595
Kommentare zu Peter Tauber	DB15.01–DB15.10	10	469
Kommentare zu Beatrix von Storch	DB16.01–DB16.10	10	559
Kommentare zu Sarah Wagenknecht	DB17.01–DB17.10	10	822

In Tabelle 8 und 9 findet sich eine Übersicht über die Kommentare im italienischen Teilkorpus:

KORPUSBESCHREIBUNG

Tab. 8: Die Kommentare der italienischsprachigen Politikerinnen und Politiker

Italienische Politikerinnen und Politiker	Kürzel im Korpus	Anzahl der Kommentare	Anzahl der Wörter
Deborah Bergamini	IP01	1	185
Silvio Berlusconi	IP02	1	117
Laura Boldrini	IP03	1	220
Davide Boni	IP04	1	140
Renato Brunetta	IP05	1	133
Alessandro Di Battista	IP06	1	256
Nicola Fratoianni	IP07	1	124
Beppe Grillo	IP08	1	270
Enrico Letta	IP09	1	17
Roberta Lombardi	IP10	1	374
Giorgia Meloni	IP11a u. IP11b	2	155
Federica Mogherini	IP12	1	160
Nicola Morra	IP13	1	95
Roberta Pinotti	IP14	1	118
Gianni Pittella	IP15	1	240
Matteo Salvini	IP16	1	77
Giovanni Toti	IP17a u. IP17b	2	32
Nicola Zingaretti	IP18	1	77

Tab. 9: Die Kommentare der italienischsprachigen Bürgerinnen und Bürger

Italienische Bürgerinnen und Bürger	Kürzel im Korpus	Anzahl der Kommentare	Summe der Wörter aller Kommentare
Kommentare zu Deborah Bergamini	IB01.01–IB01.08	8	183
Kommentare zu Silvio Berlusconi	IB02.01–IB02.10	10	686
Kommentare zu Laura Boldrini	IB03.01–IB03.10	10	483
Kommentare zu Davide Boni	IB04.01–IB04.07	7	423
Renato Brunetta	IB05.01–IB05.04	4	46
Kommentare zu Alessandro Di Battista	IB06.01–IB06.10	10	743
Kommentare zu Nicola Fratoianni	IB07.01–IB07.10	10	1.038

(Forts.)

Tab. 9: *(Forts.)*

Italienische Bürgerinnen und Bürger	Kürzel im Korpus	Anzahl der Kommentare	Summe der Wörter aller Kommentare
Kommentare zu Beppe Grillo	IB08.01–IB08.10	10	757
Kommentare zu Enrico Letta	IB09.01–IB09.10	10	553
Kommentare zu Roberta Lombardi	IB10.01–IB10.10	10	375
Kommentare zu Giorgia Meloni	IB11a.01–IB11a.05 + IB11b.01–IB11b.05	10	556
Kommentare zu Federica Mogherini	IB12.01–IB12.10	10	581
Kommentare zu Nicola Morra	IB13.01–IB13.10	10	1.536
Kommentare zu Roberta Pinotti	IB14.01–IB14.10	10	537
Kommentare zu Gianni Pittella	IB15.01–IB15.10	10	535
Kommentare zu Matteo Salvini	IB16.01–IB16.10	10	513
Kommentare zu Giovanni Toti	IB17a.01–IB17.10	10	358
Kommentare zu Nicola Zingaretti	IB18.01–IB18.10	10	549

Des Weiteren liefern die folgenden Tabellen (vgl. 10 u. 11) einen zusammenfassenden Überblick über die wesentlichen quantitativen Daten des vorliegenden Korpus:

Tab. 10: Eckdaten des deutschen Teilkorpus

Schreibende	Anzahl der Kommentare	Summe der Wörter aller Kommentare
Deutsche Politikerinnen und Politiker	17	2.890
Deutsche Bürgerinnen und Bürger	167	11.596
Total	184	14.486

Tab. 11: Eckdaten des italienischen Teilkorpus

Schreibende	Anzahl der Kommentare	Summe der Wörter aller Kommentare
Italienische Politikerinnen und Politiker	20	2.790
Italienische Bürgerinnen und Bürger	169	10.452
Total	189	13.242

4 Explizite Emotionsmarker

In diesem Kapitel steht die Beantwortung der in Kapitel 3 formulierten Fragestellungen F1.1 und F2.1 im Vordergrund (vgl. Kap. 3). Es soll also erforscht werden, durch welche sprachlichen Mittel Emotionen zum Ausdruck kommen und wie diese klassifiziert werden können. Im Folgenden geht es ausschließlich um explizit kodierte Emotionsmanifestationen und zwar um bestimmte graphostilistische (vgl. Kap. 4.1), morphologische (vgl. Kap. 4.2), lexikalische (vgl. Kap. 4.3) und syntaktische Mittel (vgl. Kap. 4.4), die Emotionen ausdrücken sowie Evaluationen in der Textwelt darstellen. Diese sprachlichen Elemente werden in der vorliegenden Studie als Emotionsmarker bezeichnet. Es sei jedoch präzisierend angemerkt, dass der Terminus ‚Marker' auf keinen Fall auf eine dichotomische Opposition zwischen markierten und unmarkierten sprachlichen Äußerungen verweist. Ausgangspunkt der vorliegenden Studie ist nämlich, dass *jeder* individuelle und konkrete Sprechakt mit Emotionen erfüllt ist (vgl. T1 in Kap. 3). Die Klassifikation der Emotionsmarker hat eher einen funktionalen Zweck, wobei sie der Operationalisierung der gestellten Fragestellungen F1.1 und F2.1 und somit einem besseren Verständnis explizit kodierter Emotionsmanifestationen dient. Aus theoretischer Perspektive soll dabei allerdings berücksichtigt werden, dass die Emotionsmarker nicht in einem dichotomischen, sondern in einem skalaren Sinne verstanden werden, da sich sprachliche Äußerungen innerhalb eines Kontinuums zwischen maximaler und minimaler Emotionalität bewegen (vgl. 3.2).

4.1 Graphostilistische Emotionsmarker

Bekanntlich wird bei der computervermittelten Kommunikation oftmals vom normativen Sprachgebrauch abgewichen. Erwartungsgemäß sind im vorliegenden Korpus zahlreiche Fälle zu finden, in denen die orthografischen Normen der Standardsprache nicht beachtet werden. Allerdings scheinen viele dieser Abweichungen nicht zufällig bzw. bedeutungslos zu sein, sondern sie übernehmen oft eine emotive Funktion. Dies soll im Folgenden anhand der qualitativen (vgl. Kap. 4.1.1) und quantitativen (vgl. Kap. 4.1.2) Analyse der Sprachdaten veranschaulicht werden.

4.1.1 Orthografische Normabweichung als graphostilistischer Emotionsmarker

Bei den untersuchten Daten handelt es sich um ein Korpus geschriebener Sprache, die Daten enthalten also keine prosodischen Merkmale wie die gesprochene Sprache. Stattdessen können graphostilistische Markierungen verwendet werden. Im Zusammenhang mit digitalen Kommunikationsformen haben sich daher viele Forschende mit der Frage auseinandergesetzt, in welcher Weise graphostilistische Normabweichungen prosodische Eigenschaften emulieren (vgl. u. a. Haase et al. 1997; Androutsopoulos 2007; Tavosanis 2011). Im Folgenden geht es allerdings vielmehr um die Frage, wie Emotionen graphostilistisch dargestellt werden können.

Ein in beiden Sprachen vorhandenes Stilmittel ist die Großschreibung als gezielt eingesetztes Mittel der Emphase (vgl. hierzu auch Frick 2020 171; Marx 2023a: 1661):

> (1) [DB05.07]: Heiko Maas, SIE persönlich sind mit daran schuld das die Bürger immer mehr Vertrauen in die Politik verlieren. SIE persönlich bekämpfen doch Jeden Bürger der eine andere Meinung als die der Regierung öffentlich äussert. SIE persönlich sind die große GEFAHR der Demokratie.[107]

In (1) gilt die normabweichende Großschreibung der Wörter SIE und GEFAHR vermutlich nicht als Simulation eines lauten Sprechens, sondern eher als Ausdruck von Emphase.

---

[107] Orthografie- und Grammatikfehler sind in den Korpora-Beispielen nicht korrigiert worden. Die Unterstreichungen aller Beispiele dieses Kapitels wurden von der Autorin hinzugefügt.

Diese Hervorhebungsstrategie betrifft nicht nur einzelne Wörter, sondern auch Satzteile oder sogar ganze Sätze:

(2) [IB15.10]: Confonde la DEMOCRAZIA e il volere del POPOLO SOVRANO, con quello delle lobby della finanza e delle multinazionali, che voi difendete. [Dt. Übers.: Sie verwechseln die DEMOKRATIE und den Willen des SOUVERÄNEN VOLKS mit demjenigen der Lobbys des Finanzwesens und der Multinationalen Unternehmen, die ihr verteidigt.][108]

(3) [IB09.06]: TRUMP SCONFIGGE IL POLITICALLY CORRECT! [Dt. Übers.: TRUMP BESIEGT DAS POLITICALLY CORRECT!]

In (2) verbirgt sich hinter der Großschreibung bestimmter Satzteile die spezifische Konzeptualisierung des Produzenten und zwar die Gleichsetzung von Demokratie und souveränem Volk. Auch in (3) kann die Großschreibung als eine Art der schriftlichen Emphase interpretiert werden. Was der Produzent hervorheben möchte, ist die völlige Umkehrung der Hierarchie zwischen dem Establishment und dem Volk. Dieser Paradigmenwechsel wird auf Trumps Wahlsieg zurückgeführt.

Zusätzlich zur Großschreibung des Lexems *NOOOOOOO* ‚nein' erscheint in (4) die Iteration des Buchstabens *o*. Auch hier scheint es sich um einen typischen schriftlichen Hervorhebungsmechanismus zu handeln. Dieser dient dazu, die Äußerung als expressiv zu kennzeichnen und das Geschriebene zu verstärken:

(4) [IB04.04]: Alla faccia dei sondaggi, io voto NOOOOOOO![109] [Dt. Übers.: Egal, was die Wahlumfragen sagen, ich stimme neeeein!]

---

[108] Die italienischen Beispiele wurden von der Autorin ins Deutsche übersetzt.
[109] Am 4. Dezember 2016 fand in Italien ein Verfassungsreferendum statt. Kern der Reform war einerseits eine bedeutende Entkräftung der zweiten Kammer des Parlaments und zwar des Senats und andererseits die Abschaffung der Verwaltungsebene der Provinzen. (vgl. https://www.internazionale.it/notizie/2016/09/26/referendum-data-costituzionale-dicembre (07.12.2024)). Diese Reform wurde hauptsächlich von der Demokratischen Partei (PD), die damals regierte, unterstützt. Als stärkste Gegner der Reformen etablierten sich die Fünf-Sterne-Bewegung (M5S), Rechte Parteien wie die Lega Nord (LN) und Fratelli d'Italia (Fd'I), die mitte-rechts stehende Partei Forza Italia (FI), aber auch linke Parteien wie Sinistra Italiana (SI) und Sinistra Ecologia e Libertà (SEL). Nachdem das Verfassungsreferendum gescheitert war, kündigte der Ministerpräsident und Sekretär der Demokratischen Partei Renzi seinen Rücktritt an (vgl. https://www.repubblica.it/static/speciale/2016/referendum/costituzionale/ (07.12.2024)).

EXPLIZITE EMOTIONSMARKER

Das Phänomen der Buchstabeniteration als Andeutung einer gewissen Expressivität ist vorwiegend im Bereich der Vokalschreibung zu finden, doch finden sich daneben auch seltener Belege für die expressive Konsonanteniteration:

(5) [IB.11a.03]: Ma la ggggiorgia se lo ricorda che è stata ministro con berlusconi prima di gioire per gli anti establishment? [Dt. Übers.: Erinnert sich Ggggiorgia daran, dass sie Ministerin unter Berlusconi war, bevor sie sich über das Anti-Establishment freut?]

In der Form *ggggiorgia* (5) lässt sich das Phänomen der Iteration von Konsonanten nur auf emphatische Gründe schließen. Es handelt sich nämlich um ein diatopisch geprägtes Phänomen: Die Dehnung des Konsonanten /ʤ/ ist ein typisches Merkmal mittel-süd-italienischer Varietäten (vgl. Bafile 2011). Die Politikerin Meloni, an die der betreffende Kommentar gerichtet ist, ist Römerin und ihre Sprache ist bekanntermaßen von typischen diatopischen Merkmalen geprägt (vgl. Persili 2016). Man könnte also vermuten, dass der Schreiber des Kommentars den diatopisch markierten Hervorhebungsmechanismus dazu nutzt, um Meloni lächerlich zu machen bzw. um sie als provinziell darzustellen.

Wie die folgenden beiden Beispiele zeigen, kann auch die Interpunktion eine deutliche expressive Funktion erfüllen:

(6) [DB01.09]: So läuft es nun einmal, wenn die anderen nichts auf die Kette bekommen. Also alle mal abregen, abwarten und Tee trinken – die Panikmache hat noch überhaupt keine Berechtigung!!!!!!!!!

(7) [IB.10.10]: Sinceramente ... resto basita ... [Dt. Übers.: Ehrlich gesagt... bin ich bestürzt...]

Die neun wiederholten Ausrufezeichen in (6) dienen als Indikator einer besonders intensiven Exklamation. Laut Fries (1988: 195) hat der Exklamativsatz die primäre Funktion, die Emotionen und die Subjektivität der Produzierenden zum Ausdruck zu bringen.

Wie Androutsopoulos (2018: 729) betont, ist im Kontext digitaler Kommunikation „die präskriptive Funktion der Auslassungspunkte als Marker für fehlendes lexikalisches oder syntaktisches Material obsolet". Auslassungspunkte haben vielmehr eine segmentierende Funktion und konkurrieren dabei mit Emoticons und Emojis (vgl. Bsp. 12 u. 13). Darüber hinaus treten Auslassungspunkte oft zusammen mit emotionsbezeichnenden oder emotionsausdrückenden Lexemen[110] auf (Frick 2020: 165), wie dies auch in (7) der Fall ist. Die Verwendung von Auslassungspunkten kann in diesem Zusammenhang also als Markierung einer gewissen Expressivität interpretiert werden (vgl. hierzu auch Busch 2017: 90).

In den Beispielen (8) und (9) hat die graphostilistische Markierung keinen prosodischen Wert. Der Emotionsausdruck erfolgt durch eine rein grafische Strategie:

(8) [DB10.08]: Sie ist eine „Politikerin" die keine Ahnung hat, was die Realität ist!!

(9) [DB06.08]: Herr Özdemir, wenn Sie unsere „liberale Demokratie" und unsere „freiheitlichen Werte" verteidigen wollen, wieso betreiben Sie und Ihre Partei dann eine Politik, die genau das Gegenteil zu Ziel hat?

Die um das Wort *Politikerin* (8) gesetzten Anführungszeichen weisen eine bewertende Funktion auf, da sie die Glaubwürdigkeit und das Prestige der betreffenden Gesprächspartnerin infrage stellen. Die Anführungszeichen dienen also als abwertender Evaluierungsmarker und sie drücken negative Emotionen wie eine gewisse Verachtung aus.

Die Anführungszeichen können aber auch eine andere Funktion haben: Sie können dazu dienen ironischem Sprachgebrauch zu verdeutlichen. Dies geschieht in (9), wo die Anführungszeichen deutlich machen, dass das Gesagte nicht dem entspricht, was gemeint ist.[111]

In anderen Fällen kann die Verwendung von Anführungszeichen als eine Art Hervorhebungsstrategie dienen:

(10) [DB01.06]: Es gibt immer „Ursache – Wirkung", auch im Punkt der Spaltung eines Volkes, denn die wird oft, meiner Meinung nach, von „oben im Interesse Einzelner gelenkt".

---

[110] Für eine ausführliche Erörterung zwischen emotionsbezeichnenden und emotionsausdrückenden Lexemen vgl. 4.3.1.1. u. 4.3.1.2.
[111] Vgl. Kap. 6 für eine ausführliche Erörterung der Ironie als implizit kodierter Emotionsmarker.

EXPLIZITE EMOTIONSMARKER

In (10) weicht die Verwendung von Anführungszeichen von den üblichen Normen ab.[112] Die Anführungszeichen dienen hier weder der wörtlichen Wiedergabe bestimmter Textstellen noch der Hervorhebung von Wortteilen, Wörtern oder Textstücken, über die man eine Aussage machen will. Auch die oben thematisierte abwertende und ironische Funktion ist hier nicht vorhanden. Ähnlich wie bei der Großschreibung können Anführungszeichen als eine Strategie dienen, um bestimmte Wörter oder Satzteile zu betonen.

Selbst wenn Anführungszeichen gemäß den geltenden Regeln verwendet werden, weisen sie dennoch einen gewissen wertenden Charakter auf:

(11) [DB01.07]: „... aber Demokrat sein bedeutet, dass man den Willen des Volkes respektiert." Sie geben vor ein Demokrat zu sein, sind es aber ganz offensichtlich nicht.

In (11) dienen die Anführungszeichen der wörtlichen Wiedergabe einer bestimmten Textstelle von Gabriels Post (vgl. [DP01]). Wie auch in mehreren anderen Fällen im Korpus[113] ist das Anführen von Zitaten in der Regel keineswegs neutral. Vielmehr möchte der Schreibende sich klar von Gabriels Worten distanzieren, was auch durch die folgende Aussage bestätigt wird: *Sie geben vor ein Demokrat zu sein, sind es aber ganz offensichtlich nicht.*

Schließlich weisen auch der Gebrauch von Emojis und ASCII-Emoticons[114] eine expressiv-stilistische Funktion auf:

---

[112] Ausführlich über die Normen, die den Gebrauch von Anführungszeichen regeln, vgl. https://www.duden.de/sprachwissen/rechtschreibregeln/anfuehrungszeichen (07.12.2024).

[113] Vgl. u. a. folgende Beispiele aus dem Korpus: „*Da haben ja die Demokraten ein bisschen geschummelt, dass es anders gekommen ist.*" *Ein bisschen?* [DB02.10]; „*Wenn Donald Trump, wie er heute Morgen gesagt hat, wirklich Präsident aller Amerikaner werden will, dann wird es seine erste Aufgabe sein, die tiefen Gräben, die in der amerikanischen Gesellschaft während dieses Wahlkampfes entstanden sind, zuzuschütten.*" *Das gleiche gilt auch für Sie und Deutschland, Herr Steinmeier* [DB12.02]; "*Sono sempre stato e sarò sempre il più leale alleato degli Stati Uniti in Europa, riconoscente al Paese che ha garantito la nostra libertà per tutto il ventesimo secolo*" *QUALE LIBERTA'?...* [Dt. Übers.: „Ich bin immer der treueste Anhänger der Vereinigten Staaten in Europa gewesen, und das werde ich auch immer bleiben." WELCHE FREIHEIT?] [IB02.10].

[114] Im Gegensatz zu den moderneren Emojis sind ASCII-Emoticons ikonische Zeichenkombinationen auf der Basis des ASCII-Zeichensatzes. Es handelt sich hauptsächlich um Smileys und zwar um Gesichter, die um 90 Grad gedreht werden müssen (vgl. Siebenhaar 2018).

(12) [IB.11a.04]: Ahhh ... Giorgia, vedi che te sei de destra, sti discorsi mi ricordano tirate di sinistra, e pure datata. Su gioia, su, resettiamo la retorica. ☺
[Dt. Übers.: Achhh ... Giorgia, aber du bist ja rechts, diese Diskurse erinnern mich an linke, sogar veraltete Äußerungen. Los Schatz, los, lassen wir mal die Rhetorik. ☺]

(13) [DB16.04]: :-) ... Herrlich anzusehen sind die langen Gesichter der vereinigten Lügenjournalisten im Propaganda-TV... herrlich da schmeckt der Kaffee gleich doppelt so gut........... und wenn Trump mal regiert dann hat es sich auch bald ausgemerkelt... Trump you make my day, thank you... :-)

In (12) wird an letzter Position ein lächelndes Emoji benutzt. Emojis wurden grundsätzlich historisch betrachtet zunächst als ikonische Zeichen zum Ausdruck gewisser Emotionen verstanden (vgl. Siebenhaar 2018). Bei genauer Betrachtung des Phänomens scheint aber eine rein ikonische Interpretation nicht mehr erschöpfend zu sein. So weisen Emojis zweifelsohne ein Ähnlichkeitsverhältnis zu ihren Referenten auf, dennoch wird diese ikonische Funktion nicht selten expressiv im Zusammenspiel mit (einzel-)sprachlichen Zeichen besonders für pragmatische Zwecke eingesetzt. Im Zuge der zunehmenden Differenzierung und der Einführung neuer Emojis wurden auch ihre pragmatischen Funktionen in jüngeren Untersuchungen einer detaillierteren Betrachtung unterzogen (vgl. u. a. Herring/Dainas 2017; Marx 2023a: 1658). In (12) handelt es sich beispielsweise um einen ironischen Gebrauch des Emojis: Auf der wörtlichen Ebene wird die Politikerin Giorgia Meloni kritisiert, doch wird ein lächelndes bzw. positiv evaluierendes Emojis am Ende des Kommentars platziert. Auf diese Weise gelingt es der produzierenden Person, ihre negative Evaluierung auf eine besonders wirksame Weise zu vermitteln. Obgleich es sich um eine scharfe Kritik handelt, in der Meloni als rechtsorientierte Politikerin bezeichnet wird, die sich jedoch wie eine linksorientierte Politikerin verhält, wird das Gesicht der angesprochenen Person lediglich indirekt bzw. *off-record* verletzt (vgl. Brown/Levinson 1987: 17).

In (13) wird sowohl zu Beginn als auch am Ende des Kommentars ein lächelnder Smiley verwendet. In diesem Fall scheinen die Smileys eine diskursgliedernde Funktion zu übernehmen (vgl. Beißwenger/Pappert 2020). Diese Funktion ist eng mit ihrer syntaktischen bzw. textuellen Position innerhalb des Kommentars verbunden. So konnten bereits andere Studien (u. a. Zhang 2017) zeigen, dass Smileys bzw. Emojis in der überwiegenden Mehrheit am Satz- bzw. Textende benutzt werden, was einer diskursgliedernden Funktion entspricht.

Das in satzfinaler Position eingebettete Zeichen :-) bezieht sich nicht nur auf das ihm vorangestellte Wort, sondern auf die ganze Aussage bzw. den ganzen Kommentar, was dem gesamten Sprechakt eine positive Konnotation verleiht.

Zusammenfassend lässt sich sagen, dass die bisher diskutierten Abweichungen vom orthografischen Standard oftmals als bewusstes Stilmittel mit expressiver bzw. emotiver Funktion genutzt werden, zumal der normative Druck vergleichsweise gering ist.

4.1.2 Auswertung der quantitativen Daten

In Tabelle 12 sind die im Korpus vorhandenen graphostilistischen Emotionsmarker zusammengefasst:

Tab. 12: Graphostilistische Emotionsmarker

Graphostilistische Emotionsmarker	Deutsches Korpus		Italienisches Korpus		Ausgeübte Funktionen
	Prozentuale Zahl	Absolute Zahl[115]	Prozentuale Zahl	Absolute Zahl	
Großschreibung	0,09 %	13	0,6 %	78	Intensivierende
Buchstabeniteration	0,01 %	1	0,04 %	6	Intensivierende
Auffällige Interpunktion (Iteration von Ausrufezeichen und Fragezeichen, Auslassungspunkte)	0,8 %	111	1,3 %	170	Intensivierende, diskursgliedernde
Anführungszeichen	0,4 %	64	0,3 %	44	Negative evaluierende, ironisierende
Emojis	0,02 %	3	0,05 %	7	Evaluierende, ironisierende, diskursgliedernde
ASCII-Emoticons	0,1 %	16	0,02 %	2	Evaluierende, intensivierende, diskursgliedernde
Gesamtzahl	1,4 %	208	2,3 %	307	

---

[115] Aus Platzgründen wird in dieser Spalte nur die absolute Zahl der jeweiligen graphostilistischen Emotionsmarker angegeben. Die einzelnen Beispiele sind im Korpus annotiert worden (vgl. Fn. 103).

Es fällt sofort auf, dass graphostilistische Emotionsmarker im italienischen Teilkorpus bedeutend häufiger als im deutschen Teilkorpus vorkommen.

Der bedeutendste Unterschied betrifft die emotive Funktion der Großschreibung, die im italienischen Teilkorpus 0,6 % und im deutschen Teilkorpus nur 0,09 % ausmacht. Dies kann teilweise durch sprachspezifische Gründe erklärt werden. Während im Deutschen systematisch alle Substantive großgeschrieben werden (vgl. Dudengrammatik 2016: 85), beschränkt sich die Großschreibung im Italienischen nur auf eine kleine Gruppe von Fällen (vgl. „maiuscole, uso delle" in Treccani Online). Dies bedeutet, dass das Italienische über ein breiteres Spektrum kleingeschriebener Wörter verfügt, die durch eine außergewöhnliche Großschreibung markiert werden können. Diese Diskrepanz wird zum Teil mit dem Gebrauch markierender Anführungszeichen ausgeglichen, die im Deutschen erheblich höher als im Italienischen ist.

Zuletzt ist noch anzumerken, dass ASCII-Emoticons im Deutschen bedeutend häufiger als Emojis auftauchen. Obwohl diese eine ältere bzw. einfachere Form der computervermittelten Kommunikation ist, scheint es immer noch ziemlich produktiv zu sein.

4.2 Morphologische Emotionsmarker

Auf morphologischer Ebene kommen Emotionen einerseits durch Evaluierung (4.2.1), andererseits durch Intensivierung zum Ausdruck (4.2.2).

Die Evaluierung besteht hautsächlich aus der Diminution, Augmentation und Pejoration. Es handelt sich um morphologische Prozesse, die die Bedeutung des Wortes auf qualitativer Ebene in positiver oder negativer Richtung modifizieren.

Die Intensivierung betrifft hingegen den quantitativen Parameter der Gradation und zwar die relative bzw absolute Superlativierung und in seltenen Fällen die Reduplikation.

Wie im Folgenden gezeigt wird, verbirgt sich sowohl hinter der Evaluierung als auch hinter der Intensivierung die emotive Andeutung der Produzierenden.

4.2.1 Evaluierung

Die evaluative Morphologie wurde erst in den Achtzigerjahren im italienischsprachigen Raum von Scalise (1983) als autonome Kategorie anerkannt.[116] Der Fokus liegt dabei hauptsächlich auf den morphologischen Prozessen der Diminution bzw. Augmentation.

Unter der Bezeichnung ‚evaluative Morphologie' wird einerseits die Hervorhebung, andererseits der bewertende Wert der obenerwähnten morphologischen Phänomene verstanden. Dies bedeutet, dass sich ihre Funktion nicht auf eine rein quantitative Ebene, sprich auf die Reduzierung bzw. Amplifikation der Dimensionen des bezeichnenden Objekts, beschränkt. Vielmehr sind Diminutive bzw. Augmentative oft eher auf einem qualitativen Niveau zu interpretieren, weil sie die evaluative bzw. emotionale Einstellung der Produzierenden zum Ausdruck bringen:

> Diminutive formation is evaluative (cf. the traditional term valutativi for Italian diminutives, augmentatives, and pejoratives), that is, diminutives express an evaluation or judgement "as to value" (not "as to fact"), according to the evaluator's intentions, perspective and standards of evaluation. An evaluation can also be characterized as an appreciation, that is, as a mental operation which assesses the value of an object or event. [...] Evaluations are inherently subjective, because they express the speaker's attitude towards an object or event. The attitude may, but need not, be emotive, whereas an expressed emotion is always evaluative. (Dressler/Merlini-Barbaresi 1994: 153)

Um den emotiven Wert von Diminutiven bzw. Augmentativen zu begreifen, ist eine textuelle Perspektive nötig, da diese je nach pragmatischen Zwecken verschiedene und sogar entgegengesetzte Bedeutungen aufweisen können.

Die Diminutive, die in den folgenden Beispielen vorkommen, üben eine negativ evaluierende Funktion aus:

---

[116] Es ist kein Zufall, dass die evaluative Morphologie als eigenständiger Forschungszweig im italienischsprachigen Raum entwickelt wurde. Im Italienischen sowie in anderen romanischen (Spanisch, Portugiesisch und Rumänisch) und slawischen Sprachen spielt die Evaluation im Rahmen der Morphologie eine zentrale Rolle (vgl. Costa 2017: 5). Andere wichtigen Studien zur evaluativen Morphologie sind z. B. Scheider (2012); Körtvélyessy (2015); Grandi/Körtvélyessy (eds.) (2015). In jüngster Zeit haben Lewandowska-Tomaszczyk/Wilson (2023) von einer „affektiven Morphologie" gesprochen: „In our chapter we use the term 'Affective Morphology' to cover phenomena of affective, emotional and evaluative value, as affect is an important element of emotional and evaluative meanings" (Lewandowska-Tomaszczyk/Wilson 2023: 426).

(14) [IB06.03]: Il Piddino medio si starà ancora chiedendo come mai negli USA votano di notte. [Dt. Übers.: Der durchschnittliche kleine PD-Wähler wird sich vielleicht immer noch fragen, warum in den USA nachts gewählt wird.]

(15) [IB16.03]: Povera Italia che produce un trumpino come il piccolo piccolo Salvini. [Dt. Übers.: Armes Italien, das ein Trumpchen wie der klitzekleine Salvini hervorbringt.]

(16) [IB06.08]: tipico dei democratici (di tutte le nazioni). se vincono loro ha vinto la libertà, il progresso, l'intelligenza, se vincono gli altri è un voto di protesta, populista e che viene dalla pancia del popolino „ignorante". [Dt. Übers.: Was die Demokraten (aller Länder) auszeichnet. Wenn sie gewinnen, hat die Freiheit, der Fortschritt, die Intelligenz gewonnen, wenn die anderen gewinnen, dann ist es eine populistische Protestwahl, die vom Bauchgefühl des einfachen Volks verursacht wurde.]

In (14) ergibt sich der Terminus *Piddino* aus der Abkürzung des Namens der demokratischen Partei *partito democratico* (PD, ausgesprochen [piddi]) und dem Diminutivsuffix *-ino*.[117] Es handelt sich um einen Neologismus, der sich ab 2007 in der italienischen Presse verbreitete (vgl. „Piddino" auf Treccani online).[118] Obwohl im bereits zitierten Wörterbuch nur eine wörtliche Definition angegeben ist, wonach das Wort *Piddino* einfach einen Wähler der demokratischen Partei bezeichne, hat das Lexem im Sprachgebrauch einen pejorativen Wert angenommen. In (14) dient das Suffix *-ino* der Verminderung oder sogar der Verhöhnung des demokratischen Wählers. Diese negativ evaluierende Interpretation wird zudem von der Tatsache gestützt, dass der Ausdruck in eine ironische Äußerung eingebettet ist. Mit dem Satz *Der durchschnittliche kleine PD-Wähler fragt sich immer noch, warum man in den USA nachts wählt* spielt der Produzent auf die offensichtliche Tatsache an,

---

[117] Obwohl in dem vorliegenden italienischen Teilkorpus nur Diminutive auf *-ino* gefunden wurden, lässt sich aus kontrastiver Sicht sagen, dass das Deutsche für die Bildung von Diminutiven lediglich über die Suffixe *-chen* und *-lein* verfügt, wohingegen es im Italienischen ein viel breiteres Spektrum an Suffixen wie z. B. *-uccio/a*, *-etto/a*, *-ello/a*, *-otto/a*, *-(u)olo/a* usw. gibt. Vgl. diesbezüglich Bosco Coletsos/Costa (2013); Costa (2013), (2017).

[118] Nach demselben Muster wurde ab 1998 die Form *diessino* gebildet. Dieser Terminus ergibt sich aus der Kombination der Abkürzung des Namens der damaligen demokratischen Partei *democratici di sinistra* (DS, ausgesprochen [di'ɛsse]) und dem Diminutivsuffix *-ino*. Auch in diesem Fall erfüllte die Diminutivform oft eine negativ bewertende Funktion.

dass sich Europa und die USA in zwei verschiedenen Zeitzonen befinden. Der textuellen Inszenierung des Produzenten zufolge wundere sich also der durchschnittliche PD-Wähler über eine banale Selbstverständlichkeit. Hinter dieser Äußerung verbirgt sich folglich eine gewisse Ironie, da das Gesagte nicht mit dem Gemeinten übereinstimmt. In der Tat möchte der Produzent somit das Erstaunen der PD-Wähler über Trumps Wahlsieg hervorheben. Diese pragmatische Strategie dient also der schon von der Diminutivform eigeleiteten Verspottung der *PD-Wähler*, die als völlig ahnungslos und realitätsfremd referenzialisiert werden.

Auch in (15) hat das Diminutiv *Trumpino* einen pejorativen Wert. In diesem Fall handelt es sich um einen Eigennamen, der mit einem Diminutivsuffix versehen ist. Obwohl diese Endung bei Eigennamen auch dem Ausdruck der affektiven Beziehung zwischen den Gesprächsbeteiligten dienen kann, wird sie hier für die Realisierung entgegengesetzter pragmatischer Zwecke genutzt. Der Produzentin zufolge bezeichne das Wort *Trumpino* einen Politiker, der die schlechte bzw. die weniger mächtige und weniger erfolgreiche Version von Trump ist. Der Schreiberin zufolge ist dieser Politiker der italienische Leader der rechten Partei *Lega Nord*, Matteo Salvini. Dieser wird im Text durch zwei unterschiedliche morphologische Strategien negativ evaluiert: erstens durch die bereits erwähnte Suffigierung mit *-ino*, zweitens durch die expressive Reduplikation des Adjektivs *piccolo* ‚klein'. Aufgrund ihrer intensivierenden Funktion wird Letztere im folgenden Abschnitt (vgl. 4.2.2) erörtert.

Auch in (16) dient das Diminutiv *popolino* ‚einfaches, niedriges Volk' der negativen Bewertung des bezeichneten Objekts. Der neuen Version von De Mauros Wörterbuch[119] zufolge bezeichnet dieses Lexem die niedrigste Schicht der Bevölkerung, die durch Vulgarität und Ignoranz gekennzeichnet ist. Diese negativ evaluierende Intention wird durch den Gebrauch des pejorativen Adjektivs *ignorante* ‚ungebildet, ignorant' bestätigt. Des Weiteren ist zu beachten, dass das betreffende Diminutiv in einen idiomatischen Ausdruck eingebettet ist. Der Produzent kritisiert die mutmaßliche elitäre Einstellung der Demokratinnen und Demokraten, die bei einer Wahlniederlage dazu tendieren, das Volk als ignorant zu stigmatisieren. Die Wahl des Volks werde von den Demokratinnen und Demokraten entsprechend als eine *populistische*

---

[119] Als Referenz für die vorliegende Analyse wurde die Online-Version des Wörterbuchs *Il nuovo De Mauro* (https://dizionario.internazionale.it, 07.12.2024) verwendet.

Protestwahl, die vom Bauchgefühl des einfachen Volkes verursacht wurde, angesehen. Das Idiom *dalla pancia* (wörtl. ‚vom Bauch') hat hier eine klare abwertende Funktion, weil es hier der Hervorhebung der angeblich instinktiven und irrationalen Natur der Volkswahl dient.[120]

Auch die folgenden deutschen Diminutive weisen eine pejorative Funktion auf:

(17) [DB01.09]: Gleichzeitig würde das heissen, dass alle seine Wähler dumm sind? Was für eine Anmassung??? Dasselbe Spielchen spielt man hier mit der AfD – die Leute haben sicherlich gute Gründe warum Sie so wählen wie sie wählen!!!!!!

(18) [DB04.08]: geht es noch frau klöckner? es gab momente, in denen ich auf sie als merkel nachfolgerin gesetzt hätte. nach diesem auftritt denke ich: Mäuschen, mach lieber auf weinkönigin.

In (17) liefert der Schreiber dieselbe Argumentation, die bereits in (16) angeführt wurde: Die Demokratinnen und Demokraten würden die legitime Volkswahl nicht respektieren und die Wähler als *dumm* stigmatisieren. Mit einer polemischen Einstellung wird dieses mutmaßliche Verhalten der Demokratinnen und Demokraten als *Spielchen* referenzialisiert. Hinter dem Gebrauch dieses Diminutivsuffixes verbirgt sich eine negativ evaluierende Intention: Die Demokratinnen und Demokraten werden als skrupellose Menschen dargestellt, die die Realität manipulieren. Des Weiteren sei hervorgehoben, dass das Diminutiv in eine thematische Verschiebung[121] eingebettet ist: Ein externes Ereignis (Donald Trumps Wahlsieg) wird dazu ausgenutzt, um über die interne deutsche Politik zu reden (die zunehmende Zustimmung zur AfD).

In (18) hat das Diminutiv *Mäuschen* nicht nur einen pejorativen, sondern auch einen diskriminierenden bzw. sexistischen Wert. Laut Schneider/Schneider „machen Männer Frauen klein, indem sie sie durch den Gebrauch von Diminutivformen in der Anrede wie auch im Reden über Frauen auf die Stufe von Kindern stellen" (1991: 170). In diesem Fall nutzt der männliche Produzent das Diminutiv *Mäuschen* dazu aus, um seiner Adressatin gegenüber

---

[120] Vgl. „pancia", *Il nuovo De Mauro*.
[121] Für eine ausführliche Erörterung der thematischen Verschiebung als implizit kodierter Emotionsmarker vgl. Kap. 6.

einen gewissen Spott auszudrücken. Des Weiteren weist der Produzent auf die Tatsache hin, dass Julia Klöckner 1995 zur deutschen Weinkönigin gewählt wurde,[122] was die sexistisch geprägte Referenzialisierung der Politikerin noch weiter verstärkt. Im TWM der Rezipierenden aktiviert sich die typische chauvinistische Frauendarstellung, wonach eine (gut aussehende) Frau der Politik nicht gewachsen sei.

Was die Augmentative angeht, so tauchen im italienischen Teilkorpus folgende Formen auf:

(19) [IB.11b.03]: i Poveri "giornalaisti" da strapazzo in 4 mesi si sono beccati 2 sberloni in piena faccia. [Dt. Übers.: Die armen schrecklichen Journalisten haben in 4 Monaten zwei Riesenschläge mitten ins Gesicht bekommen.]

(20) [IB.11a.02]: Tutti quelli che si erano schierati con la Clinton penso che hanno preso un tale schiaffone che non so cosa ci vorrà x animarli. [Dt. Übers.: Ich glaube, dass alle, die sich auf Clintons Seite geschlagen haben, so einen Riesenschlag ins Gesicht bekommen haben, dass ich nicht einmal weiß, wie sie wieder Mut fassen werden.]

Costa (2017: 34) hat zu Recht hervorgehoben, dass die Funktion des Suffixes *-one* nicht der quantitativen Augmentation, sondern eher der ironischen Übertreibung des bezeichnenden Sachverhalts dient.[123] Dies bringt eine gewisse Involvierung der Produzierenden mit sich, die damit die Realität durch ihre eigene Perspektive referenzialisieren:[124]

> Nell'uso contemporaneo si nota per *-one* una forte componente di prospettivazione e l'impiego del suffisso per veicolare la posizione del locutore rispetto al referente e all'interlocutore.[125] (Costa 2017: 34)

---

[122] Für eine ausführliche Biografie der Politikerin Klöckner vgl. https://www.bundestag.de/abgeordnete/biografien/K/kloeckner_julia-861140 (07.12.2024).
[123] Für eine ironische Interpretation des Suffixes *-one* vgl. auch Prieto (2015) u. Grandi (2017).
[124] Vgl. Kap. 6 für ausführlichere Erläuterungen zur subjektivierenden Perspektivierung.
[125] „In Bezug auf den gegenwärtigen Gebrauch von *-one* kann eine stark perspektivierende Komponente sowie die Nutzung dieses Suffixes, um die Einstellung des Produzierenden dem Rezipierenden gegenüber auszudrücken, bemerkt werden." (Übersetzung von der Autorin).

In (19) und (20) scheinen die Synonyme *sberloni* und *schiaffone* eine spöttische Funktion zu erfüllen. Das Augmentativsuffix dient nicht der Bezeichnung einer quantitativ großen bzw. starken Ohrfeige, sondern der demütigenden Darstellung des antitrumpistischen Journalisten (19) und der Anhängerinnen und Anhänger Clintons (20). Es wird folglich vermutet, dass Letztere Trumps Wahlsieg nicht erwartet haben und daher werden sie als ahnungslose Verlierende dargestellt.

Die folgenden deutschen Beispiele lassen sich ähnlich interpretieren:

(21) [DB08.05]: Und die SuperAnalysten lagen wie beim Brexit und den AFD Erfolgen wieder falsch.

(22) [DP17]: Nötig ist eine grundlegend andere Politik, die sich an den sozialen Interessen der großen Mehrheit der Bevölkerung orientiert statt an den Interessen von Superreichen und Konzernen.

In beiden Fällen erfolgt die Augmentation durch das Präfix *Super-*.[126] In (21) handelt es sich erneut um eine scharfe Kritik an diejenigen, die Trumps Wahlsieg sowie den Brexit und den Erfolg der AfD nicht erwartet haben. Das Lexem *Superanalysten* bringt abermals eine gewisse Ironie zum Ausdruck. Wörtlich bezeichnet es eine besonders kluge und professionelle Fachkraft, die das Geschehen der Politik und des Finanzwesens analysiert. In diesem Kontext dient das Präfix jedoch der Verspottung der Analysierenden, deren Prognosen sich als falsch erwiesen hatten.[127]

In (22) kann das Augmentativ *Superreichen* als Anspielung auf die kritische Einstellung der Politikerin in Bezug auf die sozialen Ungerechtigkeiten interpretiert werden: Wagenknecht wünscht sich *eine andere Politik, die sich an den sozialen Interessen der großen Mehrheit der Bevölkerung orientiert statt*

---

[126] Weitere im Korpus vertretenen Alternativen für die Bildung von Augmentative sind der Gebrauch des Suffixes *Hoch-* wie z. B. in *Diese „hochgebildete" Schicht* [DB08.07] oder in – *ja, sogar zum Friedensnobelpreisträgerimmitator haben sie ihn hochgelobt* [DB11.04] und des Suffixes *Riesen-* wie z. B. in *ein Riesenschritt* [DB14.04]. Ausführlich über die Bildung von Augmentativen im Deutschen vgl. Costa (2017: 56–57).

[127] Obwohl im vorliegenden Korpus keine Beispiele dafür gefunden wurden, ist die ironische Augmentation autoritärer Personen bzw. geschätzter Berufe auch im Italienischen sehr häufig. Einige Beispiele dafür sind die Formen *professoroni* ‚Superprofessoren', *giornaloni* ‚Superzeitungen', *giornalistoni* ‚Superjournalisten', *intellettualoni* ‚Superintellektuelle' usw. (vgl. Cortelazzo 2019).

an den Interessen von Superreichen (vgl. [DP17]). Im TWM aktiviert sich eine dichotomische Referenzialisierung[128] zwischen der *Mehrheit der Bevölkerung* und den *(Super)Reichen*. Während Ersteren gegenüber eine gewisse Solidarität bzw. Empathie vermittelt wird, verbirgt sich hinter der Bezeichnung der Letzteren eine negative Evaluierung.

Zu den Forschungsobjekten der evaluativen Morphologie gehören auch die sogenannten Pejorative. Diesbezüglich weisen die zwei untersuchten Sprachen bedeutende Unterschiede auf: Während das Italienische über zahlreiche pejorative Suffixe verfügt,[129] gibt es im Deutschen keine Affixe, die ausschließlich eine pejorative Funktion ausüben (vgl. Crestani 2010: 233; Dammel 2011).

Was das italienische Teilkorpus angeht, taucht nur das pejorative Suffix *-oide* auf:

(23) [IB.11b.04]: E' anche scandaloso come tantissime trasmissioni radiofoniche si permettano di giudicare e deridere l'esito DEMOCRATICO delle elezioni. Da li si capisce la tendenza sinistroide dei media italiani. [Dt. Übers.: Es ist auch skandalös, wie viele Radioprogramme es sich erlauben, das demokratische Wahlergebnis zu kritisieren und zu verspotten. Daran erkennt man die blöde linksgerichtete Tendenz der italienischen Medien.]

(24) [IB04.07]: tutti i sinistroidi imbufaliti e tramortiti dalla pesante sconfitta democratica. [Dt. Übers.: Alle verdammten links stehenden von der schweren demokratischen Niederlage sauwütend und betäubt.]

In beiden Fällen handelt es sich um die Pejoration des Lexems *sinistra* ‚Linke'. Das Wort *sinistroide* dient also der abwertenden Bezeichnung einer links stehenden Persönlichkeit. Durch das Suffix *-oide* werden eine Reihe von Stereotypen hervorgerufen wie zum Beispiel die mutmaßliche snobistische und intellektuelle Haltung der Unterstützenden der Linken.

---

[128] Für eine ausführliche Erörterung der dichotomischen Referenzialisierung als implizit kodierter Emotionsmarker vgl. Kap. 6.

[129] Unter den produktivsten pejorativen Suffixen des Italienischen sind *-accio*, *-astro*, und *-azzo* zu nennen. Des Weiteren sind auch die Suffixe *-aglia*, *-icchio*, *-iciattolo*, *-otto*, *-onzolo*, *-ucolo* und *-òide* zu erwähnen (vgl. Gaeta 2011).

Da es im Deutschen keine ausschließlich pejorativen Suffixe gibt,[130] erfolgt die Pejoration meistens durch Komposition:

(25) [DB16.04]: Herrlich anzusehen sind die langen Gesichter der vereinigten Lügenjournalisten im Propaganda-TV.

(26) [DB02.09]: Das Positive an Trump's Wahlsieg ist dass es die Wallstreet-Marionette Clinton nicht geschafft hat!

(27) [DB17.02]: Probleme werden nicht kleiner, in dem man sie ignoriert. Das ist eine Milchmädchen-Rechnung.

Analog zu den bereits erörterten Fällen des Augmentativs *Superanalysten* (21) dient hier das Kompositum *Lügenjournalisten* (25) erneut der polemischen und abwertenden Bezeichnung der offiziellen Presse, die Trumps Wahlsieg nicht erwartete. Die Wortbildung basiert auf der Kombination des Substantivs *Journalisten* mit dem Lexem *Lügen*, das die negative Evaluierung des Kompositums verursacht. Des Weiteren werden die betreffenden Journalisten auch mit *langen Gesichtern* referenzialisiert, was polemisch auf ihre Enttäuschung in Bezug auf Trumps Wahlsieg anspielt.

In (26) dient das Kompositum *Wallstreet-Marionette* einer stark negativen bzw. beleidigenden Referenzialisierung der Politikerin Clinton. In diesem Fall ist es das zweite Element des Kompositums und zwar das Wort *Marionette*, das die Abwertung verursacht. In seiner übertragenen Bedeutung bezeichnet dieses Wort „ein unselbstständiger, von einem anderen als Werkzeug benutzter Mann" („Marionette" auf Duden Online). Wie in Beispiel (18) verbirgt sich hier hinter der Assoziation Clinton/Marionette nicht nur eine negative Evaluierung, sondern auch eine gewisse sexistische Einstellung.[131]

---

[130] In diesem Kontext ist jedoch zu erwähnen, dass die kollektivierenden Affixe *Ge-e* und *-(er)ei*, das iterative Suffix *-eln*, die nominalen Suffixe *-ler*, *-ling* und *-itis* sowie das onymische Suffix *-istan* häufig eine Pejoration zum Ausdruck bringen (vgl. Scherer 2019: 60). In diesem Zusammenhang seien beispielsweise folgende Fälle aus dem Korpus zitiert: *Geschrei* [DB04.03]; *Besserwisserei* [DB06.01]; *Kriegstreiberei* [DB08.07]; *Feiglinge* [DB08.09].

[131] Diesbezüglich sei auch an folgende bekannte Episode erinnert: Am 25.07.2016 verglich der Vorsitzende der rechten Partei *Lega Nord*, Salvini, auf einem Lega-Fest im Soncino (Lombardei) mit einer aufblasbaren Gummipuppe, die ständig hin und her geschwenkt wurde, mit der damaligen Kammerpräsidentin Boldrini (vgl. Die Redaktion von *La Repubblica* 2016).

Das Wort *Marionette* vermittelt die Idee einer schwachen Persönlichkeit, die sich von anderen manipulieren lässt. Dieser Vorwurf erhält einen diskriminierenden Wert, da er an eine politisch aktive Frau gerichtet ist. Es handelt sich um einen Bereich, das historisch betrachtet von Männern dominiert wurde und der daher Frauen gegenüber tendenziell eher nicht so wohlgesonnen ist.[132]

In (27) handelt es sich erneut um ein sexistisches Kompositum. Dem Duden Wörterbuch zufolge bezeichnet das Wort *Milchmädchenrechnung* eine „Rechnung, Erwartung, die auf Trugschlüssen, Illusionen o. Ä. aufgebaut ist".[133] Obwohl nicht alle Fachforschenden damit einverstanden sind,[134] hob die Genderlinguistik zu Recht den diskriminierenden Wert dieses Ausdrucks hervor. Diesem Ansatz zufolge sollten das Wort *Milchmädchenrechnung* sowie zum Beispiel die Ausdrücke *Karrierefrau* und *das schwache Geschlecht* vermieden werden, da sie Frauen herablassend behandeln oder sogar degradieren (vgl. Trömel Plötz 1984; Klann-Delius 2005: 185).

Des Weiteren lässt sich sowohl im deutschen als auch im italienischen Teilkorpus das morphologische Phänomen der Kontamination erwähnen.[135] Es handelt sich um eine Typologie der Wortbildung, die sich folgendermaßen definieren lässt:

---

[132] Diesbezüglich sei daran erinnert, dass der italienische Kassationshof am 21.12.2012 (Sentenz 49776) die Beleidigung *Marionetta* ‚Marionette' als sexistisch und diffamatorisch beurteilte (vgl. Maciocchi 2012).

[133] Dieser Ausdruck hat allerdings eine literarische Herkunft: Der Ausdruck stammt aus einer „Fabel des französischen Dichters J. de La Fontaine (1621–1695), in der sich ein Milchmädchen viel Geld aus dem Verkauf seiner Milch erträumt, Pläne macht, aus Vorfreude zu hüpfen beginnt und dabei die ganze Milch verschüttet" („Milchmädchenrechnung" auf Duden online).

[134] Diesbezüglich sei ein Zitat von Piirainen angeführt: „Um darin auch nur Spuren ‚sexistischer' Konnotationen zu erkennen, sind gedankliche Operationen erforderlich, die sich von den linguistischen Fakten weit entfernen. Das Konzept eines dümmlichen Bauernmädchens, also einer nicht völlig perfekten weiblichen Person, ist im Sinne der feministischen Logik der Grund, den Gebrauch des Kompositums als Verstoß gegen die Normen einer gendergerechten Ausdrucksweise anzusehen. Aus der Sicht der Linguistik ist es eine figurative Lexikoneinheit wie jede andere, deren Bildlichkeit (wörtliche Lesart) aus beliebigen Wissensfragmenten schöpfen kann." (Piirainen 2018: 181).

[135] Trotz ihrer gegenwärtigen Produktivität ist die Kontamination in der sprachwissenschaftlichen Forschung lange eher in den Hintergrund gedrängt worden. Ausführlich zum Thema vgl. Friedrich (2008).

Unter Wortkreuzung (auch: Kontamination) versteht man das Zusammenziehen zweier Wörter zu einem Wort einschließlich einer Verschmelzung der beiden Wortinhalte. (Dudengrammatik 2016: 681)

In den folgenden Beispielen weist die Kontamination eine pejorative Funktion auf:

(28) [DB16.10]: sehr sehr sehr sehr geil!!!!!!!!!!!!!!!!!!!!!!!!!!!!!! das beste was der welt passieren konnte. Durch die besonnene wahl der amerikaner wurde der dritte weltkrieg durch die betrügerin killery vereitelt!

(29) [IB16.09]: Se vince il si sm sepolti noi italiani. Va bene ai centri sociali, PIDIOTI, clandestini, immigrati, e x il club della Leopolda. [Dt. Übers.: Wenn das „Ja" gewinnt, sind wir Italiener verloren. Es passt für die Gemeindezentren, für die Pidioten, für die illegalen Einwanderer, für die Migranten und für den Club der Leopolda.]

In (28) ergibt sich das Wort *killery* aus dem englischen Substantiv *killer*[136] ‚Mörder' und dem Eigennamen der demokratischen Kandidatin *Hillary*. Offensichtlich dient dieser Neologismus der negativ evaluierenden Charakterisierung der Politikerin, die als eine gefährliche und sogar todbringende Bedrohung referenzialisiert wird. Stark negative Emotionen wie Missbilligung, Wut und sogar Hass werden dabei hervorgerufen.

In (29) besteht das Wort *Pidioti* aus der Kombination der Abkürzung *PD* ‚Demokratische Partei' mit dem Schimpfwort *idioti* ‚Idioten'.[137] Dieser Neologismus hat einen gewissen Erfolg gehabt und ist im Wörterbuch Treccani dokumentiert. Übrigens lässt sich sagen, dass das Wort *Pidioti* in eine Enumeration,[138] deren Teile (*Gemeindezentren, illegale Einwanderer, Klub der Leopolda*) alle negativ konnotiert sind, eingebettet ist. Erneut handelt es sich um eine dichotomische Referenzialisierung, wonach zwei Gruppen in Form eines Kontrastes als Gegensatzpaare referenzialisiert werden. Einerseits

---

[136] Der Anglizismus *Killer* erscheint auch im Duden-Online und ist dort als *umgangssprachlich* gekennzeichnet.
[137] Es sei hierbei hervorgehoben, dass dieses Muster aktuell auch in Deutschland produktiv ist. Vgl. z. B. den Neologismus *Covidiot*, der aus der Kombination der Abkürzung ‚COVID' und dem Wort ‚Idiot' besteht (vgl. u. a. Weissenburger 2020; o. V. 2021).
[138] Für eine ausführliche Erörterung der Enumeration als implizit kodierter Emotionsmarker vgl. Kap. 6.

wird die *Wir-Gruppe* (d. h. die Italiener) positiv evaluiert, die – falls das „Ja" gewinnt – verloren ist. Andererseits findet man die negativ evaluierte *Ihr-Gruppe*, die aus allen bestehe, die von einer hypothetisch positiven Abstimmung des Referendums profitieren würden. Es sei an dieser Stelle erinnert, dass das betreffende Verfassungsreferendum insbesondere von den populistischen bzw. rechtsgerichteten Parteien verhindert werden sollte.[139] Aus diesem Grund besteht hier die negativ evaluierte *Ihr-Gruppe* aus einer Reihe von typisch linksorientierten Gruppen bzw. von Gruppen, die das Referendum unterstützten: die Gemeindezentren, die illegalen Einwanderer und der Klub der *Leopolda*.[140]

4.2.2 Intensivierung

Der Gebrauch von Superlativen ist in beiden Teilkorpora die am häufigsten verwendete morphologische Intensivierungsstrategie. Es lassen sich zwei verschiedene Arten von Superlativen unterscheiden: Der Superlativ in Vergleichskonstruktionen und der Elativ bzw. der absolute Gebrauch des Superlativs (vgl. Dudengrammatik 2016: 380 ff.).

Was den Superlativ in Vergleichskonstruktionen betrifft, so drückt dieser in Vergleichen den höchsten Grad aus:

(30) [IP02]: Sono sempre stato e sarò sempre il più leale alleato degli Stati Uniti in Europa. [Dt. Übers.: Ich bin immer der treueste Anhänger der Vereinigten Staaten in Europa gewesen, und das werde ich auch immer bleiben.]

(31) [DP01]: Eine der schmutzigsten und unwürdigsten Wahlkämpfe der Geschichte ist zu Ende.

Die Beispiele (30) und (31) sind doppelt emotiv geprägt: erstens auf lexikalischer, zweitens auf morphologischer Ebene. Abgesehen von der lexikalischen emotionsausdrückenden Natur der Wörter *leale* ‚treu' in (30) und *schmutzig*

---

[139] Vgl. Fn. 109.

[140] Die sogenannte *Leopolda* ist eine politische Tagung, die ab 2010 von dem damaligen Leader der PD, Renzi, konzipiert und initiiert wurde. Die *Leopolda* findet jedes Jahr im Herbst in Florenz bei dem ehemaligen Bahnhof *Leopolda* statt. Mit der Bezeichnung ‚Klub der Leopolda' bezieht sich die Produzentin auf die üblichen Teilnehmenden dieser Tagung, die als Mitte-Links-Orientierte negativ evaluiert werden.

und *unwürdig* in (31), die die evaluierende Perspektive des Produzenten verlauten lassen, wird diese zusätzlich durch die Steigerung der betreffenden Adjektive intensiviert.

Noch wirksamer ist der intensivierende Effekt des sogenannten Elativs, der sich folgendermaßen definieren lässt:

> Der Superlativ kann auch in einer absoluten Bedeutung gebraucht werden. Er drückt dann nicht den höchsten Grad aus, sondern nur einen (vergleichsweise) hohen Grad. (Dudengrammatik 2016: 380)

Im Italienischen werden Elative mit dem Suffix *-issimo* gebildet:

(32) [IB13.09]: Non so quanto questo risultato possa cambiare in meglio o in peggio le sorti dell'America e in meglio o in peggio le sorti dell'America e del mondo in generale, ma va preso come un segnale democratico importantissimo!!! [Dt. Übers.: Ich weiß nicht, ob dieses Wahlergebnis die Zukunft Amerikas und der Welt im allgemeinen zum Guten oder zum Schlechten verändern kann, aber es geht um ein sehr wichtiges demokratisches Zeichen!!!]

(33) [IB14.06]: Siete bellissimi. adesso tutti pro Trump. [Dt. Übers.: Ihr seid super toll ... Jetzt alle pro Trump.]

Abgesehen von der evaluativen Semantik der Adjektive *importante* ‚wichtig' (32) und *bello* ‚schön' (33) liegt ihr emotiver Wert auch in ihrer Steigerung. Die Perspektivierung des Produzenten taucht also zweimal auf: einerseits durch die Bewertung, andererseits durch die Intensivierung.

Es sei darauf hingewiesen, dass in (33) noch eine weitere, diesmal implizite, Emotionsmanifestation hinzukommt: die Ironie. Der Produzent möchte durch den Superlativ *bellissimi* ‚super toll' einen diametral entgegengesetzten Inhalt zum Ausdruck bringen. Dem Schreibenden zufolge seien die Mitglieder der Politik von einem stark heuchlerischen Verhalten gekennzeichnet, weil sie trotz vorheriger Kritik Trump nach dessen Wahlsieg unterstützen.

Des Weiteren können Elative im Italienischen auch durch den Gebrauch bestimmter Intensivierer wie z. B. *davvero* ‚wirklich' in (34) und *proprio* ‚echt' in (35) gebildet werden:

(34) [IB14.03]: Complimenti davvero [Dt. Übers.: Ganz herzlichen Glückwunsch]

(35) [IB08.04]: Siete proprio fulminati... [Dt. Übers.: Ihr seid echt bescheuert...]

Auch in diesen beiden Fällen werden mehrere emotive Markierungen miteinander kombiniert. In *complimenti davvero* (34) handelt es sich um die emphatische Steigerung des Searle'schen expressiven Sprechakts des Glückwunsches (Searle 1975: 364).

In (35) handelt es sich um das emotionsausdrückende Wort *fulminato* ‚bescheuert', dessen negativ evaluierender Wert durch den Gebrauch der Partikel *proprio* ‚wirklich' noch stärker intensiviert wird.

Im Deutschen werden Superlative meistens durch die Superlativsuffixe -st/-est gebildet. Daneben existieren allerdings noch weitere Möglichkeiten wie beispielsweise der Gebrauch von Partikeln bzw. Intensivierer (vgl. Dudengrammatik 2016: 381).

Im vorliegenden Teilkorpus wurden beide Varianten gefunden:

(36) [DP09]: Dieser Rechtsruck im mächtigsten Land der Welt ist ein deutliches Zeichen, sich mit aller Entschlossenheit dieser Entwicklung entgegenzustellen.

(37) [DP09]: In Zeiten des wachsenden Hasses gegenüber Menschen unterschiedlicher sozialer, religiöser und ethnischer Herkunft sowie mit verschiedenen Lebensstilen erfüllt es uns mit größter Sorge, dass dieser Mann Oberbefehlshaber der schlagkräftigsten Armee der Welt ist und Verfügungsgewalt über die größte Atomstreitmacht hat.

(38) [DB16.10]: sehr sehr sehr sehr geil!!!!!!!!!!!!!!!!!!!!!!!!!!!!!! das beste was der welt passieren konnte.

In (36) handelt es sich um einen Superlativ, der in eine Vergleichskonstruktion eingebettet ist. Die Vereinigten Staaten werden von dem Politiker als *das mächtigste Land* der Welt referenzialisiert. Es sei hierzu angemerkt, dass die Steigerung innerhalb einer Präsupposition auftaucht. Die Präsupposition basiert auf der Idee eines geteilten Wissensbestands zwischen den Gesprächsbeteiligten. Die Information wird so präsentiert, als ob die Gesprächsbeteiligten der gleichen Meinung wären (vgl. Lombardi Vallauri 2019a: 165).[141] Die persönliche Einschätzung des Schreibers, wonach die Vereinigten Staaten das mächtigste Land der Welt seien, wird folglich als unbestrittene Tatsache referenzialisiert. In diesem Fall hat diese pragmatische Strategie den Zweck, eine gewisse Emphase zu erzeugen. Gleichermaßen werden die Vereinigten

---

[141] Ausführlich zur Präsupposition als implizit kodierter Emotionsmarker vgl. Kap. 6.

Staaten in (37) als das Land mit der *schlagkräftigsten Armee der Welt* und *mit der größten Atomstreitmacht* dargestellt. Die gerade erwähnten Superlative werden zusammen mit dem Elativ *mit größter Sorge* kombiniert. Erneut handelt sich um einen Ausdruck, der hinsichtlich mehrerer Aspekte emotiv geprägt ist. Er besteht erstens aus dem emotionsbezeichnenden Substantiv *Sorge*, zweitens aus dem emotionsausdrückenden Adjektiv *groß* und drittens aus dessen Steigerung.

In (38) ist der Superlativ anders gestaltet: Der Elativ wird durch die Kombination des Adjektivs *geil* mit der vierfachten Wiederholung des Adverbs *sehr* gebildet. Die emotive bzw. begeisterte Natur des Ausrufs wird zudem auch durch den übertriebenen Gebrauch der Ausrufezeichen verursacht (vgl. 4.1.1).

Zuletzt lässt sich noch der morphologische Intensivierungsprozess der Reduplikation erwähnen. Letztere basiert auf einem ikonischen Prinzip: Die quantitative Verdoppelung der Form entspricht der qualitativen Verstärkung der Bedeutung (vgl. De Santis 2011). Angesichts des Problems der pragmatischen Funktion der Reduplikation hat sich eine Debatte zwischen den Forschenden entwickelt. Wierzbicka (1991: 266 ff.) unterscheidet zwischen dem pragmatischen Wert der Reduplikation und demjenigen der Intensivierung mit *molto* ‚sehr'. Während die Intensivierung nur einer Amplifikation des Gesagten dient, diene die Reduplikation Wierzbicka (1991) zufolge dem Ausdruck einer gewissen Emotion:

> I believe that expressions such as *bella bella*—unlike expressions such as *molto bella* "very beautiful"—contain an emotional component, which can perhaps be represented roughly as "I feel something thinking about it". (Wierzbicka 1991: 266)

Dieser Ansatz ist nur teilweise nachvollziehbar, da die Intensivierung *per se* als integraler Bestandteil des Emotionsausdrucks dient.[142]

Wie das folgende Beispiel zeigt, hängt also der emotive Wert der Reduplikation sowohl von ihrer intensivierenden als auch von ihrer evaluativen Funktion ab:

---

[142] „Wierzbicka (1986: 298) assigns to reduplication emotionality as a general feature [...]. The fact that emotion is often present, comes as no surprise since intensifiers are frequently made use of expression of emotions." (Dressler/Merlini Barbaresi 1994: 519).

(39) [IB16.03]: Povera Italia che produce un trumpino come il piccolo piccolo Salvini. [Dt. Über.: Armes Italien, das ein Trumpchen wie den Klitzekleinen Salvini hervorbringt.]

Abgesehen von dem bereits erörterten Diminutiv *Trumpino* (vgl. Bsp. (15)) wird Salvini in (39)[143] auch als *piccolo piccolo* ‚klitzeklein' (wörtl. klein klein) referenzialisiert. Im Gegensatz zu der möglichen Alternative *molto piccolo* ‚sehr klein' scheint die Form *piccolo piccolo* ‚klitzeklein' (wörtl. klein klein) sowohl eine intensivierende als auch eine abwertende Funktion einzunehmen. Salvini wird als eine Art schlechte Imitation von Trump referenzialisiert. Diese pragmatische Strategie hat zum Ziel, bei den Rezipierenden negative Emotionen wie Verachtung und Missbilligung zu erregen.

4.2.3 Auswertung der quantitativen Daten

In der folgenden Tabelle ist die Anzahl der im Korpus vorhandenen morphologischen Emotionsmarker zusammengefasst:

Tab. 13: Morphologische Emotionsmarker

Morphologische Emotionsmarker	Deutsches Teilkorpus		Italienisches Teilkorpus		Ausgeübte Funktionen
	Prozentuale Zahl	Absolute Zahl	Prozentuale Zahl	Absolute Zahl	
Diminutive	0,05 %	7	0,05 %	7	Evaluierende
Augmentative	0,05 %	7	0,05 %	6	Evaluierende; (intensivierende)
Pejorative	0,2 %	25	0,02 %	3	Evaluierende
Superlative	0,6 %	85	0,5 %	60	Intensivierende
Reduplikation	0,01 %	2	0,02 %	2	Evaluierende; intensivierende
Gesamtzahl	**0,9 %**	**126**	**0,6 %**	**78**	

Angesichts des bereits thematisierten kontrastiven Unterschieds, wonach die italienische im Gegensatz zur deutschen Sprache über eine größere Vielfalt evaluativer Suffixe verfügt, ist es überraschend, dass die evaluative Affigierung im deutschen Teilkorpus häufiger vorkommt. Auch was die Intensivierung

---

[143] Obwohl Bsp. (15), (39) u. (137) identisch sind wurden sie unter einer neuen Nummer aufgeführt, weil in denen jeweils einen anderen Aspekt hervorgehoben wird.

angeht, kommen Superlative im deutschen Untersuchungsmaterial erheblich häufiger vor. Das bereits angesprochene Stereotyp wonach Italiener besonders emotional und leidenschaftlich, und Deutsche hingegen kalt und distanziert seien kann zumindest auf der betreffenden sprachlichen Ebene, wiedergelegt werden.

4.3 Lexikalische Emotionsmarker

Um den lexikalischen Emotionsausdruck zu erforschen, wird im Folgenden eine zweiteilige Kategorisierung, die einerseits auf semantischen (4.3.1) und andererseits auf pragmatischen Parametern (4.3.2) basiert, vorgeschlagen.

Im ersten Fall steht die Bedeutung der Lexeme im Vordergrund. Es stellt sich also die Frage, welche Ausdrücke Emotionen bezeichnen (4.3.1.1) bzw. inwiefern ihre Semantik emotive Eindrücke und Einstellungen zum Ausdruck bringt (4.3.1.2). Im zweiten Fall liegt der Fokus dahingegen auf der kommunikativen Funktion von Ausdrücken im Rahmen ihres spezifischen Kontextes. Im Teilkapitel 4.3.2 soll entsprechend veranschaulicht werden, dass der semantische Wert von Lexemen nicht nur wortintern begreifbar sein kann. Je nach pragmatischen Zwecken können Wörter verschiedene oder sogar entgegengesetzte Bedeutungen aufweisen. In diesem Sinne können „alle Wörter potenzielle Kandidaten für einen Gefühlwortschatz sein" (Koesters Gensini 2016: 163). Aus diesem Grund würden bei einer rein semantischen Klassifikation wichtige Elemente wie z. B. Partikeln oder Deiktika nicht berücksichtigt.

Um Emotionen zum Ausdruck zu bringen, interagieren sowohl semantische als auch pragmatische Aspekte von Wörtern ständig miteinander. Daher ist die hier vorgeschlagene Kategorisierung nicht allzu eng zu verstehen, sondern eher als eine Art *Kompass*, der uns im Rahmen des komplexen Themas des lexikalischen Emotionsausdrucks eine bessere Orientierung geben kann. Das Verhältnis zwischen den hier diskutierten Kategorien ist also nicht dichotomisch, sondern eher skalar zu interpretieren; sie breiten sich graduell in einem Kontinuum aus.

4.3.1 Semantische Kategorisierung

Die Kategorisierung erfolgt in diesem Teilkapitel nach semantischen Kriterien. Die Lexeme lassen sich auf semantischer Ebene in emotionsbezeichnende (4.3.1.1) und emotionsausdrückende Lexeme (4.3.1.2) gliedern.

4.3.1.1 Emotionsbezeichnende Wörter

Diese erste Kategorie betrifft Lexeme, die direkt auf Emotionen referieren. Es handelt sich also um eine Bestimmung, die sich relativ intuitiv vornehmen lässt, da es sich um sämtliche Wörter handelt, die zum sogenannten Gefühls- bzw. Emotionswortschatz gehören. Dieser enthält alle Substantive, Verben, Adjektive und Adverbien, die auf einer denotativen Ebene eine Emotion bezeichnen (Schwarz-Friesel ²2013a: 144).

Studien zum emotiven Wortschatz wurden sowohl von Psychologinnen und Psychologen (vgl. Osgood et alii 1957, Johnson-Laird/Oatley 1989; Oatley 1997) als auch von Linguistinnen und Linguisten durchgeführt (Fiehler 1990, 2002, 2011; Hermanns 1995; Fries 2000; Schwarz-Friesel ²2013a), wobei der Fokus auf der einen Seite auf der Kategorisierung der Lexeme und auf der anderen Seite auf der Analyse ihrer Beziehungen sowie der von ihnen erzeugten Wortfelder liegt.

Die Forschungsarbeiten zum Thema[144] wurden hauptsächlich auf Englisch publiziert. Unter den Pionierarbeiten zum emotiven Wortschatz sind die Studien von Osgood (1952; Osgood et al. 1957), Russell (1980; 1991) und Plutchick (1980) zu nennen.

Um dem Forschungsdesiderat, das die romanischen Sprachen betrifft, entgegenzuwirken, haben Galati et al. (1998; 2000) kontrastive Studien durchgeführt, die auf das Italienische,[145] das Französische, das Spanische, das Portugiesische, das Katalanische und das Rumänische fokussieren.

Was die deutsche Sprache angeht, lassen sich einerseits *Der deutsche Wortschatz nach Wortgruppen* von Dornseiff (⁹2020), andererseits Jäger/Plums (1990), Bestgens (1994) und Fiehlers (2008) Studien zitieren.[146] Des Weiteren sind auch empirische Analysen wie beispielsweise die Forschungsarbeiten von Schwarz-Friesel (u. a. ²2013a; 2011) und Koesters Gensini (2016) zu erwähnen.

Die Studien zur emotiven Lexik haben grundsätzlich das Ziel einen Gefühlswortschatz zu erarbeiten. Dies wirft die Frage nach der Bestimmung der sogenannten Basisemotionen auf. In diesem Zusammenhang lässt sich

---

[144] Für ausführlichere Literatur zum Thema vgl. Fiehler (1990: 17–18; 115–119) u. Schwarz-Friesel (²2013: 144–152).

[145] Vgl. für weitere Studien zur italienischen emotiven Lexik u. a. Gius et al. (1992a, 1992b); D'Urso/Galati (1990).

[146] Für einen umfassenden Überblick über die Literatur zum Thema der emotiven Lexik wird auf Susanto/Chin Ng (2023) verwiesen.

Ekmanns (1972; 1984) System erwähnen, in dem in einer ersten Phase *Glück*, *Zorn*, *Trauer* und *Furcht* und in einer späteren Phase auch *Ekel*, *Überraschung* und *Verachtung* als Basisemotionen eingestuft wurden.

Obwohl Ekmanns Klassifikation zweifellos eine wegweisende Rolle für die darauf folgenden Studien gespielt hat, herrscht sowohl unter den Psychologinnen und Psychologen als auch unter den Linguistinnen und Linguisten kein Konsens zum Thema. Es besteht jedoch eine wesentliche Einigkeit darüber, dass sich der Emotionswortschatz durch drei grundsätzliche Parameter gliedern lässt: Wertigkeit, Intensität und Dauer (vgl. Schwarz-Friesel ²2013a: 69; Koesters Gensini 2016: 129).

Bevor die Ergebnisse der vorliegenden Korpusanalyse vorgestellt werden, sollen nun einige Überlegungen methodischer Natur angeführt werden. Die vorliegende lexikalische Analyse basiert grundsätzlich auf einer induktiven Methode: Auf der Grundlage von lemmatisierten Wortfrequenzlisten wurden zunächst alle Lemmata gesammelt, die eine Emotion bezeichnen, daraufhin wurde ein passendes Klassifikationsraster erarbeitet.[147] So ergab sich eine Taxonomie, die aus den folgenden sechs tendenziell antonymischen Begriffspaaren besteht: Liebe/Hass, Mut/Angst, Freude/Trauer, Gelassenheit/Wut, Achtung/Verachtung und Stolz/Scham. Zu diesen Kategorien lassen sich noch die Emotionen der Überraschung und der Hoffnung hinzufügen.[148] Dabei ist es wichtig hervorzuheben, dass die Wortformen der Wortliste nicht isoliert, sondern im Rahmen ihres verbalen Kotextes betrachtet wurden. Die hier verwendete Software *AntConc* ermöglicht es, mithilfe der Funktion KWIC (steht für Key Word in Context) die Treffer in ihrem spezifischen Ko(n)text zu visualisieren. Die Untersuchung der KWICs war für die Klassifizierung sowohl emotionsbezeichnender als auch emotionsaudrückender (vgl. 4.3.1.2) Lexeme von großer Bedeutung: Je nach Gebrauch können die hier berücksichtigten Lexeme vollkommen andere Emotionen zum Ausdruck bringen als die, welche ihre eigentliche Bedeutung nahelegen würde. In diesem Zusammenhang seien die folgenden Beispiele angeführt:

---

[147] Die Zusammenstellung dieser und der weiteren Tabellen basiert auf den mit der Software *AntConc* erstellten Wortfrequenzlisten. Nach der Lemmatisierung der Frequenzlisten wurden die Lexeme ausgewählt, die verschiedene Emotionen zum Ausdruck bringen.

[148] Für einen ausführlichen Überblick zu unterschiedlichen Emotionsklassifikationen vgl. Schwarz-Friesel (²2013a: 62 ff.).

(40) [DB08.07]: Diese „hochgebildete" Schicht ist jetzt nicht glücklich mit dem Ergebnis.

(41) [DB02.06]: Politiker haben heutzutage den Ruf das sie Lügen, aalglatt sind und man ihnen überhaupt nicht vertrauen kann.

Das Beispiel (40) verdeutlicht, dass das Wort *glücklich*, das isoliert betrachtet auf die Emotion Freude zu verweisen scheint, in diesem Kontext aufgrund der Negation der entgegengesetzten Emotion Trauer zuzuordnen ist. Aus demselben Grund lässt sich das Lexem *vertrauen* in (41) mit der Emotion der Verachtung als mit der der Achtung assoziieren.

In den folgenden Tabellen werden die emotionsbezeichnenden Wörter der vorliegenden deutschen (Tab. 14) und italienischen (vgl. Tab. 15) Teilkorpora den 14 genannten Emotionskategorien zugeordnet, wobei nach jedem Lexem seine Frequenz angegeben wird:[149]

Tab. 14: Frequenz emotionsbezeichnender Wörter im deutschen Teilkorpus

Emotionen	Emotionsbezeichnende Wörter	Gesamtzahl
Liebe	Liebe (2), Nächstenliebe (1)	3
Hass	Hass (8), Hassprediger (4), Hater (1)	13
Mut	Mut (5), entschlossen (1), Entschlossenheit (1)	7
Angst	Sorge (10), Angst (9), befürchten (5), Abstiegsängste (1), Besorgnis (1), besorgniserregend (1), besorgt (1), erschrecken (1), fürchten (1), fürchterlich (1), Panikmache (1), Unmut (1)	33
Freude	freuen (2), amüsieren (1), erfreut (1), froh (1), Genugtuung (1), Schadenfreude (1)	7
Trauer	enttäuscht (3), traurig (3), unzufrieden (3), leidtun (2), bereuen (1), nicht glücklich (1), leidvoll (1), resignieren (1)	15
Gelassenheit	Ruhe (2), entspannt (1), ruhig (1)	4
Wut	ärgern (2), sich aufregen (1), verärgert (1), wüten (1), wütend (1), Unzufriedenheit (1)	7
Achtung	respektieren (8), Respekt (4), Vertrauen (2), vertrauen (1)	15
Verachtung	beleidigen (3), Beleidigung (2), Misstrauen (2), abfällig (1), ekelhaft (1), nicht respektieren (1), Schuld (1), Skepsis (1), Verantwortung (1), Vertrauen verlieren (1), kein Vertrauen (1), nicht vertrauen (1), widerlich (1)	17

---

[149] Innerhalb der Kategorie werden die Lexeme nach abnehmender Häufigkeit aufgeführt.

Emotionen	Emotionsbezeichnende Wörter	Gesamtzahl
Stolz	arrogant (6), Nationalstolz (2), präpotent (2), anmaßend (2), Anmaßung (1), Arroganz (1), Ehre (1)	15
Scham	fremdschämen (1), peinlich (1)	2
Überraschung	wundern (9), erstaunt (1), geschockt (1), überraschend (1), überrascht (1), Überraschung (1), verwundern (1)	15
Hoffnung	hoffen (17), hoffentlich (7), wünschen (6), Hoffnung (5), Wunsch (2), erhofft (1)	38

Tab. 15: Frequenz emotionsbezeichnender Wörter im italienischen Teilkorpus

Emotionen	Emotionsbezeichnende Wörter	Gesamtzahl
Liebe	amare ‚lieben' (1), affetto ‚Liebe' (1), affezionato ‚zugetan' (1)	3
Hass	odio ‚Hass' (3), aborrire ‚verabscheuen' (2), odiare ‚hassen' (2), invidiare ‚beneiden' (1)	8
Mut	coraggio ‚Mut' (4), fermezza ‚Festigkeit'(1), risoluto ‚entschlossen' (1)	6
Angst	temere ‚fürchten' (3), spaventare ‚erschrecken' (2), tramortito ‚betäubt' (2), preoccupare ‚Sorgen machen' (1), preoccuparsi ‚besorgt sein' (1), spaesato ‚verwirrt' (1), terrorizzare ‚terrorisieren' (1), senza coraggio ‚ohne Mut' (1)	12
Freude	godere ‚sich freuen' (6), euforia ‚Euphorie' (2), contento ‚zufrieden' (1), allegria ‚Freude' (1), dilettare ‚erfreuen' (1), esultare ‚jubeln' (1), gioia ‚Freude' (1), gioire ‚sich freuen' (1), rallegrarsi ‚erfreuen' (1), soddisfatto ‚zufrieden' (1)	16
Trauer	triste ‚traurig' (4), dispiaciuto ‚traurig' (2), rimpiangere ‚betrauern' (2), deludere ‚enttäuschen' (1), deluso ‚enttäuscht' (1), disperato ‚verzweifelt' (1), disperazione ‚Verzweiflung' (1), dispiacersi ‚bedauern' (1), dolore ‚Leid' (1), nostalgia ‚Sehnsucht' (1), nostalgico ‚sehnsuchtsvoll' (1), patire ‚leiden' (1), rammaricare ‚bekümmern' (1), rammarico ‚Bedauern' (1), soffrire ‚leiden' (1), spiacente ‚traurig' (1)	21
Gelassenheit	pacato ‚ruhig' (3), ammansito ‚beruhigt' (1), calma ‚Ruhe' (1), rassicurante ‚beruhigend' (1), rilassante ‚entspannend' (1), serenità ‚Gelassenheit' (1)	8
Wut	rabbia ‚Wut' (4), rosicare ‚nagen' (2), astio ‚Groll' (1), imbufalito ‚vor Wut platzen' (1), infastidire ‚ärgern' (1)	9

(Forts.)

EXPLIZITE EMOTIONSMARKER

Tab. 15: *(Forts.)*

Emotionen	Emotionsbezeichnende Wörter	Gesamtzahl
Achtung	rispetto ‚Respekt' (8), apprezzare ‚schätzen' (3), fiducia ‚Vertrauen' (3), piacere ‚gefallen' (3), dignità ‚Würde' (2), riconoscente ‚dankbar' (2), fedele ‚treu' (1), rispettare ‚respektieren' (1), rispettoso ‚respektvoll' (1), stima ‚Achtung' (1)	25
Verachtung	disprezzo ‚Verachtung' (1), irrispettoso ‚respektlos' (1), schifo ‚Ekel' (1), schifoso ‚ekelhaft' (1), spregio ‚Missachtung' (1), non ama (1), non apprezzare (1); non piacere (1)	8
Stolz	arroganza ‚Arroganz' (4), arrogante ‚arrogant' (2), orgoglio ‚Stolz' (2), presunzione ‚Anmaßung' (2), saccente ‚naseweis' (1)	11
Scham	vergogna ‚Scham' (3), vergognoso ‚schamhaft' (2), imbarazzo ‚Verlegenheit' (2); imbarazzare ‚verlegen machen' (1)	8
Überraschung	sorprendere ‚überraschen' (4), sorpresa ‚Überraschung' (2), inaspettato ‚unerwartet' (2), sconvolgente ‚erschütternd' (2), basito ‚bestürzt' (1), inatteso ‚unerwartet' (1), meravigliato ‚erstaunt' (1), sconcerto ‚Verblüffung' (1), sconvolto ‚erschüttert' (1)	15
Hoffnung	sperare ‚hoffen' (20), augurarsi ‚sich wünschen' (3), desiderato ‚erwünscht' (1), desiderio ‚Wunsch' (1), speranza ‚Hoffnung' (1)	26

Die folgenden Beispiele zeigen, dass emotionsbezeichnende Wörter oft zusammen mit anderen Lexemen, die ihren emotiven Wert intensivieren, auftauchen:

(42) [DP17]: Wolfgang Schäuble ist angesichts der Wahl von Donald Trump in den USA sehr besorgt – auch im Hinblick auf die Situation bei uns.

(43) [IP16]: Se l'anziano europeista comunista è sconvolto, io sono FELICE! [Dt. Übers.: Wenn der alte proeuropäusche Kommunist erschüttert ist, bin ich GLÜCKLICH!]

(44) [DP04]: Das Ergebnis ruft nicht Erleichterung, sondern Besorgnis hervor, wohin sich Amerika angesichts des harten Wahlkampfes und der Aussagen des designierten Präsidenten entwickeln könnte.

In (42) wird das emotionsbezeichnende Wort *besorgt* durch das Adverb *sehr* betont. Im Fall (43) kooperieren sogar drei Elemente miteinander: Erstens das schon hervorgehobene emotionsbezeichnende Adjektiv *felice* ‚glücklich', zweitens seine normabweichende Großschreibung, die eine expressive Funktion erfüllt (vgl. 1.1), und schließlich drittens die rhetorische Stilfigur der Antithese. Das Lexem *felice* ist Teil des oppositiven Wortpaars sconvolto/FELICE ‚erschüttert/GLÜCKLICH'. Das Gleiche geschieht in (44), wo der emotive Effekt durch die antithetische Opposition des Wortpaars Erleichterung/Besorgnis verursacht wird.

4.3.1.2 Emotionsausdrückende Wörter

Die emotionsausdrückenden Wörter unterscheiden sich stark von den emotionsbezeichnenden, weil sie in der Lage sind, Emotionen zum Ausdruck zu bringen, obwohl sie rein semantisch betrachtet nicht zum emotiven Wortschatz gehören. Diese theoretische Unterscheidung ist Fiehler (1990: 155 ff.) zuzuschreiben, der zwischen der „begrifflichen Emotionsbenennung" und der „Erlebens- und Emotionsbeschreibung" unterscheidet. Des Weiteren ist auch Hermanns (1995: 147 ff.) Kategorisierungssystem zu erwähnen, wonach sich „Gefühlswörter" von „Empfindungswörtern" unterscheiden lassen. In der vorliegenden Studie wird Schwarz-Friesels ([2]2013a) Terminologie angewandt, die emotionsausdrückende von emotionsbezeichnenden Wörtern folgendermaßen abgrenzt:

> Von den emotionsbezeichnenden Wörtern sind [...] die emotionsausdrückenden zu unterscheiden. Emotionsausdrückende Wörter referieren nicht auf Emotionen, sondern vermitteln über ihre semantische Information primär emotionale Eindrücke und Einstellungen, fokussieren also die expressive Ausdrucksfunktion [...]. Nicht die deskriptive, referenzielle Funktion steht hier im Vordergrund, sondern der expressive Ausdruck der emotiven Einstellung des Sprachproduzenten. (Schwarz-Friesel [2]2013a: 151)

Auf diese indirektere Weise gelingt es bei der Verwendung von Lexemen dieser zweiten Gruppe oft, Emotionen sogar mit einer stärkeren Emphase zum Ausdruck zu bringen.

In diesem Zusammenhang soll zudem ein Zitat von Hermanns angeführt werden:

> Solche Wörter [Gefühlswörter] möchte ich für meine Zwecke hier als *quasi-psychologische* bezeichnen. Denn sie dienen zur Benennung von Gefühlen und Gemütszuständen insbesondere in deskriptiver Absicht. In der Regel sind sie

selber aber gar nicht emotiv und expressiv. *Peter ist auf Dieter eifersüchtig*, dieser Satz bezeichnet eine Emotion, doch bringt er selber keine Emotion zum Ausdruck. Hier wird durch Gebrauch des Wortes *eifersüchtig* eine Emotion benannt und zugeschrieben, aber das geschieht auf gänzlich kühle Art und Weise, sozusagen diagnostisch. (Hermanns 1995: 144–145, Hervorhebung im Original)

Hermanns radikalisiert den Gegensatz zwischen emotionsbezeichnenden und emotionsausdrückenden Wörtern so stark, dass er zur Schlussfolgerung gelangt, dass nur die zweitgenannten richtig in der Lage seien, Emotionen zum Ausdruck zu bringen. Dahingegen würden die erstgenannten, die er auch als „quasi-psychologische Vokabeln" bezeichnet, dieses Emotionspotenzial überhaupt nicht enthalten.

Wie aber Schwarz-Friesel (vgl. ²2013a: 147) hervorhebt, ist diese Auffassung recht problematisch, denn auch Wörter, die direkt auf eine Emotion referieren, können in der Lage sein, sie auch gleichzeitig zum Ausdruck zu bringen. Sowohl emotionsbezeichnende als emotionsausdrückende Lexeme können also ein gewisses Emotionspotenzial enthalten, auch wenn Letztere oft eine stärkere Intensität aufweisen.

Die Kategorie der emotionsausdrückenden Lexeme ist ziemlich heterogen. Fomina (1999: 22 ff.) spricht diesbezüglich von „emotiv-wertende Lexik" und nennt die folgenden Klassen: Lexeme, deren denotativer Teil von der emotivwertenden Komponente geprägt ist (z. B. *herrlich* [DB15.05]), emotionalstilistische Wörter bzw. Wörter, die als „umgangssprachlich" markiert sind (z. B. *nicht sauber ticken* [DB04.07], emotional-bildliche Wörter (z. B. *satt haben* [DB12.04]), Augmentative (z. B. *SuperAnalysten* [DB08.05]), Diminutive (z. B. *Röthchen* [DB10.10]), Pejorative[150] (z. B. *Börselobbystin* [DB05.05]), invektivische Lexik (z. B. Schimpfwörter wie z. B. *Scheiße* [DB03.06]) und Schlagwörter[151] (z. B. *Freiheit* [DP06]). Im Unterschied zu Fomina (1999: 21) wird hier der

---

[150] Augmentative, Diminutive und Pejorative gehören zu den emotionsausdrückenden Wörtern. Da diese aber bereits auf morphologischer Ebene thematisiert worden sind (vgl. 4.2), werden sie in diesem Abschnitt nicht noch einmal gezählt. Entsprechend fehlen sie in den Tabellen 16 und 17.

[151] Zum evaluativen Wert von Schlagwörtern in der politischen Kommunikation vgl. auch Brambilla (2007: 31–32) und Niehr (2020: 674).

emotive Wert emotiv-wertender Wörter nicht als dem Ausdruck inhärent, sondern kontextabhängig betrachtet. Die Verwendung des Wortes in seinem Kontext ist nämlich entscheidend, um seinen emotiven Wert zu bestimmen. In Bezug auf Schlagwörter lässt sich hier ein aussagekräftiges Zitat von Dieckmann anführen: „ein Wort *ist* nicht Schlagwort, sondern wird als Schlagwort gebraucht" (^{2}1975: 102, Hervorhebung im Original). Dies bedeutet, dass nicht alle Wörter wie Freiheit, Demokratie usw. automatisch als Schlagwörter klassifiziert wurden, sondern nur dann, wenn sie im Kontext als solche verwendet wurden.

In den folgenden Tabellen werden die emotionsausdrückenden Wörter der vorliegenden deutschen (Tab. 16) und italienischen (Tab. 17) Teilkorpora den 14 bereits genannten Emotionskategorien zugeordnet:

Tab. 16: Frequenz emotionsausdrückender Wörter im deutschen Teilkorpus

Emotionen	Emotionsausdrückende Wörter	Gesamtzahl
Liebe	Freund (4), (es sich) zu Herzen nehmen (1), freundlich (1), Freundschaft (1), helfen (1), herzlich (1)	9
Hass	hetzen (2)	2
Mut	verteidigen (2)	2
Angst	Kriminalität (2), Schlimmes (2), bedroht (1), Bedrohung (1), drohen (1), gefährdet (1), gefährlich (1), Horror (1), kriegerisch (1), Mord (1), Raub (1), Unordnung (1), Unsicherheit (1), unsicher (1), Terrorismus (1), Vergewaltigung (1), verunsichern (1), Vorsicht (1), Warnung (1)	21
Freude	gut (11), herrlich (4), positiv (3), schön (3), Glückwunsch (2), super (2), congratulations (1), gefallen (1), Gratulationen (1), gratulieren (1), Musik in jmds. Ohren (1)	30
Trauer	leider (8), aushalten (1), bitter (1), dramatisch (1), dunkel (1), ersticken (1), ertragen (1), heulen (1), negativ (1), schade (1), schwarz (1), sorry (1), verbittert (1), Wehgeschrei (1)	21
Gelassenheit	---	0
Wut	satt haben (3), beschimpfen (2), Geschrei (2), brüllen (1), kochen (1)	9

(*Forts.*)

EXPLIZITE EMOTIONSMARKER

Tab. 16: *(Forts.)*

Emotionen	Emotionsausdrückende Wörter	Gesamtzahl
Achtung	Volk (42), Demokratie (23), demokratisch Adj. (9), demokratisch Adv. (8), gut (6), Gerechtigkeit (5), Wert (5), Freiheit (4), frei (4), freiheitlich (4), gerecht (4), vernünftig (4), Zusammenhalt (4); großartig (2), richtig (2), solidarisch (2), Solidarität (2), tolerant (2), toll (2), verlässlich (2), authentisch (1), Chancengleichheit (1), nicht dumm (1), fleißig (1), fair (1), Fairness (1), geregelt (1), Grundwerte (1), hochgelobt (1), solid (1), spannend (1), Transparenz (1), verdanken (1), Volksnähe (1), Volkswille (1), Wahlvolk (1)	152
Verachtung	Establishment (9), (Rechts)Populist (8), Populismus (6), schlimm (6), dumm (5), schlecht (5), falsch (4), populistisch (4), Cholera (3), (Gender)Scheiße (3), korrupt (3), verlogen (3), abwerten (2), Fehler (2), fremdenfeindlich (2), kriminell (2), Krimineller (2), Pest (2), rassistisch (2), schummeln (2), Ungerechtigkeit (2), Ungleichheit (2), verdauen (2), Verrückter (2), Vorurteil (2), abschlusslos (1), abstempeln (1), abstoßend (1), ankotzen (1), arm (1), bescheuert (1), betrügen (1), Betrügerin (1), blind (1), blöd (1), bürgerfeindlich (1), chauvinistisch (1), demagogisch (1), dämlich (1), (nicht) demokratisch (1), drogensüchtig (1), egozentrisch (1); elend (1), Establishment-Medien (1), Establishment-Politik (1), Establishment-Wirtschaft (1), frauenfeindlich (1), frauenverachtend (1), (nicht) gerecht (1), (nicht) glaubwürdig (1), (zu wenig) Glaubwürdigkeit (1) (nicht) gut (1), die „Gute" (1), hässlich (1), herumtummeln (1), Hitler (1), „hochgebildet" (1), Idiot (1), Idiotie (1), Inquisitor (1), (zu wenig) Integrität (1), kulturfeindlich (1), lächerlich (1), Lobbyist (1), lügen (1), manipulativ (1), machtgierig (1), Marionette (1), Muff (1), Nazi (1), Nazi-Progrom (1), Nazivergleiche (1), opportunistisch (1), Parasit (1), plump (1), (nicht) positiv (1), Schaden (1), schlechtreden (1), Schmarotzen (1), schmutzig (1), sexistisch (1), nicht sauber ticken (1), überflüssig (1), undemokratisch (1), ungebildet (1), unmoralisch (1), unverschämt (1), unwürdig (1), verarschen (1), vergewaltigen (1), Vergewaltiger (1), verrückt (1), (geistig) verwirrt (1), Volksverdummung (1), widerlich (1)	155
Stolz	Gewinner (1), Sieger (1), Wahlgewinner (1), wertschätzen (1)	4
Scham	---	0
Überraschung	---	0
Hoffnung	Chance (5)	5

LEXIKALISCHE EMOTIONSMARKER

Tab. 17: Frequenz emotionsausdrückender Wörter im italienischen Teilkorpus

Emotionen	Emotionsausdrückende Wörter	Gesamtzahl
Liebe	amico ‚Freund' (6), amicizia ‚Freundschaft' (2), riconoscente ‚dankbar' (2), caro ‚lieb' (1), stupendo ‚herrlich' (1)	12
Hass	---	0
Mut	difendere ‚verteidigen' (2)	2
Angst	pericoloso ‚gefährlich' (6), pericolo ‚Gefahr' (3), rischiare ‚riskieren' (2), rischio ‚Risiko' (2), terrorismo ‚Terrorismus' (2), aggressione ‚Aggression' (1), destabilizzare ‚destabilisieren' (1), disorientamento ‚Desorientierung' (1), incertezza ‚Unsicherheit' (1), insicurezza ‚Unsicherheit' (1), minacciare ‚bedrohen' (1), pericolosità ‚Gefährlichkeit' (1), rischioso ‚riskant' (1), terribile ‚furchtbar' (1),	24
Freude	bene ‚gut' (4), buono ‚gut' (3), positivo ‚positiv' (3), augurio ‚Glückwunsch' (1), complimentarsi ‚gratulieren' (1), complimenti ‚Gratulationen' (1), congratulare ‚gratulieren' (1), festa ‚Fest' (1), festeggiare ‚feiern' (1), fortunato ‚glücklich' (1), fortunatamente ‚glücklicherweise' (1), gloria ‚Ruhm' (1), gridare ‚schreien' (1), travolgente ‚mitreißend' (1)	21
Trauer	malessere ‚Unwohlsein' (5), purtroppo ‚leider' (3), soffocare ‚ersticken' (2), brutalità ‚Brutalität' (1), crollato ‚zusammengebrochen' (1), deceduto ‚verstorben' (1), disagio ‚Unannehmlichkeit' (1), emarginazione ‚Emargination' (1), lamentare ‚beweinen' (1), lutto ‚Trauer' (1), morto ‚der Tote' (1), oscuro ‚dunkel' (1), sangue ‚Blut' (1), sciagura ‚Unglück' (1), sopportare ‚ertragen' (1), stremato ‚erschöpft' (1), tragedia ‚Tragödie' (1)	24
Gelassenheit	---	0
Wut	insopportabile ‚unerträglich' (2), massacrare ‚massakrieren' (2), protesta ‚Protest' (2), attaccare ‚angreifen' (1), ferocemente ‚grausam' (1), ingiustamente ‚zu Unrecht' (1), ingiustizia ‚Ungerechtigkeit' (1), intolleranza ‚Intoleranz' (1), protestare ‚protestieren' (1), sbranare ‚zerreißen' (1)	13
Achtung	popolo ‚Volk' (27), democrazia ‚Demokratie' (21), bravo ‚bravo' (5), vero ‚wahr' (5), libertà ‚Freiheit' (5), apprezzare ‚schätzen' (4), giusto ‚richtig' (4), libero ‚frei' (4), buono ‚gut' (3), credibile ‚glaubwürdig' (3), valore ‚Wert' (3), coerenza ‚Kohärenz' (2), equilibrio ‚Gleichgewicht' (2), intelligenza ‚Intelligenz' (2), leale ‚treu' (2), merito ‚Verdienst' (2), solidarietà ‚Solidarität' (2), tifare ‚schwärmen' (2), valido ‚gut' (2), autentico ‚authentisch' (1), bello ‚schön' (1), credibilità ‚Glaubwürdigkeit' (1), discreto ‚diskret' (1), efficace ‚wirksam' (1), efficacia ‚Wirksamkeit' (1), elegante ‚elegant' (1), equilibrato ‚ausgeglichen' (1), equo ‚gerecht' (1), giustizia ‚Gerechtigkeit' (1), giustamente ‚richtigerweise' (1), giusto ‚richtig' (5), illuminato ‚erleuchtet' (1), impeccabile ‚tadellos' (1), legittimo ‚legitim' (1), perfetto ‚perfekt' (1), progresso ‚Fortschritt' (1), saggezza ‚Weisheit' (1), sostenere ‚unterstützen' (1), splendore ‚Herrlichkeit' (1), stile ‚Stil' (1), superiorità ‚Überlegenheit' (1), tifo ‚Anfeuerung' (1)	127

(Forts.)

EXPLIZITE EMOTIONSMARKER

Tab. 17: *(Forts.)*

Emotionen	Emotionsausdrückende Wörter	Gesamtzahl
Verachtung	establishment ‚Establishment' (8), ignorante ‚ignorant' (7), ignoranza ‚Ignoranz' (6), sbagliare ‚sich irren' (5), facile ‚einfach' (4), guerrafondaio ‚Kriegshetzer' (4), populismo ‚Populismus' (4), (euro)burocrate ‚Büromensch' (3), falso ‚lügnerisch' (3), Hitler (3), incapacità ‚Unfähigkeit' (3), incompetente ‚inkompetent' (3), lobby ‚Lobby' (3), negativo ‚negativ' (3), razzismo ‚Rassismus' (3), (non) essere all'altezza ‚nicht gewachsen sein' (2), brutto ‚schlecht' (2), bugiardo ‚Lügner' (2), cattivo ‚der Böse' (2), chiacchiera ‚Gerede' (2), criticare ‚kritisieren' (2), deridere ‚verspotten' (2), disastro ‚Katastrophe' (2), errore ‚Fehler' (2), gridare ‚schreien' (2), impresentabile ‚nicht präsentabel' (2), irresponsabile ‚unverantwortlich' (2), ladro ‚Dieb' (2), male ‚das Böse' (2), povero ‚elend' (2), qualunquista ‚Gleichgültige' (2), radical chic ‚linke Schickeria' (2), ridicolo ‚lächerlich' (2), rovinare ‚beschädigen' (2), sbagliato ‚falsch' (2), scemo ‚blöd' (2), scempio ‚Ekel' (2), selvaggio ‚wild' (2), violento ‚heftig' (2), affarismo ‚Geschäftemacherei' (1), affarista ‚Geschäftemacher' (1), anacronistico ‚anachronistisch' (1), asservito ‚hörig' (1), avversione ‚Abneigung' (1), banale ‚banal' (1), banalità ‚Banalität' (1), barbaro ‚Barbar' (1), bello (ironisch gemeint) ‚schön' (1), bugia ‚Lüge' (1), buonismo ‚Gutmenschentum' (1), carnefice ‚Henker' (1), cattivo ‚schlecht' (1), cieco ‚blind' (1), comunista ‚Kommunist' (1), condoglianze ‚Beileid' (1), danno ‚Schaden' (1), dannoso ‚schädlich' (1), delinquente ‚Verbrecher' (1), edulcorato ‚gesüßt' (1), erroneo ‚falsch' (1), esacerbato ‚erbittert' (1), esibizionismo ‚Prahlerei' (1), estremista ‚Extremist' (1), estremistico ‚extremistisch' (1), fallimento ‚Misserfolg' (1), fallire ‚misslingen' (1), falsificatore ‚Fälscher' (1), falsità ‚Falscheit' (1), fazioso ‚parteiisch' (1), fulminato ‚verrückt' (1), grettezza ‚Kleinlichkeit' (1), grossolanità ‚Rohheit' (1), guaio ‚Schaden' (1), idiota ‚Idiot' (1), idiozia ‚Blödsinn' (1), imbonitore ‚Anpreiser' (1), inadeguato ‚unangemessen' (1), indegnamente ‚unwürdig' (1), inefficace ‚unwirksam' (1), inesistente ‚inexistent' (1), ipocrita ‚Heuchler' (1), irresponsabilmente ‚unverantwortlich' (1), irrispettoso ‚respektlos' (1), kapò ‚Kapo' (1), lecchino ‚Kriecher' (1), lestofante ‚Betrüger' (1), male ‚schlecht' (1), malefico ‚schädlich' (1), maschilismo ‚Chauvinismus' (1), mediocre ‚mittelmäßig' (1), mistificatore ‚Verfälscher' (1), nausea ‚Übelkeit' (1), ingiustificato ‚unberechtigt' (1), inopportuno ‚unangemessen' (1), ottuso ‚stumpfsinnig' (1), patetico ‚pathetisch' (1), pazzo ‚verrückt' (1), populista ‚populistisch' (1), porcheria ‚Schweinerei' (1), pressappochismo ‚Schlamperei' (1), pretestuoso ‚Ausrede dienend' (1), puttaniere ‚Hurenbock' (1), razzista (Adj.) ‚rassistisch' (1), razzista (Subst.) ‚Rassist' (1), ridere ‚lachen' (1), sbraitare ‚brüllen' (1), scandaloso ‚unverschämt' (1), sciovinista ‚chauvinistisch' (1), sconsiderato ‚unbesonnen' (1), scioccamente ‚dummerweise' (1), sconsiderato ‚unüberlegt' (1), servile ‚knechtisch' (1), spazzatura ‚Müll' (1), spregiudicato ‚skrupellos' (1), da strapazzo ‚nicht ernstzunehmen(d)' (1), violentemente ‚heftig' (1), volgarmente ‚vulgär' (1), xenofobia ‚Fremdenhass' (1), xenofobo (Adj.), ausländerfeindlich' (1), xenofobo (Subst.) ‚Ausländerfeind' (1)	191

Emotionen	Emotionsausdrückende Wörter	Gesamtzahl
Stolz	millantare ‚großtun mit' (1)	1
Scham	---	0
Überraschung	imprevedibile ‚unvorhersehbar' (1), inaudito ‚unerhört' (1), incredibile ‚unglaublich' (1)	3
Hoffnung	opportunità ‚Gelegenheit' (3), prospettiva ‚Chance' (2), salvare ‚retten' (1), utopia ‚Utopie' (1)	7

Es sei an dieser Stelle betont, dass für die Erkennung emotionsausdrückender Wörter der Kontext eine wesentliche Rolle spielt. Je nach Gebrauch können diese Lexeme vollkommen andere Emotionen zum Ausdruck bringen als diejenigen, die ihre Semantik suggerieren würde. Exemplarisch seien hierzu die folgenden Fälle angeführt:

(45) [IB.11b.05]: Voglio fare le condoglianze a tutti quei giornalisti al servizio del regime renziano che dopo la notizia della vittoria del candidato repubblicano sembrava stessero presenziando al funerale di uno stretto parente [...] [Dt. Übers.: Ich möchte allen Journalisten, die für Renzis Regime arbeiten, mein Beleid aussprechen. Nach der Nachricht des Wahlsiegs des republikanischen Kandidaten sah es so aus, als ob sie an einer Beerdigung eines engen Verwandten teilnehmen würden.]

(46) [DB07.06]: Bitte entschuldigen Sie, aber das ist doch ganz plumpe Hetze ihrerseits gegen einen übrigens frei gewählten Repräsentanten eines Landes, das wesentlich mehr Erfahrung mit Demokratie hat als wir hier hierzulande.

In (45) dient das Wort *condoglianze* ‚Beileid' nicht dem Ausdruck von Trauer, sondern einer gewissen Verachtung in Bezug auf eine bestimmte Gruppe von Journalistinnen und Journalisten (*die für Renzis Regime arbeiten*). Wie in (13) und (19) wird die Presse, die Trumps Sieg nicht erwartete bzw. nicht unterstützte, auf eine lächerliche Weise referenzialisiert. Die Enttäuschung dieser Journalistinnen und Journalisten wird von dem Produzenten stark spöttisch kommentiert, denn er ist der Meinung, sie sähen aus, *als ob sie an der Beerdigung eines engen Verwandten teilnehmen würden*.

Auch in (46) drückt das Verb *entschuldigen* keineswegs Bedauern aus. Vielmehr dient es als provokative Anrede, mit der eine gewisse Distanz zu den Adressatinnen und Adressaten zum Ausdruck gebracht wird.

EXPLIZITE EMOTIONSMARKER

4.3.1.3 Auswertung der quantitativen Daten

In der folgenden Tabelle ist die Frequenz emotionsbezeichnender Lexeme in beiden Teilkorpora zusammengefasst:

Tab. 18: Frequenz emotionsbezeichnender Wörter im Korpus

Emotionen	Emotionsbezeichnende Wörter im deutschen Teilkorpus		Emotionsbezeichnende Wörter im italienischen Teilkorpus	
	Prozentuale Zahl	Absolute Zahl	Prozentuale Zahl	Absolute Zahl
Liebe	0,02 %	3	0,02 %	3
Hass	0,09 %	13	0,06 %	8
Mut	0,05 %	7	0,05 %	6
Angst	0,2 %	33	0,09 %	12
Freude	0,05 %	7	0,1 %	16
Trauer	0,1 %	15	0,2 %	21
Gelassenheit	0,03 %	4	0,06 %	8
Wut	0,05 %	7	0,07 %	9
Achtung	0,1 %	15	0,2 %	25
Verachtung	0,1 %	17	0,06 %	8
Stolz	0,1 %	15	0,08 %	11
Scham	0,01 %	2	0,06 %	8
Überraschung	0,1 %	15	0,1 %	15
Hoffnung	0,3 %	38	0,2 %	26
Gesamtzahl	**1,3 %**	**191**	**1,3 %**	**176**

Aus den obigen Daten geht zunächst hervor, dass sowohl deutsche als auch italienische emotionsbezeichnende Wörter nur einen sehr kleinen Teil der jeweiligen Gesamtteilkorpora ausmachen. Im deutschen Teilkorpus lassen sich insgesamt 191 emotionsbezeichnende Lexeme zählen, was nur 1,3 % des Gesamtteilkorpus entspricht. Auch im italienischen Teilkorpus sind nur 176 Wörter, die direkt auf Emotionen referieren, zu finden. Es handelt sich in diesem Fall um 1,3 % des Gesamtteilkorpus. Emotionen scheinen in den untersuchten Korpora also ungern wörtlich verbalisiert zu werden.

In Bezug auf das Verhältnis zwischen positiven und negativen emotionsbezeichnenden Wörtern lässt sich feststellen, dass keine großen Unterschiede in der Häufigkeit von positiven und negativen emotionsbezeichnenden Wörtern in den beiden Korpora zu beobachten sind:[152]

Tab. 19: Polarität emotionsbezeichnender Wörter im Korpus

Positive Emotionen	Emotionsbezeichnende Wörter im deutschen Teilkorpus		Emotionsbezeichnende im italienischen Teilkorpus	
	Prozentuale Zahl	Absolute Zahl	Prozentuale Zahl	Absolute Zahl
Liebe	0,02 %	3	0,02 %	3
Mut	0,05 %	7	0,05 %	6
Freude	0,05 %	7	0,1 %	16
Gelassenheit	0,03 %	4	0,06 %	8
Achtung	0,1 %	15	0,2 %	25
Hoffnung	0,3 %	38	0,2 %	26
Gesamtzahl	**0,5 %**	**74**	**0,6 %**	**84**
Negative Emotionen	Emotionsbezeichnende Wörter im deutschen Teilkorpus		Emotionsbezeichnende Wörter im italienischen Teilkorpus	
	Prozentuale Zahl	Absolute Zahl	Prozentuale Zahl	Absolute Zahl
Hass	0,09 %	13	0,06 %	8
Angst	0,2 %	33	0,09 %	12
Trauer	0,1 %	15	0,2 %	21
Wut	0,05 %	7	0,07 %	9
Verachtung	0,1 %	17	0,06 %	8
Scham	0,01 %	2	0,06 %	8
Gesamtzahl	**0,6 %**	**87**	**0,5 %**	**66**

Im deutschen Teilkorpus entfallen 74 Lexeme (0,5 %) auf die Bezeichnung positiver Emotionen und 87 (0,6 %) auf die negativer Emotionen. Ähnlich dazu kann man im italienischen Teilkorpus 84 (0,6 %) positive und 66 (0,5 %) negative emotionsbezeichnende Lexeme zählen.

---

[152] Von den 14 hier berücksichtigten Emotionskategorien wurden *Liebe, Mut, Freude, Gelassenheit, Achtung* und *Hoffnung* als eindeutig positiv betrachtet. Hingegen gelten *Hass, Angst, Trauer, Wut, Verachtung* und *Scham* als negative Emotionen. Da die Kategorien *Stolz* und *Überraschung* in Bezug auf ihre Wertigkeit ziemlich ambig sind, wurden sie hinsichtlich dieses quantitativen Aspekts weder als positiv noch als negativ gewertet.

EXPLIZITE EMOTIONSMARKER

Wie die folgende Tabelle zeigt, fällt es sofort auf, dass die Frequenz emotionsausdrückender Wörter in beiden Teilkorpora erheblich höher ist als diejenige der emotionsbezeichnenden Wörter:

Tab. 20: Frequenz emotionsausdrückender Wörter im Korpus

Emotionen	Emotionsausdrückende Wörter im deutschen Teilkorpus		Emotionsausdrückende Wörter im italienischen Teilkorpus	
	Prozentuale Zahl	Absolute Zahl	Prozentuale Zahl	Absolute Zahl
Liebe	0,06 %	9	0,09 %	12
Hass	0,01 %	2	0 %	0
Mut	0,01 %	2	0,02 %	2
Angst	0,1 %	21	0,2 %	24
Freude	0,2 %	30	0,2 %	21
Trauer	0,1 %	21	0,2 %	24
Gelassenheit	0 %	0	0 %	0
Wut	0,06 %	9	0,1 %	13
Achtung	1,05 %	152	1 %	127
Verachtung	1,07 %	155	1,4 %	191
Stolz	0,03 %	4	0,01 %	1
Scham	0 %	0	0 %	0
Überraschung	0 %	0	0,02 %	3
Hoffnung	0,03 %	5	0,05 %	7
Gesamtzahl	**2,8 %**	**410**	**3,2 %**	**425**

Im deutschen Teilkorpus sind insgesamt 410 Lexeme vorhanden, die eher indirekt die emotive Einstellung der Produzierenden zum Ausdruck bringen. Diese machen 2,8 % des gesamten deutschen Teilkorpus aus. Das italienische Teilkorpus enthält insgesamt 425 emotionsausdrückende Wörter, die 3,2 % des Untersuchungsmaterials ausmachen. In beiden Teilkorpora ist also die Frequenz emotionsausdrückender Wörter mehr als doppelt so hoch wie diejenige der emotionsbezeichnenden Lexeme.

Des Weiteren lässt sich sagen, dass im Gegensatz zu emotionsbezeichnenden Wörtern bei den emotionsausdrückenden Wörtern negative Emotionen häufiger auftreten:

Tab. 21: Polarität emotionsaudrückender Wörter im Korpus

Positive Emotionen	Emotionsausdrückende Wörter im deutschen Teilkorpus		Emotionsausdrückende im italienischen Teilkorpus	
	Prozentuale Zahl	Absolute Zahl	Prozentuale Zahl	Absolute Zahl
Liebe	0,06 %	9	0,09 %	12
Mut	0,01 %	2	0,02 %	2
Freude	0,2 %	30	0,2 %	21
Gelassenheit	0 %	0	0 %	0
Achtung	1,05 %	152	1 %	127
Hoffnung	0,03 %	5	0,05 %	7
Gesamtzahl	1,4 %	198	1,3 %	169
Negative Emotionen	Emotionsausdrückende Wörter im deutschen Teilkorpus		Emotionsausdrückende Wörter im italienischen Teilkorpus	
	Prozentuale Zahl	Absolute Zahl	Prozentuale Zahl	Absolute Zahl
Hass	0,01 %	2	0 %	0
Angst	0,1 %	21	0,2 %	24
Trauer	0,1 %	21	0,2 %	24
Wut	0,06 %	9	0,1 %	13
Verachtung	1,07 %	155	1,4 %	191
Scham	0 %	0	0 %	0
Gesamtzahl	1,4 %	208	1,9 %	252

Im deutschen Teilkorpus entfallen 208 (1,4 %) Lexeme auf negative und 198 (1,4 %) auf positive Emotionen. Im italienischen Teilkorpus finden sich 252 (1,9 %) negative und 169 (1,3 %) positive emotionsausdrückende Lexeme.

Die Emotion, die in beiden Teilkorpora lexikalisch am häufigsten zum Ausdruck gebracht wird, ist diejenige der Verachtung. Letztere macht im deutschen Teilkorpus 1,07 % und im italienischen sogar 1,4 % der jeweiligen Teilkorpora aus. Emotionsausdrückende Lexeme, die die gegensätzliche Emotion „Achtung" zum Ausdruck bringen, finden sich ebenfalls sehr häufig: Im deutschen Teilkorpus tauchen sie 152 (1,05 %) und im italienischen Korpus 127 (1 %) Mal auf. Dieses Ergebnis lässt sich mit der thematischen Natur (d. h. Reaktionen auf Trumps Wahlsieg) des Korpus erklären (vgl. Kap. 3). Daher überrascht es nicht, dass das Korpus einen besonderen Reichtum an evaluierenden Wörtern, die jeweils Zustimmung bzw. Achtung oder Missbilligung bzw. Verachtung in Bezug auf Trump ausdrücken, aufweist. Im Rahmen dieser Dichotomie bevorzugen es die Facebook-Userinnen und -User, Verachtung bzw. negative Emotionen statt Achtung bzw. positive Emotionen zum Ausdruck zu bringen. Dies steht im Einklang zu zahlreichen Studien[153] zur sogenannten „Hassrede",[154] in denen herausgearbeitet wurde, dass in *Social Media* oftmals negative Emotionen ausgedrückt werden.

4.3.2 Pragmatische Kategorisierung

Die in diesem Teilkapitel präsentierte Kategorisierung erfolgt aufgrund von pragmatischen Kriterien. Es ist also die kommunikative Funktion der Lexeme, die hier im Vordergrund steht. Es soll erforscht werden, ob mit bestimmten Wörtern eine Äußerung intensiviert (4.3.2.1) bzw. abgeschwächt (4.3.2.2) werden kann, ob diese Wörter durch eine bestimmte Satzposition hervorgehoben werden (4.3.2.3) oder ob sie in gewisser Weise die persönliche Einstellung der Produzierenden ausdrücken (4.3.2.4). Des Weiteren spielen im Bereich einer pragmatischen und emotiv geprägten Wortklassifikation einerseits Interaktionsmarker (4.3.2.5) wie z. B. Anredeformen, andererseits Interjektionen (4.3.2.6) und Deiktika (4.3.2.7) eine wichtige Rolle.

4.3.2.1 Intensitätsmarker

Die Intensitätsmarker dienen der Steigerung bzw. der Intensivierung einer Eigenschaft oder eines Sachverhalts. Es handelt sich hauptsächlich um Partikel, Adverbien und um einige Adjektive und Pronomen.[155]

Der Parameter der Intensität spielt für den Emotionsausruck eine wesentliche Rolle (vgl. 4.3.1.1). Auf Produzierendenseite gilt der Intensitätsmarker als Hinweis auf eine gewisse emotive Involvierung in Bezug auf das Gesagte. Aus Rezipierendensicht enthalten Intensitätsmarker ein gewisses

---

[153] Vgl. u. a. Meibauer (2013), (2022); Schwarz-Friesel (2013b); Schwarz-Friesel/Reinharz (2013); Schwarz-Friesel (2019), Jaki/Steiger (2023).

[154] Meibauer (2013: 1) versteht unter dem Terminus *Hassrede* „im Allgemeinen der sprachliche Ausdruck von Hass gegen Personen oder Gruppen [...], insbesondere durch die Verwendung von Ausdrücken, die der Herabsetzung und Verunglimpfung von Bevölkerungsgruppen dienen".

[155] Es wird hier bewusst der Ausdruck Intensitätsmarker und nicht Intensitätspartikel verwendet, weil diese Kategorie nicht nur Partikel, sondern auch andere Wortarten umfasst. Das Gleiche gilt auch für die Kategorien der Abschwächungsmarker (4.3.2.2), der Fokusmarker (4.3.2.3), der Modalmarker (4.3.2.4) und der Interaktionsmarker (4.3.2.5).

Emotionspotenzial, weil sie meistens das Ziel verfolgen, die Aufmerksamkeit der Rezipierenden zu erregen bzw. diese zu emotionalisieren.
In den folgenden beiden Tabellen (vgl. Tab. 22 u. 23) sind die in beiden Teilkorpora vorhandenen Intensitätsmarker zusammengestellt:

Tab. 22: Intensitätsmarker im deutschen Teilkorpus

Intensitätsmarker	Gesamtzahl
wieder (38), immer (32), so (32), mehr (31), viel (Adj.)[156] (26), alle (Pron.) (25), sehr (23), jeder (22), ganz (Adv.) (21), genau(so) (21), nichts (20), viel (Adv.) (20), endlich (17), groß (19), wirklich (Adv.) (16), alle (Adj.) (12), ganz (Adj.) (8), gar (8), klar (Adv.) (8), alles (7), lang(e) (6), tief (Adj.) (6), gerade (5), klar (Adv.) (5), niemand (5), deutlich (Adv.) (4), ernst (Adv.) (4), stark (Adj.) (4), besonders (3), ernst (Adj.) (3), großartig (3), selbstverständlich (3), sicherlich (3), tatsächlich (3), toll (3), unbedingt (3), voll (3), wichtig (3), bekanntlich (2), eh (2), eher (2), fundamental (2), grandios (2), höchst (Adj.) (2), jahrelang (2), offensichtlich (2), ständig (Adv.) (2), stark (Adj.) (2), tief (Adv.) (2), völlig (2), abgrundtief (1), absolut (1), allemal (1), außerordentlich (1), ausgerechnet (1), definitiv (1), deutlich (Adj.) (1), dringend (1), extrem (1), gerne (1), höchst (Adv.) (1), höllisch (1), selbst (Adv.) (1), ständig (Adj.) (1), total (Adj.) (1), total (Adv.) (1), wesentlich (Adj.) (1), wesentlich (Adv.) (1), wirklich (Adj.) (1), zutiefst (1)	519 (3,6 %)

Tab. 23: Intensitätsmarker im italienischen Teilkorpus

Intensitätsmarker	Gesamtzahl
sempre ‚immer' (44), tutto (Adj.) ‚ganz' (33), tutto (Pron.) ‚alles' (31), grande ‚groß' (26), ancora ‚(immer) noch' (23), già ‚schon' (13), molto (Adv.) ‚sehr' (12), vero ‚echt' (11), mai ‚nie' (10), tanto (Adv.) ‚viel' (9), finalmente ‚endlich' (7), nemmeno ‚nicht einmal' (7), certo (Adv.) ‚gewiss' (6), molto (Adj.) ‚viel' (6), nessuno ‚niemand' (6), troppo ‚zu viel' (6), forte ‚stark' (5), tanto (Adj.) ‚viel' (5), così ‚so' (4), pure ‚auch' (4), apertamente ‚offen' (3), completamente ‚völlig' (3), intero ‚ganz' (3), molti (Pron.) ‚viele' (3), niente ‚nichts' (3), ovviamente ‚offensichtlich' (3), tanti (pron.) ‚viele' (3), veramente (3), affatto ‚gar nicht' (2), assolutamente ‚absolut' (2), certo (Adj.) ‚sicher' (2), enorme ‚riesig' (2), fondamentale ‚wesentlich' (2), ogni ‚jeder' (2), pienamente ‚völlig' (2), pieno ‚voll' (2), profondamente ‚tief' (2), sicuramente ‚bestimmt' (2), clamoroso ‚schlagend' (1), definitivamente ‚definitiv' (1), ennesimo ‚x-te' (1), esattamente ‚genau' (1), fortemente ‚sehr' (1), immediatamente ‚sofort' (1), immenso ‚ungeheuer' (1), inesorabilmente ‚unerbittlich' (1), massicciamente ‚massiv' (1), massiccio ‚massiv' (1), minimamente ‚überhaupt nicht' (1), quanto ‚wie viel' (1), smisurato ‚grenzenlos' (1), tantomeno ‚gar nicht' (1), totale ‚völlig' (1), zeppo ‚sehr voll' (1)	328 (2,5 %)

---

[156] Homografe werden durch die Angabe ihrer jeweiligen Wortart unterschieden.

Wie die folgenden Beispiele zeigen, können Intensitätsmarker sowohl positive als auch negative Emotionen zum Ausdruck bringen:

(47) [DB16.08]: Total versagt!

(48) [IB03.01]: Sono molto d'accordo! [Dt. Übers.: Ich stimme voll zu!]

In (47) wird durch das Adverb *total* die negative Bewertung des Versagens gesteigert. Hingegen dient das Adverb *molto* ‚sehr' (48) der Intensivierung eines konzilianten Konsenses.

Wie die folgenden Beispiele zeigen, treten oftmals mehrere Intensitätsmarker gemeinsam auf:

(49) [DB09.03]: Was nützt uns Gleichstellung der Geschlechter wenn die Welt mit Kriegen überzogen wird? Nichts absolut nichts.

(50) [IP01]: Ci era parso inopportuno che il premier italiano si schierasse così apertamente a favore di uno dei candidati alla Casa Bianca così [Dt. Übers.: Uns erschien es unangebracht, dass sich der italienische Ministerpräsident so offen für einen der Kandidierenden für das Weiße Haus Partei ergriffen hat]

(51) [DB17.03]: Mir gefällt der Gedanke, dass „die da oben" sich jetzt alle so große Sorgen machen, die geschockten Gesichter gestern früh in allen Medien haben mich sehr amüsiert!

In (49) und (50) besteht das Emotionspotenzial der Sätze aus der Kombination verschiedener Intensitätsmarker, einerseits der Adverbien *nichts* und *absolut* (49), andererseits der Adverbien *così* ‚so' und *apertamente* ‚offen' (50).

In der Phrase *so große Sorgen* (51) hingegen werden zwei Intensitätsmarker (*so* u. *groß*) zum emotionsbezeichnenden Substantiv *Sorgen* hinzugefügt. Des Weiteren wird in (51) das emotionsbezeichnende Verb *amüsieren* durch das intensivierende Adverb *sehr* noch weiter verstärkt.

4.3.2.2 Abschwächungsmarker

Im Gegensatz zu den Intensitätsmarkern, die eine Aussage verstärken, dienen die Abschwächungsmarker – wie es der Name bereits sagt – der Abschwächung einer Äußerung:

Mitigation is one of the two directions of modulation, namely rhetorical stylistic encoding of an utterance [...], its expressivity, opposed and complementary to the direction "reinforcement". (Caffi 1999: 882)

In ihrer Monografie *Mitigation* (2007) hebt Caffi den emotiven Wert der Abschwächung hervor:

Mitigation reflects the partners' constant interactive monitoring of each other's mutual adjustment moves. In such monitoring, emotive displays provide information about the speaker's emotive involvement and interpersonal "temperature" of "interaction". (Caffi 2007: 88)

In den folgenden Tabellen (vgl. Tab. 24 u. 25) zeigt sich die Frequenz der Abschwächungsmarker in beiden Teilkorpora:

Tab. 24: Abschwächungsmarker im deutschen Teilkorpus

Abschwächungsmarker	Gesamtzahl
vielleicht (12), ein bisschen (4), fast (4), irgendwie (4), kaum (4), ein wenig (3), eventuell (Adj.) (1), eventuell (Adv.) (1), meiner Meinung nach (1), teilweise (1)	35 (0,2 %)

Tab. 25: Abschwächungsmarker im italienischen Teilkorpus

Abschwächungsmarker	Gesamtzahl
forse ‚vielleicht' (11), poco ‚wenig' (7), un po'/un poco ‚ein bisschen' (6), a mio (modesto) parere ‚meiner (bescheidenen) Meinung nach' (3)	27 (0,2 %)

Aus qualitativer Perspektive lässt sich sagen, dass die Abschwächung entgegengesetzte Funktionen ausüben kann.[157] Daher bezeichnet Caffi (2007: 87) die Natur der Abschwächung als „ambig, antiphrastisch und paradoxal".

In der ersten Gruppe der folgenden Beispiele dient der Abschwächungsmarker der Abmilderung der illokutiven Stärke der Äußerung:

---

[157] Für eine ausführliche Erörterung der Abschwächung und dazugehöriger Literatur vgl. Caffi (2007).

(52) [IB08.10]: da uello che un po ho capito [Dt. Übers.: Was ich ein bisschen verstanden habe]

(53) [DB01.06]: Es gibt immer „Ursache – Wirkung", auch im Punkt der Spaltung eines Volkes, denn die wird oft, meiner Meinung nach, von „oben im Interesse Einzelner gelenkt".

Durch das Adverb *un po'* ‚ein bisschen' (52) und durch die feste Redewendung *meiner Meinung nach* (53) werden die vermittelten Inhalte als subjektive, fragwürdige und daher widerlegbare Ansichten dargestellt. Es wird also eine gewisse Unsicherheit der Produzierenden zum Ausdruck gebracht.

In den nächsten Fällen dient die Abschwächung jedoch paradoxerweise der indirekten Hervorhebung bzw. Intensivierung des Gesagten:

(54) [IB02.07]: Quello che capisco poco è la propaganda pro Clinton che c'è stata in Italia. [Dt. Übers.: Was ich kaum verstehe, ist die Propaganda für Clinton, die in Italien stattgefunden hat.]

(55) [IB09.03]: Inoltre mi sta infastidendo non poco il vezzo di giornalisti (specie del centrosinistra) di definire semianalfabeti coloro che fanno scelte opposte ai loro auspici. [Dt. Übers.: Nicht wenig ärgert mich des Weiteren die schlechte Gewohnheit einiger Journalisten (insbesondere der Mitte-Links-Parteien), die diejenigen, die anders als sie wählen als Halbanalphabeten bezeichnen.]

In (54) und (55) wird die Abschwächung durch die rhetorische Figur der Litotes zum Ausdruck gebracht. Diese lässt sich laut Lausberg (^{3}1990) folgendermaßen definieren:

Die Litotes [...] ist eine periphrastische Dissimulations-Ironie, indem ein superlativischer Grad durch die Negation des Gegenteils umschrieben wird. (Lausberg ^{3}1990: 76)

Es handelt sich also um eine stilistische Strategie, die eher indirekten Emotionsmarkern wie Ironie und Euphemismen sehr nahe liegt. Die Abschwächung *Capisco poco* ‚ich verstehe kaum' (54) entspricht in der Tat dem intensivierenden Ausdruck *non capisco affatto* ‚ich verstehe überhaupt nicht'. Das Gleiche gilt für die Äußerung *mi sta infastidendo non poco* ‚nicht wenig ärgert mich' in (55), die man mit der Ausdrucksweise *mi infastidisce molto* ‚es ärgert mich sehr' paraphrasieren könnte.

4.3.2.3 Fokusmarker

Fokusmarker haben die Funktion, den Informationskern bzw. den Fokus[158] des Satzes hervorzuheben (vgl. Dudengrammatik 2016: 601). Wie im Abschnitt zur Syntax noch genauer erläutert wird (vgl. 4.4.1), spielt die Informationsstruktur für den Emotionsausdruck eine wesentliche Rolle. Auf Produzierendenseite gilt die Markierung eines spezifischen Satzteils als Hinweis auf die Subjektivität bzw. Perspektivierung des Gesagten, was eine gewisse emotive Beteiligung erkennen lässt. Was die Rezipierenden betrifft, so dient der Gebrauch von Fokusmarkern der Erregung der Aufmerksamkeit, die gezielt auf eine spezifische Information gelenkt wird.

In den folgenden Tabellen (vgl. Tab. 26 u. 27) ist die Frequenz der Fokusmarker in beiden Teilkorpora zusammengefasst:

Tab. 26: Fokusmarker im deutschen Teilkorpus

Fokusmarker	Gesamtzahl
auch (91), nur (47), insbesondere (5), zumindest (4), zuerst (3), alleine (2), sogar (2), apropos (1), besonders (1), bloß (1), einzig (1), hauptsächlich (1), letztendlich (1), vorwiegend (1)	161 (1,1 %)

Tab. 27: Fokusmarker im italienischen Teilkorpus

Fokusmarker	Gesamtzahl
anche ‚auch' (51), solo ‚nur' (33), soprattutto ‚besonders' (11), comunque ‚jedenfalls' (8), piuttosto ‚eher' (5), perfino ‚sogar' (3), tale ‚so ein' (3), addirittura ‚sogar' (2), in particolare ‚insbesondere' (2), unico ‚einzig' (2), sottolineo ‚ich unterstreiche' (1), persino ‚sogar' (1), specialmente ‚insbesondere' (1), tantomeno ‚schon gar nicht' (1), unicamente ‚nur' (1)	125 (1 %)

Die folgenden Beispiele zeigen, dass Fokusmarker oft in Kombination mit weiteren Emotionsmarkern vorkommen:

---

[158] Der Ausdruck *Fokus* stammt vom lateinischen Substantiv *fokus* ab, das „Herd, Brennpunkt" bedeutet.

(56) [IB12.05]: Armiamoci raga, soprattutto di coraggio. [Dt. Übers.: Wappnen wir uns insbesondere mit Mut, Leute.]

(57) [DB11.04]: Bei der Wahl von Obama dagegen gab es Vorschussloorbeeren bis zum geht nicht mehr – ja, sogar zum Friedensnobelpreisträgerimmitator haben sie ihn hochgelobt.

In (56) ist der Fokusmarker *soprattutto* ‚besonders' dem emotionsbezeichnenden Lexem *coraggio* ‚Mut' vorangestellt. In (57) tritt die Partikel sogar mit der intensiven Variante des emotionsausdrückenden Verbs *loben*, nämlich *hochloben* auf.

In den folgenden Beispielen sind die Fokuspartikel in verschiedene syntaktische Hervorhebungsstrategien eingebettet:

(58) [IB06.07]: Il cambiamento è la cosa (l'unica) che accomuna il M5S e Trump. [Dt. Übers.: Der Wandel ist die (einzige) Sache, die die Fünf-Sterne-Bewegung und Trump verbindet.]

(59) [IB15.07]: Spiacente, ma devo riconoscere in questo che il Premier Italiano Renzi, e sottolineo di non essere né un Renziano, né tanto meno un fan di Donald Trump, in un momento così delicato è l'unico leader che ha dimostrato di avere un po' di sale in zucca. [Dt. Übers.: Es tut mir leid, aber ich muss zugeben, dass der italienische Premier Renzi, und ich betone, dass ich weder ein Verfechter von Renzi, noch ein Trump-Fan bin. In so einem heiklen Moment, der einzige Leader gewesen ist, der gezeigt hat, Grips zu haben in einem Europa, das uns immer weniger gefällt.]

Das Adjektiv *l'unica* ‚die einzige' (58) und das Verb *sottolineo* ‚ich betone' (59) sind in Parenthesen (vgl. 4.4.3) eingebettet. Des Weiteren tritt der auf den damaligen Präsidenten des Ministerrats Renzi bezogene Fokusmarker *l'unico* ‚der einzige' in einer hervorhebenden syntaktischen Struktur eines Spaltsatzes auf (vgl. 4.4.1.3). Mit der Hervorhebung der Tatsache, dass der Wandel die einzige Eigenschaft sei, die die Fünf-Sterne-Bewegung und Trump vereine, wird implizit eine gewisse Distanz bzw. negative Evaluierung in Bezug auf Trump und eine gewisse Nähe bzw. positive Evaluierung in Bezug auf die Fünf-Sterne-Bewegung vermittelt. Obwohl diese Bewertung nicht explizit zum Ausdruck kommt, sind durchschnittlich informierte Lesende dazu in der Lage, diese implizit zu rekonstruieren. Es handelt sich um eine emotionsbasierte Implikatur, deren Eigenschaften in Kapitel 5 ausführlich diskutiert werden.

Der Fokusmarker *sottolineo* in (59) dahingegen scheint eine ambige Funktion auszuüben. Auf der einen Seite fokussiert er auf die politische

Orientierung des Produzenten, der „weder ein Verfechter von Renzi, noch ein Trump-Fan ist" (59). Auf der anderen Seite dient aber die Hervorhebung dieser parenthetischen Information paradoxerweise der Abschwächung des wesentlichen Inhalts der Äußerung, und zwar einem Lob an Renzi.

4.3.2.4 Modalmarker

Die Modalmarker dienen dem Ausdruck der persönlichen Erwartungen und Bewertungen der Produzierenden in Bezug auf den geäußerten Sachverhalt (vgl. Dudengrammatik 2016: 603). Mit anderen Worten handelt es sich um eine Stellungnahme bzw. um einen subjektiven Kommentar der Schreibenden zur gesamten Äußerung. Modalmarker gelten also als Hinweise auf eine emotive Einstellung der Produzierenden dem Gesagten gegenüber.

In den folgenden Tabellen (vgl. Tab. 28 u. 29) findet sich die Frequenz der Modalmarker in beiden Teilkorpora:

Tab. 28: Modalmarker im deutschen Teilkorpus

Modalmarker	Gesamtzahl
mal (38), ja (26), doch (25), einfach (21), nun (12), eigentlich (10), natürlich (9), eben (8), allerdings (7), sicher (7), wohl (6), halt (5), überhaupt (5), bzw. (4), ehrlich (4), denn (3), derart (3), sicherlich (3), spätestens (3), übrigens (3), echt (Adv.) (2), echt (Adj.) (2), jedenfalls (2), schon (2), sogenannten (2), wahrscheinlich (2), eindeutig (1), etwa (1), generell (1), immerhin (1), maßgeblich (1), ruhig (1), unwahrscheinlich (1)	221 (1,5 %)

Tab. 29: Modalmarker im italienischen Teilkorpus

Modalmarker	Gesamtzahl
proprio ‚wirklich' (9), davvero ‚wirklich' (6), direi ‚ich würde sagen' (6), anzi ‚besser noch' (5), chissà ‚wer weiß' (4), così ‚so' (4), magari ‚schön wär's' (3), naturalmente ‚natürlich' (3), ovvero ‚bzw.' (3), probabilmente ‚wahrscheinlich' (3), pur ‚doch' (3), significativo ‚bedeutend' (3), veramente ‚wirklich' (3), democraticamente ‚demokratisch' (2), in realtà ‚in der Tat' (2), pazzesco ‚verrückt' (2), praticamente ‚praktisch' (2), sinceramente ‚ehrlich' (2), consciamente ‚bewusst' (1), convintamente ‚überzeugt' (1), diversamente ‚anders' (1), egualmente ‚trotzdem' (1), faticosamente ‚mühsam' (1), fortunatamente ‚glücklicherweise' (1), francamente ‚offen' (1), giustamente ‚zu Recht' (1), inconsciamente ‚unbewusst' (1), indipendentemente ‚abgesehen von' (1), liberamente ‚frei' (1), lucidamente ‚klar' (1), necessariamente ‚notwendigerweise' (1), personalmente ‚persönlich' (1), politicamente ‚politisch' (1), saldamente ‚stark' (1), senza dubbio ‚zweifellos' (1), seriamente ‚ernst' (1), simbolicamente ‚symbolisch' (1), solamente ‚nur' (1), solito (Adv.) ‚üblich' (1), soltanto ‚nur' (1), umanamente ‚menschlich' (1)	88 (0,7 %)

Wie das folgende Beispiel zeigt, prägt das Lexem *pazzesco* ‚verrückt' die polemische Natur der Äußerung:

(60) [IP04]: È pazzesco sentire una serie di commentatori "nostrani" che non si danno pace, per la vittoria di Trump. Ma questa è la Democrazia bambole. [Dt. Übers.: Es ist verrückt, eine Menge „einheimischer" Kommentare zu hören, die nicht über den Sieg von Trump hinwegkommen können. Aber das ist die Demokratie, Leute.]

Durch den Gebrauch dieses Modalmarkers wird scharfe Kritik an den italienischen Medien geübt, die sich negativ zu Trumps Wahlsieg geäußert haben. Diese Äußerung ist von einer gewissen Aggressivität geprägt, die durch die provozierende Anrede *bambole* ‚Puppen' verstärkt wird.

In der folgenden Beispielsgruppe bringen die Modalmarker ganz verschiedene Emotionen zum Ausdruck:

(61) [IP14]: A questo punto, però, l'Europa ha una grande occasione per costruire davvero una strategia di sicurezza e difesa anche in materia di immigrazione e terrorismo, superando lo scetticismo di alcuni Stati membri. [Dt. Übers.: Aber zu diesem Zeitpunkt hat Europa eine große Gelegenheit, um wirklich eine Sicherheits- und Verteidigungsstrategie auch im Hinblick auf Immigration und Terrorismus zu entwickeln und um die Skepsis einiger Mitgliederstaaten zu überwinden.]

(62) [DB01.05]: Ich glaube die „Gute" tickt nicht ganz sauber! Ganz sicher wird Herr Trump eine tiefe Verbeugung machen und sämtliche Merkelschen Maximen haargenau befolgen. Wie stellt sich Frau Merkel das eigentlich vor?

(63) [DB03.09]: Lars, deine Meinung kann ich nur teilen. Für mich ist dieses Wahlergebnis nicht fassbar. Ich wünsche mir für meine Kinder eine Welt, in der wir Verantwortung für das übernehmen, was geschieht. Ich wünsche mir Gerechtigkeit und eine Gesellschaft, in der wir tolerant sind und offen aufeinander zugehen können. Aber nur wünschen hilft halt nicht.

In (61) ist das Adverb *davvero* ‚echt, wirklich' ein sprachlicher Hinweis auf den politischen Standpunkt der Produzentin Pinotti. Durch den Gebrauch dieses Lexems lässt sich die Äußerung folgendermaßen interpretieren: Bisher hat Europa keine zufriedenstellende Sicherheits- und Verteidigungsstrategie im Hinblick auf Immigration und Terrorismus entwickelt, jedoch erhält Europa jetzt dafür eine gute Chance. Einerseits wird also eine gewisse Kritik an der aktuellen europäischen Politik geübt, andererseits wird aber auch ein gewisses Vertrauen in die europäische Union zum Ausdruck gebracht.

In (62) hat das Lexem *eigentlich* einen klaren polemischen Wert, indem es den kommunikativen Zweck verfolgt, die Kanzlerin Merkel in Misskredit zu bringen. Mit der rhetorischen Frage[159] *Wie stellt sich Frau Merkel das eigentlich vor?* spielt der Produzent darauf an, dass Merkel nicht in der Lage sei, die diplomatischen Beziehungen zu den USA im Rahmen eines radikal veränderten geopolitischen Kontexts fortzuführen.

Die Äußerung in (63) könnte man folgendermaßen paraphrasieren: „Nur wünschen hilft nicht und daran kann man nichts ändern." Die Partikel *halt* spielt also eine wesentliche Rolle, weil sie eine subjektive Äußerung als eine unbestreitbare Wahrheit präsentiert.[160] Durch den Gebrauch dieses Modalmarkers wird eine gewisse Enttäuschung bzw. Traurigkeit in Bezug auf die amerikanische Wahl ausgedrückt.

Die qualitative Analyse der obigen Beispiele zeigt, dass Modalmarker komplexe, schwer paraphrasierbare und manchmal sogar entgegengesetzte Emotionen zum Ausdruck bringen.

4.3.2.5 Interaktionsmarker

Interaktionsmarker bilden eine ziemlich heterogene Klasse von Wörtern, die die strukturelle Organisation der Interaktion steuern (vgl. Dudengrammatik 2016: 606). Es handelt sich um Lexeme, die grundsätzlich Jakobsons phatische Funktion ausüben:

> There are messages primarily serving to establish, to prolong, or to discontinue communication, to check whether the cannel works [...], to attract the attention of the interlocutor or to confirm his continued attention. [...] This set for CONTACT, or in Malinowski's terms PHATIC function, may be displayed by a profuse exchange of ritualized formulas, by entire dialogues with the mere purport of prolonging communication. (Jakobson 1960: 355)

Im Rahmen des sprachlichen Emotionsausdrucks spielen Interaktionsmarker eine wichtige Rolle, indem sie der Kontaktherstellung und – im Falle

---

[159] Vgl. Kap. 6 zu ausführlichen Erläuterungen zur rhetorischen Frage als implizit kodierter Emotionsmarker.
[160] Ausführlich über die Grundbedeutung von *halt* vgl. Cognola/Moroni (2022: 93 ff.).

von Anredeformen – der Definition der Beziehungen zwischen den Gesprächsbeteiligten dienen (vgl. Schank/Schwitalla 1980: 319).
In den folgenden Tabellen (vgl. Tab. 30 u. 31) sind die in beiden Teilkorpora vorhandenen Interaktionsmarker zusammengestellt:

Tab. 30: Interaktionsmarker im deutschen Teilkorpus

Interaktionsmarker	Gesamtzahl
Titel + Anredeform (25), bitte (5), hallo (3), sorry (3), Vorname + Nachname als Anrede (3), was? (3), ja (2), lieber/ liebe + Anredeform (2), naja (2), nein (2), Vorname als Anrede (2), entschuldigen Sie (1), etwa nicht? (1), hey (1), hm!? (1), Nachname als Anrede (1), oder? (1), oder nicht? (1)	59 (0,4 %)

Tab. 31: Interaktionsmarker im italienischen Teilkorpus

Interaktionsmarker	Gesamtzahl
Vorname als Anrede (17), caro/a ‚lieber/liebe' + Anredeform (10), Titel als/ + Anredeform (9), Nachname als Anrede (5), scusa ‚Entschuldigung' (4), vedi ‚siehst du' (4), Vorname + Nachname als Anrede (2), ah sì? ‚ah echt?' (1), no? ‚nicht?' (1), non basta? ‚reicht es nicht' (1), please ‚Entschuldigung' (1)	55 (0,4 %)

Außer der phatischen üben Interaktionsmarker auch eine bedeutende emotive Funktion aus:

(64) [IB07.08]: Scusa Nicola, ma quando siamo stati costretti ad appoggiare la Moretti (una di pseudo sinistra che fa politica di destra) quelli pazzi eravamo noi che questa cosa non la volevamo. [Dt. Übers.: Entschuldigung Nicola, aber als wir dazu gezwungen wurden, die Moretti (eine Pseudolinke, die eine Rechtspolitik macht) zu unterstützen, waren wir die Verrückten, die eine solche Sache nicht wollten.]

(65) [DB07.06]: Bitte entschuldigen Sie, aber das ist doch ganz plumpe Hetze ihrerseits gegen einen übrigens frei gewählten Repräsentanten eines Landes, das wesentlich mehr Erfahrung mit Demokratie hat als wir hier hierzulande.

Ohne den Kontext zu beachten, könnte man die Ausdrücke *scusa* ‚Entschuldigung' (in 64) und bitte entschuldigen Sie (in 65) als emotionsbezeichnende Lexeme interpretieren. Jedoch wird die semantische Bedeutung der Rechtfertigung eines Fehlers in diesem Kontext stark entkräftet, um den pragmatischen Wert einer provokativen Anrede anzunehmen. Beide Interaktionsmarker markieren hier einen klaren Konflikt und eine konsequente emotive Distanzierung in Bezug auf den angesprochenen Politiker.

In den folgenden Beispielen bringen die Interaktionsmarker eine polemische bzw. feindselige Einstellung der Produzenten den Rezipierenden gegenüber zum Ausdruck:

(66) [DB01.10]: Gehören diese Wähler etwa nicht zum Volk???

(67) [IB12.01]: Ah sì? I destini dell'Europa non si decidono a Washington DC? [Dt. Übers.: Wird die Zukunft Europas etwa nicht in Washington DC bestimmt?]

Die Partikeln *etwa nicht?* (66) und *ah sì?* ‚etwa nicht?' (67) gehören formell zu den sogenannten Rückversicherungssignalen, „die beim Hörer eine Reaktion einfordern" (Dudengrammatik 2016: 607). Tatsächlich führen aber diese Interaktionsmarker rhetorische Fragen[161] ein, auf die also keine wirkliche Antwort erwartet wird. In diesen Fällen entspricht also das Gesagte nicht dem Gemeinten: Die Interaktionsmarker verlangen keine Reaktion, sondern sie bringen eine negative Emotion zum Ausdruck, indem sie die mutmaßliche antidemokratische Haltung der angesprochenen Politiker zum Ausdruck bringen.

Wie die folgenden Beispiele zeigen, spielt Emotivität auch im Gebrauch von Anredeformen eine sehr wichtige Rolle, da sie sowohl die sozialen Rollenverhältnisse als auch die psychologischen Vorbedingungen der Interaktion von Gesprächsbeteiligten spiegeln (vgl. Brown/Gilman 1960; Brown/Levinson 1987):[162]

(68) [DB17.02]: Gut gebrüllt, „Löwin" Sahra Wagenknecht. Ich zähle im Kopf gerade mal die Anzahl der amtierenden Politiker und Politikerinnen zusammen, die das interessiert ... HUCH! Da ist ja niemand.

(69) [DB10.10]: Hey Röthchen, der Hauptgrund warum ich jetzt viel besser schlafen kann, ist GENAU DER, das D. Trump zu verstehen gegeben hat gute und gemässigtere Beziehungen zu W. Putin anzustreben!!!

---

[161] Ausführlich zur rhetorischen Frage als implizit kodierter Emotionsmarker vgl. Kap. 6.
[162] Ausführlicher zur emotiven Funktion von Anredeformen in Bezug auf politische, deutsch-italienische Facebook-Kommentare vgl. Ponzi (2020a, 2020c, 2021).

Es sei zu den obigen Fällen angemerkt, dass die aggressiven bzw. diskriminierenden Anreden *Löwin* (68) und *Röthchen* (69) von männlichen Facebook-Nutzern stammen. Die emotive Funktion von Anredeformen wird von Gesprächsbeteiligten oft dazu genutzt, um Machtverhältnisse festzulegen. Laut Orlettis (2000: 40) Ansatz kann mittels typischer sexistisch markierter Anreden eine spezifische exogene konversationale Asymmetrie erzeugt werden. Genauer gesagt handelt es sich um eine Asymmetrie, die von externen Elementen verursacht wird, wie z. B. der Gesellschaftsschicht, dem Alter oder – wie in den oben zitierten Fällen – dem Geschlecht.

Einige Hypothesen zum diskriminierenden Gebrauch von Anredeformen finden sich in der Genderlinguistik.[163] In diesem Zusammenhang lässt sich beispielhaft ein Zitat von Trömel-Plötz anführen:

> Sie [die Männer] wählen aus dem sprachlichen Repertoire die Mechanismen aus, die ihnen mehr Macht und Autorität zugestehen, mit denen sie sich selbst positiv und vergrößert darstellen können und mit denen sie ihre Herrschaft über andere herstellen. (Trömel-Plötz 1984: 358)

Um Frauen sprachlich zu beleidigen und zu diskriminieren, werden im Rahmen des Gebrauchs von Anredeformen mehrere sprachliche Strategien verwendet.

In (68) wird die Anrede *„Löwin" Sahra Wagenknecht* von dem Produzenten dazu genutzt, um eine auf die Rezipientin bezogene Metapher zu konstruieren. Durch die Assoziation „Wagenknecht/Löwin" wird eine gewisse Ironie zum Ausdruck gebracht, hinter der sich eine negative Einstellung des Schreibers der Politikerin gegenüber verbirgt. Der Produzent suggeriert zuerst, Wagenknecht habe etwas schlagfertig gesagt, zugleich behauptet er aber, dass das niemanden interessiere. Daraus kann die Leserschaft ableiten, dass die zu Beginn des Kommentars geäußerte vermeintliche Zustimmung (*gut gebrüllt*) nicht ernst gemeint war. Vielmehr handelt es sich um eine Kritik, die dazu dient, Wagenknecht in einem schlechten Licht darzustellen. Letztere würde sich nämlich für Sachen einsetzen, die niemanden interessieren.

---

[163] Für eine ausführliche Erörterung der Genderlinguistik vgl. Kotthoff/Nübling (2018).

Die Metapher ist nicht neu, sondern lexikalisiert (zu dieser Unterscheidung vgl. z. B. Skirl/Schwarz-Friesel[164]). Dies bedeutet, dass die betreffende figurative Bedeutung von *Löwin*[165] in Wörterbüchern schon klassifiziert wurde. In (69) handelt es sich um den Gebrauch des Diminutivs *Röthchen*. Auf Frauen bezogene Diminutive beinhalten oft einen sexistischen Aspekt, da sich die Funktion dieser Suffixe nicht auf eine quantitative Ebene – und zwar auf die Reduzierung der Dimensionen des bezeichnenden Objekts beschränkt –, sondern eher auf einem qualitativen Niveau zu interpretieren ist (vgl. Dressler/ Merlini Barbaresi 1994: 153, vgl. hierzu auch 4.2.1).[166]

Was das italienische Teilkorpus angeht, ist es interessant hervorzuheben, dass der unkorrekte Gebrauch femininer Berufsbezeichnungen sehr produktiv für Diskriminierungen sexistischer Art ist. Berufsbezeichnungen unterliegen einem rasanten Sprachwandel, denn dank der sozialen Umwandlungen der letzten Jahrzehnte haben Frauen zunehmend angesehene soziale Positionen erobert, die in der Vergangenheit undenkbar waren (vgl. Serianni 1996). Das Problem besteht also aus einer Kombination von intralinguistischen und extralinguistischen Faktoren, die sowohl soziale als auch psychologische und kommunikative Aspekte betreffen.[167] Über die Bildung femininer Berufsbezeichnungen im Italienischen hat es bereits eine hitzige Debatte unter Wissenschaftlerinnen und Wissenschaftlern gegeben.

Im vorliegenden italienischen Teilkorpus betreffen die meisten Schwankungen die Feminisierung des Titels *presidente* ‚Präsident'. Offiziell

---

[164] „Metaphern lassen sich stets hinsichtlich ihrer Neuartigkeit bzw. Gebräuchlichkeit charakterisieren. Man kann zunächst zwischen lexikalisierten Metaphern und neuen Metaphern unterscheiden. Während neue Metaphern im Sprachgebrauch kreativ und innovativ ad hoc gebildet werden, gehören lexikalisierte Metaphern zur konventionellen Sprachverwendung und sind – der Terminus ‚lexikalisiert' besagt es – im Lexikon der Sprache bereits gespeichert" Skirl/Schwarz-Friesel (²2013: 28).

[165] „[…] gut gebrüllt, Löwe! (meist scherzhaft: treffend gesagt, schlagfertig bemerkt; nach englisch well roared, lion! [Shakespeare, Ein Sommernachtstraum V, 1])" Duden-Online, („Löwe"). Übrigens ist der Ausdruck *gut gebrüllt Löwe* im Deutschen auch wegen des berühmten homonymen Kinderbuchs von Max Kruse bekannt. Es könnte sich also mit großer Wahrscheinlichkeit auch um einen intertextuellen Hinweis auf das betreffende Kinderbuch handeln, was die ironische Darstellung von Wagenknecht noch weiter intensiviert.

[166] Auf ähnliche Weise können auch die Anreden *Mäuschen* in (18) und *boldrinA* in (73) interpretiert werden.

[167] Vgl. hierzu auch Schafroth (1998).

maßgeblich ist das Dokument *Linee guida per l'uso del genere nel linguaggio amministrativo* ‚Richtlinien für die Genusverwendung in der Verwaltungssprache', das im Jahr 2012 im Rahmen des Projekts „Genere e Linguaggio. Parole e immagini della Comunicazione" ‚Gender und Sprache. Wörter und Kommunikationsbilder' von Robustelli unter Mitarbeit der Accademia della Crusca ausgearbeitet wurde.[168] Dieses Projekt setzte sich zum Ziel, einige linguistische Normen zu fixieren, um eine Sprache zu verbreiten, die Frauen gegenüber möglichst nicht diskriminierend ist. Nach diesen Richtlinien soll im Fall von *presidente* sowie in allen anderen Formen, die von lateinischen Partizipien Präsens stammen, dieselbe Berufsbezeichnung wie für Männer verwendet werden (vgl. Robustelli 2012: 16). Das feminine Genus wird nur durch die Voranstellung des femininen Artikels *la* ‚die' markiert (vgl. Robustelli 2012: 19). Die von der Norm geforderte Form lautet also *la presidente*, wörtlich ‚die Präsident'.[169]

Jedoch wird diese Norm im vorliegenden Korpus systematisch übertreten:

(70) [IB03.10]: Sa perché è rimasta sorpresa, presidenta? Perché lei è completamente staccata dalla realtà, vive in un mondo tutto suo. [Dt. Übers.: Wissen Sie warum Sie überrascht sind, Präsidentin? Weil Sie weit entfernt von der Realität sind und weil Sie in ihrer eigenen Welt leben.]

(71) [IB03.03]: Tra non molto faremo la stessa fine ... e la colpa sarà solo sua e della gente come lei, "signora" Boldrini! (Männliches Profil, Kommentar zu Laura Boldrini, 09.11.2016) [Dt. Übers.: Bald wird es uns auch so gehen ... und Sie und Leute wie Sie sind daran Schuld „Frau Boldrini"!]

(72) [IB03.09]: Cara Presidentessa, a mio modesto parere lei è meravigliata della democrazia in generale che da più di un secolo si esprime attraverso il voto. [Dt. Übers.: Liebe Präsidentin, nach meiner bescheidenen Meinung sind sie im Allgemeinen über die Demokratie, die sich seit mehr als einem Jahrhundert durch die Wahl manifestiert, erstaunt.]

---

[168] Zu diesem Thema vgl. auch Cavagnoli (2013).
[169] Die Gültigkeit dieser Form wurde auch von der Linguistin Maraschio bestätigt, die nach ihrer Wahl zur ersten Präsidentin der Accademia della Crusca Folgendes erklärte: „Sarò la presidente, né presidenta, né presidentessa" [Dt. Übers.: Ich werde die Präsident sein, und nicht die Präsidentin (presidenta) oder die Präsidentin (presidentessa)]. (Da Empoli 2008: 1).

Es ist zu vermuten, dass die Produzierenden die oben angedeutete Kontroverse dazu nutzen, um ein diskriminierendes Verhalten ihrer Gesprächspartnerin gegenüber an den Tag zu legen. Hinter dem unkorrekten Gebrauch der Formen *presidenta*[170] (70), *signora*[171] (71) und *presidentessa*[172] (72) verbirgt sich eine negative Evaluierung der Präsidentin, eine Herabwürdigung ihrer Rolle und eine Nichtanerkennung ihrer Autorität. Die rhetorische Frage in (70) und die provokatorisch anzweifelnden Anführungszeichen in (71) und die Ironie in (72) unterstützen die emotive Interpretation dieser Belege.[173]

Dabei ist hervorzuheben, dass sich gerade die Präsidentin Boldrini persönlich mehrmals öffentlich für ein respektvolles sprachliches Verhalten Frauen gegenüber eingesetzt hat. Am 4. März 2015 schickte Boldrini einen Brief an alle Abgeordneten der Kammer, in dem sie die Beachtung von Robustellis (2012) Normen anmahnte (vgl. hierzu Spirandelli 2015). Die Verletzung solcher Regeln, die die Präsidentin *in persona* verficht, soll die Präsidentin kränken. Es handelt sich folglich um eine mehrschichtige Beleidigung: Sie wird als Politikerin, als Präsidentin und vor allem als Frau beleidigt.

Wie die folgenden Beispiele zeigen, sind sich die Schreibenden der oben erörterten linguistischen Debatte vollkommen bewusst:

---

[170] Robustellis Norm sieht das Suffix *-a* nur für die Lexeme, die im Maskulinum auf *-o*, *-aio/-ario* enden, vor: *-a*, *-aia/-aria*. Das ist z. B. der Fall bei *ministra* ‚Ministerin', *sindaca* ‚Bürgermeisterin' (vgl. Robustelli 2012: 19).

[171] Wie der Sprachwissenschaftler Mazzoleni (1995: 393–402) in Bezug auf die Anredeform *signora* hervorhebt, wird diese normalerweise an diejenigen gerichtet, die innerhalb der sozialen Hierarchie einen niedrigen Platz einnehmen. Es handelt sich um den niedrigsten Titel, den man überhaupt tragen kann (vgl. auch Mariani 2001: 52).

[172] Obwohl in den italienischen Grammatiken des 19. Jahrhunderts das Femininum der Berufsbezeichnungen durch das feminine Suffix *-essa* aus dem Stamm des Maskulinums gebildet wurde, verlor diese Form ab dem 20. Jahrhundert an Produktivität, da ihre von dem Maskulinum herrührende direkte Derivation allmählich diskriminierend zu klingen begann. Als Beweis dieser Art von Unterordnung kann bemerkt werden, dass bis vor wenigen Jahrzehnten das Femininum mit der Endung *-essa* eher die ‚Frau von' als die feminine Berufsbezeichnung benannte (im Jahr 1938 notierte Migliorini *presidentessa* ‚Präsidentin' als ‚moglie del presidente' ‚Frau des Präsidenten') (vgl. Frati 2009). Die abwertende Konnotation der Anrede *presidentessa* wird auch in Villani (2012: 331) beleuchtet.

[173] Für eine eingehendere Analyse der bewussten Diskriminierung durch die Verwendung von Anredeformen gegenüber der Präsidentin Boldrini vgl. Ponzi (2021).

(73) [IB03.07]: Povera boldrinA, non sa più che pesci prendere. [Dt. Übers.: Du arme Boldrina, du weißt nicht mehr wo oben und wo unten ist.]

In (73) wird mit einer absichtlich unkorrekten femininen Markierung gespielt, was als deutlicher Hinweis auf die Ablehnung eines nichtdiskriminierenden sprachlichen Verhaltens zu werten ist.

Im Gegensatz zum italienischen Teilkorpus ist im deutschen Teilkorpus der korrekte Gebrauch femininer Berufsbezeichnungen die Regel. 1976 hat die Richtlinie der Europäischen Gemeinschaft zur Gleichstellung der Frau im Arbeitsleben in der BRD eine Reihe gesetzlicher Maßnahmen bewirkt. Nach dieser Richtlinie müssen männliche und weibliche Berufsbezeichnungen in Ausbildungsanordnungen verwendet werden. Einer der produktivsten Prozesse ist die Movierung auf -*in* (vgl. Samel ^{2}2000). Im Gegensatz zu dem Fall Boldrini scheint im Fall von Merkel die feminine Form der Anrede *Kanzlerin* sehr stabil zu sein. Die Ursachen für diesen Unterschied können sowohl sprachspezifischer als auch historischer Natur sein. Während in Deutschland eines der höchsten politischen Ämter von 2005 bis 2021 von einer Frau ausgeübt wurde, war in Italien zum Zeitpunkt der Korpuserhebung noch keine Frau Ministerpräsidentin oder Präsidentin der Republik gewesen.[174] Wie die Beispiele (18), (68) und (69) zeigen, bedeutet dies jedoch nicht, dass deutsche Anreden frei von Sexismus und Diskriminierung sind. Aus linguistischer Perspektive lässt sich sagen, dass die movierten Formen der meisten Berufsbezeichnungen im Deutschen grammatisch unproblematisch zu sein

---

[174] Seit dem 22. Oktober 2022 bekleidet Giorgia Meloni, die Vorsitzende der populistischen Partei Fratelli d'Italia, als erste Frau das Amt der Ministerpräsidentin. In diesem Zusammenhang ist es interessant zu erwähnen, dass sich die Präsidentin ausdrücklich dafür entschieden hat, sich *il presidente del Consiglio dei Ministri* ‚Der Ministerpräsident' nennen zu lassen und somit die Anrede in männlicher Form zu verwenden (vgl. O.V. 2022). Es war zu erwarten, dass diese Entscheidung zu einer gewissen medialen Diskussion führte, auf die die Präsidentin mit einer typisch populistischen Haltung reagiert hat: „Ich lese, dass das Hauptthema der Diskussion heute um interne bürokratische Rundschreiben, mehr oder weniger fehlerhaft, rund um das große Thema der Definition der ersten Frau als Ministerpräsidentin geht. Macht ruhig weiter damit. Ich beschäftige mich mit Rechnungen, Steuern, Arbeit, Strafvollstreckung, Haushaltsplan. Aus meiner Sicht könnt ihr mich nennen, wie ihr wollt, auch Giorgia" (Posting auf der öffentlichen Facebook-Seite von Giorgia Meloni, 28.10.2022, Übersetzung von der Autorin).

scheinen. Im Italienischen dahingegen hat die Bezeichnung *la presidente* einen zweifelhaften Status.

4.3.2.6 Interjektionen

Traditionell werden Interjektionen in den Grammatiken als prototypische emotionsausdrückende[175] Partikeln angesehen:

> Interjektionen [...] dienen dem Ausdruck spontaner, reaktiver Emotionen oder Bewertungen (daher werden sie auch Ausdruckspartikeln oder Empfindungswörter genannt). (Dudengrammatik 2016: 609)

Trotz ihrer bedeutenden emotiven Funktion haben Interjektionen in den traditionellen Grammatiken lange keinen eindeutigen Platz gefunden (vgl. 2.1.1.1). Im Laufe der Geschichte der Grammatiktheorie haben sie immer eine marginale Rolle gespielt, indem sie als Nebenwortarten Hauptwortarten wie z. B. Nomen und Verben gegenübergestellt wurden. Als Kategorien der Empfindung bilden sie eine Sonderklasse bzw. eine Randklasse, die in einem Gegensatz zu den Hauptkategorien steht (vgl. Jungen/Lohnstein 2006: 16).

Die folgenden Tabellen (vgl. Tab. 32 u. 33) zeigen die Frequenz der Interjektionen in beiden Teilkorpora:

Tab. 32: Interjektionen im deutschen Teilkorpus

Interjektionen	Gesamtzahl
bla (3), husch (3), tja (3), wow (2), bravo! (1), geil! (1), HUCH! (1), komisch! (1), oje (1), richtig! (1), schön! (1), toll! (1)	19 (0,1 %)

Tab. 33: Interjektionen im italienischen Teilkorpus

Interjektionen	Gesamtzahl
grande! ‚super' (8), forza! ‚los!' (5), su ‚los' (5), bravo/a! ‚gut' (4), dai ‚los' (2), pazzesco ‚wahnsinnig' (2), povero! ‚arm' (2), accidenti ‚verdammt' (1), ahahahah (1), basta ‚Schluss' (1), bene ‚gut' (1), beh ‚na ja' (1), boh ‚keine Ahnung' (1), chapeau ‚alle Achtung!' (1), ciaooo ‚tschüss' (1), eh ‚eh' (1), noooo ‚neinnn' (1), siiiii ‚jaaaaa' (1), slurp ‚mmh' (1)	40 (0,3 %)

---

[175] Hierzu vgl. Auch Fries (1992b).

In beiden Sprachen tauchen sowohl einfache als auch komplexe Interjektionen auf.[176] Die Ersten sind dadurch gekennzeichnet, dass sie keine Ähnlichkeit mit anderen Wörtern aufweisen:

> (74) [DB02.02]: Oje... ich wäre heute besser im Bett geblieben.

> (75) [IB06.10]: Beh sì però andando al paradosso, anche Hitler vinse le elezioni nel '32 e nel '33. [Dt. Übers.: Na gut, aber paradoxerweise gewann auch Hitler die Wahl im '32 und im '33.]

In (74) dient die Interjektion *oje* als klarer Ausruf einer gewissen Bestürzung. Burkhards (1998) Klassifikation zufolge lässt sich das Empfindungswort *jemine* als veraltete Form von *oje* folgendermaßen definieren:

> Ausdruck von Erschrecken oder Erstaunen bzw. Ärger über ein Mißgeschick
> 1. Ausdruck von Emphase
> 2. Ausdruck von Verwunderung, Klage oder (spöttischer) Kritik
> (Burkhard 1998: 67)

Die Interjektion *beh* (75) bringt eine gewisse Skepsis in Bezug auf die Legitimation autoritärer Politiker durch demokratische Wahlen zum Ausdruck. Die Argumentation des Produzenten ist durch einen NS-Vergleich[177] motiviert: *auch Hitler gewann die Wahl im '32 und im '33*. Die expressive Funktion von intentionalen und *ad hoc* konstruierten NS-Vergleichen wurde besonders von Schwarz-Friesel theoretisch erörtert:

> Ein besonderer Typ des Vergleichs, der neben der kognitiv basierten Analogierelation auch eine emotionale Einstellung ausdrückt bzw. beim gesichtsbewussten und sprachsensiblen Rezipienten eine emotionale Reaktion (der Empörung) auslöst, ist der in öffentlichen Diskursen nicht selten zu konstatierende NS-Vergleich.
> (Schwarz-Friesel ²2013a: 197)

---

[176] Für eine ausführliche Erörterung der Differenzierung zwischen einfachen und komplexen Interjektionen im Deutschen vgl. Dudengrammatik (2016: 601) u. Reisigl (1999). Im Italienischen unterscheidet man hingegen zwischen primären und sekundären Interjektionen vgl. hierzu Poggi (1981).

[177] Ausführlich zum Thema NS-Vergleiche vgl. Schwarz-Friesel/Reinharz (2013); Giesel (2019).

Es ist hierbei wichtig zu betonen, dass NS-Vergleiche auf keinen Fall als affektive Ausrutscher zu werten sind. Vielmehr haben sie die präzise Funktion des Erlangens von Aufmerksamkeit und der scharfen Diffamierung der Gegnerin oder des Gegners (vgl. Schwarz-Friesel ²2013a: 199).

Ein analoger NS-Vergleich, der aber für einen gegensätzlichen Zweck verwendet wird, ist auch im deutschen Teilkorpus zu finden:

(76) [DB11.01]: Einer der wenigen Politiker die ihm stilvoll gratulieren, anstatt ihn als Hitler 2. hin zu stellen.

In diesem Fall gilt der NS-Vergleich als Argumentation ex negativo: Der Produzent lobt den Politiker Seehofer, weil dieser Trump gratuliert *anstatt ihn als Hitler 2. zu bezeichnen*.

Was die komplexen Interjektionen angeht, so enthalten sie „mehr oder weniger deutliche lexikalische Strukturen – oft bestehen sie sogar aus Wortgruppen –, wobei die eigentliche Bedeutung ausgeblendet wird" (Dudengrammatik 2016: 610). Mit anderen Worten handelt es sich um Lexeme bzw. um Phrasen, die ihren lexikalischen Wert graduell verlieren, um zunehmend eine rein pragmatische Rolle einzunehmen. Beispielsweise ist dies der Fall bei den folgenden positiven bzw. negativen Ausrufen:

(77) [DB16.10]: sehr sehr sehr sehr geil!!!!!!!!!!!!!!!!!!!!!!!!!!!!! das beste was der welt passieren konnte.

(78) [IB18.08]: ma dov 'è la sinistra ... l'hanno uccisa e proprio il PD è stato il carnefice ... accidenti a loro!!! [Dt. Übers.: Aber wo ist die Linke, sie wurde umgebracht und genau die PD ist der Henker... verflixt!!!]

(79) [DB04.08]: komisch! da kommt ein kandidat mit eiern, finanziert sich und seinen wahlkampf selbst, spricht klartext ohne rosa worthülsen, sagt was er denkt und vorhat. er gewinnt haushoch.

In (77) und in (78) drücken die Interjektionen eindeutige Emotionen aus, und zwar einerseits Freude (*geil*), andererseits Wut und Enttäuschung (*verflixt*).

In (79) handelt es sich hingegen um eine komplexere Äußerung. Der Ausruf *komisch!* ist ironisch zu interpretieren, weil der Produzent genau das Gegenteil des Gesagten meint. Es handelt sich um eine pragmatische Strategie, die zum Ziel hat, den Inhalt der Äußerung zu intensivieren.

4.3.2.7 Empathische Deixis

Bußmann (²1990: 163) beschreibt die Deixis als Grenzbereich zwischen Semantik und Pragmatik, zumal deiktische Ausdrücke erst aus dem pragmatischen Kontext heraus ihre Bedeutung erhalten. Deiktische Ausdrücke bzw. Deiktika lassen sich also folgendermaßen definieren:

> Deiktische Ausdrücke sind eine spezielle Klasse von sprachlichen Ausdrücken, mit denen Sprecher referieren können. Ihre Referenz wird nicht darüber vermittelt, dass sie bestimmte Eigenschaften von etwas beschreiben, sondern ergibt sich aus der jeweiligen Äußerungssituation. Deiktische Ausdrücke fungieren wie Variablen, die erst durch die Situierung in einem bestimmten Kontext „gefüllt" werden können. (Finkbeiner 2015: 35)

Für den Emotionsausdruck spielen insbesondere Pronomen eine wichtige Rolle, indem sie als sprachliche Signale der subjektiven Perspektive der Produzierenden anzusehen sind. Laut Benveniste sind Pronomen folgendermaßen zu definieren:

> […] les autres <les pronoms> sont caractéristiques de ce que nous appellerons les "instances de discours", c'est-à-dire les actes discrets et chaque fois uniques par lesquels la langue est actualisée en parole par un locuteur. (Benveniste 1966: 251)

Obwohl Pronomen Emotionen semantisch nicht bezeichnen, können sie dennoch eine emotionsausdrückende Funktion aufweisen. In der englischsprachigen Pragmatik geht man davon aus, dass eine empathische Deixis vorliegt, wenn die Deiktika genutzt werden, um eine gewisse Nähe bzw. Distanz der bezeichneten Person bzw. des bezeichneten Objekts zum Ausdruck zu bringen (vgl. Lakoff 1974; Levinson 1983: 81; Lyons 1977: 677; Brown/Levinson 1987; Cornish 2001). Daher kann ein Pronomen als relevanter Hinweis auf die emotive Einstellung gelten.

In diesem Zusammenhang seien die folgenden Beispiele angeführt:

(80) [DP01]: Wir Europäer müssen nach vorn schauen und uns selbstbewusst auf die neue Lage einstellen.

(81) [DP08]: Diese müssen wir gemeinsam nutzen, um das transatlantische Verhältnis neu zu justieren und die großen Konflikte in der Ukraine und in Syrien im Einvernehmen mit Russland zu beenden.

(82) [IP04]: Ma non starò qui a tessere le lodi di Trump, abbiamo i nostri problemi da risolvere, nel Nostro Paese, quindi se qualcuno rosica, meglio. Io vorrei che

rosicasse il 4 dicembre, o meglio il 5 al risultato del referendum di Renzi. E li cari miei, occorre andare a votare, e votare No. Non ci saranno gli Americani a votare, loro lo hanno già fatto, adesso tocca a Noi. Il 4 Dicembre #iovotoNo [Dt. Übers.: Aber ich werden hier kein großes Lob auf Trump aussprechen, wir müssen unsere Probleme lösen, in unserem Land, also wenn jemand herumheult, umso besser. Ich wünsche mir, dass jemand am 4. Dezember herumheulen wird bzw. am 5. Wegen des Ergebnisses von Renzis Referendum. Und da, meine Lieben, muss man stimmen gehen und nein stimmen. Und da geht es nicht um die Amerikaner, sie haben schon gewählt, jetzt sind wir dran. Am 4. Dezember #ichwählenein]

Obwohl die Verfassenden von (81) und (82), nämlich Gabriel und Petry, zu zwei gänzlich unterschiedlichen Parteien gehören, nutzen sie das Pronomen *wir* in den genannten Beispielen mit derselben rhetorischen Intention. Es dient nämlich dazu, eine Identifikation zwischen dem Gesichtspunkt des Produzierenden und dem der Rezipierenden zu erzeugen. Die Leserschaft wird somit in die *Wir-Gruppe* eingeschlossen. Des Weiteren wird dieser inklusive bzw. empathische Effekt von der Präsenz des Substantivs *Europäer* in (76) und des Worts *gemeinsam* in (77) verstärkt. Solche Lexeme bekräftigen wiederum die gemeinsame Identität und das kollektive Bewusstsein zwischen den Politikerinnen und Politikern und ihrem Publikum und üben also eine *Ingroup-konstituierende* Funktion aus.

Auch der Politiker Boni nutzt in (78) dieselbe pragmatische Strategie, indem er sowohl das Personalpronomen *Noi* ‚wir' als auch das Possessivpronomen *Nostro* ‚unser' benutzt. Der empathische Effekt dieser Pronomen wird durch den Gebrauch der Großschreibung bestätigt und bekräftigt. Diese Großschreibung ist grammatikalisch gesehen nicht korrekt und kann also nur mit emphatischen und emotiven Gründen erklärt werden (vgl. 4.1.1).

In den Fällen (83) und (84) weist die erste Person Singular des Pronomens *(ich, meine)* eine emotive Funktion auf. Auf diese Weise betont der Sprecher seinen eigenen Standpunkt und seine eigene Subjektivität mit dem Ziel des Bildens einer gewissen Empathie mit der Leserschaft:

(83) [DP03]: Ich möchte keine Gesellschaft, in der man ein Amt bekommt, weil man sich auf Kosten von Minderheiten, von Menschen mit Behinderung, von Ausländern oder Homosexuellen profiliert. Ich möchte keine Gesellschaft, in der man ein Amt bekommt, wenn man sich abfällig über Frauen äußert. Ich will das nicht. Es verstößt fundamental gegen meine Werte und meine Überzeugungen. Und weil ich das nicht will, wäre es genau das falsche Signal, nach dieser Wahl den Kopf in den Sand zu stecken. Ich werde deshalb noch intensiver und noch lauter für eine Gesellschaft kämpfen, die inhaltlich streitet, aber für ihre Werte einsteht.

(84) [DB06.10]: Aber ich bin mir sehr bewusst, dass funktionierende transatlantische Beziehungen so etwas wie das Fundament des Westens sind.

In (83) wird neben dem Personalpronomen auch das Possessivpronomen verwendet, um nochmals die subjektive Beteiligung des betreffenden Politikers zu bekräftigen. Des Weiteren wird die Emphase durch die Wiederholung des Possessivpronomens *meine* verstärkt (vgl. *es verstößt fundamental gegen meine Werte und meine Überzeugungen*).

In (84) wird der emphatische Effekt des Personalpronomens verstärkt, da es in die stark subjektive Form aber *ich bin mir sehr bewusst* eingebettet ist.

Während einerseits die bereits erörterten Pronomen als eine Art Inklusionsmarker dienen, wird andererseits in den folgenden Beispielen der antithetische Inhalt der Exklusion ausgedrückt:

(85) [IP06]: Costoro odiano i cittadini che scelgono. Costoro pensano che la democrazia ci sia soltanto quando le scelte dei popoli coincidono con le loro … altrimenti è, per l'appunto, „voto di rabbia". Questi soggetti sono l'impersonificazione dell'arroganza e dell'incapacità di analisi del mondo. [Dt. Übers.: Diese hassen die Bürger, die wählen. Diese denken, dass es Demokratie nur gibt, wenn die Entscheidungen der Völker mit ihren eigenen Entscheidungen übereinstimmen. Sonst ist es eben „Wutwahl". Diese Subjekte sind die Personifikation der Arroganz und der analytischen Unfähigkeit.]

(86) [IP.11b]: Ora per colpa di questi spregiudicati incompetenti l'Italia si ritrova indebolita nei suoi rapporti internazionali con gli Stati Uniti della nuova presidenza Trump. [Dt. Übers.: Wegen dieser skrupellosen Inkompetenten ist Italien nun in seinen internationalen Beziehungen zu den Vereinigten Staaten durch die neue Trump-Präsidentschaft geschwächt.]

Durch den Gebrach der Demonstrativpronomen *costoro* ‚diese, die' (85) und *questi* ‚diese' (86) schaffen die Politiker einen klaren Abstand zu den betreffenden Referenten, die negativ beurteilt werden. Die Emphase des emotiven Ausdrucks der Verachtung und der Empörung wird in (85) nochmals durch den Gebrauch der Wiederholung des Pronomens *costoro* ‚diese, die' verstärkt.

In (86) wird ein solcher Effekt dadurch erzeugt, dass das Pronomen in den stark negativ evaluierenden Ausdruck *questi spregiudicati incompetenti* ‚diese skrupellosen Inkompetenten' eingebettet ist.

In den folgenden Tabellen (vgl. Tab. 34 u. 35) sind die in beiden Teilkorpora vorhandenen empathischen Deiktika zusammengestellt:

Tab. 34: Empathische Deiktika im deutschen Teilkorpus

Empathische Deiktika	Gesamtzahl
wir (104), unser (55), ihr (Pers.-Pron) (17), euer (6)	182 (1,3 %)

Tab. 35: Empathische Deiktika im italienischen Teilkorpus

Empathische Deiktika	Gesamtzahl
noi ‚wir' (43), nostro ‚unser' (28), questi ‚diese' (5), costoro ‚diese' (2)	78 (0,6 %)

Es zeigt sich, dass emphatische Deiktika im Deutschen im Vergleich zum Italienischen deutlich häufiger auftreten. Dieses Ergebnis muss jedoch teilweise relativiert werden, wenn man die kontrastiven Unterschiede zwischen den beiden Sprachen berücksichtigt. Während im Deutschen die Anwesenheit des Subjekts in der Regel eine grammatikalische Voraussetzung für die Bildung eines vollständigen Satzes darstellt, ist dies im Italienischen nicht zwingend erforderlich. Das bedeutet, dass bei einer Analyse der emphatischen Deixis aus morphosyntaktischer statt aus lexikalischer Perspektive auch im italienischen Teil höhere Zahlen zu erwarten wären.

4.3.3 Auswertung der quantitativen Daten

In der folgenden Tabelle ist die Frequenz pragmatischer Emotionsmarker in beiden Teilkorpora zusammengefasst:

Tab. 36: Frequenz der pragmatischen Emotionsmarker im Korpus

Pragmatische Emotionsmarker	Pragmatische Emotionsmarker im deutschen Teilkorpus		Pragmatische Emotionsmarker im italienischen Teilkorpus	
	Prozentuale Zahl	Absolute Zahl	Prozentuale Zahl	Absolute Zahl
Intensitätsmarker	3,6 %	519	2,5 %	328
Abschwächungsmarker	0,2 %	35	0,2 %	27
Fokusmarker	1,1 %	161	1 %	125
Modalmarker	1,5 %	221	0,7 %	88
Interaktionsmarker	0,4 %	59	0,4 %	55
Interjektionen	0,1 %	19	0,3 %	40
Deiktika	1,3 %	182	0,6 %	78
Gesamtzahl	8,2 %	1196	5,6 %	741

Es fällt sofort auf, dass in beiden Sprachen lexikalische Emotionsmarker erheblich frequenter als emotionsbezeichnende und emotionsausdrückende Lexeme sind. Im deutschen Teilkorpus machen Emotionsmarker insgesamt 8,2 % und im italienischen 5,6 % des gesamten Teilkorpus aus. Die Kategorien, die auf pragmatischen Kriterien basieren, scheinen also erheblich frequenter als die semantischen Kategorien zu sein.

4.4 Syntaktische Emotionsmarker

In diesem Kapitel soll gezeigt werden, dass nur eine funktional orientierte Perspektive zur Erforschung des syntaktischen Ausdrucks von Emotionen geeignet ist. Letztere beruht auf der theoretischen Annahme, dass die Kombinationskriterien zwischen den syntaktischen Konstituenten nicht nur auf rein formellen Regeln basieren, sondern dass sie auch durch funktionelle Faktoren bestimmt werden können (vgl. Graffi 2001b: 389). Strukturelle Faktoren einerseits und funktionale Elemente andererseits stehen also in einem gewissen Zusammenhang. Solche funktionalen Ansätze zur Syntax wurden schon lange von mehreren Forschenden vertreten, und dies sowohl vor als auch nach Chomskys Generativismus (vgl. Graffi 2010: 382 ff.). In diesem Zusammenhang denke man nur u. a. an den Saussure'schen Wissenschaftler Frei (1929), an die Prager Schule, an die Londoner Schule, an die Werke Hallidays (vgl. 1970; 1985) oder an die Modelle von Givón (vgl. 1984; 1991; 1995). Dennoch hat sich seit den Siebzigerjahren ein klarer Gegensatz zwischen einer formalen und einer funktionalen Vision der Syntax durchgesetzt: Die generative Transformationsgrammatik von Chomsky (vgl. 1957a) verkörpert das typische Modell einer formalen Syntaxtheorie, wohingegen die Kennzeichnung des ‚Funktionalismus' den Forschungszweigen entspricht, die den chomskianischen Formalismus ablehnten (vgl. Graffi 2001b: 389).[178]

Der Funktionalismus basiert auf der theoretischen Annahme, dass die Syntax nicht nur in ihrer rein formalen Natur erforscht werden kann. Vielmehr scheint auch die Berücksichtigung sowohl der semantischen als auch der pragmatischen Aspekte erforderlich zu sein. Die Produzierenden

---

[178] Hier ist allerdings nicht der Ort, um eine exhaustive historische Analyse des pre- und postchomskianischen Funktionalismus zu erfassen. Vgl. diesbezüglich ausführlich Graffi (2001b).

sind nicht nur in der Lage, grammatikalisch richtige Sätze zu bilden, sondern es gelingt ihnen auch, eine Äußerung so zu gestalten, dass die zu übermittelnden Informationen besonders gut zur Geltung kommen (vgl. Musan 2002; 2010). Die spezifische Position, an der die einzelnen Phrasen zu finden sind, gilt als Hinweis auf eine gewisse Hierarchie in Bezug auf die Wichtigkeit der einzelnen im Satz geäußerten Informationen.

Genau in diesem Bereich der Verbindung zwischen Syntax und Informationsstruktur kommen die Emotions- und die Syntaxforschung miteinander in Berührung.

Das vorliegende Teilkapitel ist wie folgt gegliedert: Erstens wird auf den emotiven Wert der Informationsstruktur genauer eingegangen (4.4.1). Es folgt die Analyse von zwei syntaktischen Phänomenen, deren emotive Funktion in den Vordergrund gestellt wird: einerseits Kurzformen (4.4.2), andererseits Parenthesen (4.4.3). Das Kapitel endet mit einer Überlegung in Bezug auf das Emotionspotenzial der Adjektivposition im Italienischen und Deutschen (4.4.4).

Dieses Kapitel hat nicht den Anspruch, das Thema des syntaktischen Emotionsausdrucks auf erschöpfende Weise zu behandeln.[179] Es handelt sich vielmehr um eine neue Interpretation syntaktischer Strukturen, deren emotive Funktion bislang noch kaum erforscht wurde.

4.4.1 Die Informationsstruktur: Emotive Spur in Sätzen?

Wie bereits erwähnt, kann eine Nachricht je nach Hintergrund und Ziel des Diskurses unterschiedlich gestaltet werden. Chafe (1976) hat diesbezüglich das passende Bild des *information packaging* vorgeschlagen: Es geht hierbei nicht um die Information an sich, sondern darum zu erforschen, *wie* eine bestimmte Information an die Rezipierenden übermittelt wird.

Die Idee einer auf Informationseinheiten basierenden Syntax lehnt die Idee der traditionell geltenden Hierarchie zwischen *langue* und *parole* ab.

---

[179] Andere syntaktische Strukturen, die eine emotive Funktion aufweisen, sind beispielsweise Optativsätze (vgl. Foolen 1997; Reis 1999; Meibauer 2008; Schwarz-Friesel ²2013a: 184), Exklamativsätze (vgl. Näf 1987; Rosengren 1992; Fries 1992a, 1994, 1996) und Doppelpropositionen (vgl. Schwarz-Friesel ²2013a: 173). Während die emotive Funktion dieser Satztypologien von den zitierten Autorinnen und Autoren bereits erörtert wurde, gilt dasselbe nicht für die in der vorliegenden Studie berücksichtigten syntaktischen Strukturen.

Es ist nämlich die individuelle Sprachverwendung zusammen mit ihren bestimmten pragmatischen Zwecken, die in diesem theoretischen Rahmen im Vordergrund stehen.

Der oben bereits zitierte Sprachwissenschaftler Chafe führte die Distinktion zwischen den psychologischen Kategorien von „Gegeben und Neu" (engl. *given* und *new*) ein. Dieser Gegensatz hebt den Unterschied zwischen den Satzteilen, die sich auf etwas Vorerwähntes beziehen, und denjenigen, in denen dahingegen etwas Neues eingeführt wird, hervor. Während Erstere im Bewusstsein der Leserschaft bereits aktiviert sind, stellen Letztere dagegen eine neue Information dar (vgl. Lombardi Vallauri 2000: 13 ff.). Dieses Gegensatzpaar, das sich durch die Präsenz oder Absenz einer im Kurzzeitgedächtnis aktiven Information unterscheidet, lässt sich auf einer psychologischen Ebene verorten. Um solche Kategorien jedoch in linguistische Termini umzuwandeln, ist es nötig, die Begriffe *Thema* und *Rhema* einzuführen. Im Rahmen der Informationsstrukturanalyse wird mit dem Thema die bekannte Information und mit dem Rhema die unbekannte bzw. neue Information bezeichnet (vgl. Schwarz-Friesel/Consten 2014: 105). Diese Differenzierung wurde schon in der Antike thematisiert: Aristoteles unterschied das ὄνομα, das Subjekt, von dem ῥῆμα, dem Prädikat, das etwas über das Subjekt aussagt. Eine andere analoge, meist im anglophonen Sprachraum benutzte Terminologie, ist das Begriffspaar *topic/comment* (vgl. Hockett 1958). Da das Rhema das echte Ziel der Nachricht ist, weil es die neue Information enthält, wird es in der Literatur oft auch als *Fokus* bezeichnet (vgl. u. a. Halliday 1967). Angesichts der breiten Vielfalt der hier erläuterten Terminologie soll an dieser Stelle klargestellt werden, dass für die vorliegende Studie das Begriffspaar *Thema/Rhema* gewählt wurde, denn die eher jüngeren Ausdrücke scheinen im Vergleich zur aristotelischen Tradition keine wesentlich neuen Konzepte mit sich gebracht zu haben, die für diese Studie zweckmäßig wären.

In mehreren linguistischen Studien wurde beobachtet, dass die Reihenfolge der Satzglieder im Rahmen einer Äußerung meistens an das Maß der Neuheit der vermittelten Information gekoppelt ist (vgl. Lombardi Vallauri 2002: 47). Die den Rezipierenden schon bekannte Information wird generell eher links eingebettet, während die neue Information tendenziell nach rechts gestellt wird. Die Reihenfolge Thema-Rhema lässt sich zunächst aus logischen Gründen rechtfertigen: Um neue Informationen vermitteln zu können, ist es vorher nötig, das Thema der betreffenden Äußerung festzulegen (vgl. Lombardi-Vallauri 2000: 30 ff.). Diese Tatsache ist auch mit einer eher pragmatischen Erklärung verbunden: Das Thema ermöglicht – da es schon bekannt ist – die semantische Verbindung mit dem Neuen. Wenn das Rhema vor dem Thema genannt wird, ist seine mentale Verarbeitung schwieriger (vgl. Lombardi-Vallauri 2002: 96). Die Informationsstruktur folgt also meist der Thema-Rhema-Gliederung. In der Informationsforschung gilt diese als die *nicht markierte* syntaktische Struktur. Unter dieser Bezeichnung ist eine ideale, gewöhnliche, neutrale, für die Hörerschaft vorhersehbare linguistische Struktur zu verstehen. Jedoch sind die Sprechenden natürlich in der Lage, solch eine Reihenfolge zu verletzen: Für die Realisierung gewisser kommunikativer Zwecke kann nämlich das betreffende Gegensatzpaar in seiner umgedrehten Struktur *Rhema-Thema* erscheinen. Diese aus kommunikativen Gründen erfolgenden Normabweichungen werden als *markiert* bezeichnet.

Die vorliegende Analyse soll zeigen, dass die Rhema-Thema-Markierung ein gewisses Emotionspotenzial enthalten kann. Die Herausstellung eines bestimmten Satzelements anstelle eines anderen gilt nämlich als Hinweis auf die Intention vonseiten der Produzierenden, durch eine gewisse Position dessen Aussage intensivieren zu wollen. Dieser individuelle Handlungsspielraum betrifft nicht nur die Produzierenden, sondern auch die Rezipierenden, deren Aufmerksamkeit auf eine bestimmte Satzposition gelenkt wird.

Das Emotionspotenzial syntaktisch markierter Strukturen in der Schriftsprache ist umso relevanter, da Herausstellungformen eine Möglichkeit darstellen, den von der fehlenden Prosodie verursachten Mangel an Expressivität zu kompensieren (vgl. Lombardi Vallauri 2002: 95–96).

Die folgende Analyse basiert auf drei Herausstellungsformen: die Linksrhematisierung (vgl. 4.4.1.1), die Links- und Rechtsversetzung (vgl. 4.4.1.2) und der Spalt- und Sperrsatz (vgl. 4.4.1.3). Obwohl diese Herausstellungsformen bereits in der fachspezifischen Literatur bekannt sind, wurde ihr emotiver Wert bisher nicht ausführlich erforscht.

4.4.1.1 Linksrhematisierung

Die hier thematisierte Struktur wird von der markierten Voranstellung des Rhemas charakterisiert. Die Besonderheit, die diese Konstruktion von der eher bekannteren Linksversetzung unterscheidet, ist die fehlende nachfolgende Wiederaufnahme des vorangestellten Satzglieds anhand eines Pronomens (4.4.1.2). Dieses Phänomen ist in der Forschungsliteratur unter verschiedenen Bezeichnungen bekannt, unter anderem unter dem eher häufig verwendeten Terminus *Topikalisierung*. Diese Benennung wird von einigen Forschenden inkl. der Autorin der vorliegenden Studie wegen ihres Mangels an Transparenz jedoch abgelehnt: Das vorangestellte Satzelement ist nämlich rhematisch und nicht topikal (Berretta 1995: 152 ff.). Viel geeigneter ist dahingegen der von Grossen (1954) gemachte Vorschlag der Bezeichnung *Linksrhematisierung*. Diese Konstruktion ist dadurch gekennzeichnet, dass das linke Satzelement einen rhematischen Wert hat und dass es daher die fokussierte Information enthält. Hinter dieser markierten Struktur kann man eine emotive Funktion erkennen, weil der Sprecher damit gezielt gewisse Ausdrücke hervorhebt und andere ausblendet:

> (87) [IP06]: <u>Intanto finisca nel cestino</u> il TTIP, il trattato di libero commercio USA-UE tanto caro a banche d'affari e multinazionali e tanto pericoloso per le nostre imprese. [Dt. Übers.: Stattdessen landet das TTIP im Mülleimer, das Transatlandische Freihandelsabkommen zwischen den USA und der EU, das den Geschäftsbanken und den Multinationalen so sehr am Herzen liegt und das für unsere Unternehmen so gefährlich ist.]

In (87) entspricht dem linken Satzteil das Rhema. Zu Beginn ist der stark negativ evaluierende Phraseologismus *finire nel cestino* ‚im Mülleimer landen' zu erkennen. Diese Voranstellung zeigt, dass der wesentliche kommunikative Zweck des Produzenten der Ausdruck der negativen Evaluierung bzw. die Verachtung in Bezug auf die zitierten Verträge ist.

Im nächsten Fall kommt zur schon thematisierten Linksrhematisierung eine weitere kommunikative Strategie hinzu:

> (88) [DP05]: <u>Mehr Fairness, mehr Sicherheit und mehr Chancen für alle</u> sind das beste Rezept gegen rechten Populismus.

In (88) ist das Rhema in die rhetorische Figur der Enumeration eingebettet. Wie im nächsten Kapitel noch vertieft wird (vgl. Kap. 6), teilen in der Regel alle Teile einer Enumeration denselben konnotativen Wert.

Diese syntaktischen Strategien haben wichtige Auswirkungen auf die Einstellung der Rezipierenden, deren Aufmerksamkeit auf emotive Inhalte gelenkt wird. Es handelt sich also um eine Art von Überzeugungsstrategie. Diesbezüglich sei daran erinnert, dass die vorangestellten hervorgehobenen

Rhemata in (88) in der Form einer dreigeteilten Enumeration (d. h. *Fairness, Sicherheit und Chancen*) auftauchen. Dank seiner harmonischen und ausgeglichenen Natur gelingt es der Dreiergruppe deutlich und voller Überzeugungskraft zu wirken. Auf diese Weise gewinnt die Leserschaft den Eindruck, dass kein weiteres Element mehr hinzugefügt werden kann und dass das Konzept vollständig und glaubwürdig ist (vgl. Benedetti 2004: 38). Fedel beschreibt dies folgendermaßen: „die Dreiteilung ist mehr als andere Strukturen in der Lage erschöpfend zu wirken" (1991: 134, Übersetzung von der Autorin).

4.4.1.2 Links- und Rechtsversetzung

Die sogenannte Linksversetzung ist dadurch markiert, dass das Thema mit dem Objekt statt mit dem Subjekt identifiziert wird. Das Objekt ist also in thematischer Position in den linken Satzteil eingebettet. Eine weitere Eigenschaft der Linksversetzung ist die darauf folgende Wiederaufnahme des nach links hervorgehobenen Objekts durch ein Pronomen. Auf einer informatorischen Ebene gewinnt die vom Thema getragene Information eine besondere Emphase, was den kanonischen Normen widerspricht (vgl. Berretta 1995: 142–148).

(89) [IB16.07]: di certo la costituzione non la faccio modificare da un brancon di gente non eletta da nessuno!!!!!!!!!!! [Dt. Übers.: Die Verfassung, die lasse ich sicherlich nicht von einem Haufen gewählter Leute ändern!!!!!!!!!!]

Das Lexem *la costituzione* ‚die Verfassung', das in (89) das Satzobjekt ist, wird nach vorne gestellt und gilt dadurch als betontes Satzthema. Das Wort wird danach durch das Pronomen *la* ‚die' wieder aufgenommen. Im Übrigen wird diese Hervorhebung auch durch die Präsenz des verstärkenden Adverbs *di certo* ‚gewiss' betont.

In den folgenden Beispielen kommen zur schon besprochenen Linksversetzung noch weitere Emotionsmarker hinzu:

(90) [IB.11b.02]: la peggiore figura l'ha fatta il presidente della unione europea Martin Schulz con il messaggio di (S)congratulazioni al nuovo Presidente degli Stati Uniti. [Dt. Übers.: Am schlimmsten hat sich Martin Schulz, Präsident der europäischen Union, mit der (Un)glückwunschbotschaft an den neuen Präsidenten der Vereinigten Staaten, verhalten.]

(91) [IB15.09]: i disastri della Clinton li abbiamo già visti. [Dt. Übers.: Die Desaster der Clinton, die haben wir schon gesehen.]

In (90) wird die syntaktisch schon markierte Herausstellungstrategie noch weiter von einem sowohl morphologischen als auch lexikalischen Emotionsmarker gestärkt: Das Thema-Objekt entspricht dem stark negativ evaluierenden Superlativ *peggiore* ‚schlechteste'. Auch in (91) fällt die Voranstellung des Satzteils *i disastri* ‚die Desaster' mit einem emotionsausdrückenden Wort zusammen.

Eine analoge, jedoch entgegengesetzte Herausstellungstruktur ist die Rechtsversetzung. Wie im schon besprochenen Fall der Linksrhematisierung wird in dieser Struktur die markierte Reihenfolge Rhema-Thema hergestellt. Der Unterschied zwischen den beiden Fällen besteht darin, dass das *in medias res* bevorstehende Rhema danach durch ein eher spezifiziertes Lexem wieder aufgenommen wird (vgl. Berretta 1995: 149–152):

> (92) [DB08.09]: Wir ersticken unter den arbeitsfaulen und kriminellen Flüchtlingen. Unsere Wirtschaft verkraftet diese Leute nicht mehr. Die sorgen für unseren Bankrott. Die sollen ihre Länder verteidigen und wieder aufbauen, diese Feiglinge.

Die Funktion der Antizipierung des Rhemas in der unbestimmten Form des Artikels *die* hat einen ausgesprochen emotiven Wert. Diese Satzstellung dient der Erzeugung einer gewissen Spannung vonseiten der Leserschaft, die dadurch dazu gebracht wird, den Satz zu Ende zu lesen. Der emotive Wert des Satzes wird auch durch die stark negativ bewertende Natur des wieder aufgenommenen Lexems *diese Feiglinge* verstärkt.

Aus Produzierendensicht lässt sich sagen, dass mit dem Gebrauch der betreffenden Struktur das Ziel verfolgt wird, die Leserschaft zu überzeugen:

> La postposition du thème sert à emphatiser la rhématicité du prédicat verbal, et c'est l'assertion contenue dans le nœud prédicatif qui est chargé de tout le poids de l'emphase émotive. Les moyens exprimant la visée sont mis au service d'une stratégie rhétorique persuasive.[180] (Bossong 1981: 12)

---

[180] „Die Nachstellung des Themas dient der Emphatisierung der rhematischen Natur des Prädikats und es ist die im Prädikat enthaltene Aussage, die den Wert der gesamten emotionalen Emphase aufnimmt. Die Mittel, die das Ziel ausdrücken, dienen einer rhetorischen Überzeugungsstruktur." (Übersetzung von der Autorin).

Die Rezipierenden werden dazu gebracht, das Pronomen *die*, das sich auf das Wort *Flüchtlinge* bezieht, mit dem beleidigenden Wort *Feiglinge* zu assoziieren.

4.4.1.3 Spaltsatz und Sperrsatz

Der Spaltsatz und seine Variante, der Sperrsatz, sind weitere markierte Satztypologien, die in mehreren Sprachen vorkommen. Es handelt sich dabei um einen Satz, der in zwei Teile gegliedert ist: Im ersten Teil befindet sich das Verb *sein*, das das Satzrhema enthält, im zweiten Teil ist der thematische Relativsatz eingebettet. Wenn die Satzteile in umgekehrter Reihenfolge angeordnet sind, dann spricht man von einem Sperrsatz (vgl. Musan 2010: 34). Aus funktionaler Perspektive dienen beide Varianten der Fokussierung auf eine bestimmte Information und gehören daher zu mehreren syntaktischen Strategien, hinter denen sich eine emotive Perspektive erkennen lässt.

> (93) [IP11a]: È il popolo che si ribella all'establishment politico, economico e mediatico da troppo tempo asservito agli interessi dei grandi gruppi di potere [Dt. Übers.: Es ist das Volk, das gegen das politische, ökonomische und mediale Establishment rebelliert, das seit langer Zeit den Interessen der großen Machtgruppen gedient hat.]

In (93) wird das Schlagwort *il popolo* ‚das Volk' hervorgehoben. Es handelt sich nicht nur um eine Hervorhebungsstrategie, sondern auch um eine präzise Persuasionsrhetorik. Das wesentliche Ziel ist dabei, die Perspektive der Leserschaft an diejenige der oder des Produzierenden anzunähern (vgl. Lombardi Vallauri ³2013: 73).

In den folgenden Beispielen wird die Struktur des Spaltsatzes mit anderen Emotionsmarkern kombiniert:

> (94) [IB16.10]: deve essere la classe media la classe operaia che deve avviare una rivoluzione come in america. [Dt. Übers.: Es muss die Mittelschicht, die Arbeitsklasse sein, die eine Revolution wie in Amerika auslöst.]

> (95) [IB17b.04]: è stata la vostra gogna a farlo condannare. [Dt. Übers.: Es ist euer Pranger gewesen, der ihn verurteilt hat.]

In (94) ist es das Lexem *la classe media* ‚die Mittelschicht', das durch die Figur des Asyndetons mit dem Element *la classe operaia* ‚die Arbeiterklasse' verbunden wird; in (95) hat das herausgestellte Satzelement *gogna* ‚Pranger' einen figurativen Wert, der dazu genutzt wird, um negativ geprägte Emotionen in den Rezipierenden zu aktivieren.

In der nächsten Beispielgruppe sind zwei Sperrsätze zu finden:

(96) [IP01]: <u>Ma quello che più ci preoccupa è</u> che il giudizio negativo che Renzi ha dato del neopresidente statunitense prima delle elezioni potrebbe incrinare i rapporti fra Italia e Stati Uniti [...] [Dt. Übers.: Was uns aber am meisten beunruhigt, ist, dass die negative Einschätzung, die Renzi vor den Wahlen in Bezug auf den neu gewählten amerikanischen Präsidenten abgegeben hat, den Beziehungen zwischen Italien und den Vereinigten Staaten schaden könnte.]

(97) [DB02.06]: <u>Was mich wirklich wundert ist</u> der Umstand das alle darüber verwundert sind ...

Die wesentliche Funktion von Sperrsätzen liegt in der Verzögerung des Satzrhemas, was bei den Rezipierenden eine gewisse Spannung erzeugt. Im Hinblick auf einen Vergleich zwischen dem Spaltsatz und dem Sperrsatz lässt sich sagen, dass während Ersterer die nicht markierte Struktur Thema-Rhema verletzt, bei Letzterem dahingegen die neue Information in ihrer kanonischen rechtsseitigen Position eingebettet wird (vgl. Berretta 2002: 19). Diese Tatsache verhindert jedoch nicht die Herausstellung des Rhemas, das durch die einleitende und verzögernde Funktion des Verbs *sein* sichergestellt wird. Doch im Fall der Sperrsätze ist oft auch im Thema eine gewisse Markierung festzustellen. Diesbezüglich sei angemerkt, dass beide oben zitierten Spaltsätze von der Präsenz eines emotionsbezeichnenden Verbs gekennzeichnet sind: *preoccupare* ‚beunruhigen' in (96) und *wundern* in (97).

Im folgenden Beispiel wird die betreffende syntaktische Markierung auch durch einen grafischen Emotionsmarker weiter betont:

(98) [IB06.09]: <u>Caro Di Battista il problema vero è che</u> questi si sono dimenticati che il vero sovrano è il POPOLO e non loro. [Dt. Übers.: Lieber Di Battista das eigentliche Problem ist, dass sie vergessen haben, dass der echte Souverän das Volk ist und nicht sie.]

Die Großschreibung des Schlagworts *POPOLO* ‚Volk' dient dem Ausdruck einer gewissen Emphase (vgl. 4.1.1). Es ist interessant zu beobachten, dass der herausgestellte Satzteil *il vero sovrano è il popolo e non loro* ‚der echte Souverän ist das Volk und nicht sie' in eine weitere markierte Struktur eingebettet ist. Die Sequenz *questi si sono dimenticati che* ‚sie haben vergessen, dass' kann nämlich wiederum als Verzögerungsstruktur interpretiert werden. Es handelt sich also um einen Schachtelsperrsatz, d. h. um einen Sperrsatz, der seinerseits aus einem anderen Sperrsatz besteht.

4.4.1.4 Auswertung der quantitativen Daten

In Tabelle 37 ist die Frequenz der syntaktischen Herausstellungsstrukturen, die hier als syntaktische Emotionsmarker interpretiert werden, in beiden Teilkorpora zusammengefasst:

Tab. 37: Syntaktische Herausstellungstrukturen

Syntaktische Herausstellungstrukturen	Deutsches Korpus	Italienisches Korpus	Ausgeübte Funktionen
Linksrhematisierung	63	36	hervorhebende, perspektivierende, persuasive
Links-/Rechtsversetzung	17	20	hervorhebende, perspektivierende, persuasive
Spaltsatz/Sperrsatz	13	29	hervorhebende, perspektivierende, persuasive
Gesamtzahl	93	85	

Aus quantitativer Sicht lässt sich sagen, dass syntaktische Herausstellungstrukturen sowohl im italienischen als auch im deutschen Teilkorpus gut vertreten sind. Es handelt sich insgesamt um 178 Herausstellungstrukturen, von denen 93 im deutschen und 85 im italienischen Korpus zu finden sind. Wenn innerhalb der insgesamt 373 untersuchten Posts 178 Herausstellungstrukturen auftauchen, heißt dies, dass fast die Hälfte der analysierten Posts eine Herausstellungstruktur enthält. Es besteht also kein Zweifel, dass dieses Phänomen auch aus quantitativer Perspektive beträchtlich ist.

Trotz einiger kleiner Unterschiede, die die Frequenz der einzelnen Typen von Herausstellungstrukturen in den zwei Sprachen betreffen, zeigt sich insgesamt ihre Präsenz in beiden Sprachen fast gleichlaufend, zumal auch die Syntax beider Sprachen dieses Phänomen ermöglicht.

4.4.2 Für eine emotive Interpretation von Ellipsen

Der hier aufgestellten These zufolge können Ellipsen eine emotionsausdrückende Funktion aufweisen sowie ein gewisses Emotionspotenzial enthalten.

Dies wurde sowohl im Rahmen der formellen als auch der funktionalen Literatur zum Thema bislang ziemlich vernachlässigt. Im Weiteren soll gezeigt werden, dass das Emotionspotenzial dieser syntaktischen Konstruktionen gerade aus ihrer mangelnden formellen Struktur resultiert. Im ersten Teilkapitel liegt der Fokus auf der emotionsausdrückenden Funktion von Ellipsen (vgl. 4.4.2.1). Das zweite basiert auf der Analyse der relativ neuen, in den Social Media entstandenen Hashtags (vgl. 4.4.2.2).

4.4.2.1 Ellipsen

Der Definition des sprachwissenschaftlichen Lexikons von Bußmann zufolge sind Ellipsen „unvollständige, meist situationsbezogene Äußerungen" (Bußmann ²1990: 430). An dieser Begriffsbestimmung lässt sich eine gewisse abwertende Beurteilung von Ellipsen erkennen. Laut den meisten angesehenen Grammatiken wird der Satz als eine vollständige syntaktische Einheit, die aus einem Prädikat mit finitem Verb und allen zugehörigen Satzgliedern besteht, konzipiert (vgl. Dudengrammatik 2016: 776).

Trotz dieser kanonischen Definition ist empirisch nachgewiesen worden (vgl. u. a. Rath 1979; Betten 1976: 1985; Selting 1997; Busler/Schlobinski 1997, Hennig 2013), dass Äußerungen oft auch in verkürzten Formen erscheinen.

Die Mehrheit der Grammatiken hat Ellipsen immer als ein mangelhaftes und anomales Randphänomen angesehen.[181] Auf der Idee einer syntaktischen Unvollständigkeit im Vergleich zu einer mutmaßlichen Satzvollständigkeit beruht die sogenannte Expansionstheorie (vgl. Rickheit/Sichelschmidt 2013: 162). Dieser Ansicht zufolge verberge sich hinter einer elliptischen Äußerung immer ein vollständiger Satz, d. h., dass die Ellipse das Ergebnis eines vorherigen Reduktionsprozesses sei. Die Anhänger dieser Theorie,[182] die sogenannten Nicht-Autonomisten, haben sich damit beschäftigt, die mutmaßlichen Expansionen von Ellipsen zu rekonstruieren, um zu beobachten, ob in ihnen bestimmte syntaktische Muster zu identifizieren sind und ob sie eventuell regelhaft und kategorisierbar sind (vgl. Rickheit/Sichelschmidt 2013: 162). Doch die Suche nach möglichen Expansionen von einzelnen

---

[181] Das Wort *Ellipse* stammt von dem griechischen Substantiv ἔλλειψις ‚das Fehlen, die Aussparung' ab, das wiederum von dem Verb ἐλλείπω ‚auslassen' abstammt.
[182] Unter den Sprachwissenschaftlerinnen und Sprachwissenschaftlern, die sich der Expansionstheorie anschließen, sind z. B. McElree/Bever (1989); Johnson (2008); Clifton/Frazier (2010) zu zitieren.

Ellipsen lässt schwerwiegende Paradoxa zum Vorschein kommen: Wie kann ein mangelhafter Satz vervollständigt werden, wenn er in sich selbst unverständlich ist und etwas fehlt? (vgl. Werner 1995: 121). Hoffmann (1999) stellt eine weitere Schwäche der Expansionstheorie fest: Wenn man Ellipsen als unvollständige Sätze betrachtet, dann geht man davon aus, dass eine gewisse sprachliche Vollständigkeit möglich ist. Jedoch beinhaltet jede Äußerung eine bestimmte Auswahl an Ausdrücken, da „kein Wirklichkeitsausschnitt ‚sprachlich vollständig' abzubilden ist" (Hoffmann 1999: 70).

Statt auf die formelle Unvollständigkeit von Ellipsen wurde in pragmatisch ausgerichteten Studien auf deren kommunikative Effizienz fokussiert (vgl. u. a. Bär/Roelcke/Steinhauer 2007; Selting 1997). Ellipsen werden demzufolge als sprachliche Strategien angesehen, die sprachökonomisch motiviert sind.

Auf der Grundlage eines pragmatisch ausgerichteten theoretischen Ansatzes schlagen Zifonun et al. (1997) in ihrer Grammatik eine neue Definition der Ellipse vor, die sich den traditionellen grammatischen Modellen widersetzt: „Ellipsen sind als kommunikative Minimaleinheiten vollständige Formen" (Zifonun et al. 1997: 413).[183]

Anhand einiger empirischer Beispiele aus dem vorliegenden Korpus soll im Folgenden exemplarisch das Emotionspotenzial von Ellipsen aufgezeigt werden. Laut der hier aufgestellten Hypothese hängt dieses Potenzial genau von der an sich fehlenden formellen Natur der betreffenden Phänomene ab. Im Unterschied zu einer rein grammatischen Interpretation, in der der Mangel an struktureller Vollständigkeit als abweichende Idiosynkrasie bewertet wird, wird hier – aus pragmatischer Perspektive – eine gegensätzliche Auffassung vertreten: Es ist der Verlust an sprachlichem Material, der das Potenzial an Emotion und Expressivität enthält. Eine Ergänzung des ausgelassenen Materials würde die Äußerung womöglich stark banalisieren und vor allem das Emotionspotenzial auflösen. Wie im Folgenden gezeigt wird, ist Auslassung nämlich in der Lage, eine gewisse Spannung und Neugier bei den Rezipierenden zu erzeugen.[184]

---

[183] In diesem Zusammenhang unterscheiden Zifonun et al. vier verschiedene Kategorien: die situativen, die empraktischen, die phatischen und die strukturellen Ellipsen (vgl. Zifonun et al. 1997: 413 ff.).

[184] Die emotive Funktion von Ellipsen wurde teilweise auch von Nicoloff (1990: 222–223) und von Drescher (2003b: 59) angesprochen.

EXPLIZITE EMOTIONSMARKER

In den folgenden Beispielen drücken elliptische Exklamationen positive Emotionen aus wie Begeisterung und Freude:

(99) [IB17b.03]: Ottima giornata, direi! Speriamo che faccia da apripista per la giornata del 4 dicembre! [Dt. Übers.: Ein sehr guter Tag würde ich sagen! Hoffentlich wird er zum Wegbereiter für den 4. Dezember!]

(100) [DB16.10]: sehr sehr sehr sehr geil!!!!!!!!!!!!!!!!!!!!!!!!!!!!! das beste was der welt passieren konnte. Durch die besonnene wahl der amerikaner wurde der dritte weltkrieg durch die betrügerin killery vereitelt! ein hervorragender tag für die welt! und jetzt husch husch husch merkel und co, raus aus dem bundestag, auch eure zeit ist abgelaufen.

In den obigen Fällen übt die elliptische Syntax eine emotionsausdrückende Funktion aus. Abgesehen von dem positiv bewertenden Lexem *ottimo* ‚sehr gut' gelingt es der Ellipse *ottima giornata*, die positive Einstellung des Produzenten und dessen Freude in Bezug auf Trumps Wahlsieg mit einer besonderen kommunikativen Wirksamkeit zu vermitteln. Eine gute Nagelprobe, um diese Hypothese zu bestätigen, ist die hypothetische Rekonstruktion der betreffenden sprachlichen Auslassungen. Wie die Ergänzungen in den folgenden Beispielen zeigen, würde die Hinzufügung des gelöschten Sprachmaterials die Emphase der Äußerungen beträchtlich schwächen:

(95a) [Si tratta di un] Ottima giornata, direi! Speriamo che faccia da apripista per la giornata del 4 dicembre! [Dt. Übers.: Es handelt sich um] Einen sehr guten Tag, würde ich sagen! Hoffentlich wird er zum Wegbreiter für den 4. Dezember!]

(96a) [Das ist] sehr sehr sehr sehr geil!!!!!!!!!!!!!!!!!!!!!!!!!!!!! [Das ist] das beste was der welt passieren konnte. Durch die besonnene wahl der amerikaner wurde der dritte weltkrieg durch die betrügerin killery vereitelt! [Heute ist] ein hervorragender tag für die welt! und jetzt husch husch husch merkel und co, raus aus dem bundestag, auch eure zeit ist abgelaufen.

Außerdem ist eine solche Suche nach der mutmaßlichen Satzvollständigkeit der Ellipse oft sogar unmöglich. Bestimmte Formen von Ausrufen haben sich im Sprachgebrauch in ihrer elliptischen Form verfestigt:

(101) [DB01.09]: Donald TrumpCongratulations!!!

(102) [DB08.05]: Super Wahlerfolg. Herzlichen Glückwunsch.

Die Äußerungen *congratulations* in (101) und *herzlichen Glückwunsch* in (102) gelten als feste Formen und scheinen nicht ergänzbar zu sein. In der folgenden Beispielgruppe bringen Ellipsen hingegen negative Emotionen zum Ausdruck:

(103) [DB08.06]: Wirklich arm unsere Politik!

(104) [IB09.03]: Brutto segnale [Dt. Übers.: Schlechtes Zeichen]

(105) [DB13.06]: Traurig aber Wahr!

(106) [DB09.10]: Einfach nur schlimm.

In allen obigen Fällen (103–106) fehlt das Verb, was das Emotionspotenzial der Beispiele steigert. Es scheint so, als ob die Produzierenden so enttäuscht wären, dass sie keine Worte mehr hätten, um Trumps Erfolg zu kommentieren. Alles, was zum Verständnis nicht unbedingt erforderlich ist, wird ausgelassen, und nur die emotionsbezeichnenden (*traurig*), die emotionsausdrückenden (*arm, brutto, schlimm*) Wörter sowie die lexikalisch-pragmatischen Emotionsmarker (*wirklich, einfach*) werden zum Ausdruck gebracht. Wie die folgenden ergänzten Beispiele zeigen, würde die hypothetische Hinzufügung des eliminierten/fehlenden Sprachmaterials eine stilistische Verarmung und Banalisierung der Original-Beispiele bedeuten:

(103a) Wirklich arm [ist] unsere Politik!

(104a) [È/Questo è] un brutto segnale [Dt. Übers.: [Das ist] ein schlechtes Zeichen]

(105a) [Das ist] traurig aber Wahr!

(106a) [Es ist] einfach nur schlimm.

Ziel solcher elliptischen Formulierungen ist es, nicht nur die Rezipierenden zu beeindrucken, sondern auch bestimmte Inhalte in deren Gedächtnis so lange wie möglich zu fixieren. Die Kürze spielt in diesem Zusammenhang eine wesentliche Rolle, denn je einfacher und dichter der Text formuliert wird, desto höher ist die Wahrscheinlichkeit, dass die vermittelten Konzepte bei den Rezipierenden lange hängen bleiben (vgl. Sowinski 1998; Lombardi Vallauri 2019a). In diesem Zusammenhang seien die folgenden Beispiele zitiert:

(107) [DB11.04]: Immer positiv denken!

(108) [DP08]: Zeit für Veränderungen in Deutschland! Zeit für die #AfD

Das Emotionspotenzial der obigen Slogans ist von mehreren Aspekten geprägt. Auf lexikalischer Ebene lässt sich das bewertende Lexem *positiv* in (107) und das tendenziell eher positiv konnotierte Substantiv *Veränderung* in (108) zitieren. Auf rhetorischer Ebene ist die Wiederholung des Ausdrucks *Zeit für* in (108) zu erwähnen. Jedoch scheint hier die syntaktische Elliptizität das wesentliche Element, das dem Slogan ein gewisses Emotionspotenzial verleiht. Eine gute Nagelprobe, um diese These zu testen, ist erneut die Einfügung einer fiktiven Expansion, die sowohl die Überzeugungskraft als auch die Einprägsamkeit stark behindern würde:

(103a) [Man muss] Immer positiv denken!

(147a) [Es ist] Zeit für Veränderungen in Deutschland! [Es ist] Zeit für die #AfD

4.4.2.2 Hashtags

Wie bereits erwähnt, sind Hashtags eine relativ neue Kategorie von Kurzformen, die im Rahmen des Social Networks Twitter im Jahr 2009 entstanden sind und die sich von da an allgemein im Web verbreitet hat. Hashtags können als Zeichensequenz definiert werden, die keine Leerzeichen enthält und der ein Hashtag vorangestellt ist.

Durch das Hashtag haben die Nutzenden die Möglichkeit, die wesentlichen Informationen ihrer Äußerung in den Vordergrund zu rücken. Hashtags gelten daher als eine Art textuelle Fokalisierungsstrategie. Sie können also als Metadaten angesehen werden in dem Sinne, dass sie Informationen über den Text liefern, die sich auf den Grad seiner Wichtigkeit und Bedeutung beziehen (vgl. Spina 2012: 71–72). Des Weiteren haben Hashtags auch einen interessanten hypertextuellen Zweck. Sie gelten als Schlüsselwörter bzw. Suchbegriffe, weil die mit Hashtags versehenen Äußerungen von der Software für die Schlüsselwortsuche verfügbar gemacht werden. Auf diese Weise dienen Hashtags dazu, eine hohe Anzahl von Userinnen und Usern, die sich für dieselben Themen interessieren, zu aggregieren und in Kontakt zu bringen (vgl. Spina 2012: 72).

Es ist hier nicht der Ort, um die zahlreichen kommunikativen und pragmatischen Funktionen von Hashtags zu erörtern (vgl. hierzu u. a. Spina 2019;

Dürscheid/Lippuner 2022; Marx 2023b). Vielmehr liegt der Fokus darauf, das Emotionspotenzial von Hashtags zu beleuchten.

Die Emotionalität und die Überzeugungskraft von Hashtags sind eng mit ihrer notwendigen Kürze verknüpft. Diese müssen in möglichst prägnanter Form eine Aussage vermitteln und die Adressierten sofort beeinflussen.

Man denke nur an die Voraussetzungen der *scriptio continua*, die durch die Auslassung aller Leerzeichen zwischen den Wörtern entsteht:

(109) [IP16]: #iovotono [Dt. Übers.: #ichstimmenein]

(110) [IP17a]: #AriaCheTira [Dt. Übers.: #WieIstDieStimmung]

(111) [IP17a]: #cambiamoinsieme [Dt. Übers.: #zusammenverändern]

(112) [IP17b]: #ServeUnNo! #IovotoNO [Dt. Übers.: #ManBrauchtEinNein! #IchstimmeNEIN]

In den obigen Beispielen ist die Auslassung von Leerstellen zwar systematisch, doch erfolgt diese durch verschiedene Strategien. Während einerseits in den Fällen (109) und (111) keine anderen grafischen Veränderungen stattfinden, werden andererseits in (110) und (112) die Wortgrenzen jedes Lexems durch das Verwenden einer Majuskel als Anfangsbuchstabe sichtbar gemacht.

Die Elliptizität von Hashtags ist aber oft nicht nur auf grafischer, sondern auch auf syntaktischer Ebene zu erkennen:

(113) [IP09]: #Trump

(114) [IB02.01]: #NO [Dt. Übers.: #NEIN]

(115) [DP07]: #USWahl2016 #ElectionDay

In den Beispielen (113–115) werden einzelne Schlüsselwörter angegeben, die auf spezifische gegenwärtige brisante Themen hinweisen: einerseits der Wahlsieg von Trump (113 u. 115), andererseits das italienische Verfassungsreferendum (114).

Obwohl die zitierten Hashtags keinen zusätzlichen Inhalt zu den betreffenden Themen vermitteln, sind sie trotzdem in der Lage, ein gewisses Interesse bei der Leserschaft zu wecken, weil die benutzten Wörter (*Trump, NO, USWahl2016, Electionday*) direkt auf bestimmte besonders aktuelle und umstrittene Themen referieren.

Um den emotiven Wert von Hashtags begreifen zu können, ist zusätzlich auch die textuelle Ebene zu betrachten. Die Hashtags werden in den vorliegenden Kommentaren oft hervorgehoben, indem sie entweder ganz zu Beginn oder an letzter Position in die diskursive Sequenz eingebettet sind:

(116) [DP07]: #Trump steht für Spaltung statt Zusammenhalt und für Ausgrenzung statt Solidarität. Ich denke an Martin Luther King. #USWahl2016 #ElectionDay

(117) [IP09]: La più grande rottura politica dalla caduta del Muro di Berlino. Una grande sveglia all'Europa. #UsElections #Trump [Dt. Übers.: Die größte politische Wende seit dem Berliner Mauerfall. Ein großer Weckruf für Europa. #US-Wahl #Trump]

In beiden Fällen scheinen Hashtags eine diskursgliedernde Funktion auszuüben: Wenn das Hashtag die Äußerung eröffnet (116), dann gilt es als Antizipation des wesentlichen Themas des Textes; wenn es hingegen am Ende platziert ist, dann hat es eine zusammenfassende Funktion (116 u. 117).

4.4.2.3 Auswertung der quantitativen Daten

In Tabelle 38 ist die Frequenz der im Korpus vorhandenen emotiven Ellipsen zusammengefasst:

Tab. 38: Emotive Ellispen

	Deutsches Teilkorpus	Italienisches Teilkorpus	Ausgeübte Funktionen
Ellipsen	69	44	expressive, spannungserzeugende, persuasive
Hashtags	5	22	expressive, spannungserzeugende, (persuasive)
Gesamtzahl	74	66	

Aus quantitativer Sicht lässt sich feststellen, dass Kurzformen sowohl im italienischen als auch im deutschen Korpus gut vertreten sind. Es handelt sich insgesamt um 140 Kurzformen, von denen 74 von deutscher und 66 von italienischer Seite zu konstatieren sind. Wenn in den 140 von insgesamt 373 untersuchten Posts Kurzformen auftauchen, dann handelt es sich ungefähr um 38 % der Fälle.

Im Fall von Ellipsen zeigt sich die Präsenz von Parenthesen in beiden Sprachen fast parallel, da die Syntax beider Sprachen dieses Phänomen ermöglicht.

Hingegen ist die Frequenz italienischer Hashtags circa vier Mal so groß wie diejenige deutscher. Allerdings darf diese Tatsache keineswegs als eine sprachspezifische bzw. kulturspezifische Eigenschaft interpretiert werden. Die Mehrheit der italienischen Hashtags lässt sich nämlich mit dem damaligen italienischen politischen Kontext erklären: Kurz nach Trumps Wahlsieg fand in Italien am 4. Dezember 2016 ein Verfassungsreferendum statt. Letzteres wurde hauptsächlich von der Demokratischen Partei (PD), die damals regierte, unterstützt. Diese Reform teilte das politische Szenario in zwei dichotome politische Lager: einerseits diejenige, die „ja" wählten und die somit Renzis Regierung unterstützten, andererseits die „Nein-"Wähler, die sich gegen die Regierung schlugen. Die Wahlkampagne für bzw. gegen das Verfassungsreferendum hatte eine besonders starke mediale Resonanz, daher zirkulierten in dieser Zeit in den Social Media besonders viele Hashtags zum Thema (vgl. Bsp. 109; 112; 114).

4.4.3 Parenthesen als Ausdrucksort für Emotionen: Zwischen Verbergung und Hervorhebung

Ziel dieses Abschnitts ist es, die emotionsausdrückende Funktion von Parenthesen herauszuarbeiten und das Wissen darüber zu vertiefen. Obwohl Parenthesen bereits in mehreren sprachwissenschaftlichen Forschungsrichtungen berücksichtigt worden sind, ist die emotive Funktion von Parenthesen bisher eher in den Hintergrund gedrängt worden.[185] Wie im Weiteren gezeigt wird, spielt jedoch die Emotivität im Gebrauch von Parenthesen eine wichtige Rolle. Nach der Behandlung des theoretischen Forschungsstands zum Thema (vgl. 4.4.3.1) wird die vorliegende Hypothese anhand qualitativer (vgl. 4.4.3.2) und quantitativer (vgl. 4.4.3.3) Daten erörtert.

4.4.3.1 Theoretischer Hintergrund

Dass Parenthesen ein ziemlich vernachlässigtes Kapitel der traditionellen Grammatiken und der wissenschaftlichen Literatur im Allgemeinen sind, wurde schon von mehreren Sprachwissenschaftlerinnen und Sprachwissenschaftlern festgestellt (vgl. u. a. Betten 1976; Hoffmann 1998: 299; von Kügelgen 2003: 208).

---

[185] Obwohl es keinerlei Studien gibt, die Parenthesen eindeutig aus emotiver Perspektive interpretieren, sei darauf hingewiesen, dass einige Untersuchungen teilweise in diese Richtung gehen. Vgl. diesbezüglich Sommerfeldt (1984: 245); Hoffmann (1998: 300) u. Albert (2000: 328–329).

Ein Grund für diese Vernachlässigung ist, dass Nebensätze im Gegensatz zu Hauptsätzen von Generationen von Linguistinnen und Linguisten unterschätzt wurden: „Hauptsachen in Hauptsätzen, Nebensachen in Nebensätzen", lautet eine alte Stilregel (Brandt 1994: 1). Jedoch konnten empirische Daten beweisen, dass Parenthesen sowohl in der geschriebenen als auch in der gesprochenen Sprache reichlich vorhanden sind.

Aufgrund der Vielfalt ihrer möglichen Formen und Funktionen ist eine einheitliche Definition von Parenthesen dermaßen problematisch, dass mehrere Forschende letztendlich zum Ergebnis gekommen sind, dass eine solche weder möglich noch sinnvoll sei (vgl. von Kügelgen 2003: 208; Cignetti 2001: 69–74; Pittner 1995: 92).

Der vorliegenden Analyse wurde die Definition, die in der jüngsten Version der *Duden-Grammatik*[186] zu finden ist, zugrunde gelegt:

> Eine besondere Art zusammengesetzter Satz liegt vor, wenn ein syntaktisch eigenständiger Satz in einen anderen Satz eingeschoben oder „eingeschaltet" wird. [...] Der eingeschobene Satz wird dann als Parenthese oder Schaltsatz bezeichnet [...] (Dudenredaktion 2016: 1035)

Auf der Grundlage dieser theoretischen Definition stellt sich folgende praktische Frage: Wie kann man eine Parenthese im Rahmen korpusbasierter Sprachdaten erkennen?

Anhand der Literatur zum Thema geht hervor, dass prinzipiell zwei Charakteristika ausschlaggebend sind: einerseits die intonatorische bzw. graphematische Markierung, andererseits die strukturelle Unabhängigkeit vom Trägersatz. Der erste Punkt ist ziemlich intuitiv zu verstehen: Parenthesen werden oft entweder durch Klammern, durch Gedankenstriche oder durch Kommata gekennzeichnet. Die zweite Annahme dahingegen ist problematisch, denn zwischen Parenthese und Trägersatz gibt es ein komplexes Verhältnis,

---

[186] Diesbezüglich sei hervorgehoben, dass Parenthesen in der *Dudengrammatik* (1966) weder intonatorisch noch grammatisch vorkommen, (1984) zwar noch intonatorisch, (1995) jedoch überhaupt nicht mehr vorkommen (vgl. Hoffmann 1998: 299). In der Ausgabe von (2016) und (2022) werden Parenthesen thematisiert, jedoch wird ihre hervorhebende Eigenschaft bzw. ihre emotionsausdrückende Funktion nicht angesprochen.

das nicht einfach und eindeutig in Bezug auf die hierarchische Abhängigkeit des Letztgenannten vom Erstgenannten bestimmt werden kann.[187] Es ist hier jedoch nicht der Ort, um diese syntaktische Problematik ausführlich zu diskutieren. Um die emotionsausdrückende Funktion von Parenthesen zu begreifen, ist nämlich nicht eine rein formelle, sondern eine eher pragmatische Interpretation des Phänomens nötig. Es stellt sich also die Frage nach den pragmatischen Funktionen, die Parenthesen ausüben können.

In diesem Zusammenhang lässt sich Lamperts Ansatz erwähnen, der der Parenthese eine „defokussierende" Funktion zuschreibt. Mit dem Begriff *Fokus* meint Lampert ein kommunikatives Konzept, das sowohl die Produzierenden als auch die Rezipierenden betrifft. Innerhalb einer gelingenden Interaktion müssen beide Seiten zwangsläufig ihre Aufmerksamkeit auf denselben Fokus richten. Da unsere sprachlichen Mittel nicht in der Lage sind, gleichzeitig im selben Text mehr als ein Element in dem Fokus zu stellen, könnten Parenthesen einen Versuch darstellen, solche sprachliche Restriktion zu überwinden (Lampert 1992: 108). Jedoch ist es wichtig zu unterstreichen, dass diese „defokussierte Information" auf keinen Fall als unwichtig oder überflüssig interpretiert werden darf. Vielmehr handelt es sich um einen komplexen pragmatischen Prozess, in dem versucht wird, einen zweiten Fokus innerhalb eines einzigen Satzes zu erzeugen. Wie Cignetti bemerkt, scheint in diesem Sinne der Terminus *Polifokussierung* statt *Defokussierung* für die Benennung des betreffenden parenthetischen Prozesses passender zu sein (vgl. 2001: 110–111).

Die Defokussierung bzw. Polifokussierung erzeugt ein wahrnehmungspsychologisches Paradox:

> Die konzeptuelle Dezentrierung der Aufmerksamkeit muss – falls sie explizit markiert wird – durch ein Aufmerksamkeit erzeugendes Signal erfolgen, d. h. Defokussierung wird durch Hervorhebungsmittel materialisiert (Lampert 1992: 108).

Parenthesen fassen also zwei gegensätzliche Aspekte zusammen: Einerseits dienen sie dazu, eine Nebeninformation auszugliedern, andererseits sind sie aber in der Lage, Letztere gleichzeitig zu betonen.

---

[187] Zur These der strukturellen Abhängigkeit der Parenthesen von ihrem Trägersatz vgl. Schwyzer (1939) und zum Teil Heringer (1988: 274). Zur These ihrer strukturellen Unabhängigkeit vom Trägersatz vgl. Altmann (1981), Bayer (1973), Heidolph/Fläming/ Motsch (1981), Hoffmann (1998) u. Pittner (1995).

Auf Produzierendenseite gilt also der Gebrauch von Parenthesen als Hinweis auf eine subtile pragmatische Strategie, die dazu dient, einen bestimmten Satzteil in den Vordergrund zu stellen. Hinter dieser Intention der Schreibenden verbirgt sich eine emotionsausdrückende Funktion, indem somit einige Aspekte gezielt hervorgehoben und andere dafür ausgeblendet werden.

Aus Rezipierendenseite lässt sich sagen, dass Parenthesen eine gewisse Anstrengung seitens der Leserschaft erfordern. Trotz des Einschubs soll sich Letztere darum bemühen, dem Faden des Textes zu folgen. Eine der Strategien, die die Produzierenden entwickeln, um die Aufmerksamkeit der Rezipierenden zu wecken, ist, der Inhalt der Parenthese besonders attraktiv und spannend zu gestalten.

Aus kognitionswissenschaftlicher Sicht lässt sich in diesem Zusammenhang festhalten, dass auf Rezipientenseite die Decodierung von Parenthesen (wie im Fall von Anaphern) auf einem komplexen Verstehensprozess, der aus drei Phasen besteht, basiert: Aktivierung, De-Aktivierung und Re-Aktivierung (vgl. Schwarz 2000: 65 ff.; Schwarz-Friesel/Consten 2014: 105). Zunächst wird ein bestimmtes Thema eingeleitet (Phase der Aktivierung), danach wird durch den Einschub ein zweiter Fokus innerhalb des Satzes eingeführt (Phase der De-Aktivierung) und zuletzt wird in der Phase der Re-Aktivierung auf das ursprüngliche Thema zurückgegriffen.

Um die emotive Interpretation von Parenthesen zu verdeutlichen, wird nun eine an pragmatischen Kriterien orientierte Kategorisierung, die induktiv aus dem vorliegenden Korpus hergeleitet wurde, vorgeschlagen.

4.4.3.2 Klassifikation emotionsausdrückender Parenthesen

Anhand des vorliegenden Korpus wurden acht verschiedene Typologien emotionsausdrückender Parenthesen identifiziert: die subjektivierenden, die interjektivischen, die evaluierenden, die ironischen, die amplifizierenden, die abschwächenden, die apostrophierenden und die präzisierenden Parenthesen. Im Folgenden werden all diese Kategorien an einigen Beispielen veranschaulicht.

Die subjektivierende Parenthese macht den Rezipierenden klar, dass der vermittelte Inhalt durch den subjektiven Filter der Produzierenden referenzialisiert wird. Bewusst wird diese Kategorie als ‚subjektivierende' und nicht als ‚subjektive' Parenthese bezeichnet, um nicht nur den emotionsausdrückenden, sondern auch den potenziell emotionserregenden Wert des untersuchten Markers zu betonen. Durch den Gebrauch einer subjektivierenden Parenthese bringen die Produzierenden nicht nur ihre persönliche Einstellung und ihre subjektiven Bewertungen zum Ausdruck, sondern sie versuchen somit auch ihre eigene Perspektive auf diejenige der Rezipierenden zu übertragen:

> (118) [DB01.06]: Es gibt immer „Ursache – Wirkung", auch im Punkt der Spaltung eines Volkes, denn die wird oft, meiner Meinung nach, von „oben im Interesse Einzelner gelenkt".

In (118) enthält die Parenthese keine zusätzlichen Informationen, sondern sie macht nur noch einmal deutlich, dass es sich um eine persönliche Meinung handelt. In diesem Sinne haben solche Ausdrücke einen rein pragmatischen Wert, da statt ihrer semantischen Bedeutung eher ihre pragmatische Funktion relevant ist. Durch die Verwendung solcher persönlicher Aussagen wird der Text attraktiver gestaltet: Die Produzierenden äußern sich, ohne sich hinter kalten und anonymen Konstruktionen zu verstecken. Solch eine Strategie ist als Hinweis auf eine gewisse emotionale Bindung zum Thema anzusehen, die meistens auch dazu in der Lage ist, das Interesse der Leserschaft zu wecken:

> (119) [IB18.01]: Per non parlare di ciò che concerne la salute pubblica che secondo il mio modesto parere tutela molto di più della modifica. Certo che sempre a mio modesto parere saresti molto meglio tu come presidente del consiglio!!!
> [Dt. Übers.: Und lass uns nicht von dem staatlichen Gesundheitssystem reden, das laut meiner bescheidenen Meinung viel besser als die veränderte Version ist. Natürlich, das ist ebenfalls meine Meinung, würdest du einen viel besseren Ministerpräsidenten sein!!!]

In (119) wird der Ausdruck *a mio parere* ‚meiner Meinung nach' wenige Worte später in der variierten Wiederholung *secondo il mio modesto parere* ‚meiner bescheidenen Meinung nach' wiederholt, was die subjektivierende Funktion des Textes noch mehr verstärkt. Inhaltlich fügen die betreffenden Parenthesen dem Text keine neuen Informationen hinzu. Da der Autor des betreffenden Kommentars in der ersten Person schreibt, ist es offensichtlich, dass das Gesagte seiner persönlichen Meinung entspricht. Es ist also nicht die semantische, sondern eher die pragmatische Funktion, die im Fall der betreffenden Parenthesen im Vordergrund steht. Durch die Wiederholung dieser Parenthese wird der Text emphatisch gestaltet: Einerseits relativiert der Produzent seine eigene Meinung, indem er mehrmals hervorhebt, dass es sich um eine subjektive Perspektive handelt, andererseits wirkt aber somit

die subjektiv geprägte Äußerung für die Rezipierenden attraktiver. Der Produzent macht der Leserschaft seine Gedanken zugänglich, d. h. – wie bereits erwähnt –, ohne sich hinter anonymen Konstruktionen zu verstecken.
Wie schon in Bezug auf die Lexik gezeigt wurde (vgl. 4.3.2.6), spielen Interjektionen im Rahmen des Emotionsausdrucks eine sehr wichtige Rolle. Auf syntaktischer Ebene lässt sich sagen, dass mehrere Berührungspunkte zwischen parenthetischen Konstruktionen und Interjektionen zu finden sind. Dies ist zunächst auf die Etymologie der betreffenden Lexeme zurückzuführen, denn beide Konzepte betreffen Einschübe.[188] Wenn Interjektionen keinen eigenständigen Satz bilden und stattdessen als Einschub in einen Satz eingebettet sind, handelt es sich meistens um interjektivische Parenthesen (vgl. Poggi 1995: 400; Cignetti 2001: 119). Wie das folgende Beispiel zeigt, haben diese die Funktion, die Emotionen der Produzierenden zum Ausdruck zu bringen:

> (120) [DB05.05]: machen wir es wie die SPD, hauen wir schwachsinnige Gesetzesvorschläge raus, als gäbe es kein Morgen mehr, verkaufen wir alle Ideale nur, um irgendwie mitzuregieren, betreiben wir selbst Populismus und bescheren uns dann über Trump, wow, Sie haben es echt verstanden 😉

Die emotive Natur des Kommentars ist von mehreren Aspekten geprägt: Erstens hat die Äußerung einen ironischen Wert. Wörtlich wird das mutmaßliche Verhalten der SPD, die alle Ideale verkaufe, *um irgendwie mitzuregieren*, gelobt. Die Äußerungen *machen wir es wie die SPD* und *Sie haben es echt verstanden* drücken auf expliziter Ebene eine gewisse Nähe zu der betreffenden Partei aus, jedoch ist implizit genau das Gegenteil gemeint. Die Interjektion *wow*, die wörtlich die Emotion eines positiven Staunens zum Ausdruck bringt, ist im Rahmen dieser ironischen Intention zu verstehen. Implizit wird also eine gewisse Distanz bzw. Missbilligung in Bezug auf die SPD geäußert, die durch folgende Argumentation gerechtfertigt wird: Die betreffende Mitte-Links-Partei würde ihre Ideale verkaufen, um Macht zu erlangen. Dieses Verhalten wird als negativ und heuchlerisch evaluiert.

---

[188] Das Wort *Interjektion* aus dem lateinischen Verb *intericere* bedeutet wie der griechische Stamm des Lexems *Parenthese* (παρεντίθημι) ‚dazwischenstellen, -werfen' (vgl. Cignetti 2001: 118).

Des Weiteren wird der ironische Effekt der betreffenden Äußerung durch den Gebrauch des positiv konnotierten Emojis 🤗, das eine virtuelle Umarmung darstellt, bekräftigt. Wie in dem Teilkapitel zu den graphostilistischen Emotionsmarkern erwähnt wurde (vgl. 4.1), üben Emojis oft eine diskursgliedernde Funktion aus. Das an satzfinaler Position platzierte Zeichen 🤗 bezieht sich nicht nur auf das vorangestellte Wort, sondern auf die ganze Aussage bzw. den ganzen Kommentar, was dem gesamten Sprechakt einen ironischen Wert zuweist.

Evaluierende Parenthesen wirken als emotionsausdrückend, weil sie ein oder mehrere bewertende Lexeme enthalten. Wie bereits im Teilkapitel zur Lexik hervorgehoben wurde (vgl. 4.3), sind diese Wörter in der Lage, einen emotiven Inhalt zu vermitteln, indem sie als sprachlicher Hinweis auf die emotive Einstellung der Produzierenden in Bezug auf das behandelte Thema gelten:

(121) [IB.11b.03]: Vuol dire, secondo me, che la gente, quella vera, ha paura di esprimere la propria opinione per non essere tacciata di ignoranza, povertà mentale, razzismo ecc ecc ma poi nel segreto della cabina elettorale fa, giustamente, quello che ritiene giusto!!!!!! [Dt. Übers.: Meiner Meinung nach bedeutet das, dass die Leute, die richtigen Leute, Angst haben, ihre eigene Meinung zu äußern, um nicht als Ignoranten, Geisteskranke, Rassisten etc. etc. bezeichnet zu werden, aber dann machen sie in der Wahlkabine, zu Recht, was sie für richtig halten!!!!!!]

In (121) sind zwei evaluierende Einschübe zu finden: einerseits das Segment *quella vera* ‚die richtigen Leute', andererseits das Adverb *giustamente* ‚zu Recht'. Beide Parenthesen bringen also die positive Einstellung der Produzentin der populistischen Wählerschaft gegenüber zum Ausdruck. In diesem Fall scheinen sowohl explizite als auch implizite Faktoren zusammenzuwirken. Trotz der bereits hervorgehobenen evaluierenden Lexeme *quella vera* und *giustamente* wird nicht ganz explizit gesagt, was tatsächlich gemeint ist. Implizit wird darauf hingewiesen, dass es richtig bzw. gut ist, Trump zu wählen. Wie im Kap. 5 genauer vertieft wird, erfolgt die Auflösung dieses indirekten Inhalts durch den konzeptuellen Prozess der E-Implikatur.

Beleidigende Parenthesen können als Unterkategorie der allgemeineren evaluierenden Parenthesen interpretiert werden. Sie nehmen eine Evaluierung vor, die aber immer sehr negativ ausgerichtet ist und daher beleidigend und verletzend wirkt:

(122) [DB08.07]: Das zeigt den wahren Charakter dieser sogenannten Gutmenschen (Schmarotzern).

(123) [IB13.02]: La sconfitta non è stata solo della Clinton che voleva passare alla storia come prima donna president, la si piu' definire donna, ma specialmente dei sondaggisti [...] [Dt. Übers.: Es ist nicht nur die Niederlage Clintons gewesen, die in die Geschichte als erste Frau Präsidentin, wenn sie denn als Frau bezeichnet werden kann, eingehen wollte, sondern insbesondere der Meinungsforschenden]

In den obigen Beispielen werden bestimmte soziale Minderheiten bzw. schwächere Mitglieder der Gesellschaft und zwar einerseits die Flüchtlinge (122), andererseits die Frauen (123) verletzt. In (122) wird die Beleidigung durch den Gebrauch des stark negativ evaluierenden Lexems *Schmarotzer* verursacht. Damit werden faule Menschen bezeichnet, die auf Kosten anderer leben; in der biologischen Fachsprache ist es ein Synonym für *Parasit*.[189] Die Parenthese ist also von einer gewissen Aggressivität gekennzeichnet, indem sie den Flüchtlingen gegenüber Emotionen wie z. B. Wut oder sogar Hass ausdrückt bzw. zu erregen versucht.

In (123) besteht die Parenthese hingegen aus einem Hypothesensatz, der die weibliche Identität der amerikanischen Präsidentschaftskandidatin Clinton auf eine polemische bzw. ironische Weise infrage stellt. Die bewertende Meinung, die man zwischen den Zeilen lesen kann, ist, dass Frau Clinton dieser Stelle absolut nicht gewachsen sei. Statt uns eine sachliche Argumentation zu liefern, lenkt der Verfasser die Aufmerksamkeit der Rezipierenden ab, um eine – rein logisch gesehen – leere und – ideologisch gesehen – sexistische Information zu liefern.

Des Weiteren lassen sich die amplifizierenden Parenthesen erwähnen. Diese haben die spezifische Funktion, das vom angrenzenden Satzsegment vermittelte Konzept zu vergrößern. Wie das folgende Beispiel zeigt, erfolgt diese Amplifikation meistens nicht nur auf einer quantitativen, sondern auch auf einer qualitativen Ebene:

(124) [IB06.08]: tipico dei democratici (di tutte le nazioni). se vincono loro ha vinto la libertà, il progresso, l'intelligenza, se vincono gli altri è un voto di protesta [...] [Dt. Übers.: Was die Demokraten (aller Länder) auszeichnet. Wenn Sie gewinnen, hat die Freiheit, der Fortschritt, die Intelligenz gewonnen, wenn die anderen gewinnen, dann ist es eine populistische Protestwahl [...]]

---

[189] Vgl. „Schmarotzer" auf Duden-Online.

In (124) liegt die Amplifizierung im Vergleich des Verhaltens italienischer und ausländischer Demokratinnen und Demokraten. Letztere werden negativ evaluiert, da sie das Wahlergebnis nicht akzeptieren würden. Abgesehen von ihrem semantischen Inhalt dient die Parenthese der Intensivierung der negativen Einstellung des Produzenten gegenüber den Demokratinnen und Demokraten.

Die Kategorie der abschwächenden Parenthesen ist eng mit der eben erläuterten Kategorie verknüpft. Während Letztere zur Amplifikation der an sie angrenzenden Satzsegmente dient, verursacht Erstere dahingegen, diese abzuschwächen. Auch in diesem Fall ist die Abschwächung auf einer emotiven Ebene zu interpretieren. Durch solche Einschübe zeigt der Produzent ein vorsichtiges Verhalten, das als Zeichen einer gewissen Unsicherheit bezüglich des Themas gelesen werden kann:

(125) [IB04.01]: Ci perdono, spero, Soros, i guerrafondai e i loro servi per soggezione o paura in Europa. [Dt. Übers.: Die Verlierer sind, hoffe ich, die Soros, die Kriegstreiber und diejenigen, die ihnen aufgrund von Ehrfurcht oder Angst in Europa dienen.]

(126) [DB09.01]: Seit 1990 (nach dem friedensvertragsersetzenden 2+4-Vertrag) ist Deutschland wieder (mehr oder weniger) souverän.

In (125) erfolgt die Abschwächung durch das emotionsbezeichnende Verb *spero* ‚ich hoffe' und in (126) mit dem Ausdruck *mehr oder weniger*. Die Abschwächung beider Äußerungen wird nicht nur durch den semantischen Inhalt der Parenthesen verursacht, sondern auch durch ihre syntaktische Position. Wie bereits erörtert dienen Einschübe als eine Art zweiter Satzfokus (vgl. 4.4.3.1).

Die Bezeichnung *apostrophierende Parenthese* wurde Alberts (2000: 327–328) Aufsatz entliehen, in dem – wenn auch in einem ganz anderen Kontext – diese parenthetische Kategorie eingeführt wurde. Es handelt sich um jene Einschübe, mit denen sich die Produzierenden direkt an die Rezipierenden wenden, um ihre Aufmerksamkeit zu wecken:

(123) [DB14.04]: Wenn Ihre Aussagen in die Tat umgesetzt würden und nicht nur Lippenbekenntnisse blieben, wäre das ein Riesenschritt in Richtung „Glaubwürdigkeit der Politik" (Bitte verstehen Sie meine Skepsis: Ihr Berufsstand „Politiker" hat nicht gerade den besten Ruf)

Aus formeller Sicht lässt sich sagen, dass es sich in (123) um einen besonderen Fall von Parenthese handelt. Sie ist nicht in einen anderen Satz eingebettet, sondern sie gilt als selbstständige Aussage. Die Tatsache, dass die Äußerung zwischen zwei runde Klammern gesetzt wurde, suggeriert allerdings, dass sie vom Produzenten als Einschub konzipiert wurde. Dieser Einschub erfolgt also nicht auf syntaktischer, sondern auf textueller Ebene.

Aus inhaltlicher Sicht ist die Parenthese in (123) eine Art Metakommentar zur vorangegangenen Aussage. Was zuvor implizit vermittelt wurde (*Wenn Ihre Aussagen in die Tat umgesetzt würden und nicht nur Lippenbekenntnisse blieben, wäre das ein Riesenschritt in Richtung „Glaubwürdigkeit der Politik"*), wird jetzt durch den Einschub verdeutlicht. Das emotionsbezeichnende Wort *Skepsis* bringt zum Ausdruck, dass der Schreiber dem Adressaten Strobl nicht vertraut.

Aus pragmatischer Sicht lässt sich sagen, dass die negative Einstellung des Produzenten den Rezipierenden gegenüber einerseits durch den textuellen Einschub, andererseits durch dessen apostrophierende Natur intensiviert wird.

Des Weiteren können die hier genannten einbeziehenden Parenthesen als eine spezifische Unterkategorie der apostrophierenden Parenthese angesehen werden. Beide Einschübe richten sich an Rezipierende, die auf diese Weise direkt ins Spiel gebracht werden. Die wesentliche Spezifität der einbeziehenden Parenthesen ist aber, dass diese in der ersten Person Plural geäußert werden. Die pragmatische Strategie, die sich hinter dieser sprachlichen Wahl verbirgt, ist der Versuch, die Sichtweise der Produzierenden auf die Rezipierenden zu übertragen:

> (127) [IB16.05]: sono certo che Trump influirà in modo negativo (per loro) e positivo (per noi). [Dt. Übers.: Ich bin mir sicher, dass Trump einen (für sie) negativen und (für uns) positiven Einfluss haben wird.]

> (128) [IB09.09]: Riusciremo a perdonare, noi che ancora crediamo al buono, quei politici incapaci di guardare il bene comune anziché il bene proprio? [Dt. Übers.: Wird es uns gelingen, uns, die noch ans Gute glauben, den Politikern, die nicht in der Lage sind, sich statt um das eigene um das Gemeinwohl zu kümmern, zu verzeihen?]

Sowohl in (127) als auch in (128) wirkt die *Wir*-Form als klarer Hinweis auf eine gewisse Empathie mit der Leserschaft, die nicht nur direkt angesprochen wird, sondern die vor allem als treue Verbündete behandelt wird. Wie übrigens bereits in Bezug auf den Gebrauch von Pronomen festgestellt wurde (vgl. 4.3.2.7), dient die *Wir*-Form oft als exklusive *Ingroup*-Form, die zur Bezeichnung einer privilegierten, geschlossenen und treuen Gruppe dient.

Die Bezeichnung für die letzte Kategorie, die präzisierenden Parenthesen, ist ebenfalls von Alberts (2000: 331) Aufsatz entliehen worden. Es handelt sich um Einschübe, deren Funktion „in der Präzisierung eines Sachverhaltes/Begriffes, den ein Sprecher zunächst (möglicherweise) nur relativ allgemein formuliert hat", besteht (Albert 2000: 325–326).

In diesem Zusammenhang sei hier folgendes Beispiel angeführt:

(129) [IP04]: Ma non starò qui a tessere le lodi di Trump, abbiamo i nostri problemi da risolvere, nel Nostro Paese, quindi se qualcuno rosica, meglio. [Dt. Übers.: Aber ich werde hier kein großes Lob auf Trump aussprechen, wir müssen unsere Probleme lösen, in unserem Land, also wenn jemand herumheult, umso besser.]

In (129) dient der in der Mitte eingebettete Einschub dazu, die gerade ausgeführte Äußerung zu präzisieren. Die Probleme, die angesprochen werden, betreffen Italien, das mit einem stark emphatischen und einbeziehenden Ausdruck als *unser Land* bezeichnet wird. Wie bereits erörtert (vgl. Kap. 4.1), wird der emotive Wert des Einschubs außerdem von der Großschreibung des Personalpronomens *Nostro* ‚Unser' bekräftigt. Diese ist normabweichend und nur aus Gründen der Emphase zu erklären.

4.4.3.3 Auswertung der quantitativen Daten

In der folgenden Tabelle ist die Anzahl der im Korpus vorhandenen emotiven Parenthesen zusammengefasst:

Tab. 39: Emotive Parenthesen

	Deutsches Teilkorpus	Italienisches Teilkorpus	Ausgeübte Funktion
Emotive Parenthesen	42	49	hervorhebend

Aus quantitativer Sicht lässt sich sagen, dass Parenthesen sowohl im italienischen als auch im deutschen Korpus ziemlich gut vertreten sind. Es finden sich insgesamt 91 Parenthesen, von denen 42 in den deutschen und 49 in den italienischen

Daten zu finden sind. Wenn von den insgesamt 373 untersuchten Posts 91 Posts Parenthesen enthalten, dann handelt es sich um einen Anteil von rund 24 %.

Wie die oben präsentierten Daten zeigen, finden sich in beiden Sprachen ähnlich viele Parenthesen. Dies lässt sich möglicherweise damit erklären, dass die Syntax beider Sprachen dieses Phänomen ermöglicht.

4.4.4 Die emotionsausdrückende Funktion der Adjektivposition im Italienischen und Deutschen

Ziel dieses Teilkapitels ist es zu zeigen, dass die Adjektivposition eine bedeutungsvolle Rolle im Rahmen des Emotionsausdrucks spielen kann. In diesem Punkt scheinen die syntaktischen Unterschiede, die zwischen den beiden hier untersuchten Sprachen herrschen, besonders relevant zu sein. Nach einer theoretischen Darstellung der syntaktischen Normen, die die attributive Adjektivposition im Deutschen (4.4.4.1) und im Italienischen (4.4.4.2) regeln, wird die Hypothese aufgestellt, dass die stärkere Flexibilität der Adjektivposition im Italienischen einen relevanten Wirkungseffekt auf den Emotionsausdruck hat (vgl. 4.4.4.3). Daraufhin wird aus einer kontrastiven Perspektive heraus erforscht, ob im Deutschen Alternativen zur Verfügung stehen, um die Adjektivposition für den Emotionsausdruck zu nutzen (4.4.4.4).

4.4.4.1 Die attributive Adjektivposition im Deutschen

Im Deutschen stehen attributive Adjektive außer in sehr seltenen Fällen vor dem Bezugsnomen (vgl. Zifonun et al. 1997: 1991). Da die Adjektivposition von den syntaktischen Sprachregeln streng festgelegt ist, gibt es in diesem Fall keinen Spielraum für die individuelle Sprachwahl der Produzierenden, die dazu verpflichtet sind, das Adjektiv nach links zu setzen.

Allerdings gibt es auch im Deutschen Ausnahmen, wenn auch sehr selten. Sporadisch können in der poetischen Sprache oder in volksliedhaften Texten Konstruktionen mit nachgestelltem Adjektiv nachgewiesen werden (vgl. Zifonun et al. 1997: 1991):

> Röslein **rot** (Goethe zitiert nach Zifonun et al. 1997: 1991)
> Dies Gemäuer **alt und morsch** (Busch zitiert nach Zifonun et al. 1997: 1991).

Im Gegensatz zu den üblichen vorangestellten Formen bleiben die in den obigen Beispielen zitierten Adjektive unflektiert. Diese Nachstellung lässt sich als ein archaisierendes Stilelement verstehen (vgl. Zifonun 1997: 1991).

In anderen Fällen, handelt es sich hingegen um diaphasisch markierte Varianten:

> Idiot **blöder**, fahr doch nicht so schnell (zitiert nach Blasco Ferrer 1999: 74)
> Auto **verfluchtes**! Nie funktioniert es (zitiert nach Blasco Ferrer 1999: 74)

Im Gegensatz zu den vorherigen Beispielen sind hier die rechts eingebetteten Adjektive regelmäßig dekliniert.

Eine weitere Möglichkeit der Nachstellung des Adjektivs ist im Rahmen einer elliptischen Adverbialkonstruktion bei Kurzformen wie z. B. in Speisekarten zu finden:

> Forelle **blau** (zitiert nach Zifonun et al. 1997: 1991)
> Spaghetti **italienisch** (zitiert nach Zifonun et al. 1997: 1991)

Zuletzt ist der Fall fester und nicht mehr syntaktisch analysierbarer Gattungsnamen zu zitieren, in denen das Adjektiv rechts eingebettet ist:

> Coca-Cola **eisgekühlt** (zitiert nach Zifonun et al. 1997: 1991)
> Kaffee **fertig**[190] (zitiert nach Zifonun et al. 1997: 1991)

Abgesehen von den oben zitierten Ausnahmen ist die Nachstellung des attributiven Adjektivs weder im schriftlichen noch im mündlichen Sprachbereich ein produktives Sprachmuster. Solche Formen mit Nachstellung sind entsprechend in dem hier untersuchten Korpus überhaupt nicht vertreten. Wie zu erwarten, kommt hingegen systematisch die kanonisch vorangestellte Form vor. Es werden im Folgenden nur einige Beispiele von vielen angeführt:

(130) [DP16]: Denn sowohl in den USA als auch in Deutschland wünschen sich die Bürger sichere Grenzen

(131) [DP08]: Diese müssen wir gemeinsam nutzen, um das transatlantische Verhältnis neu zu justieren und die großen Konflikte in der Ukraine und in Syrien im Einvernehmen mit Russland zu beenden.

(132) [DP10]: Ich mache mir große Sorgen, wie es jetzt weitergeht – mit den USA, aber auch mit der Welt.

---

[190] Schweizer Bezeichnung für „mit Alkohol verstärkten Kaffee" (Zifonun et al. 1997: 1991).

4.4.4.2 Die attributive Adjektivposition im Italienischen

Wie die meisten maßgeblichen Grammatiken hervorheben (Serianni 1988; Nespor in Renzi/Savi/Cardinaletti 1988), wird das Adjektiv im Italienischen normalerweise nach dem Substantiv eingebettet. Diese Tendenz steht im Einklang mit dem allgemeinen syntaktischen Prinzip, wonach die neue Information sich tendenziell im rechten Satzbereich befindet:

> La frase italiana, com'è noto, è 'aperta a destra', nel senso che ogni elemento lessicale che costituisce una nuova informazione rispetto ad un elemento precedente tende a collocarsi normalmente alla sua destra. Assumiamo quindi come 'normale' la posizione postnominale dell'aggettivo in quanto questo costituisce una nuova informazione sul nome.[191] (D'Addio 1974: 79)

Obwohl die Postposition des attributiven Adjektivs dem Substantiv gegenüber von den Grammatiken als „normal" angesehen wird, ist empirisch nachgewiesen worden (vgl. D'Addio 1974: 79; Vincent 1986; Cecchini 1986), dass viele Adjektive auch in einer vorangestellten Position möglich sind.

Im Gegensatz zur deutschen Sprache sind in diesem Punkt die syntaktischen Normen des Italienischen flexibler,[192] da zwei Möglichkeiten vorhanden sind: eine nicht markierte Nachstellung und eine markierte Voranstellung des attributiven Adjektivs.

Der funktionale Unterschied der einen oder der anderen Variante ist sehr subtil und kann sich als problematisch herausstellen. Generell gilt folgendes Grundprinzip:

---

[191] „Bekanntermaßen ist der italienische Satz ‚nach rechts offen', sodass jedes lexikalische Element, das eine neue Information in Bezug auf ein vorhergehendes Element enthält, in der Regel rechts eingebettet ist. Wir halten daher die postnominale Position des Adjektivs für ‚normal', wenn es eine neue Information in Bezug auf das Nomen enthält." (Übersetzung von der Autorin).

[192] Noch flexibler sind die Normen des Lateinischen, wo die Adjektivposition in Bezug auf die Nomen relativ frei ist, jedenfalls freier als im Italienischen und in den anderen romanischen Sprachen. Aufgrund der Präsenz des starken Flexionssystems, das die Logik der Beziehungen zwischen den Wörtern sicherstellt, kann das Adjektiv auch weit weg von seinem Bezugsnomen stehen (vgl. Serianni 1988: 171).

La differenza fra posposizione e anteposizione per la maggior parte degli aggettivi qualificativi si presenta come opposizione fra la forma neutra e la forma che include vari significati soggettivi.[193] (Alisova 1967: 268)

Der obigen Unterscheidung zufolge, scheint es möglich davon auszugehen, dass die vorangestellte Position des Adjektivs als emotiv markierte syntaktische Strategie interpretiert werden kann, was im folgenden Abschnitt (vgl. 4.4.4.3) weiter vertieft wird.[194]

---

[193] „Der Unterschied zwischen Voran- und Nachstellung für den Großteil der qualifizierenden Adjektive erweist sich als Opposition zwischen der neutralen Form und der Form, die die verschiedenen subjektiven Bedeutungen enthält." (Übersetzung von der Autorin).

[194] Obwohl bereits mehrere italienische Grammatiken auf das Emotionspotenzial der Voranstellung des attributiven Adjektivs hingewiesen haben (vgl. Serianni 1988; Nespor 1988), scheint dieses Thema noch nicht im Rahmen der linguistischen Emotionsforschung systematisiert worden zu sein. Es sei aber in diesem Zusammenhang auf eine beachtenswerte Ausnahme hingewiesen und zwar auf das Werk *La grammaire des fautes* (1929) des Sprachwissenschaftlers Frei. Letzterer konnte schon in den Zwanzigerjahren des 20. Jahrhunderts das Emotionspotenzial, das sich hinter der Adjektivposition verbirgt, erkennen und es innerhalb seiner zweifellos innovativen Grammatik systematisieren (vgl. Frei [1929] 2003: 353). Innerhalb der Sektion *Le besoin d'expressivité* weist Frei auf den subtilen Bedeutungsunterschied hin, der durch die Position des attributiven Adjektivs innerhalb der Nominalphrase verursacht wird. Die Anmerkungen dieses Sprachwissenschaftlers sind auch nicht frei von einer gewissen Aufdeckung von Problemen kontrastiver Natur: „Soit l'opposition des deux phrases : *les courageux soldats ont résisté/les soldats courageux ont résisté*. Au point de vue logique, l'adjectif postposé restreint l'extension du substantif, il la divise en deux groupes : les courageux et les autres ; l'adjectif préposé, plus ou moins expressif, ne différencie pas l'extension du substantif, mais s'applique au contraire à tous les sujets qui la composent. Au point du vue linguistique, la valeur respective des deux adjectifs ressort, comme dans les cas précédents, d'un double rapport : d'une part, contraste réciproque, et d'autre part condensation à partir de la phrase. [...] Ainsi en allemand et en anglais, où l'adjectif est normalement préposé, l'adjectif postposé est au contraire fortement expressif : *Sister dear! Schurke verfluchter!*" (Frei [1929] 2003: 353). „Sprich die Gegenüberstellung der zwei Sätze: *les courageux soldats ont résisté/les soldats courageux ont résisté*. Aus logischer Sicht verringert das nachgestellte Adjektiv die Extension des Substantivs. Es teilt es in zwei Gruppen: die Mutigen und die anderen; das vorangestellte Adjektiv, das mehr oder weniger ausdrucksstark ist, legt nicht die Extension des Substantivs fest, sondern es bezieht sich auf alle Subjekte, die es bilden. Aus linguistischer Sicht geht der jeweilige Wert der beiden Adjektive, wie in den anderen Fällen, aus einer doppelten Beziehung hervor: die wechselseitige Gegensätzlichkeit auf der einen Seite, und die ab dem Satz bestehende Verdichtung auf der anderen Seite. [...] Im Gegensatz dazu ist im Deutschen und im Englischen, wo das Adjektiv normalerweise vorangestellt ist, das nachgestellte Adjektiv sehr ausdrucksstark: Sister dear! Schurke verfluchter!" (Übersetzung von der Autorin).

4.4.4.3 Die Voranstellung des attributiven Adjektivs im Italienischen

Wie schon im vorangegangenen Teilkapitel erwähnt wurde, wird hier anhand empirischer Daten die These aufgestellt, dass die Voranstellung des attributiven Adjektivs im Italienischen einen emotiven Wert enthält. In diesem Zusammenhang sei ein Zitat von Serianni (1988) angeführt:

> Quando un aggettivo qualificativo precede il nome, esso indica di solito una maggiore soggettività di giudizio in chi parla o scrive, una particolare enfasi emotiva o ricercatezza stilistica.[195] (Serianni 1988: 171)

Im obigen Zitat weist der Italianist auf eine gewisse emotionsausdrückende Funktion des betreffenden Phänomens hin. Aus diesem Grund wird die emphatische Voranstellung des Adjektivs sehr oft in der poetischen Sprache benutzt.

Hierbei ist die Erklärung von Nespor (1988) zu erwähnen, die den Unterschied zwischen der nicht markierten bzw. nachgestellten und markierten bzw. vorangestellten Adjektivposition mit dem jeweiligen denotativen bzw. konnotativen Wert des Attributs gleichsetzt:

> Stanno nell'ordine sintatticamente non marcato e cioè in posizione postnominale, gli aggettivi che hanno funzione restrittiva, cioè denotativa o referenziale. [...] Stanno nell'ordine sintatticamente marcato cioè in posizione prenominale, gli aggettivi che hanno un ruolo semanticamente connotativo rispetto al nome, cioè gli aggettivi che, esprimendo un gusto o un parere del parlante, producono determinate emozioni nel parlante e/o ascoltatore.[196] (Nespor 1988: 442–444)

Im Folgenden wird die erläuterte These anhand einiger Korpusbeispiele veranschaulicht:

---

[195] „Wenn ein qualifizierendes Adjektiv dem Nomen vorangeht, bezeichnet es normalerweise eine größere Subjektivität, eine besondere emotive Emphase oder eine stilistische Finesse vonseiten des Sprechers oder Hörers." (Übersetzung von der Autorin).

[196] „Die Adjektive, die eine restriktive bzw. denotative oder referenzielle Funktion haben, stehen in der syntaktisch nicht markierten Reihenfolge, d. h. sie sind in postnominaler Position eingebettet. [...] Die Adjektive, die eine semantisch konnotative Rolle in Bezug auf das Nomen haben, d. h. die Adjektive, die eine Beachtung oder eine Meinung vonseiten des Sprechers ausdrücken und die gewisse Emotionen im Sprecher und/oder im Hörer erzeugen, stehen in der syntaktisch markierten Reihenfolge, d. h. in pränominaler Position." (Übersetzung von der Autorin).

(133) [IP08]: Il suffragio universale comincia a rappresentare un serio pericolo per la civiltà occidentale [Dt. Übers.: Das allgemeine Wahlrecht wird langsam eine große Gefahr für die westliche Welt.]

(134) [IP05]: E la pace, si sa, è sempre una ottima alleata die mercati finanziari. [Dt. Übers.: Und der Frieden, wie man weiß, ist immer ein sehr guter Verbündeter der Finanzmärkte.]

(135) [IP17a]: Oggi è una buona giornata! [Dt. Übers.: Heute ist ein guter Tag!]

(136) [IP.11a]: Donald Trump conquista la clamorosa vittoria alle presidenziali americane. [Dt. Übers.: Donald Trump geht als verblüffender Sieger aus den amerikanischen Präsidentschaftswahlen hervor.]

In den obigen Beispielen (133–136) scheint die Voranstellung des Adjektivs einen emotionsausdrückenden Wert mit sich zu bringen. Obwohl die oben zitieren Adjektive (*serio* ‚ernst, schwer' (in 133), *ottimo* ‚sehr gut' (in 134), *buono* ‚gut' (in 135), *clamoroso* ‚aufsehen erregend, verblüffend' (in 136)) eine evaluative Bedeutung haben, rührt ihr emotiver Wert nicht nur von der Semantik, sondern auch von ihrer syntaktischen Position her, die einen Mehrwert zum lexikalischen Inhalt darstellt.

Eine gute Nagelprobe, um diese These zu bestätigen, ist die Realisierung entsprechender veränderter Beispiele, in denen die Adjektive im Rahmen derselben Nominalphrase nachgestellt werden:

(133a) Il suffragio universale comincia a rappresentare un pericolo serio per la civiltà occidentale

(134a) E la pace, si sa, è sempre un' alleata ottima dei mercati finanziari.

(135a) Oggi è una giornata buona!

(136a) Donald Trump conquista la vittoria clamorosa alle presidenziali americane.

Die referenzielle Bedeutung der Nominalphrasen bleibt sowohl in den markierten (133–136) als auch in den nicht markierten (133a–136a) Varianten dieselbe, jedoch verändert sich der emotive Wert der Äußerung. Die Voranstellung des Adjektivs zeigt eine stärkere Einbeziehung der Sprecherin oder des Sprechers, was die Emphase der Äußerung erheblich intensiviert.

In der folgenden Beispielgruppe würde die Nachstellung des Adjektivs sogar einen semantischen Unterschied verursachen:

(137) [IB16.03]: Povera Italia che produce un trumpino come il piccolo piccolo Salvini. [Dt. Übers.: Armes Italien, das ein Trumpchen wie den klitzekleinen Salvini hervorbringt.]

(138) [IP09]: Una grande sveglia all'Europa. [Dt. Übers.: Ein großer Weckruf für Europa]

(139) [IB14.04]: Cercate di non rovinare almeno i rapporti con gli alleati storici, visto che Trump sembra contrario a certe scelte come lusa [sulla] guerra fredda contro la Russia [...] [Dt. Übers.: Versucht zumindest die Beziehungen mit den historischen Alliierten nicht zu zerstören, in Anbetracht der scheinbaren Abneigung Trumps hinsichtlich gewisser Entscheidungen wie des kalten Kriegs gegen Russland]

(140) [IB14.09]: Oggi si vincono le elezioni presentando programmi credibili e persone con Alto senso dell'onore. [Dt. Übers.: Heute gewinnt man die Wahlen, wenn man glaubwürdige Programme und Leute mit hohem Ehrgefühl vorschlägt.]

In den obigen Fällen (137–140) scheinen die vorangestellten Adjektive (*piccolo* ,klein' in (137), *grande* ,groß' in (138), *certo* ,sicher' in (139) und *Alto* ,hoch' in (140)) ihre qualifizierende Bedeutung zu verlieren, um stattdessen einen eher intensivierenden Wert zu gewinnen. Wie Serianni (1988) erklärt, handelt es sich um eine spezifische Eigenschaft bestimmter italienischer Adjektive:

> Alcuni aggettivi qualificativi (tra i più comuni *bello* e *buono*; ma anche *alto, forte, piccolo, grande, certo, discreto*, ecc.) possono essere adoperati non per indicare una precisa qualità o concetto, ma una particolare intensificazione del concetto o dell'immagine espressi dal nome. Quando sono adoperati in questa accezione, essi si collocano normalmente prima del nome.[197] (Serianni 1988: 172)

Die Adjektive der oben zitierten Beispielgruppe (137–140) erhalten aufgrund ihrer vorangstellten syntaktischen Position eine eher übertragende Bedeutung: Das Wort *piccolo* ,klein' in (137) bezeichnet weder die physische kleine Gestalt noch das junge Lebensalter des Politikers Salvini, sondern

---

[197] „Einige qualifizierende Adjektive (zu den häufigsten zählen *bello* und *buono*; aber auch *alto, forte, piccolo, grande, certo, discreto*, etc.) werden nicht dazu verwendet, um eine präzise Qualität oder um ein Konzept zu bezeichnen, sondern um eine besondere Intensivierung des vom Nomen ausgedrückten Konzepts oder Bilds zum Ausdruck zu bringen. Wenn sie auf diese Weise benutzt werden, stehen sie normalerweise vor dem Nomen." (Übersetzung von der Autorin).

eher sein moralisches Kleinsein. Auch in (138) versteht man unter dem Adjektiv *grande* ‚groß' nicht eine materielle Größe, sondern eher eine starke Intensität. Der Fall (139) zeigt einen noch relevanteren Unterschied: Während das Adjektiv *certo* in nachgestellter Position *sicher* bedeutet, bezeichnet es in vorangestellter Position das Konzept von *gewiss*, das die Aussage stark subjektiviert. Im Rahmen der Äußerung *visto che Trump sembra contrario a certe scelte* ‚in Anbetracht der scheinbaren Abneigung Trumps hinsichtlich gewisser Entscheidungen' ist es das Wort *gewiss*, das die negativ evaluierende Einstellung des Produzenten zeigt. Schließlich bezeichnet das Adjektiv *Alto* in (140) nicht eine physische Höhe, sondern eher eine moralische Hochherzigkeit. Der emotionsausdrückende Wert von *Alto* (140) wird auch dadurch bekräftigt, dass der erste Buchstabe des Adjektivs durch die ungewöhnliche Großschreibung hervorgehoben ist (vgl. 1.1).

4.4.4.4 Prädikative Adjektive im Deutschen: Eine mögliche Alternative?

Da, wie bereits erklärt wurde (vgl. 4.4.4.1), die attributiven Adjektive im Deutschen im Rahmen der Nominalphrase nicht dieselbe Flexibilität wie im Italienischen haben, ist in dieser Sprache – bis auf die schon zitierten Ausnahmen – nur eine nicht markierte, d. h. eine vorangestellte Adjektivposition möglich.

Aus kontrastiver Perspektive stellt sich die Frage, ob im Deutschen Alternativen zur Verfügung stehen, um die Adjektivposition für einen Emotionsausdruck zu nutzen.

Bei genauerer Betrachtung der hier untersuchten empirischen Daten könnte man die Hypothese aufstellen, dass die Verwendung einer prädikativen Konstruktion dem deutschen Adjektiv ein gewisses Emotionspotenzial verleihen würde.

Prädikative Adjektive[198] haben die spezielle Eigenschaft, dass sie im Wesentlichen semantisch als Prädikate beschrieben werden können

---

[198] In der Literatur sind auch andere Bezeichnungen für diese Kategorie zu finden: Zifonun et al. (1997: 2000) sprechen zum Beispiel von „intersektiven Adjektiven" aufgrund ihrer „Durchschnittseigenschaft". Hingegen definiert Eisenberg (1986) diese Adjektive als „absolute Adjektive", weil sie nicht graduierbar (oder auch nicht kontextabhängig) seien. Wegen der weiteren Verbreitung des Terminus wurde für die vorliegende Studie die Bezeichnung ‚prädikative Adjektive' gewählt.

EXPLIZITE EMOTIONSMARKER

(vgl. Kamp 1975). Im Folgenden werden einige Beispiele deutscher prädikativer Konstruktionen aus dem vorliegenden Korpus zitiert:

(141) [DP15.05]: Dieses Wahlergebnis ist so herrlich, und zeigt doch mehr als deutlich wohin es mit der Politik die Sie betreiben hingeht.

(142) [DP09]: Die Folgen sind dramatisch: Denn wer die Mittelschichten vernachlässigt und soziale Spaltung fördert, der spielt am Ende des Tages den Rechtspopulisten und dem Hass gegen Migranten, Frauen und gesellschaftliche Minderheiten in die Hände.

(143) [DP15.07]: Das Land ist zerrissen dank Obama, die letzten in der Kette haben die Wahl entschieden …

Die oben zitierten Nominalphrasen können in einer jeweils fiktiven attributiven Variante folgendermaßen paraphrasiert werden:

(141a) Dieses herrliche Wahlergebnis

(142a) Die dramatischen Folgen

(143a) Das zerrissene Land

Obwohl sich beide Varianten von der Bedeutung her kaum unterscheiden, scheinen die prädikativen Konstruktionen von einer leicht stärkeren Emphase gekennzeichnet zu sein. Der schon erörterten Unterscheidung zwischen Thema und Rhema zufolge (vgl. 4.4.1) wird normalerweise die neue bzw. die bemerkenswertere Information nach rechts geschoben. Das heißt, dass die Aufmerksamkeit der Rezipierenden sich jeweils auf den Inhalt des rechten Satzbereichs richtet. Während in den fiktiven attributiven Beispielen (141a–143a) die Adjektive in thematischer Position eingebettet sind, haben die prädikativen Adjektive (141–143) hingegen einen rhematischen Wert. Es ist somit davon auszugehen, dass prädikative Adjektivkonstruktionen im Vergleich zu ihren attributiven Varianten ein größeres Emotionspotenzial enthalten. Allerdings muss darauf hingewiesen werden, dass die Adjektive der obigen Beispiele nicht nur wegen ihrer prädikativen Natur, sondern auch wegen ihrer Bedeutung an sich ein starkes Emotionspotenzial aufweisen. Wie schon mehrmals hervorgehoben wurde, scheinen hier die syntaktische und die semantische Ebene untrennbar zu sein.

4.4.4.5 Auswertung der quantitativen Daten

In der folgenden Tabelle ist die Adjektivposition in den beiden Teilkorpora zusammengefasst:

Tab. 40: Adjektivposition

Adjektivposition	Deutsches Teilkorpus	Italienisches Teilkorpus	Ausgeübte Funktionen
Attributive Konstruktion: N+Adj	0	377	keine
Attributive Konstruktion: Adj+N	alle Adjektive	130[199]	emotionsausdrückende (im Italienischen), emphatische (im Italienischen)
Prädikative Konstruktion	65	57	hervorhebende

Wie bereits erwähnt (vgl. 4.4.4.1), sind im deutschen Teilkorpus keine markierten Nachstellungen der Adjektive innerhalb der Nominalphrasen zu finden. Nur die nicht markierte Version, in der das attributive Adjektiv dem Bezugsnomen voransteht, ist vertreten.

Ganz anders sieht es im Italienischen aus, wo von insgesamt 507 Fällen 377 in der nicht markierten Sequenz *Nomen + Adjektiv* und 130 in der markierten Version mit vorangestelltem Adjektiv vorkommen. Diese Daten zeigen einerseits, dass das erste Muster mehrheitlich verwendet wird, d. h. seine neutrale bzw. nicht markierte Natur wird bestätigt. Andererseits heben sie aber auch die quantitative Relevanz der markierten Voranstellung des Adjektivs hervor, denn diese markierte Sequenz macht 26 % der hier untersuchten Fälle aus.

Ergänzend ist dazu zu sagen, dass im Italienischen auch 57 Fälle und im Deutschen 65 von prädikativen Adjektiven identifiziert wurden. Da diese Zahlen ungefähr gleich sind, konnte die oben aufgestellte Hypothese (vgl. 4.4.4.4) der Nutzung prädikativer Adjektive im Deutschen als eine mögliche emotiv markierte alternative Lösung hinsichtlich der fehlenden

---

[199] Die Fälle, in denen das Adjektiv im Italienischen normalerweise vorangestellt wird, wurden nicht gezählt. Dies betrifft beispielsweise Kardinalzahl-Adjektive (z. B. *due anime* ‚zwei Seelen' [IB09.09]) und Ordinalzahl-Adjektive (z. B. *primo giorno* ‚erster Tag' [IP.10]). Die Voranstellung dieser Adjektive gilt als unmarkiert und hat daher keine emotive Funktion.

Flexibilität der attributiven Adjektive also nur auf qualitativer, nicht aber auf quantitativer Ebene bestätigt werden.

4.5 Zwischenbilanz

Anhand der vorliegenden Analyse kann man einige erste Schlussfolgerungen ziehen, die einerseits die theoretischen (F1 u. F2) und andererseits die thematischen Fragestellungen (F3) dieser Studie betreffen.

Aus theoretischer Perspektive lässt sich sagen, dass das textuelle Emotionspotenzial nicht nur durch den Gebrauch der einzelnen Emotionsmarker verursacht wird, sondern vielmehr durch ihr Zusammenspiel. Die einzelnen Sprachebenen – Graphostilistik, Morphologie, Lexik und Syntax – sind auf keinen Fall als autonome Kategorien zu verstehen, sondern eher als ein System von variablen Elementen, deren *valeur* im Saussure'schen Sinne durch den Einfluss der Zeit (*temps*) und den Gebrach der Sprachgemeinschaft (*masse parlante*) ständig neu konstruiert wird.

Des Weiteren konnte die Analyse zahlreicher Beispiele[200] zeigen, dass die Berücksichtigung rein expliziter Emotionsmarker für das Verständnis des vermittelten emotiven Inhalts oft nicht ausreichend ist. Vielmehr scheint eine integrierte Analyse explizit und implizit kodierter Emotionsmanifestationen erforderlich zu sein. Dieser Aspekt wird in den folgenden Kapiteln vertieft (vgl. Kap. 5. u. 6).

Auf thematischer Ebene lässt sich sagen, dass bis auf einige sprachspezifische Eigenschaften wie z. B. die systematische Großschreibung der Substantive im Deutschen (vgl. 4.1.1), das breitere Spektrum der evaluativen Suffixierung im Italienischen (vgl. 4.2.1) sowie die Flexibilität der italienischen attributiven Adjektivposition (vgl. 4.4.4) keine systematischen Unterschiede in Bezug auf den expliziten Emotionsausdruck in den hier berücksichtigten Sprachen zu finden sind.

Wesentliche Unterschiede im Emotionsausdruck in den Daten des deutschen und italienischen Teilkorpus scheinen also eher nicht auf die unterschiedlichen Sprachräume, sondern vielmehr auf die politische Orientierung der Produzierenden zurückzuführen zu sein. Hierbei sind nämlich bestimmte wiederkehrende Evaluationsmuster in Bezug auf Trumps Wahlsieg erkennbar.

---

[200] Vgl. Bsp. (9), (14), (21), (33), (45), (46), (54), (55), (68), (72), (120), (121), (123).

Beispielsweise konnte anhand der vorliegenden qualitativen Analyse gezeigt werden, dass hinter mehreren sowohl italienischen als auch deutschen Pro-Trump-Reaktionen dieselbe Konzeptualisierung steht. Letzterer zufolge würden die traditionellen Parteien, die offizielle Presse und das sogenannte Establishment im Allgemeinen die legitime Volkswahl nicht respektieren. Daraus folgt eine bestimmte perspektivierte Referenzialisierung der Elite, die regelmäßig einerseits als volksfeindlich[201] und antidemokratisch sowie andererseits als weit entfernt von der Realität[202] dargestellt wird.

Ein weiteres rekurrentes Evaluationsmuster, das die Gruppe der Pro-Trump-Reaktionen betrifft, ist eine gewisse Konzeptualisierung der Politikerinnen. Wenn auch durch verschiedene sprachliche Strategien realisiert, so taucht doch in mehreren sowohl deutschsprachigen als auch italienischsprachigen Kommentaren eine diskriminierende und sexistische Referenzialisierung verschiedener Politikerinnen auf. Diesbezüglich ist bedeutsam, dass diese negative Evaluierung vorwiegend von männlicher Seite erfolgt.[203]

Wie im nächsten Kapitel (vgl. 5.3.2) gezeigt wird, erscheinen gemeinsame Bewertungsmuster im deutschen und italienischen Teilkorpus auch auf impliziter Ebene.

---

[201] Vgl. Bsp. (1), (2), (3), (9), (16), (17), (60), (85), (93), (98).
[202] Vgl. Bsp. (13), (21), (24), (45), (70), (72).
[203] Vgl. Bsp. (18), (27), (68), (69), (70), (71), (72), (73). In einer anderen Studie (Ponzi 2020c), deren Analyse auf einem ad hoc erstellten Facebook-Korpus, das aus 1.000 an deutsche und italienische Politikerinnen gerichtete Anreden beruht, konnte diese Tendenz bestätigt werden. Die diskriminierende Verwendung weiblicher Anredeformen geht laut dieser Analyse überwiegend (73 %) von Männern aus.

5 E-Implikaturen als grundlegende Kategorien des impliziten Emotionsausdrucks

Nachdem im 4. Kapitel ausführlich die Art und Weise veranschaulicht worden ist, wie Emotionen in Texten explizit ausgedrückt werden, geht es nun im Folgenden darum, die implizit kodierten Emotionsmanifestationen näher zu erforschen. Während sich der Emotionsausdruck bei den expliziten Emotionsausdrücken mittels traditioneller Sprachebenen (Orthografie bzw. Prosodie, Morphologie, Lexik und Syntax) beschreiben lässt, bedarf es bei den impliziten Emotionsmanifestationen einer anderen Herangehensweise. So ist der implizite Emotionsausdruck auf satzübergreifender Ebene zu analysieren, indem die komplexen Textsinnerschließungen und interpretativen Inferenzen aufgezeigt werden.

Im Einklang mit den bereits erörterten Ansätzen der kritischen Kognitionslinguistik (vgl. 2.3.2) wird Sprache hier nicht – wie ein mathematisches Zeichensystem – als formelles und geschlossenes System betrachtet, denn Sprache „konstruiert sich durch menschliches Denken und Handeln" (Schwarz-Friesel/Consten 2014: 22).

In diesem Sinne sind Texte einerseits als Mittel zur Verwirklichung gewisser pragmatischer Zwecke wie demjenigen, die Rezipierenden von einer bestimmten Ansicht zu überzeugen bzw. zu emotionalisieren, andererseits enthalten Texte Hinweise auf die kognitiven Aktivitäten der Verwendenden.

Wie in Kapitel 4 bereits gezeigt wurde, lassen sich explizite Emotionsmanifestationen relativ klar erkennen, weil sie an lexikalischen bzw. grammatikalischen Elementen festgemacht werden können. Dahingegen sind implizite Emotionsmanifestationen viel versteckter, da sie von dem (Äußerungs-)Kontext und vom Weltwissen der Rezipierenden abhängig sind (vgl. Shaw 2004: 121). Mit anderen Worten liegt der wesentliche Unterschied zwischen expliziten und impliziten Emotionsmanifestationen darin, dass implizite Emotionen anhand von Inferenzen erschlossen werden müssen. Einerseits spielen in diesem Kontext die von den Textproduzierenden realisierten textuellen Strategien, andererseits die kognitive Aktivität der Rezipierenden während des Textverstehensprozesses eine wesentliche Rolle.

Obwohl sich in den letzten Jahrzehnten zahlreiche Forschende (vgl. u. a. Bednarek 2006; Martin/White 2005; Drescher 2003b) intensiv mit dem expliziten Emotionsausdruck bzw. mit der expliziten Evaluation befasst haben, bleibt das Thema der impliziten Emotionsmanifestationen weiterhin ein dringendes Desiderat in der linguistischen Emotionsforschung.[204]

Nach einem theoretischen Überblick über die sogenannte Textweltmodelltheorie, die als fundamentale Grundlage für die Erforschung impliziter Emotionsmanifestationen gilt (5.1), wird die von Schwarz-Friesel (2010) eingeführte Kategorie der E-Implikatur vorgestellt (5.2). Letztere wird dann anhand einer korpusbasierten Analyse diskutiert (5.3). Die vorliegende Analyse zeigt, dass die komplexen Textsinnerschließungen und die interpretativen Inferenzen der Lesenden sowohl auf kognitiven als auch auf emotiven Aktivitäten basieren.

5.1 Auf der Suche nach impliziten Emotionen: Die Textweltmodelltheorie

Im Kapitel 2 wurde bereits darauf hingewiesen, dass mit Referenz kein statischer und objektiver Bezug zwischen Sprache und Welt bezeichnet wird. Je nach subjektiver Perspektive, Bewertungen bzw. Emotionen und spezifischen kommunikativen Zwecken können die Produzierenden jeden Referenten als Textreferenten sprachlich ganz unterschiedlich gestalten. Dies bedeutet, dass die Schreibenden über ein gewisses Referenzpotenzial verfügen, und zwar über ein potenziell unbegrenztes Spektrum sprachlicher Möglichkeiten für die Repräsentation der eigenen textuellen Realität.

---

[204] Von den wenigen Studien, in denen das Thema des impliziten Emotionsausdrucks beachtet wird, seien folgende zitiert: Schwarz-Friesel (2009), (2010), (^{2}2013a); Shaw (2004); Hunston (2004); Lombardi Vallauri (2016), (2019a), (2019b), (2019c); Vallauri/Masia (2014), (2016); Vallauri/Cominetti/Masia (2022).

Man unterscheidet aufgrund der Variabilität und Kontextabhängigkeit von Referenzetablierungen zwischen dem Referenzpotential, als der prinzipiellen Möglichkeit, mittels bestimmter Wörter Bezug nehmen zu können, und der (situationsabhängigen) Referenz (also der konkreten sprachlichen Bezugnahme auf Gegenstände der Welt), die das Resultat eines kommunikativen Prozesses ist, der Referenzialisierung. (Schwarz-Friesel/Consten 2014: 52)

Die konkrete Wahl der sprachlichen Mittel, durch die die Sachverhalte je nach individueller Konzeptualisierung im Text dargestellt werden, ist also eine Art der Referenzialisierung, und zwar sind Referenzialisierungen insofern als implizite Emotionsmanifestationen zu betrachten, als sie die subjektive Perspektive und somit die emotive Dimension der Produzierenden erkennen lassen (vgl. Schwarz-Friesel 2017a: 362–363) sind Referenzialisierungen als implizite Emotionsmanifestationen zu betrachten.

Hieraus folgt, dass jeder Text aufgrund seiner intrinsischen Perspektivierung zwangsläufig von der subjektiven bzw. emotiven Einstellung der Schreibenden geprägt ist. Mit anderen Worten kann kein Text vollkommen emotionslos sein, sondern er verfügt über ein Emotionspotenzial, das sich jeweils in einem Kontinuum, das von maximaler bis minimaler Intensität variiert, ausbreitet.[205]

Der Text ist also niemals eine neutrale Wiedergabe der Realität, sondern eine kreative Erschaffung Letzterer, die jeweils durch verschiedene sprachliche Elemente und Strukturen konstruiert wird.

Innerhalb der KKL (vgl. Kap. 2) thematisiert die sogenannte Textweltmodelltheorie (TWMT) die Beziehungen zwischen Text und außersprachlicher Welt besonders deutlich:

---

[205] Es ist bemerkenswert, dass dieser Aspekt, auch wenn in Bezug auf das ästhetische Potenzial eines Textes, schon in der Antike theoretisiert wurde. Dies selbstverständlich mit einer anderen Terminologie; Pseudo-Longinos erklärte in seinem bekannten Traktat *Vom Erhabenen*, dass gerade in der Referenzialisierung das Emotionspotenzial einer Erzählung liegt: „Nun, an allen Dingen haften von Natur gewisse Bestandteile, die schon in ihrer Substanz enthalten sind. Daraus wird notwendig für uns folgen, daß eine Ursache für erhabene Dichtung in der Fähigkeit liegt, aus den Elementen die jeweils wichtigsten zu wählen und sie so miteinander zu verbinden, daß ein gleichsam organisches Gebilde entsteht; das eine fasziniert den Hörer durch die Wahl der typischen Züge, das andere durch Verdichtung des Gewählten." (Pseudo-Longinos, *Vom Erhabenen*, X. Übers. von Brandt 1966: 49). Dasselbe Konzept wurde auch in Aristoteles' *Poetik* in Bezug auf Homers Epos festgestellt. Dem Philosophen zufolge bestehe das Talent des Aöden in der Auswahl der Episoden bzw. in der Referenzialisierung der Informationen, die im Epos dargestellt werden.

Das TWM stellt eine geistige Referenzstruktur in unserem Gedächtnis dar, die eine bestimmte Realität repräsentiert. In dieser Referenzialisierungsstruktur sind die Text-Referenten (und die jeweiligen Relationen zwischen diesen) in ihrer raumzeitlichen Verankerung und den diversen Zuständen und Prozessen repräsentiert. (Schwarz-Friesel ²2013a: 35)

Das TWM ist eine dynamische mentale Ebene, die sowohl aus textinternen (der grammatikalischen, semantischen und textuellen Ebene) als auch aus textexternen Elementen (enzyklopädischem Wissen, individuellen Kenntnissen, emotionalen Einstellungen) besteht (vgl. Abb. 1):

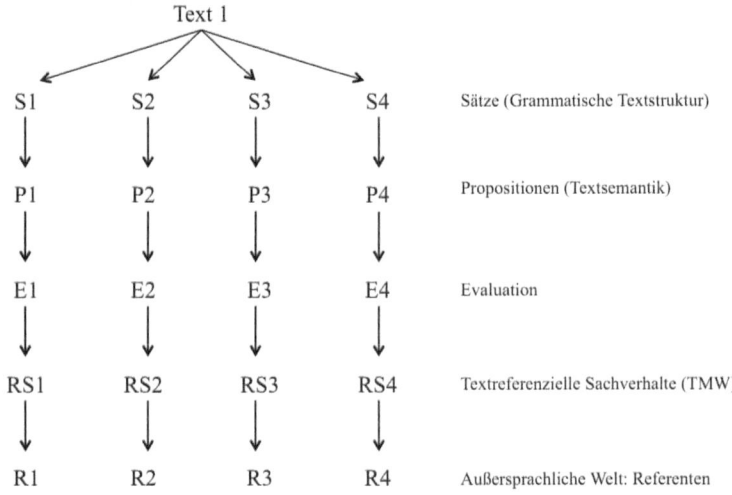

Abb. 4: Ebenen des TWM-Aufbaus (Schwarz-Friesel 2018: 69).

Einer bestimmten Abfolge von Sätzen (S1, S2 etc.) werden bestimmte semantische Repräsentationen zugeordnet. Diese semantischen Strukturen werden auch als Propositionen (P1, P2 etc.) bezeichnet. Letztere greifen auf die referenziellen Sachverhalte (RS1, RS2 etc.) zurück und „liefern die Informationen zum Aufbau einer konzeptuellen Referenzialisierungsstruktur des TWM" (Schwarz-Friesel/Consten 2014: 60). In diesem Zusammenhang spielt die Evaluation (E1, E2 etc.) eine wesentliche Rolle, da diese sowohl dem Prozess der Referenzialisierung als auch demjenigen der Inferenz zugrunde liegen.

Die Beziehung zwischen dem Referenz- und dem impliziten Emotionspotenzial wurde bereits erörtert; nun soll auf das Verhältnis zwischen dem impliziten Emotions- und Inferenzpotenzial eingegangen werden. Dabei geht es einerseits bezüglich des Referenzpotenzials um die emotive Einstellung des Produzierenden und um seine pragmatischen Zwecke sowie andererseits hinsichtlich des Inferenzpotenzials um die potenziellen Emotionen der Rezipierenden.

Bekanntlich sind Texte keine vollständige und exakte Wiedergabe der Realität, sondern sie sind vielmehr – im Einklang mit dem Ökonomieprinzip (vgl. Sperber/Wilson 1986) – erheblich unterspezifiziert.[206] Auf Seite der Rezipierenden bedeutet dies, dass „jeder Text über ein ‚Inferenzpotential' verfügt, das in der sprachlichen Textgestalt latent vorhanden ist, vom jeweiligen Leser dann durch Weltwissensaktivierung und kognitive Prozesse realisiert wird" (Schwarz-Friesel ²2013a: 33).

Die Komplexität des Verstehensprozesses wurde auch im Rahmen von De Mauros Rezeptionstheorie anhand folgender Metapher verdeutlicht:

> L'immagine del binario che il ricevente deve ripercorrere in direzione inversa da quella del produttore è una cattiva immagine per il linguaggio verbale. Il movimento della ricezione si sviluppa piuttosto in modo simile a chi saggia ed esplora gli appigli per salire su un albero o, in montagna su una paretina [...] ci arrampichiamo per ipotesi, tentativi, ritorni, nuove partenze e il cammino di ciascuno è solo uno dei possibili per arrivare in alto.[207] (De Mauro 1994: 58)

Die aktive Rolle der Rezipierenden bezüglich Kooperation bzw. Konstruktion der Textbedeutung ist ein wesentliches Grundprinzip der modernen Sprachverstehensforschung:

---

[206] Hierzu vgl. auch Eco: „Wenn der Text, wie sich nach und nach zeigen wird, tatsächlich eine träge Maschine ist, welche dem Leser ein hartes Stück Mitarbeit abverlangt, um gewissermaßen die weißen Stellen, die frei geblieben sind, die Räume des Nicht-Gesagten und des Schon-Gesagten auszufüllen, so ist der Text nicht anderes als eine Präsuppositionsmaschine." (Eco 1979, Übers. von Held 1987: 29).

[207] „Das Bild der Spur, die der Rezipient in umgekehrter Richtung zum Produzenten zurückverfolgen muss, ist ein schlechtes Bild für die Sprache. Der Rezeptionsprozess entwickelt sich vielmehr ähnlich wie bei der Erkundung beim Erklettern eines Baumes oder von Bergen [...]. Während des Kletterns stellen wir Hypothesen auf, wir machen Versuche, Rückschritte, wir starten von Neuem und der Weg eines jeden ist nur einer der möglichen Wege, um nach oben zu gelangen." (Übersetzung von der Autorin).

E-IMPLIKATUREN ALS GRUNDLEGENDE KATEGORIEN DES IMPLIZITEN EMOTIONSAUSDRUCKS

Eine mittlerweile unumstrittene Grundannahme der modernen Texttheorie und der Textverstehensforschung ist, daß der Rezipient bei der Verarbeitung eines Textes nicht bloß die im Text explizit dargebotenen Informationen aufnimmt und analysiert, sondern bei der Erstellung der mentalen Textrepräsentation aktiv Sinn-Zusammenhänge erstellt, textuelle Lücken füllt und Elemente seines Wissens in den Verstehensprozeß miteinbringt. Textverstehen ist also ein konstruktiver Prozeß. (Schwarz 2000: 19)

Konstitutiver Teil des Leseverstehens sind also die von der Leserschaft gezogenen Inferenzen, die den Text ständig mit unserem Weltwissen integrieren.[208] Schwarz-Friesel (²2013a: 33) zufolge ist Inferenz „ein kognitiver Prozess, der auf unserem Weltwissen basiert, Diskontinuitäten im Text überbrückt und vom Leser bei lückenhaften Informationen, aber auch bei Problemfällen und scheinbaren Unsinnigkeiten eingesetzt wird".[209] Wichtig zu betonen ist hierbei, dass diese kooperative Aktivität der Rezipierenden auch auf emotionales Wissen rekurriert (vgl. Schwarz-Friesel ²2013a: 173–200). In diesem Sinne kann das Inferenzpotenzial eines Textes als implizite Emotionsmanifestation angesehen werden.

Zusammenfassend lässt sich sagen, dass sowohl das Referenz- als auch das Inferenzpotenzial als grundlegende Parameter der impliziten emotiven Dimension des Textes gelten.

5.2 E-Implikaturen: Theoretischer Hintergrund

Ein zentrales Prinzip der Pragmatik besagt, dass die durch Sprechakte vermittelten Inhalte weit über das explizit Gesagte hinausgehen. Äußerungen implizieren neben dem explizit Thematisierten eine Vielzahl weiterer Informationen. Dieses von Grice (1975) eingeführte Konzept der Implikatur umfasst zusätzliche Inhalte, die von den Produzierenden kommuniziert werden, ohne dass sie explizit ausgesprochen werden (vgl. Sbisà 2007).

---

[208] In diesem Zusammenhang ist die sogenannte Frame-Theorie zu erwähnen (vgl. Minsky 1975; Fillmore 1987; Barsalou 1992; Konerding 1994). Diese erklärt, wie Weltwissen im Langzeitgedächtnis (LZG) repräsentiert ist und wie es im Verstehensprozess aktiviert wird. Eine zentrale Annahme dieses Ansatzes ist, „dass das Weltwissen langfristig in Form von komplexen konzeptuellen Organisationseinheiten gespeichert ist, sogenannten mentalen Schemata." (Schwarz-Friesel/Consten 2014: 71). Für einen Überblick zum Thema vgl. Schwarz (³2008a: 115–119).

[209] Für eine ausführliche Definition von Inferenz vgl. Schwarz (2000: 80 ff.).

Die Rezipierenden sind jedoch aufgrund ihres Weltwissens und des kommunikativen Kontextes dennoch in der Lage, die Implikaturen zu erkennen. Das Auslösen von Implikaturen wird in der bisherigen pragmatischen Forschung (vgl. Meibauer 2008; Bublitz 2009) als kognitiver Prozess betrachtet. Erfolgreiche Kommunikation basiert laut Grice (1975) auf dem Kooperationsprinzip und den Konversationsmaximen:

> A man who, by [...] saying [...] that p is implicated that q, may be said to have conversationally implicated that q, PROVIDED THAT (1) he is to be presumed to be observing the conversational maxims, or at least the cooperative principle; (2) the supposition that he is aware that, or thinks that q is required in order to make his saying or making as if to say p [...] consistent with this presumption; and (3) the speaker thinks (and would expect the hearer to think that the speaker thinks) that it is within the competence of the hearer to work out, or grasp intuitively, that the supposition mentioned in (2) is required. (Grice 1975: 49)

Ausgehend von Grices Theorie haben sowohl die Sprachphilosophie als auch die Pragmatik intensiv untersucht, wie implizite Inhalte mittels kognitionsbasierter Implikaturen (KI) rekonstruiert werden können.

Die sogenannte emotionale Wende[210] (vgl. 1.1.2) hat jedoch auf der Grundlage wissenschaftlicher Erkenntnisse gezeigt, dass kognitive und emotive Phänomene untrennbar miteinander verbunden sind (vgl. u. a. Schwarz-Friesel ²2013a: 16). Dies impliziert, dass zur Auslösung bestimmter Implikaturen sowohl kognitive als auch evaluative bzw. emotive Inferenzen notwendig sind.

In diesem Kontext ist die von Schwarz-Friesel eingeführte und bislang weitgehend unerforschte Kategorie der E-Implikatur (EI) hervorzuheben. Diese lässt sich als eine häufig nicht streichbare implizite emotionale Bewertung definieren (vgl. Schwarz-Friesel 2010: 10).

Für die Rekonstruktion des kommunikativen Sinns indirekter Sprechakte sind daher sowohl die kognitionsbasierten Implikaturen (KI) als auch die emotionsbasierten Implikaturen (EI) von zentraler Bedeutung:

> Die kognitiven Sachverhaltsrepräsentationen sind in Diskursen keineswegs immer als primär bei der Informationsvermittlung zu erachten. Bei vielen indirekten Sprechakten ist die expressive Bedeutung, die sich über eine E-Implikatur

---

[210] Für eine ausführliche Erörterung der sogenannten emotiven Wende vgl. Kap. 1.

ergibt, zentral für den kommunikativen Sinn. Weiterhin ist das Kriterium der Streichbarkeit nicht immer logisch im Sinne von Widerspruchsfreiheit zu fassen, sondern wird vielmehr oft entscheidend durch das Kriterium der (kontextsensitiven und konzeptuell determinierten) Plausibilität bestimmt. (Schwarz-Friesel 2010: 15).

Aus dem obigen Zitat geht hervor, dass Schwarz-Friesel außer der Einführung der innovativen Kategorie der E-Implikatur auch eine Neuinterpretation von Grices Streichbarkeitstest vorschlägt.

Dem englischen Philosophen zufolge können alle pragmatischen Implikaturen im Gegensatz zu den semantisch-logischen Implikaturen zurückgenommen werden (Grice 1975: 57). Während das Streichen einer semantischen Implikatur einen logischen Widerspruch verursache, geschehe dies bei der Annullierung einer pragmatischen Implikatur nicht. Laut Schwarz-Friesel jedoch ist im Fall von E-Implikaturen nicht das Kriterium des logischen Widerspruchs entscheidend, sondern vielmehr das Kriterium der konzeptuellen Plausibilität. Wie im Folgenden gezeigt wird (5.3.1), lassen sich E-Implikaturen oft nicht streichen, ohne dass eine konzeptuelle Unplausibilität entsteht.

Schwarz-Friesels Ansatz ist zweifellos interessant, weil er die Möglichkeit bietet, das in der Pragmatik zentrale Thema der Implikaturen auf der Grundlage der Emotionsforschung neu zu interpretieren. Obwohl diese Perspektive vielversprechend ist, gibt es außer den Studien von Schwarz-Friesel (2009; 2010; ²2013a) bislang keinerlei Forschung, die sich mit der Kategorie der E-Implikatur anhand empirischer Daten auseinandersetzt.[211]

5.3 E-Implikaturen als Grundlegende Kategorien des impliziten Emotionsausdrucks: Analyse korpusbasierter E-Implikaturen

In diesem Abschnitt wird das Ziel verfolgt, E-Implikaturen anhand authentischer bzw. empirisch dokumentierter Fälle zu erörtern. Die Analyse gliedert sich in vier Teile: Die ersten beiden Absätze widmen sich der qualitativen Analyse der E-Implikaturen (5.3.1 u. 5.3.2), im dritten Abschnitt (5.3.3) werden einige

---

[211] In diesem Zusammenhang sind einige Ausnahmen zu nennen, bei denen in der Analyse des impliziten Ausdrucks von Emotionen gelegentlich auch auf die E-Implikaturen Bezug genommen wird: Schwarz-Friesel (2013b); Schwarz-Friesel (2019); Schwarz-Friesel/Reinharz (2013); Schwarz-Friesel/Reinharz (2017); Fritzsche (2014); Ponzi (2023).

quantitative Überlegungen angestellt und abschließend werden die Ergebnisse in der Datenauswertung erörtert (5.2.4). Während in 5.3.1 der Fokus auf theoretischen Problemen liegt (vgl. F1 u. F2), geht es in 5.3 eher um die thematischen Aspekte des Korpus (F3). In 5.3.1 sollen nämlich die wesentlichen Schritte erläutert werden, die für die Decodierung des impliziten Emotionsausdrucks erforderlich sind, während in 5.3.2 die Evaluationsmuster, die jeweils die Pro-Trump- und die Kontra-Trump-Reaktionen prägen, im Vordergrund stehen.

5.3.1 Von P zu PPlus: E-Implikaturen als Auslöser Grice'scher Implikaturen

Ziel der vorliegenden Analyse ist es zu zeigen, dass E-Implikaturen nicht nur als Grundlage des impliziten Emotionsausdrucks gelten, sondern dass sie auch eine wesentliche Rolle im Rahmen des Textverstehensprozesses der Rezipierenden spielen.

Im Folgenden werden acht E-Implikaturen aus dem vorliegenden Korpus qualitativ analysiert. Die vorliegende Analyse ist in zwei Teile gegliedert: Einerseits werden im ersten Abschnitt (5.3.1.1) vier Beispiele (144–147) analysiert, in denen Trumps politischer Wahlerfolg positiv evaluiert wird, andererseits handelt es sich im zweiten Abschnitt (5.3.1.2) um vier Beispiele (148–151), die negative Emotionen zum Ausdruck bringen.

Im Einklang mit Schwarz-Friesel (2010) soll gezeigt werden, dass E-Implikaturen als Basis für das Verständnis von K-Implikaturen gelten und dass ihre Streichbarkeit sehr oft unplausibel scheint. Entscheidend ist es hierbei zu rekonstruieren, auf welche Weise die Rezipierenden bzw. die Leserschaft (L) von dem Gesagten (P) zum Gemeinten (PPlus) kommt. Die folgende Analyse setzt sich zum Ziel, die wesentlichen Schritte, die diesen Prozess rekonstruieren, herauszuarbeiten.

5.3.1.1 Pro-Trump-Reaktionen

In (144) kommt der italienische Politiker Di Battista zu Wort:

> (144) [IP06]: Si chiama rispetto. E il rispetto ci deve essere sempre, sia che vinca il tizio che caio. [Dt. Übers.: Das nennt man Respekt. Und Respekt muss immer vorhanden sein, unabhängig davon, ob Hinz oder Kunz gewinnt.]

Auf wörtlicher Ebene sagt Di Battista, Mitglied der italienischen populistischen Partei *Movimento Cinque Stelle* (M5s), dass das Wahlergebnis immer respektiert werden soll, *unabhängig davon, ob Hinz oder Kunz gewinnt*. Wie im Folgenden genauer erläutert wird, ist aber aufgrund des politischen Kontexts und des Weltwissens der Rezipierenden klar, dass Di Battista mit seiner Äußerung komplexere kommunikative Zwecke verfolgt. Der junge Exponent der M5s möchte nämlich starke Kritik an der Demokratischen Partei üben, insbesondere an dem damaligen Präsidenten Renzi, der sich offen auf Clintons Seite geschlagen hatte.

Folgendermaßen gelingt es den Rezipierenden von P zu PPlus zu gelangen:

Der Schreiber (S) sagt, dass P.

P ist eine Aussage über den Respekt, der immer vorhanden sein soll, unabhängig davon, ob Hinz oder Kunz gewinnt.

Die Konversationsmaxime der Relation wurde verletzt. Warum sagt S in diesem Zusammenhang, dass P? Welche kommunikative Funktion hat hier diese Information?

Es gibt keinen Grund zur Annahme, dass S das Kooperationsprinzip verletzen wollte.

P muss also relevant sein.

S sagt P, meint jedoch PPlus.

S hat somit implikatiert, dass PPlus.

S setzt zudem voraus, dass L PPlus aus seiner Äußerung (durch Weltwissen und Äußerungskontext) erschließen kann.

Die durchschnittlich informierte Leserschaft weiß, dass Di Battista einer der prominentesten Figuren der M5s ist und dass die demokratische Partei (PD) damals die größte Gegnerin der M5s war. Des Weiteren ist den Rezipierenden bewusst, dass die PD während des amerikanischen Wahlkampfs die Kandidatin Clinton offen unterstützt hat und dass sie sich dementsprechend ganz deutlich gegen Trump positioniert hat. Di Battista implikatiert also eine positive Einstellung in Bezug auf diejenigen, die dahingegen keine klare Position bezogen haben und die in diesem Sinne das amerikanische Wahlergebnis *respektieren*:

P: (Das Wahlergebnis soll respektiert werden)
PPlus: (EP): ES IST GUT (P: das Wahlergebnis zu respektieren.)

Daraus erfolgt folgende E-Implikatur:

(EI): ES IST GUT, das Wahlergebnis zu respektieren.

Auf der Grundlage von EI inferieren die Rezipierenden logisch, dass es schlecht ist, das Wahlergebnis nicht zu respektieren. Den Mitgliedern der M5s, die das Wahlergebnis respektieren, wird also Akzeptanz von demokratischen Entscheidungen und also Vertrauen und Zuverlässigkeit zugeschrieben, die PD hingegen, die Trumps Wahlerfolg nicht akzeptieren würde, wird mit Misstrauen und Missbilligung betrachtet.

Die E-Implikatur lässt sich also in zwei spiegelnde Teile gliedern:

(EI_1): ES IST GUT, das Wahlergebnis zu respektieren. ICH VERTRAUE denjenigen, die das Wahlergebnis respektieren.

(EI_2): ES IST SCHLECHT, das Wahlergebnis nicht zu respektieren. ICH BIN auf diejenigen, die das Wahlergebnis nicht respektieren, WÜTEND.

Aus EI_2 ergibt sich die folgende K-Implikatur: Di Battistas negativ evaluierten politischen Gegnerinnen und Gegner, also die Mitglieder der PD, haben keinen Respekt vor dem amerikanischen Wahlergebnis, weil sie eine andere Kandidatin unterstützt haben:

(KI): Die demokratische Partei bzw. die Regierung Renzi respektiert das Wahlergebnis nicht.

Es ist interessant zu betrachten, dass die fehlende Erkennung der E-Implikatur das Verstehen der K-Implikatur verhindern würde. Obwohl es sich um eine pragmatische Implikatur handelt, lässt sich die E-Implikatur nur sehr schwierig streichen:

(KI`): Die demokratische Partei bzw. die Regierung Renzi respektiert das Wahlergebnis nicht. Aber ES IST GUT? Aber ICH BIN damit ZUFRIEDEN?

KI` ist nicht plausibel, da sie im offensichtlichen Widerspruch zum Weltwissen der Rezipierenden stünde, wonach die Demokratie auf der Wahl des Volkes basiert, und mit dem damaligen italienischen politischen Kontext, weil die

Mitglieder der PD die politischen Gegnerinnen und Gegner der M5s par excellence waren.

In (144) werden positive Bewertungen explizit und negative Emotionen implizit zum Ausdruck gebracht:

Tab. 41: Verhältnis zwischen expliziten und impliziten Emotionsausdrücken in Bsp. (144)

	Explizite Ebene	Implizite Ebene
Typologie des Emotionsmarkers	Emotionsbezeichnendes Lexem	Implikaturen
Sprachliche Indikatoren	*Respekt*	(EI_1): ICH VERTRAUE (KI_1) der M5s, weil sie das amerikanische Wahlergebnis respektiert. (EI_2): ICH VERTRAUE der PD NICHT, (KI_2), weil sie das amerikanische Wahlergebnis nicht respektiert / ICH BIN auf die PD WÜTEND, weil sie das amerikanische Wahlergebnis nicht respektiert.
Vermittelte Emotionen	Vertrauen, Zuverlässigkeit	Missachtung, Missbilligung, Wut
Polarität	+	–
Intensität		>

In (145) kommt Petry, die damalige Exponentin der AfD zu Wort:

(145) [DP08]: Es wird höchste Zeit, dass auch in den Vereinigten Staaten von Amerika das vom politischen Establishment entmündigte Volk seine Stimme zurückerhält.

Das Gesagte und das Gemeinte scheinen sich nicht genau zu entsprechen. Auf wörtlicher Ebene vermutet Petry, dass auch in den Vereinigten Staaten von Amerika das *vom politischen Establishment entmündigte Volk* seine Stimme zurückerhalten werde. Diese Äußerung reicht allerdings nicht aus, um das eigentlich Gemeinte bzw. um den kommunikativen Sinn von Petrys Aussage zu begreifen. In der Tat möchte die Politikerin der AfD dem neu gewählten Präsidenten Trump ein Lob aussprechen und ihm den Verdienst zuschreiben, dem amerikanischen Volk seine Stimme zurückgegeben zu haben.

Wie kommt die Leserschaft (L) also vom Gesagten (P) zum Gemeinten (PPlus)? Dies soll im Folgenden analytisch veranschaulicht werden:

Die Schreiberin (S) sagt, dass P.

P ist die Vermutung über das Volk, das in den Vereinigten Staaten seine Stimme zurückerhalten werde.

Die Konversationsmaxime der Quantität wurde verletzt. Vieles bleibt unterspezifiziert: Wer wird dem Volk in (naher) Zukunft seine Stimme zurückgeben? Wie wird es passieren?

Es gibt keinen Grund zur Annahme, dass S das Kooperationsprinzip verletzen wollte.

P muss also relevant sein.

S sagt P, meint jedoch PPlus.

S hat somit implikatiert, dass PPlus.

S beabsichtigt, dass L PPlus erkennt.

S setzt zudem voraus, dass L PPlus aus ihrer Äußerung (durch Weltwissen und Äußerungskontext) erschließen kann.

In diesem Zusammenhang stellt sich also die Frage, welche Inferenzen durch Weltwissen und Äußerungskontext von der Leserschaft gezogen werden können.

Was den Kontext angeht, lässt sich sagen, dass durchschnittlich informierte Lesende wissen, dass Petry damals eines der wichtigsten Mitglieder der rechten politischen Partei AfD war und dass ihre politische Propaganda auf typischen populistischen Ansätzen wie z. B. einer nationalistischen und immigrationsfeindlichen Politik basiert. Des Weiteren ist den Rezipierenden bewusst, dass Trump der Leader der amerikanischen republikanischen Partei ist und dass seine Propaganda auf denselben populistischen Ansätzen beruht. Dem Lesepublikum ist also bekannt, dass Petry und Trump eine ähnliche politische Einstellung teilen. Auf der Grundlage dieses kontextuellen Wissens zieht L folgende logische Inferenz: Wenn zwei internationale politische Parteien eine ähnliche politische Einstellung teilen, dann unterstützten sie sich meistens gegenseitig. Außerdem lässt sich sagen, dass Petrys Facebook-Post am 09.11.2016 im Anschluss an Trumps Wahlerfolg vom 08.11.2016 erschienen ist. Der Äußerungskontext deutet also auf den expressiven Akt eines Glückwunschs hin.

Auf der Grundlage des bisher skizzierten Rahmens ist klar, dass S mit P eine Bewertung implikatiert. P wird also von einer impliziten positiven Evaluierungsproposition (EP) eingeleitet:

> S implikatiert mit P, dass ES GUT IST, dass auch in den Vereinigten Staaten von Amerika das vom politischen Establishment entmündigte Volk seine Stimme zurückerhalten wird.

> **PPlus**: (EP): ES IST GUT, dass (P: auch in den Vereinigten Staaten von Amerika das vom politischen Establishment entmündigte Volk seine Stimme zurückerhält).

Somit entsteht die erste E-Implikatur (EI_1): Petry hat eine positive Einstellung der Tatsache gegenüber, dass in den Vereinigten Staaten von Amerika das vom politischen Establishment entmündigte Volk seine Stimme zurückerhalten hat. An diese positive Bewertung sind bestimmte Emotionen wie eine gewisse Freude gekoppelt. Dies wird außerdem durch die Einleitung *Es wird höchste Zeit, dass*, die generell eine positive Bewertung der Äußerung impliziert, bekräftigt. Der Ausdruck suggeriert nämlich die Idee eines subjektiven Wunsches und zwar P, der sich bald erfüllen wird. Es liegt also eine Kontrastierung zwischen dem negativen Ist-Zustand, in dem das Volk *vom politischen Establishment entmündigt* sei, und dem positiven, herbeigesehnten Soll-Zustand, in dem *das Volk seine Stimme zurückerhält*, vor.

Aus dieser E-Implikatur lässt sich folgende K-Implikatur schließen: Es ist der republikanische neu gewählte Trump, der dem Volk seine Stimme zurückgegeben hat. Die K-Implikatur stützt also auf eine E-Implikatur bzw. auf die subjektive und emotionsbasierte Evaluierung des referenziellen Sachverhalts:

> (EI_1): ES IST GUT/ICH FREUE MICH, dass auch in den Vereinigten Staaten von Amerika das vom politischen Establishment entmündigte Volk seine Stimme zurückerhält.

> (KI_1): Trump wird dem vom politischen Establishment entmündigten Volk seine Stimme zurückgeben.

Auch in diesem Fall würde die fehlende Erkennung der E-Implikatur das Verstehen der K-Implikatur verhindern, da sich EI_2 nicht einfach streichen lässt:

(KI_1`): Trump hat dem vom politischen Establishment entmündigte Volk seine Stimme zurückgegeben. Aber ES IST SCHLECHT? Aber ICH BIN TRAURIG?

Die Äußerung (KI_1`) ist konzeptuell und kontextuell nicht plausibel, da sie im offensichtlichen Widerspruch zum Weltwissen der Rezipierenden stünde, wonach sich die Demokratie durch die Stimme des Volkes ausdrückt, und ebenfalls zum geopolitischen Kontext, wonach Petry Trumps Politik unterstützt.

Um eine ausführliche Erklärung des Emotionspotenzials der Äußerung (145) zu liefern, ist auch die Präsenz einer zweiten E-Implikatur (EI_2) zu berücksichtigen. Petry implikatiert nicht nur, dass es gut sei, dass in den Vereinigten Staaten das Volk seine Stimme zurückerhalte, sondern auch, dass es gut sei, dass dies auch in Europa bzw. Deutschland geschehe. Diese zweite E-Implikatur stützt sich auf den Gebrauch des Lexems *auch*:

(145a) [DP08]: Es wird höchste Zeit, dass auch in den Vereinigten Staaten von Amerika das vom politischen Establishment entmündigte Volk seine Stimme zurückerhält.

Die Verwendung von *auch* implikatiert, dass es ebenfalls andere Länder gibt, in denen *das vom politischen Establishment entmündigte Volk* seine Stimme zurückerhalte:

S sagt, dass P.

P ist die Vermutung, dass auch in den Vereinigten Staaten von Amerika das Volk seine Stimme zurückerhalten werde.

Die Präsenz von auch implikatiert, dass auch in anderen Ländern das Volk seine Stimme zurückerhalten werde.

Die Äußerung ist unterspezifiziert: In welchen anderen Ländern hat das Volk seine Stimme zurückerhalten?

S sagt P, implikatiert aber PPlus.

S beabsichtigt, dass L PPlus erkennt.

S setzt zudem voraus, dass L PPlus aus ihrer Äußerung (durch Weltwissen und Äußerungskontext) erschließen kann.

Aufgrund des Kontextes wird klar, dass Petry auf Europa, insbesondere auf Deutschland anspielt. Zum damaligen Zeitpunkt konnten die populistischen Parteien in Europa besonders große Erfolge erzielen. Diesbezüglich denke man beispielsweise an das Ergebnis des englischen Referendums für den sogenannten Brexit (23.06.2016) sowie an die allgemein zunehmende Zustimmung zu den populistischen Parteien in Deutschland.[212] Auf der Grundlage dieses kontextuellen Wissens kann L folgende logische Inferenz ziehen: Wenn Petry Trumps politische Einstellung teilt, dann wünscht sie sich eine analoge Politik in Europa bzw. Deutschland. Erneut implikatiert also S mit P eine positive Bewertung:

P: (auch in den Vereinigten Staaten von Amerika erhält das Volk seine Stimme zurück)

PPlus: (EP): ES IST GUT, dass (P: auch in den Vereinigten Staaten von Amerika das Volk seine Stimme zurückerhält).

Somit entsteht eine zweite auf *auch* basierende E-Implikatur (EI$_2$), auf die sich eine zweite KI$_2$ stützt:

(EI$_2$): ES IST GUT/ICH FREUE MICH, dass auch in den Vereinigten Staaten von Amerika das Volk seine Stimme zurückerhält.

(KI$_2$): In Europa bzw. Deutschland erhält das Volk aufgrund des politischen Aufstiegs der populistischen bzw. rechtsorientierten Parteien seine Stimme zurück.

Auf diese Weise wird Trumps Wahlsieg als Beweis des damaligen globalen Erfolgs populistischer Strömungen dargestellt. Die Rezipierenden werden dazu gebracht, diese Äußerung folgendermaßen zu interpretieren: Endlich siegt der Populismus nicht nur in den USA, sondern auch in Europa und in Deutschland. Im TWM aktiviert sich also eine markierte positive Evaluierung nicht nur in Bezug auf Trumps, sondern auch auf Petrys Partei, und es werden Emotionen wie Freude und Vertrauen erregt.

---

[212] Vgl. diesbezüglich die Insa-Website https://www.wahlrecht.de/umfragen/insa.htm (07.12.2024).

Auch diese zweite E-Implikatur scheint nicht streichbar zu sein, ohne dass eine konzeptuelle Unplausibilität entstünde:

($KI_2`$): In Europa bzw. Deutschland erhält das Volk aufgrund des politischen Aufstiegs der populistischen bzw. rechtsorientierten Parteien seine Stimme zurück. Aber ES IST SCHLECHT? Aber ICH BIN TRAURIG?

Die Äußerung ($KI_2`$) ist nicht plausibel, da sie im offensichtlichen Widerspruch zum Weltwissen der Rezipierenden stünde, wonach sich die Demokratie durch die Stimme des Volkes ausdrückt, und zum geopolitischen Kontext, wonach sich Petry in Europa bzw. Deutschland eine populistische bzw. rechtsausgerichtete Politik wünscht.

Wie die folgende Tabelle zeigt, ist das Emotionspotenzial der bisher analysierten Äußerung (145) von zwei entgegengesetzten Tendenzen geprägt: Auf der einen Seite drückt Petry implizit positive Emotionen wie Freude und Euphorie in Bezug auf Trumps Wahlsieg aus, auf der anderen Seite verwendet sie aber explizit stark negativ evaluierende Lexeme, die im Gegensatz dazu eine gewisse Missbilligung bzw. sogar Wut und Hass dem *Establishment* gegenüber zum Ausdruck bringen.

Tab. 42: Verhältnis zwischen expliziten und impliziten Emotionsausdrücken in Bsp. (145)

	Explizite Ebene	Implizite Ebene
Typologie des Emotionsmarkers	Emotionsausdrückende Lexeme	Implikaturen
Sprachliche Indikatoren	*Establishment, entmündigte Volk, es wird höchste Zeit*	(EI_1:) ICH FREUE MICH, (KI_1): dass Trump dem amerikanischen Volk seine Stimme zurückgibt. (EI_2): ICH FREUE MICH, (KI_2): dass auch in Europa bzw. Deutschland aufgrund des politischen Aufstiegs der populistischen bzw. rechtsorientierten Parteien das Volk seine Stimme zurückerhält.
Vermittelte Emotionen	Wut, Hass, Missbilligung	Freude, Euphorie, Vertrauen
Polarität	–	+
Intensität	>	>

Für ein adäquates Verständnis von Petrys Äußerung (145) reicht es also nicht aus zu inferieren, dass ein Parallelismus zwischen der amerikanischen politischen Situation und der europäischen bzw. deutschen hervorgerufen wird. Vielmehr handelt es sich um die Evaluierung von zwei entgegengesetzten politischen Mustern: einerseits dem siegreichen, positiv evaluierten und von Trump personifizierten Populismus, andererseits dem negativ bewerteten und als volksfeindlich dargestellten Establishment.

Laut Grice gehören KI_1 und KI_2 zu zwei verschiedenen Kategorien von Implikaturen: KI_1 lässt sich als eine konversationelle, KI_2 lässt sich als eine konventionelle Maxime definieren. Im ersten Fall erfolgt die Auslösung der Implikatur auf der Grundlage des situativen Kontexts, im zweiten Fall basiert der interpretative Weg von P zu PPlus auf der lexikalischen bzw. konventionellen Bedeutung eines Wortes (Grice 1975: 44). Wie oben erörtert, stützt sich die KI_2 in (143a) auf die emotionsbasierte Interpretation des Lexems *auch*. In diesem Sinne könnte man die konventionelle Implikatur in einer Art Grenzbereich zwischen Semantik und Pragmatik ansiedeln. Daraus folgt, dass die Implizität von der Explizität nicht strikt trennbar ist. Vielmehr handelt es sich um skalare Kategorien, die sich innerhalb eines Kontinuums ausbreiten.

In Beispiel (146) handelt es sich um einen an Petry gerichteten anonymen Kommentar:

(146) [DB08.07]: Es gibt in Deutschland genauso viele Parasiten, wie in Washington. Diese „hochgebildete" Schicht ist jetzt nicht glücklich mit dem Ergebnis.

Um die kommunikative Zwecke des oder der Produzierenden zu begreifen, reicht die wörtliche Ebene nicht aus. Wörtlich wird gesagt, dass es in Deutschland sowie in den Vereinigten Staaten *Parasiten* gebe und dass *diese hochgebildete Schicht* mit dem amerikanischen Wahlergebnis nicht glücklich sei. Allerdings möchte die Urheberin oder der Urheber des Kommentars einerseits eine große Freude in Bezug auf Trumps Wahlsieg äußern, andererseits möchte sie bzw. er die traditionellen deutschen Parteien sowie die sogenannte Elite im Allgemeinen in Misskredit bringen. Wie gelingt es nun den Rezipierenden, vom Gesagten P zum Gemeinten PPlus zu kommen? Dies soll im Folgenden veranschaulicht werden:

E-IMPLIKATUREN ALS GRUNDLEGENDE KATEGORIEN DES IMPLIZITEN EMOTIONSAUSDRUCKS

S sagt, dass P_1 und P_2.

P_1 ist die Aussage, dass es in Deutschland genauso viele Parasiten wie in Washington gibt.

P_2 ist die Aussage zu der hochgebildeten Schicht, die mit dem Ergebnis nicht glücklich ist.

In P_1 und P_2 wurde die Konversationsmaxime der Modalität verletzt, weil die Nominalphrasen *viele Parasiten* und *diese hochgebildete Schicht* keinen klaren Referenten bereitstellen.

Es gibt keinen Grund zur Annahme, dass S das Kooperationsprinzip verletzen wollte.

P_1 und P_2 müssen also relevant sein.

S sagt P_1 und P_2, meint jedoch $PPlus_1$ und $PPlus_2$.

S hat somit implikatiert, dass $PPlus_1$ und $PPlus_2$.

S beabsichtigt, dass L $PPlus_1$ und $PPlus_2$ erkennt.

S setzt zudem voraus, dass L $PPlus_1$ und $PPlus_2$ aus seiner Äußerung (durch Weltwissen und Äußerungskontext) erschließen kann.

Aus dem Äußerungskontext geht hervor, dass S in (146) auf Petrys Post zu Trumps Sieg reagiert. Petry war damals Mitglied der AfD und hat sich am selben Tag über den Sieg des neu gewählten Präsidenten gefreut (vgl. Bsp. 145). Petry zufolge sind die traditionellen Parteien sowie die sogenannte Elite stark negativ zu evaluieren, da sie eine volksfeindliche Politik ausüben. In diesem Zusammenhang lassen sich die in (146) erwähnten *Parasiten* sowie die Mitglieder der *hochgebildeten Schicht* einerseits mit den nicht-populistischen Parteien bzw. mit denen, die in Deutschland regieren, und andererseits mit der *Elite* im Allgemeinen identifizieren. Auf diese Weise klärt sich die Ambiguität des negativ bewertenden Lexems *Parasiten*, da es von den Rezipierenden mit den traditionellen Parteien bzw. mit der *Elite* und also mit den nicht-populistischen Parteien assoziiert werden kann. Wichtig ist hierbei zu betonen, dass diese Assoziation auf der negativen Evaluierung des Referenten des Lexems *Parasiten* basiert:

S implikatiert mit P₁, dass ES SCHLECHT IST, dass es in Deutschland genauso viele Parasiten wie in Washington gibt.

PPlus: (EP): ES IST SCHLECHT, dass (P: es in Deutschland genauso viele Parasiten wie in Washington gibt).

Daraus folgt die erste E-Implikatur, aus der sich die erste K-Implikatur ergibt:

(EI₁): ES IST SCHLECHT, dass es in Deutschland genauso viele Parasiten wie in Washington gibt.

(KI₁): Die traditionellen Parteien bzw. die Elite und also die nicht populistischen Parteien lassen sich als Parasiten identifizieren.

Auf der Grundlage des Erkennens von EI₁ ziehen die Rezipierenden die folgende weitere logische Inferenz: Wenn sich S der *hochgebildeten Schicht* entgegensetzt und wenn diese *hochgebildete Schicht* sich über Trumps Wahlsieg nicht freut, dann freut sich S über Trumps Wahlsieg. Während die *hochgebildete Schicht* als *Outgroup* referenzialisiert wird, stellt sich S als Mitglied bzw. Unterstützer der *Ingroup* der Populisten dar.[213] „Es geht dabei um die symbolische Konstruktion von Gruppe und Außenwelt, oft auch um die Konstruktion einer negativen Referenzgruppe, gegen die sich die Gruppe besonders abgrenzt" (Fuhse 2001: 12).

Erneut ist diese zweite Implikatur von negativen Emotionen geprägt:

S implikatiert mit P₂, dass ES SCHLECHT IST, dass diese hochgebildete Schicht mit dem Ergebnis nicht glücklich ist.

PPlus: (EP): ES IST SCHLECHT, dass (P: diese hochgebildete Schicht mit dem Ergebnis nicht glücklich ist).

Daraus ergeben sich EI₂ und KI₂:

(EI₂): ES IST SCHLECHT, dass diese hochgebildete Schicht mit dem Ergebnis nicht glücklich ist.

(KI₂): S ist mit dem Ergebnis glücklich.

---

[213] Zur sprachlichen Konstruktion von *Outgroup*- und *Ingroup*-Identitäten siehe u. a. Hausendorf (2000); Fuhse (2001).

Analog zu den bisher erörterten Fällen lassen sich auch hier die E-Implikaturen nicht streichen:

(KI$_1$'): Die Parasiten lassen sich mit den traditionellen Parteien bzw. mit den nicht populistischen identifizieren. Aber S MAG diese Parteien? Aber S LIEBT diese Parteien?

(KI$_2$'): S ist mit dem Ergebnis glücklich. Aber S ist TRAURIG?

Wie im Beispiel (145) werden in (146) auf expliziter Ebene negative Emotionen ausgedrückt, um aber implizit positive Emotionen wie die Freude und die Euphorie in Bezug auf Trumps Wahlsieg zu äußern:

Tab. 43: Verhältnis zwischen expliziten und impliziten Emotionsausdrücken in Bsp. (146)

	Explizite Ebene	Implizite Ebene
Typologie des Emotionsmarkers	Emotionsausdrückendes und emotionsbezeichnendes Lexem	Implikaturen
Sprachliche Indikatoren	*nicht glücklich, Parasiten*	(EI$_1$): ICH MAG (KI$_1$) die traditionellen Parteien nicht / ICH HASSE die traditionellen Parteien. (KI$_2$): Ich bin mit dem Ergebnis (EI$_2$) GLÜCKLICH.
Vermittelte Emotionen	Wut, Missachtung, Missbilligung	EI$_1$: Wut, Hass EI$_2$: Freude, Euphorie
Polarität	–	+/–
Intensität	>	>

Im folgenden Beispiel handelt es sich um einen Kommentar, der am 09.11.2016 auf der Facebook-Seite von Meloni, der Vorsitzenden der rechten Partei *Fratelli d'Italia* gepostet wurde:

(147) [IB.11a.01]: Da non dimenticare la Presidenta della Camera che insieme al Ministro Boschi partecipano alla Convention Democratica e il finanziamento del ministero delle politiche territoriali della fondazione Clinton. [Dt. Übers.: Nicht zu vergessen ist die Kammerpräsidentin, die zusammen mit der Ministerin Boschi, am demokratischen Parteitag teilnimmt, und das Ministerium, das die Raumordnungspolitik der Clinton-Stiftung finanziert.]

Auch in diesem Fall benötigt die Rekonstruktion von P zu PPlus die Auslösung einer Reihe komplexer Implikaturen, bei denen Emotionen eine wesentliche Rolle spielen.

> S sagt, dass P.
>
> P ist die Aussage, dass nicht zu vergessen ist, dass die Kammerpräsidentin zusammen mit der Ministerin Boschi am demokratischen Parteitag teilnimmt und dass das Ministerium die Raumordnungspolitik der Clinton-Stiftung finanziert.
>
> In P wurde die Konversationsmaxime der Relation verletzt. Warum sagt S in diesem Zusammenhang, dass P? Welche Funktion hat P?
>
> Es gibt keinen Grund zur Annahme, dass S das Kooperationsprinzip nicht einhält.
>
> P muss also relevant sein.
>
> S sagt P, implikatiert aber PPlus.
>
> S beabsichtigt, dass L PPlus erkennt.
>
> S setzt zudem voraus, dass L PPlus aus seiner Äußerung (durch Weltwissen und Äußerungskontext) erschließen kann.

Der Produzent bzw. die Produzentin hebt hervor, dass ein italienisches Ministerium bzw. die höchste staatliche Verwaltungsbehörde die ausländische Clinton-Stiftung finanziert habe. Das Weltwissen aktiviert bei den Rezipierenden die Ansicht, es sei nicht korrekt, öffentliche italienische Gelder für die Finanzierung der Stiftung der amerikanischen demokratischen Kandidatin Clinton zu benutzen. P ist also von einer negativen Einstellungsproposition eingeleitet:

> S implikatiert mit P, dass ES SCHLECHT IST, dass die Kammerpräsidentin zusammen mit der Ministerin Boschi am demokratischen Parteitag teilnimmt und dass das Ministerium die Raumordnungspolitik der Clinton-Stiftung finanziert.
>
> **PPlus:** (EP): ES IST SCHLECHT, dass (P: die Kammerpräsidentin zusammen mit der Ministerin Boschi am demokratischen Parteitag teilnimmt und dass das Ministerium die Raumordnungspolitik der Clinton-Stiftung finanziert).

Daraus ergibt sich folgende E-Implikatur, auf die sich die K-Implikatur stützt:

> (EI): ES IST SCHLECHT/ICH BIN WÜTEND, dass die Kammerpräsidentin zusammen mit der Ministerin Boschi am demokratischen Parteitag teilnimmt und dass das Ministerium die Raumordnungspolitik der Clinton-Stiftung finanziert.
>
> (KI): S ist gegen die demokratische Kandidatin Clinton und für Trump.[214]

Erneut zeigt der Streichbarkeitstest, dass eine hypothetische Löschung der EI konzeptuelle Unplausibilität verursachen würde:

> (KI`): S ist gegen die demokratische Kandidatin Clinton und für Trump. ABER ES IST GUT/ABER S IST GLÜCKLICH, dass die Kammerpräsidentin zusammen mit der Ministerin Boschi am demokratischen Parteitag teilnimmt und dass das Ministerium die Raumordnungspolitik der Clinton-Stiftung finanziert?

Es ist unplausibel, dass S, der bzw. die sich gegen Clinton äußert, eine staatliche Finanzierung ihrer Stiftung als positiv erachtet.

In diesem Fall kommen negative Emotionen sowohl auf expliziter als auch auf impliziter Ebene zum Ausdruck. Wie in Kapitel 4 erörtert wurde (vgl. 4.3.2.5), wird hier mit der höchstwahrscheinlich absichtlich verwendeten unkorrekten femininen Berufsbezeichnung *presidenta* eine gewisse Missbilligung bzw. Respektlosigkeit in Bezug auf die Autorität der ehemaligen Kammerpräsidentin Boldrini zum Ausdruck gebracht.

---

[214] Theoretisch wäre es möglich – wenn auch unwahrscheinlich – für Clinton zu sein, aber trotzdem eine Finanzierung der Clinton-Stiftung von italienischer Seite abzulehnen. Allerdings spricht der polemische Gebrauch der unkorrekten femininen Berufsbezeichnung *presidenta* für die Interpretation eines deutlichen Dissenses von S in Bezug auf Clinton und deren politische Unterstützer.

Tab. 44: Verhältnis zwischen expliziten und impliziten Emotionsausdrücken in Bsp. (147)

	Explizite Ebene	Implizite Ebene
Typologie des Emotionsmarkers	Interaktionsmarker	Implikaturen
Sprachliche Indikatoren	*Presidenta*	**(EI):** ES IST SCHLECHT/ICH BIN WÜTEND, dass die Kammerpräsidentin zusammen mit der Ministerin Boschi am demokratischen Parteitag teilnimmt und dass das Ministerium die Raumordnungspolitik der Clinton-Stiftung finanziert.
Vermittelte Emotionen	Missbilligung, Verspottung, Wut	Missbilligung, Wut
Polarität	–	–
Intensität	>	>

5.3.1.2 Kontra-Trump-Reaktionen

In dieser Reihe von Beispielen (148–151) handelt es sich um Implikaturen, in denen sich Menschen gegen Trump positionieren.

Im Anschluss an die amerikanischen Wahlen äußerte sich die ehemalige italienische Kammerpräsidentin folgendermaßen:

> (148) [IP03]: Non nascondo la mia sorpresa per l'esito del voto negli Stati Uniti. Questa mattina speravo di commentare un risultato diverso ma non posso che esprimere rispetto per la scelta del popolo americano. Ciò che è accaduto negli Stati Uniti ci mette di fronte ad un dilemma: le ricette facili possono aiutare a vincere le campagne elettorali ma non a governare fenomeni complessi. [Dt. Übers.: Ich kann meine Überraschung über das Wahlergebnis in den Vereinigten Staaten nicht verhehlen. Heute morgen hatte ich gehofft, ein anderes Ergebnis zu kommentieren, aber die Wahl des amerikanischen Volkes kann ich nur respektieren. Was in den Vereinigten Staaten passiert ist, konfrontiert uns mit einem Dilemma: Einfache Rezepte können helfen, den Wahlkampf zu gewinnen, aber sie helfen nicht bei der Bewältigung komplexer Phänomene.]

Nachdem Boldrini, Mitglied der linken Partei (Sel), ihre Präferenz für Trumps Gegnerin klar gemacht hat (*heute Morgen hatte ich gehofft, ein anderes Ergebnis zu kommentieren*), machte sie folgende Bemerkung: *Einfache*

Rezepte können helfen, den Wahlkampf zu gewinnen, aber sie helfen nicht bei der Bewältigung komplexer Phänomene. Erneut geht das Gemeinte über das Gesagte weit hinaus. Aufgrund des geopolitischen Kontexts und des spezifischen Äußerungskontexts sind die Rezipierenden optimal in der Lage zu verstehen, dass sich hinter Boldrinis Äußerung präzise kommunikative Zwecke verbergen. Sie meint mit ihrem Post, dass Trump bzw. die populistischen Parteien einfache Rezepte vorschlagen, die zwar oberflächlich attraktiv wirken, jedoch nicht ausreichen, um gut regieren zu können. Durch das Zusammenspiel der Bedeutung der Äußerung, des Kontexts und der kognitiven Fähigkeiten der Rezipierenden, die sich auf Weltwissen stützen, gelingt es ihnen, prozedural von P zu PPlus zu gelangen:

S sagt, dass P.

P ist die Aussage, dass einfache Rezepte zum Wahlsieg verhelfen, aber nicht bei der Bewältigung komplexer Phänomene dienlich sind.

In P wurden die Konversationsmaxime der Quantität und der Relation verletzt. Vieles bleibt unterspezifiziert. Wer hat gewonnen? Wer wendet einfache Rezepte an? Warum macht S diese Bemerkung? Welche kommunikativen Zwecke stecken dahinter?

Es gibt keinen Grund zur Annahme, dass S das Kooperationsprinzip verletzen wollte.

P muss also relevant sein.

S sagt P, meint jedoch PPlus.

S hat somit implikatiert, dass PPlus.

S beabsichtigt, dass L PPlus erkennt.

S setzt zudem voraus, dass L PPlus aus seiner Äußerung (durch Weltwissen und Äußerungskontext) erschließen kann.

Die durchschnittlich informierte Leserschaft weiß, dass Boldrini eine linksorientierte Politikerin ist und dass sie sich während des Wahlkampfs entschieden gegen Trumps sexistische und immigrationsfeindliche Politik geäußert hat. Des Weiteren ist den Rezipierenden bekannt, dass die gegenwärtige politische Debatte auf dem Gegensatz des Populismus und der traditionellen

Parteien beruht. In (148) stellt Boldrini zwei oppositive Elemente einander gegenüber: einerseits die *einfachen Rezepte*, die helfen, einen Wahlkampf zu gewinnen, andererseits die Bewältigung *komplexer Phänomene*.

Auf der Grundlage des politischen Kontexts, sprich Trumps Wahlsieg und Boldrinis Sympathien für die politische Gegnerschaft Trumps, gelangt die Leserschaft zur folgenden Inferenz: Im Einklang mit einer populistischen Weltsicht verwendet Trump einfache Rezepte, die ihm geholfen haben, den Wahlkampf zu gewinnen. Diese sind S zufolge aber nicht ausreichend, um erfolgreich zu regieren. Hier kann erneut festgestellt werden, dass eine negative Evaluierung der Schlüssel zum Verständnis von PPlus ist:

> S implikatiert mit P, dass einfache Rezepte SCHLECHT SIND, weil sie zwar zu einem Wahlsieg verhelfen, aber nicht bei der Bewältigung komplexer Phänomene dienlich sind.
>
> **PPlus:** P: Einfache Rezepte, die zum Wahlsieg verhelfen, aber nicht bei der Bewältigung komplexer Phänomene dienlich sind, (**EP:** SIND SCHLECHT)

Mit EI bringt Boldrini also eine gewisse Sorge bzw. Angst in Bezug auf die künftige amerikanische Politik zum Ausdruck. Auf der Grundlage dieser emotionsbasierten Implikatur lässt sich folgende kognitive Implikatur schließen:

> (**EI**): Einfache Rezepte SIND SCHLECHT/SIND GEFÄHRLICH/MACHEN MIR ANGST, weil sie zum Wahlsieg verhelfen, aber nicht bei der Bewältigung komplexer Phänomene dienlich sind.
>
> (**KI$_1$**): Trump hat einfache Rezepte, die ihm geholfen haben, den Wahlsieg zu erringen, aber sie werden ihm bei der Bewältigung komplexer Phänomene nicht helfen.

Auch in diesem Fall ist EI nicht streichbar:

> (**KI$_1$`**): Trump hat einfache Rezepte, die ihm geholfen haben, den Wahlsieg zu erringen, aber sie werden ihm bei der Bewältigung komplexer Phänomene nicht helfen. Aber DAS IST GUT? Aber ICH FREUE MICH darüber?

Die positive Einstellung in Bezug auf Trumps mutmaßliche Unfähigkeit bei der Bewältigung komplexer Phänomene ist logisch nicht schlüssig. Des Weiteren ist es unplausibel, dass sich eine linksengagierte Politikerin wie Boldrini positiv zum rechtsorientieren neu gewählten Präsidenten Trump äußert. Außerdem lässt sich sagen, dass in (147) der Vorwurf mitschwingt, die Wählerschaft bewusst mit *einfachen Rezepten* hinter das Licht zu führen. Es entsteht also eine zweite KI_2, die sich auf die schon erörterte EI stützt:

(EI): Einfache Rezepte SIND SCHLECHT/SIND GEFÄHRLICH/MACHEN MIR ANGST.

(KI_2): Politikerinnen und Politiker wie Trump, die mit „einfachen Rezepten" Wahlkampf machen, sind schlecht bzw. sollte man nicht wählen.

In diesem Fall würde die Streichung der EI sogar einen logischen Widerspruch verursachen:

(KI_2`): Politikerinnen und Politiker wie Trump, die mit „einfachen Rezepten" Wahlkampf machen, sollte man nicht wählen. ABER EINFACHE REZEPTE SIND GUT?

Im Gegensatz zu den vorherigen Beispielen kommen hier (bis auf das Adjektiv *einfach*) Emotionen auf expliziter Ebene kaum zum Ausdruck. Letztere werden hauptsächlich implizit evoziert:

Tab. 45: Verhältnis zwischen expliziten und impliziten Emotionsausdrücken in Bsp. (148)

	Explizite Ebene	Implizite Ebene	
Typologie des Emotionsmarkers	Negativ evaluierende NP	Implikaturen	
Sprachliche Indikatoren	*einfache Rezepte*	**(EI):**	MIR MACHT ANGST, **(KI):** dass Trump einfache Rezepte hat. Diese haben ihm geholfen, den Wahlsieg zu erringen, werden ihm aber bei der Bewältigung komplexer Phänomene nicht helfen.
		(KI_2):	Politikerinnen und Politiker wie Trump, die mit „einfachen Rezepten" Wahlkampf machen, **(EI):** SIND SCHLECHT bzw. sollte man nicht wählen.
Vermittelte Emotionen	Misstrauen	Sorge, Angst	
Polarität	–	–	
Intensität	<	>	

In (149) kommt Klingbeil, Mitglied der SPD, zu Wort:

(149) [DP03]: Ich möchte keine Gesellschaft in der man ein Amt bekommt, weil man sich auf Kosten von Minderheiten, von Menschen mit Behinderung, von Ausländern oder Homosexuellen profiliert. Ich möchte keine Gesellschaft in der man ein Amt bekommt, wenn man sich abfällig über Frauen äußert.

Es handelt sich um eine scharfe Kritik an der amerikanischen Gesellschaft, die als minderheiten-, fremden-, homosexuellen- und frauenfeindlich referenzialisiert wird. Auf der expliziten Ebene sieht es jedoch ganz anders aus: Der Produzent beschreibt wörtlich eine hypothetische Gesellschaft (in Deutschland), die er ablehnt, ohne direkt auf die USA einzugehen.

Allerdings sind für die Rezipierenden Klingbeils kommunikative Intentionen sofort klar. Es stellt sich also die Frage, wie die Lesenden von P zu PPlus kommen:

S sagt, dass P.

P ist die Aussage, dass S keine Gesellschaft will, in der man ein Amt bekommt, weil man sich auf Kosten von Minderheiten, von Menschen mit Behinderung, von Ausländern oder Homosexuellen profiliert, und in der man ein Amt bekommt, wenn man sich abfällig über Frauen äußert.

In P wurde die Konversationsmaxime der Relation verletzt. Warum macht S in diesem Zusammenhang diese Bemerkung? Welche kommunikativen Zwecke verfolgt er?

Es gibt keinen Grund zur Annahme, dass S das Kooperationsprinzip verletzen wollte.

P muss also relevant sein.

S sagt P, meint jedoch PPlus.

S hat somit implikatiert, dass PPlus.

S beabsichtigt, dass L PPlus erkennt.

S setzt zudem voraus, dass L PPlus aus seiner Äußerung (durch Weltwissen und Äußerungskontext) erschließen kann.

Der durchschnittlich informierten Leserschaft ist bekannt, dass Klingbeil wegen seiner linksorientierten politischen Identität Trumps politische Ansichten – insbesondere in Bezug auf Themen wie Migration, Minderheiten und Gleichstellung der Geschlechter – nicht teilt.

Die Grundlage für die Erschließung der kognitiven Implikatur ist das Erkennen von Klingbeils negativer Einstellungsproposition:

> S implikatiert mit P, dass eine Gesellschaft, in der man ein Amt bekommt, weil man sich auf Kosten von Minderheiten, von Menschen mit Behinderung, von Ausländern oder Homosexuellen profiliert, und in der man ein Amt bekommt, wenn man sich abfällig über Frauen äußert, SCHLECHT IST.

> **PPlus:** (P): Eine Gesellschaft, in der man ein Amt bekommt, weil man sich auf Kosten von Minderheiten, von Menschen mit Behinderung, von Ausländern oder Homosexuellen profiliert, und in der man ein Amt bekommt, wenn man sich abfällig über Frauen äußert, (EP: IST SCHLECHT).

Die kognitive Implikatur, wonach die Bevölkerung der USA eine solche Gesellschaft ist, und wonach S. dieser amerikanischen Gesellschaft die Verantwortung für Trumps Wahlsieg zuschiebt, stützt sich auf die emotionsbasierte Implikatur, nach der eine solche Gesellschaft negativ zu evaluieren ist:

> **(EI):** Eine Gesellschaft, in der man ein Amt bekommt, weil man sich auf Kosten von Minderheiten, von Menschen mit Behinderung, von Ausländern oder Homosexuellen profiliert, und in der man ein Amt bekommt, wenn man sich abfällig über Frauen äußert, IST SCHLECHT.

> **(KI):** Die Bevölkerung der USA ist eine minderheiten-, fremden-, homosexuellen- und frauenfeindliche Gesellschaft und trägt die Verantwortung für Trumps Wahlsieg.

Klingbeil möchte folglich ausdrücken, dass er selbst (und mit ihm die SPD) niemals auf so niedrigem Niveau und mit so viel Hass Wahlkampf betreiben wird – auch wenn er dafür auf ein Amt verzichten muss.

Auch in diesem Fall wäre eine Streichung von EI sehr problematisch:

> **(KI`):** Die Bevölkerung der USA ist eine minderheiten-, fremden-, homosexuellen- und frauenfeindliche Gesellschaft und trägt die Verantwortung für Trumps Wahlsieg. Aber ES IST GUT? Aber ICH BIN DARÜBER GLÜCKLICH?

Sowohl das Weltwissen der Rezipierenden, wonach eine minderheiten-, fremden-, homosexuellen- und frauenfeindliche Gesellschaft zahlreiche Konflikte auslösen würde, als auch der Kontext, nämlich dass ein Exponent einer demokratischen Partei Trumps Politik mit größter Wahrscheinlichkeit nicht unterstützen würde, führen dazu, dass (KI`) als eine unplausible Äußerung erscheint.

Bei genauerer Betrachtung von Beispiel (149) fällt auf, dass auf expliziter Ebene kaum Emotionen zum Ausdruck kommen. Abgesehen von dem negativ evaluierenden Lexem *abfällig* und dem Ausdruck *auf Kosten von* tauchen keine expliziten Emotionsmarker auf. Viel stärkere Emotionen werden hingegen durch die Konstruktion der bisher erörterten E-Implikatur vermittelt:

Tab. 46: Verhältnis zwischen expliziten und impliziten Emotionsausdrücken in Bsp. (149)

	Explizite Ebene	Implizite Ebene
Typologie des Emotionsmarkers	Negativ evaluierende Ausdrücke	Implikaturen
Sprachliche Indikatoren	*abfällig auf Kosten von*	(EI): ES IST SCHLECHT, dass (KI): Die Bevölkerung der USA eine minderheiten-, fremden-, homosexuellen- und frauenfeindliche Gesellschaft ist. Die Amerikanerinnen und Amerikaner tragen die Verantwortung für Trumps Wahlsieg.
Vermittelte Emotionen	Misstrauen	Sorge, Angst, Furcht
Polarität	–	–
Intensität	<	>

In Beispiel (150) handelt es sich um die Reaktion des italienischen Politikers Fratoianni, dem Exponenten der linken Partei *Sinistra Italiana*:

(150) E quando la sinistra fa la destra, perde. [Dt. Übers.: Und wenn sich die linken Parteien wie rechte verhalten, dann verlieren sie.]

Der Produzent übt scharfe Kritik an der Politik der demokratischen Parteien in den Vereinigten Staaten sowie in Europa aus. Letztere seien ihm zufolge nicht mutig genug, um die echten Probleme der schwächeren sozialen Schichten tatsächlich zu lösen. Dieser Inhalt wird jedoch nicht explizit zum Ausdruck gebracht. Fratoianni spricht nämlich nur den ambigen Satz aus, dass die linken Parteien verlieren würden, wenn sie sich wie rechte verhalten. Allerdings ist die durchschnittlich informierte Leserschaft in der Lage, PPlus zu erkennen:

> S sagt, dass P.
>
> P ist die Aussage, dass die linken Parteien verlieren, wenn sie sich wie rechte verhalten.
>
> In P wurde die Konversationsmaxime der Modalität verletzt. Die Äußerung ist ambig. Vieles bleibt unterspezifiziert.
>
> Es gibt keinen Grund zur Annahme, dass S das Kooperationsprinzip verletzen wollte.
>
> P muss also relevant sein.
>
> S sagt P, meint jedoch PPlus.
>
> S hat somit implikatiert, dass PPlus.
>
> S beabsichtigt, dass L PPlus erkennt.
>
> S setzt zudem voraus, dass L PPlus aus seiner Äußerung (durch Weltwissen und Äußerungskontext) erschließen kann.

Erstens weiß die italienische Leserschaft, dass der Produzent der Äußerung der linken Partei *Sinistra Italiana* angehört. Diese unterscheidet sich von der Mitte-Links-Partei *Partito democratico*, da sie eine radikalere Politik ausübt. Im Mittelpunkt des Programms von Fratoiannis Partei steht eine erfolgreiche Politik im Interesse der Arbeitnehmerschaft und eine grundlegende Ablehnung der Austerität zugunsten einer Verbesserung des Sozialstaats.

Zweitens geht aus dem geopolitischen Kontext hervor, dass die Mitte-links-Parteien sowohl in den Vereinigten Staaten als auch in Europa massiv an Zustimmung verloren haben.

In diesem Zusammenhang können die Rezipierenden folgende Inferenz ziehen: Fratoianni stellt fest, dass die Ursache für die allgemeine Krise der demokratischen Parteien in ihrer starken Entfremdung von den Interessen des Volkes liegt. In diesem Sinne baut Fratoianni den bildhaften Ausdruck auf, wonach die linken Parteien verlieren würden, wenn sie sich wie rechte verhielten. Mit dem allgemeinen Referenten *la sinistra* ‚die Linke', verweist der Produzent nicht nur auf die Niederlage der amerikanischen Kandidatin Clinton hin, sondern auch auf die europäische und insbesondere italienische Krise der demokratischen Parteien.

Die bisher erörterte kognitive Implikatur basiert auf einer stark negativen Evaluierung des Produzenten:

> S implikatiert mit P, dass ES SCHLECHT IST, wenn sich die linken Parteien wie rechte verhalten.
>
> **PPlus:** (P): Wenn sich die linken Parteien wie rechte verhalten, (EP: IST ES SCHLECHT).

Die kognitive Implikatur, wonach die linken Parteien in den Vereinigten Staaten bzw. in Europa an Akzeptanz verloren haben, weil ihre Politik nicht genug mutig bzw. nicht genug linksorientiert gewesen ist, stützt sich auf die emotionsbasierte Implikatur, wonach dieses Verhalten schlecht bzw. ärgerlich sei:

> **(EI):** ES IST SCHLECHT/ES ÄRGERT MICH/ES MACHT MICH WÜTEND, wenn sich die linken Parteien wie rechte Parteien verhalten.
>
> **(KI):** Die linken Parteien haben in den Vereinigten Staaten bzw. in Europa an Akzeptanz verloren, weil ihre Politik nicht genug mutig bzw. nicht genug linksorientiert gewesen ist.

Aufgrund des oben erörterten Kontextes erscheint es nicht plausibel, die EI streichen zu können:

> **(KI`):** Die linken Parteien haben in den Vereinigten Staaten bzw. in Europa an Akzeptanz verloren, weil ihre Politik nicht genug mutig bzw. nicht genug linksorientiert gewesen ist. Aber ES IST GUT? Aber ICH BIN GLÜCKLICH?

Wie in den Beispielen (148) und (149) kommen hier Emotionen grundsätzlich implizit zum Ausdruck:

Tab. 47: Verhältnis zwischen expliziten und impliziten Emotionsausdrücken in Bsp. (150)

	Explizite Ebene	Implizite Ebene
Typologie des Emotionsmarkers	Emotionsausdrückende Lexeme	E-Implikaturen
Sprachliche Indikatoren	*perde*	**(EI):** ES MACHT MICH WÜTEND, dass (KI): die linken Parteien in den Vereinigten Staaten bzw. in Europa an Akzeptanz verloren haben, weil ihre Politik nicht genug mutig bzw. nicht genug linksorientiert gewesen ist.
Vermittelte Emotionen	Misstrauen	Ärger, Wut
Polarität	–	–
Intensität	<	>

Zum Schluss kommt in (151) Strobl (CSU) zu Wort:

> (151) [DP14]: Und ich baue darauf, dass auch mit ihm als Präsident Amerika ein stabiler Bündnispartner in der Welt bleibt.

Erstens lässt sich sagen, dass die obige Äußerung stark unterspezifiziert ist. Es kommt nicht explizit zum Ausdruck, dass es um Trump geht. Jedoch kann die Leserschaft problemlos aus dem Kontext inferieren, dass Strobl mit dem Pronomen *ihm* den neu gewählten amerikanischen Exponenten der republikanischen Partei, Trump, meint, da er im Text zuvor explizit genannt wird. In einem ersten Schritt dekodieren also die Rezipierenden den Satz in (151) folgendermaßen:

> (151a) [DP14]: Und ich baue darauf, dass auch mit Trump als Präsident Amerika ein stabiler Bündnispartner in der Welt bleibt.

Zweitens geht aus (151a) hervor, dass wie in (145a) die Auslösung der hier aufgebauten Implikaturen auf dem Gebrauch des Lexems *auch* beruht. Strobl möchte also mitteilen, dass er – obwohl er sich nicht Trump als Wahlsieger gewünscht hatte – darauf bauen wird, dass Amerika ein stabiler Bündnispartner in der Welt bleibt. Daraus kann die Leserschaft inferieren,

dass der Produzent sich Clintons Wahlsieg gewünscht hätte (KI_1) und dass er fürchtet, dass mit Trumps Wahlsieg die Beziehungen zwischen den USA und Deutschland problematischer werden könnten (KI_2).
Im Folgenden soll der emotionsbasierte Weg der Rezipierenden von P zu PPlus erörtert werden:

> S sagt, dass P.
>
> P ist die Aussage, dass S darauf baut, dass auch mit Trump als Präsident Amerika ein stabiler Bündnispartner in der Welt bleibt.
>
> Die Präsenz von auch implikatiert, dass es jemand anderes gibt, mit dem oder der es einfacher gewesen wäre, dass Amerika ein stabiler Bündnispartner in der Welt bliebe.
>
> In P wurden die Konversationsmaxime der Quantität und der Relation verletzt. Wer ist derjenige, mit dem oder der es einfacher gewesen wäre, dass Amerika ein stabiler Bündnispartner in der Welt bliebe? Warum spricht S in diesem Zusammenhang von Trump, wenn er sich eigentlich über jemand anderes äußern möchte?
>
> Es gibt keinen Grund zur Annahme, dass S das Kooperationsprinzip nicht einhält.
>
> P muss also relevant sein.
>
> S sagt P, implikatiert aber PPlus.
>
> S setzt zudem voraus, dass L PPlus aus seiner Äußerung (durch Weltwissen und Äußerungskontext) erschließen kann.

Aus dem amerikanischen politischen Kontext ist klar, dass der Produzent mit dem Lexem *auch* auf Trumps Antagonistin Clinton anspielt. Im Gegensatz zu dem neu gewählten republikanischen Präsidenten wird sie positiv evaluiert:

> S implikatiert mit P, dass mit Clinton als Präsidentin Amerika PROBLEMLOS ein stabiler Bündnispartner in der Welt geblieben wäre und dass es hingegen PROBLEMATISCH IST, dass mit Trump Präsident Amerika ein stabiler Bündnispartner in der Welt bleibt.

Auf der Grundlage ihres Weltwissens können die Rezipierenden inferieren, dass ein deutscher Politiker ein Interesse daran hat, dass Amerika ein stabiler Bündnispartner für Deutschland bleibt. Daraus folgt, dass der Produzent sich lieber eine Clinton-Präsidentschaft gewünscht hätte:

E-IMPLIKATUREN ALS GRUNDLEGENDE KATEGORIEN DES IMPLIZITEN EMOTIONSAUSDRUCKS

PPlus$_1$: (P): Mit Trump als Präsident von Amerika (EP: IST ES SCHLECHT).

PPlus$_2$: (P): Mit Clinton als Präsidentin von Amerika (EP: WÄRE ES GUT GEWESEN).

Daraus ergibt sich folgende E-Implikatur, auf der wiederum die folgende K-Implikatur basiert:

(EI): Ich baue darauf, dass auch mit Trump als Präsident Amerika ein stabiler Bündnispartner in der Welt bleibt. ABER ICH HABE ANGST/ABER ICH FÜRCHTE, dass es nicht so sein wird.

(KI): S meint, dass mit Trumps Wahlsieg die Beziehungen zwischen den USA und Deutschland problematischer werden könnten, als wenn Clinton gewonnen hätte.

Die EI lässt sich einerseits aufgrund des Weltwissens der Leserschaft, andererseits aufgrund der beschriebenen politischen Kontexte nicht streichen, ohne Unplausibilität zu verursachen:

(KI`): S meint, dass mit Trumps Wahlsieg die Beziehungen zwischen den USA und Deutschland problematischer werden könnten, als wenn Clinton gewonnen hätte. Aber ES IST GUT? Aber S HAT KEINE ANGST? Aber S IST BERUHIGT?

Es ist bei diesem Beispiel interessant zu beobachten, dass auf expliziter und auf impliziter Ebene entgegengesetzte Emotionen ausgedrückt werden:

Tab. 48: Verhältnis zwischen expliziten und impliziten Emotionsausdrücken in Bsp. (151)

	Explizite Ebene	Implizite Ebene
Typologie des Emotionsmarkers	Evaluierende NP	Implikaturen
Sprachliche Indikatoren	*Stabiler Bündnispartner*	**(EI):** ICH HABE ANGST/ICH FÜRCHTE, DASS **(KI):** mit Trumps Wahlsieg die Beziehungen zwischen den USA und Deutschland problematischer werden könnten, als wenn Clinton gewonnen hätte.
Vermittelte Emotionen	Beruhigung	Angst, Sorge
Polarität	+	–
Intensität	<	>

Aus der qualitativen Analyse kann man folgende Schlussfolgerung ziehen: Wenn E-Implikaturen als Basis für K-Implikaturen gelten, bedeutet dies, dass Emotionen nicht nur zur Emotionalisierung der Rezipierenden dienen, sondern dass sie auch als wesentlicher Bestanteil des Textverstehensprozesses anzusehen sind. Im Rahmen der qualitativen Analyse konnte gezeigt werden, dass das mangelnde Verständnis der E-Implikatur die erfolgreiche Auslösung der K-Implikatur verhindern kann. Dies steht im Einklang mit der bereits mehrfach erwähnten emotionalen Wende, wonach kognitive und emotive Prozesse eng zusammenhängen (vgl. Kap. 1.1.2).

5.3.2 Wiederkehrende Evaluationsmuster in beiden Teilkorpora

Wie bereits im Rahmen der Analyse expliziter Emotionsmanifestationen festgestellt wurde (vgl. 4.5), lassen sich auch im Bereich impliziter Emotionsmanifestationen bestimmte wiederkehrende Evaluationsmuster in Bezug auf Trumps Wahlsieg erkennen.

Die qualitative Analyse zeigt, dass hinter mehreren sowohl deutschen als auch italienischen Pro- bzw. Kontra-Trump-Reaktionen ähnliche Konzeptualisierungen stehen. Das bedeutet, dass die wesentlichen Unterschiede im Emotionsausdruck in den Daten des deutsch- und italienischsprachigen Teilkorpus nicht auf die unterschiedlichen Sprachräume, sondern vielmehr auf die politische Orientierung der Produzierenden zurückzuführen sind.

Im Folgenden werden die typischen implizit vermittelten Evaluationsmuster zusammengefasst, die jeweils die Pro-Trump-Reaktionen (5.3.2.1) und die Kontra-Trump-Reaktionen (5.3.2.2) charakterisieren.

5.3.2.1 Typische Evaluationsmuster der Pro-Trump-Reaktionen

Wie die Analyse von Beispiel (144) gezeigt hat, lautet ein typisches Evaluationsmuster (EV) der Pro-Trump-Reaktionen folgendermaßen:

> (EV1): Die traditionellen Parteien, die offizielle Presse bzw. das sogenannte Establishment im Allgemeinen SIND SCHLECHT, weil sie die legitime Volkswahl nicht respektieren.

Die folgenden Beispiele zeigen, dass diese Argumentation sowohl in deutschsprachigen als auch in italienischsprachigen Kommentaren auftaucht:

Tab. 49: EV1 im deutschen und im italienischen Teilkorpus

Beispiel aus dem deutschen Teilkorpus	Beispiel aus dem italienischen Teilkorpus
(152) [DB12.06]: M.E. Respekt sieht anders aus!!	(153) [IB13.01]: Ci vuole rispetto [Dt. Übers.: Man braucht Respekt]

In beiden Fällen (152 u. 153) wird das oben zitierte Evaluationsmuster implizit zum Ausdruck gebracht. Wörtlich sagen beide Produzierenden, dass man Trumps Wahlerfolg respektieren soll. In der Tat möchten sie aber diejenigen, die sich gegen Trump geschlagen haben und die in diesem Sinne das Wahlergebnis nicht respektieren, scharf kritisieren. Der Lesende weiß aus dem damaligen politischen Kontext, dass sich die traditionellen Parteien und die offizielle Presse, die einer populistischen Rhetorik zufolge mit dem sogenannten Establishment zu identifizieren sind, sich im Wahlkampf auf Clintons Seite geschlagen haben. Sie sind es also, die in diesen Beispielen negativ bewertet werden.

Aus dem bereits zitierten EV1 ergibt sich eine bestimmte negative Referenzialisierung des Establishments, das sowohl in den deutschsprachigen als auch in den italienischsprachigen Beispielen als volksfeindlich und antidemokratisch dargestellt wird:

(EV2): Die traditionellen Parteien bzw. das Establishment sind SCHLECHT, weil sie volksfeindlich und antidemokratisch sind.

Das bereits zitierte Evaluationsmuster kommt in den folgenden Beispielen implizit zum Ausdruck:

Tab. 50: EV2 im deutschen und im italienischen Teilkorpus

Beispiel aus dem deutschen Teilkorpus	Beispiel aus dem italienischen Teilkorpus
(154) [DB01.09]: Gleichzeitig würde das heissen, dass alle seine Wähler dumm sind?	(155) [IP04]: Non si può pensare che se le elezioni non vengono vinte da chi Voi tu, allora il popolo diventa ignorante e non all'altezza. [Dt. Übers.: Man kann nicht denken, dass, wenn die Wahlen nicht von denen gewonnen werden, die du willst, das Volk als ignorant und unwürdig angesehen wird.]

In (154) wird das EV2 implizit in eine rhetorische Frage eingebettet.²¹⁵ Wörtlich fragt sich die Person, ob alle Trump-Wähler dumm seien. Damit möchte sie polemisch auf die angebliche Volksfeindlichkeit der Demokraten anspielen, die Trumps Wähler alle als dumm stigmatisieren würden. Dieselbe Argumentation findet sich auch im italienischsprachigen Beispiel (155): Wörtlich sagt der ehemalige Exponent der Lega Nord Boni, dass man das Volk bzw. die Wähler von Trump nicht als ignorant und unwürdig stigmatisieren dürfe. Tatsächlich möchte er jedoch implizit darauf hinweisen, dass die Demokraten dieser volksfeindlichen und antidemokratischen Argumentation folgen würden.

Des Weiteren werden die traditionellen Parteien im Rahmen der Pro-Trump-Reaktionen wiederkehrend als sehr realitätsfern referentialisiert. Daraus ergibt sich folgendes Evaluationsmuster:

(EV3): Die traditionellen Parteien bzw. das Establishment sind SCHLECHT, weil sie sehr realitätsfern sind bzw. weil sie sich nicht um die wirklichen Bedürfnisse der Bürger kümmern.

In (156) und (157) taucht das bereits erwähnte Evaluationsmuster indirekt auf:

Tab. 51: EV3 im deutschen und im italienischen Teilkorpus

Beispiel aus dem deutschen Teilkorpus	Beispiel aus dem italienischen Teilkorpus
(156) [DB12.04]: Es sind Leader gefragt, die mit dem Volk und wie das Volk sind und auch so reden, einfach ehrlich ohne die Elitäre Sprache, einfach sagen was sie denken und verstehen was das Volk denkt	(157) [IB03.10]: È per questa ragione che dobbiamo votare al più presto per eleggere dei rappresentanti che sappiano interpretare la realtà e i bisogni dei cittadini [Dt. Übers.: Aus diesem Grund müssen wir so bald wie möglich wählen, um Vertreter zu wählen, die in der Lage sind, die Realität und die Bedürfnisse der Bürger zu interpretieren.]

Sowohl im deutschsprachigen (156) als im italienischsprachigen Beispiel (157) erfolgt die negative Bewertung der damaligen politischen Leader implizit,

---

[215] Ausführlich zur rhetorischen Frage als implizit kodierter Emotionsmarker vgl. 6.3.3 u. 6.4.3.

da sie in eine Präsupposition[216] eingebettet wird. Die Äußerung in (156) präsupponiert, dass die aktuellen Leader *nicht mit dem Volk und wie das Volk sind* und dass sie eine *elitäre Sprache* sprechen. Dementsprechend werden die Politiker der damaligen deutschen Regierung als weit entfernt vom Volk und von dessen realen Bedürfnissen referentialisiert. Auch in (157) setzt der direktive Sprechakt *wir müssen so bald wie möglich wählen, um...* voraus, dass die Mitglieder der damaligen italienischen Regierung nicht wüssten, *wie die Realität und die Bedürfnisse der Bürger zu interpretieren sind*.

Ein weiteres Evaluationsmuster, das sowohl die deutschen als auch die italienischen Pro-Trump-Reaktionen charakterisiert, ist die negative Einstellung gegenüber der damaligen Merkel-Regierung bzw. der damaligen Renzi-Regierung wegen einer mutmaßlichen massiven Unterstützung der Immigration zu Lasten der der deutschen bzw. italienischen Bürger:

> (EV4): Die Regierung von Merkel bzw. Renzi ist SCHLECHT, weil sie die Immigration zu Lasten der deutschen bzw. italienischen Bürger massiv unterstützt hat.

Das bereits zitierte Evaluationsmuster zeigt sich zum Beispiel in folgenden Fällen:

Tab. 52: EV4 im deutschen und im italienischen Teilkorpus

Beispiel aus dem deutschen Teilkorpus	Beispiel aus dem italienischen Teilkorpus
(158) [DB16.07]: Na, dann warte ich jetzt darauf, dass Fr. Merkel demnächst ans Mikro tritt und allen Amerikanern Asyl anbietet.	(159) [IP16]: TRUMP si impegna a togliere i finanziamenti ai Comuni che non collaborano nella lotta contro l'immigrazione clandestina. RENZI regala milioni ai Comuni che accolgono i clandestini. [Dt. Übers.: TRUMP verpflichtet sich, die Finanzierung der Gemeinden zu streichen, die nicht bei der Bekämpfung der illegalen Einwanderung zusammenarbeiten. RENZI schenkt den Gemeinden, die illegale Einwanderer aufnehmen, Millionen.]

---

[216] Ausführlich zur Präsupposition als implizit kodierter Emotionsmarker vgl. 6.1.6, 6.3.4 u. 6.5.3.

Mit einer gewissen Ironie[217] möchte der Produzent in (158) Merkels Politik scharf kritisieren, weil sie zu vielen Flüchtlingen das Recht auf Asyl gewährt habe. Eine durchschnittlich informierte Leserschaft merkt sofort, dass in der obigen Äußerung das Gesagte nicht dem Gemeinten entspricht. Der Schlüssel zum Verständnis des kommunikativen Sinns dieser ironischen Äußerung liegt im Erkennen der negativen emotionalen Einstellung des Produzenten gegenüber der Kanzlerin Merkel. Aufgrund des Kontextwissens wissen die Lesenden, dass einer der Hauptkritikpunkte der extremen Rechten an Merkel darin besteht, dass sie zu viele Flüchtlinge aufgenommen habe. Dementsprechend ist die textuelle Inszenierung des Produzenten, wonach Merkel nach dem Wahlerfolg von Trump allen Amerikanern Asyl anbietet, nicht wörtlich zu interpretieren. Vielmehr möchte der Produzent damit Merkels Politik insbesondere in zwei Punkten scharf kritisieren. Erstens liegt die Polemik darin, dass Merkel zu vielen Flüchtlingen das Recht auf Asyl gewährt habe. Zweitens wird kritisiert, dass sich Merkel im Wahlkampf auf Clintons Seite geschlagen und Trump stark unterschätzt habe. Die bewusst absurde textuelle Inszenierung des Produzenten zielt darauf ab, Merkel als völlig ahnungslos und realitätsfremd zu referenzialisieren, indem sie nach Trumps Wahlsieg allen Amerikanern Asyl anbieten würde. Aufgrund des Weltwissens weiß die Leserschaft, dass die Amerikaner keineswegs Asylsuchende sind oder ihr Land aus Angst vor Verfolgung verlassen haben. Ganz im Gegenteil: Amerika ist eine der größten Demokratien der Welt. Die Äußerung in (152) kann daher nicht ernst gemeint sein.

In (159) kommt der Politiker Salvini, Vorsitzender der populistischen Partei Lega Nord, zu Wort. Auch in diesem Fall erfolgt Renzis negative Bewertung nicht explizit, sondern über einen Vergleich mit Trump. Während Letzterer positiv evaluiert wird, weil er die illegale Einwanderung bekämpfe, wird hingegen Renzi negativ bewertet, weil er diese finanziell unterstützt habe.

Zum Schluss wird sowohl in den deutschen als auch in den italienischen Pro-Trump-Reaktionen der Wunsch geäußert, dass bald auch in Italien bzw. in Deutschland populistische Parteien die Wahlen gewinnen. Daraus ergibt sich folgendes Evaluationsmuster:

> (EV5): Die populistischen Parteien sind GUT, ich HOFFE, dass sie bald auch in Deutschland bzw. Italien gewinnen werden.

---

[217] Ausführlich zur Ironie als implizit kodierter Emotionsmarker vgl. 6.7.1.

Wie im folgenden Kapitel ausführlicher erörtert wird (vgl. 6.2.1, 6.5.1, 6.6.4 u. 6.7.2), handelt es sich dabei um eine thematische Verschiebung: Ein externes Ereignis wird genutzt, um über die Innenpolitik Deutschlands bzw. Italiens zu sprechen. Sowohl in (160) als auch in (161) wird spekuliert, dass der positiv bewertete Wahlsieg Trumps in den USA auch zu einem rechtspopulistischen Erfolg in Europa führen wird:

Tab. 53: EV5 im deutschen und im italienischen Teilkorpus

Beispiel aus dem deutschen Teilkorpus	Beispiel aus dem italienischen Teilkorpus
(160) [DB16.01]: Die USA haben den Anfang gemacht. Ein rechts nationaler Wahlerfolg. Rechts kommt übrigens von „rechtens, richtig" links kommt von „linkisch, verlogen, verdorben".	(161) [IB.10.02]: ora tocca a noi! [Dt. Übers.: Jetzt sind wir dran!]

In (160) suggeriert das Lexem *Anfang*, dass Trumps rechtsnationaler Wahlerfolg kein isoliertes Phänomen sein wird, sondern dass auch in anderen Ländern wie in Deutschland rechtspopulistische Parteien gewinnen werden. Dass es sich hierbei nicht um eine neutrale politische Vorhersage handelt, sondern um die Hoffnung des Produzenten, wird durch den Kontext bestätigt. In der folgenden Zeile verdeutlicht er seine politische Ausrichtung: *Rechts kommt übrigens von „rechtens, richtig" links kommt von „linkisch, verlogen, verdorben"*.

Die unterspezifizierte Äußerung in (161) implikatiert, dass nach Trumps Wahlsieg auch in Italien ein rechtspopulistischer Wahlerfolg wünschenswert sei. Diese Interpretation wird einerseits durch den Äußerungskontext und andererseits durch die Verwendung der ersten Person Plural *noi* ‚wir' bestätigt. In dem Kommentar wird nämlich die Politikerin der Fünf-Sterne-Bewegung, Lombardi, unterstützt, die in ihrem Post von einem notwendigen Politikwechsel in Italien spricht (vgl. [IP.10]).

5.3.2.2 Typische Evaluationsmuster der Kontra-Trump-Reaktionen

Auch bei den Kontra-Trump-Reaktionen sind bestimmte Evaluationsmuster erkennbar. Zunächst lässt sich sagen, dass der unerwartete Wahlsieg des republikanischen Kandidaten sowohl in den deutschen als auch in den italienischen Kontra-Trump-Reaktionen als etwas stark Besorgniserregendes referenzialisiert wird:

(EV6): Trump ist SCHLECHT und GEFÄHRLICH. Trumps Wahlsieg macht mir ANGST.

Dieses Evaluationsmuster tritt sowohl explizit als auch implizit auf (vgl. z. B. Text 3 in 6.3). In den folgenden unterspezifizierten Beispielen soll das EV6 von dem Lesenden rekonstruiert werden:

Tab. 54: EV6 im deutschen und im italienischen Teilkorpus

Beispiel aus dem deutschen Teilkorpus	Beispiel aus dem italienischen Teilkorpus
(162) [DB13.07] Das Weiss haus wird bald ein horror haus	(163) [IP15] Donald Trump è l'espressione di un virus che ha profondamente infettato le nostre società [Dt. Übers.: Donald Trump ist der Ausdruck eines Virus, das unsere Gesellschaft tief infiziert hat]

Sowohl in (162) als auch in (163) wird die Sorge über Trumps Sieg durch den Gebrauch einer Metapher ausgedrückt.[218] In (162) wird das Weiße Haus bzw. die Amtswohnung des Präsidenten der USA mit einem *Horror Haus* identifiziert. Das Lexem *Horror* aktiviert stark negativ ausgeprägte Emotionen wie Angst, Ekel und Empörung, die auf den damals neu gewählten Präsidenten Trump transferiert werden. In (163) geht es hingegen um eine Krankheitsmetapher, die darauf abzielt, im TWM die Analogierelation Trump-Virus zu etablieren (vgl. hierzu 6.3).

Ein weiteres typisches Evaluationsmuster der Kontra-Trump-Reaktionen sowohl auf deutscher als auch auf italienischer Seite ist die Sorge, dass wegen Trumps Wahlsieg die Beziehungen zwischen den USA und Europa problematischer werden könnten (vgl. hierzu auch Bsp. 151):

(EV7): Es besteht die GEFAHR, dass wegen Trumps Wahlsieg die Beziehungen zwischen den USA und Europa problematischer werden könnten.

---

[218] Ausführlich zur Metapher als implizit kodierter Emotionsmarker vgl. 6.5.2 u. 6.6.2.

E-IMPLIKATUREN ALS GRUNDLEGENDE KATEGORIEN DES IMPLIZITEN EMOTIONSAUSDRUCKS

Im Gegensatz zu (EV6) tritt (EV7) nicht explizit, sondern meist implizit auf:

Tab. 55: EV7 im deutschen und im italienischen Teilkorpus

Beispiel aus dem deutschen Teilkorpus	Beispiel aus dem italienischen Teilkorpus
(164) [DP15]: Wir setzen darauf, dass wir auch weiterhin als Partner und Freunde eng zusammenarbeiten werden.	(165) [IP14]: Siamo amici degli Stati Uniti da 70 anni e sono certa che questo rapporto non si incrinerà. [Dt. Übers.: Wir sind seit 70 Jahren mit den Vereinigten Staaten befreundet, und ich bin sicher, dass diese Beziehung nicht abreißen wird.]

Ähnlich wie in (145) implikatiert die Präsenz des Ausdrucks *auch*, dass früher bzw. vor Trumps Wahlsieg eine enge Partnerschaft und Zusammenarbeit zwischen den USA und Deutschland einfacher gewesen wären. Trumps Triumph wird also indirekt als etwas Destabilisierendes und Besorgniserregendes für die bisher etablierten politischen Gleichgewichte referentialisiert.

In (165) gibt es einen offensichtlichen Widerspruch zwischen dem Gesagten und dem Gemeinten. Wörtlich sagt Pinotti, sie sei sicher, dass die freundschaftlichen Beziehungen zwischen Italien und den USA mit Trumps Wahlsieg nicht abreißen würden, tatsächlich zeigt diese Äußerung jedoch eine gewisse Befürchtung, dass dies nicht der Fall sein wird. Wäre sich Pinotti wirklich sicher gewesen, hätte sie es wahrscheinlich nicht für nötig gehalten, diesen Gedanken nach Trumps Sieg zu äußern. Was sie also als Gewissheit referentialisiert, ist in Wirklichkeit ein beunruhigender Zweifel. Eine durchschnittlich informierte Leserschaft weiß nämlich, dass Pinotti der Demokratischen Partei angehört und dass diese sich öffentlich auf Clintons Seite geschlagen hatte.

Interessant ist schließlich, dass es sich bei den Kontra-Trump-Reaktionen häufig nicht um direkte Angriffe auf Donald Trump handelt, sondern vielmehr auf die Fehler der Mitte-Links-Parteien, die in den letzten Jahren den Kontakt zur Bevölkerung verloren hätten (vgl. Bsp. 150). Es handelt sich also um eine Art (Selbst-)Kritik, die unter dem folgenden Evaluationsmuster zusammengefasst werden kann:

(EV8): Die aktuelle Politik der mitte-linksorientierten Parteien IST SCHLECHT, weil sie nicht mutig genug ist, um die echten Probleme der schwächeren sozialen Schichten zu lösen.

Das bereits zitierte Evaluationsmuster zeigt sich beispielsweise in (166) im deutschsprachigen und in (167) im italienischsprachigen Teilkorpus:

Tab. 56: EV8 im deutschen und im italienischen Teilkorpus

Beispiel aus dem deutschen Teilkorpus	Beispiel aus dem italienischen Teilkorpus
(166) [DP02]: Das eigentliche Gegenüber wäre ja auch nicht Frau Clinton gewesen, sondern Herr Sanders. [...]	(167) [IB18.07]: Magari quando ritornerete ad essere di sinistra, a proporre e a votare proposte di legge di sinistra, ci accorgeremo che esiste "una sinistra" e che è differente dalla destra. [Dt. Übers.: Vielleicht, wenn Sie wieder links werden, wenn Sie linke Gesetzesvorschläge vorschlagen und unterstützen, werden wir erkennen, dass es „eine Linke" gibt und dass sie sich von der Rechten unterscheidet.]

In (166) kommt Gysi zu Wort. Ähnlich wie in (150) weist der Politiker darauf hin, dass die Demokratische Partei der USA nicht mutig genug gewesen sei, um sich wirklich für die schwächeren Gesellschaftsschichten einzusetzen. Eine durchschnittlich informierte Leserschaft weiß nämlich, dass der Politiker Sanders im Gegensatz zu Clinton ein viel radikaleres Programm vorgeschlagen hatte.

In (167) wird die Kritik an den linksorientierten Parteien indirekt anhand einer Präsupposition zum Ausdruck gebracht. Die Hypothese *Wenn Sie wieder links sein werden* setzt nämlich voraus, dass die italienischen linksorientierten Parteien aktuell nicht links genug sind.

5.3.3 Auswertung der quantitativen Daten

In der folgenden Tabelle ist die Frequenz emotionsbasierter Implikaturen in beiden Teilkorpora zusammengefasst:

Tab. 57: Frequenz der E-Implikaturen im deutschen und italienischen Teilkorpus

	Deutsches Teilkorpus	Italienisches Teilkorpus	Ausgeübte Funktion
E-Implikaturen	177	186	emotionsausdrückend; persuasiv; ermöglicht das Textverstehen

Erstens zeigen diese Daten, dass E-Implikaturen auch in quantitativer Hinsicht eine wesentliche Rolle spielen. Insgesamt wurden im Korpus 363 EI gefunden. Unter Berücksichtigung der Tatsache, dass das Gesamtkorpus aus 373 Kommentaren besteht, heißt das also, dass 98 % der Kommentare eine E-Implikatur enthalten. Mit anderen Worten: Fast jeder Kommentar enthält eine E-Implikatur. Zudem zeigt der Vergleich zwischen dem deutschen und dem italienischen Teilkorpus, dass die Frequenz der E-Implikatur beide Teilkorpora betrifft. Dies zeigt, dass EI nicht nur qualitativ – was bereits in dem mehrfach zitierten Aufsatz von Schwarz-Friesel (^{2}2013a) betont wurde –, sondern auch quantitativ eine zentrale Rolle bei der Erklärung des kommunikativen Sinns indirekter Sprechakte spielen. Angesichts des Mangels empirischer Studien zum Thema unterstreicht dieses Ergebnis die Notwendigkeit weiterer Forschung in diesem Bereich. Dies betrifft nicht nur die zukünftige Emotionsforschung, sondern auch die Implikaturen-Forschung.

Vor dem Hintergrund der oben erörterten quantitativen Daten (vgl. 5.2.3) stellt sich die Frage nach den Gründen für die hohe Frequenz des impliziten Emotionsausdrucks. Wie kommt es, dass die Produzierenden die Bewertung des Sachverhalts implizit vermitteln und dass sie somit das Risiko eingehen, nicht oder falsch verstanden zu werden?

Eine mögliche Erklärung dafür ist, dass implizite Ausdrucksformen ein höheres Persuasionspotenzial haben als explizite. Dieser Ansatz ist in der pragmatischen Linguistik bereits etabliert (vgl. u. a. Givón 1982; Kerbrat-Orecchioni 1986; Lombardi Vallauri 1993, 1995; Hunston 2004; Sbisà 2007; Schwarz-Friesel/Consten 2014: 147). Wenn die Rezipierenden selbst kognitiv-konstitutiv zu der vermittelten Be- bzw. Entwertung gelangen, dann hat der betreffende Inhalt eine höhere Chance, persuasiv zu wirken:

> The same content, *if stated explicitly*, would convince nobody, possibly provoking rather hostile reactions; [...]. This happens because statements, being explicit, completely reveal that the source has the intention to convince us about certain content [...]. The feeling that the source of the message is trying to modify our status induces critical reaction and more probable rejection of the proposed content. On the contrary, the feeling that we are left free to think what we prefer reduces the tendency to challenge the contents we are, nevertheless, exposed to. Implicits [...] allow to reduce as much as possible the awareness of the addressee that the source of the message intentionally tries to convince him of some content. (Lombardi Vallauri 2016: 726–727)

Es besteht also ein Zusammenhang zwischen Emotions- und Persuasionspotenzial der emotionsbasierten Implikaturen: Je höher das Emotionspotenzial ist, desto stärker ist auch das Persuasionspotential.

Im Einklang mit den in Kap. 3 aufgestellten thematischen Fragestellungen (F3.1–F3.3) soll in der vorliegenden Studie untersucht werden, ob es signifikante qualitative oder quantitative Unterschiede im Rahmen des Emotionsausdrucks innerhalb der Sprachräume und der verschiedenen politischen Orientierungen gibt. Zu diesem Zweck wurde ein besonderes Augenmerk auf jene EI gelegt, die sich aufgrund ihres Inhalts in die bereits oben angewendeten Kategorien der Pro-Trump- bzw. Kontra-Trump-Reaktionen einordnen lassen. Nach den in Abschnitt 5.3 erläuterten Kriterien wurden alle emotionsbasierten Implikaturen identifiziert, die eine Pro- bzw. Kontra-Trump-Reaktion betreffen:

Tab. 58: Pro- vs. Kontra-Trump-E-Implikaturen im Korpus

E-Implikaturen	Deutsches Teilkorpus		Italienisches Teilkorpus	
	Prozentuale Zahl[219]	Absolute Zahl	Prozentuale Zahl	Absolute Zahl
Pro-Trump-Reaktionen	58 %	69	76 %	94
Kontra-Trump-Reaktionen	42 %	50	24 %	29

Die Daten zeigen, dass E-Implikaturen in den Pro-Trump-Kommentaren deutlich häufiger vorkommen als in den Gegen-Trump-Kommentaren. Obwohl es sich um eine Tendenz handelt, die im italienischen Korpus evidenter ist, betrifft diese beide Vergleichskorpora. Im deutschen Korpus gibt es 69 E-Implikaturen, in denen Zustimmung zu Trump ausgedrückt werden, und 50, die Dissens zum Ausdruck bringen. Im italienischen Korpus können 94 EI als Pro-Trump und 29 als Kontra-Trump klassifiziert werden.

Diese E-Implikaturen wurden dann nach den emotionalen Parametern der Polarität (+/–) klassifiziert:

---

[219] Diese Prozentangabe bezieht sich nicht auf alle E-Implikaturen im Korpus, sondern auf diejenigen, die eine positive oder negative Reaktion auf Trump betreffen.

Tab. 59: Polarität der Pro- vs. Kontra-Trump-E-Implikaturen im Korpus

E-Implikaturen	Deutsches Teilkorpus		Italienisches Teilkorpus		Polarität
	Prozentuale Zahl	Absolute Zahl	Prozentuale Zahl	Absolute Zahl	
Pro-Trump-Reaktionen	13 %	16	17 %	21	+
Pro-Trump-Reaktionen	45 %	53	59 %	73	−
Kontra-Trump-Reaktionen	2 %	2	1 %	1	+
Kontra-Trump-Reaktionen	40 %	48	23 %	28	−

Was die Polarität der emotionsbasierten Implikaturen anbelangt, so zeigt sich eine deutliche Mehrheit negativer Emotionen und dies sowohl in den Pro-Trump- als auch in den Kontra-Trump-E-Implikaturen. Erneut handelt es sich um eine Tendenz, die beide Vergleichskorpora betrifft. Dieses Ergebnis zeigt, dass negative Emotionen im Korpus nicht nur im Rahmen des expliziten (vgl. 4.3.1.3), sondern auch des impliziten Emotionsausdrucks häufiger zum Ausdruck vorkommen.

Während der Ausdruck negativer Emotionen bei den Kontra-Trump-Reaktionen zu erwarten war, erscheint dies bei den Pro-Trump-Reaktionen überraschend. In den Kommentaren, die Zustimmung zu Trump ausdrücken, hätte man eher positive Emotionen wie Zufriedenheit oder Freude erwartet. Negative Emotionen wie Missachtung, Wut und sogar Hass treten jedoch deutlich häufiger auf. Die qualitative Analyse hat gezeigt (vgl. 5.3.1.1 u. 5.3.2.1), dass die Äußerung einer Pro-Trump-Reaktion in der Tat häufig den kommunikativen Zweck verfolgt, eine intensive Missbilligung bzw. Wut oder Hass gegenüber den traditionellen Parteien zum Ausdruck zu bringen. Dies bedeutet, dass emotionsbasierte Implikaturen, die Pro-Trump sind, in beiden Teilkorpora nicht nur durch eine negative Polarität, sondern auch durch eine hohe Intensität gekennzeichnet sind.

In Bezug auf Kontra-Trump-EI treten negative Emotionen in beiden Korpora ebenfalls deutlich häufiger auf. Jedoch handelt es sich meistens eher um mildere bzw. weniger aggressive Emotionen wie z. B. Enttäuschung oder Misstrauen. Wie die qualitative Analyse gezeigt hat, liegt dies daran, dass sich die Kontra-Reaktionen meistens auf die Fehler der Mitte-Links Parteien konzentrieren, die in den letzten Jahren den Kontakt zur Bevölkerung verloren haben. Es handelt sich also um eine Art (Selbst-)Kritik und nicht um direkte Angriffe auf Donald Trump (vgl. dazu Bsp. 150, 166 u. 167).

Zusammenfassend lässt sich sagen, dass der eigentliche Unterschied nicht zwischen den deutschsprachigen und den italienischsprachige EI besteht, sondern eher zwischen den Pro-Trump-EI und Kontra-Trump-EI. Erstere bringen negative und intensive Emotionen zum Ausdruck, letztere basieren auf milderen negativen Emotionen.

6 Implizite Emotionsmarker auf der textuellen Ebene

Aufbauend auf dem in Kapitel 5 skizzierten theoretischen Rahmen (vgl. 5.1) wird im vorliegenden Kapitel der implizite Emotionsausdruck auf der textuellen Ebene untersucht.

Im Gegensatz zu den im Kapitel 4 aufgelisteten expliziten Emotionsmarkern handelt es sich hier nicht nur um sprachliche, sondern auch um textuelle und konzeptuelle Phänomene. Wie bereits in Bezug auf die Analyse der E-Implikaturen gezeigt wurde (vgl. Kap. 5), reicht für die Erforschung des impliziten Emotionsausdrucks die Betrachtung der rein sprachlichen Oberfläche nicht aus. Vielmehr stehen die komplexen Textsinnerschließungen und interpretativen Inferenzen, die während des Rezeptionsprozesses erfolgen, im Vordergrund.

Es besteht also die Notwendigkeit, Emotionsmarker nicht nur isoliert als Einzelphänomene zu analysieren, sondern auch ihre textuelle Verankerung zu erforschen. Aus diesem Grund findet die Analyse im Folgenden nicht mehr anhand einzelner Textsequenzen (vgl. Bsp. 1–167), sondern mittels der Betrachtung des untersuchten Textes in seiner Gesamtheit statt (vgl. Text 1–7). Diese Texte wurden aufgrund ihrer Repräsentativität ausgewählt. Diese Gruppe von 7 Texten enthält nämlich deutschsprachige und italienischsprachige Kommentare, die sowohl von Politikerinnen und Politikern als auch von Bürgerinnen und Bürgern auf Facebook gepostet wurden. Des Weiteren geht es hier sowohl um Pro-Trump- als auch um Kontra-Trump-Reaktionen. Es lässt sich sagen, dass sich in den betreffenden Texten sowohl explizite als auch implizite Emotionsmarker finden.

Vorliegende Analyse basiert grundsätzlich auf einer induktiven Methode: Zunächst wurden die wesentlichen Textsequenzen, die implizit eine oder mehrere Emotionen bezeichnen, gesammelt und dann ein passendes Klassifikationsmuster theoretisiert.

Durch diese Analyse werden folgende Ziele verfolgt: Erstens wird anhand der qualitativen Analyse einer Gruppe von Texten aus dem vorliegenden Korpus versucht, eine Taxonomie für den impliziten Emotionsausdruck zu erarbeiten.

Zweitens soll gezeigt werden, dass einzelne Emotionsmarker isoliert das Emotionspotenzial eines Textes nicht ausschöpfen. Vielmehr muss ihr Zusammenwirken mit den expliziten und impliziten Emotionsmarkern auf der textuellen Ebene aufgezeigt werden.

Die Untersuchung strukturiert sich folgendermaßen: Jeder Abschnitt fokussiert die Analyse eines einzelnen Textes (vgl. 6.1–6.7). Dieser wird zuerst vollständig zitiert und danach in Unterabschnitte gegliedert, die der Hervorhebung eines spezifischen impliziten Emotionsmarkers dienen. Aus Gründen der besseren Lesbarkeit werden die einzelnen Marker am Anfang jedes Anschnitts anhand einer schematischen Tabelle zusammengefasst.

6.1 Text 1 [IP02]: Ich bin dem Land, das unsere Freiheit im Laufe des ganzen zwanzigsten Jahrhunderts garantiert hat, dankbar

01 Al Presidente Donald J. Trump vanno i miei auguri.
02 Sono sempre stato e sarò sempre il più leale alleato degli Stati Uniti in Europa,
03 riconoscente al Paese che ha garantito la nostra libertà per tutto il ventesimo
04 secolo. Di fronte alle sfide del 21° secolo, ai pericoli per la pace e la sicurezza,
05 all'aggressione del terrorismo e dell'integralismo, ai rischi e alle opportunità
06 per l'economia mondiale, la grande democrazia americana
07 costituisce un punto di riferimento fondamentale per tutti gli uomini e i paesi
08 liberi. Sono convinto che il Presidente scelto dal popolo americano potrà
09 garantire con autorevolezza ed equilibrio il difficile ruolo degli Stati Uniti come
10 paese-guida del mondo libero, nell'ambito dei complessi
11 e delicati equilibri mondiali.

[Dt. Übers.: Meine besten Wünsche für den Präsidenten Donald J. Trump. Ich bin immer der treueste Alliierte der Vereinigten Staaten gewesen, und das werde ich auch immer bleiben. Ich bin dem Land, das unsere Freiheit im Laufe des ganzen zwanzigsten Jahrhunderts garantiert hat, dankbar. Angesichts der Herausforderungen des 21. Jahrhunderts, der Gefahren für den Frieden und für die Sicherheit, des Angriffs des Terrorismus und des Fundamentalismus, der Risiken und Chancen der globalen Wirtschaft gilt die amerikanische Demokratie als fundamentaler Bezugspunkt für alle freien Menschen und für alle freien Völker. Ich bin davon überzeugt, dass der vom amerikanischen Volk gewählte Präsident die schwierige Rolle der Vereinigten Staaten als Führungsland der freien Welt mit Bestimmtheit und Ausgewogenheit im Rahmen der komplexen und heiklen internationalen Gleichgewichte garantieren kann.]

In diesem Text des ehemaligen italienischen Präsidenten Berlusconi (FI) kommt das Emotionspotenzial eher implizit als explizit zum Ausdruck. Nur das Partizip *riconoscente* ‚dankbar' (Z. 03) lässt sich in den emotiven Wortschatz einordnen. Dennoch ist das Emotionspotenzial intuitiv evident: Im Folgenden sollen deshalb die indirekten textuellen Mittel und Strukturen, die es realisieren, herausgearbeitet werden.

Folgende Tabelle fasst die aus Text 1 identifizierten impliziten Emotionsmarker zusammen:

Tab. 60: Analytische Zusammenfassung der impliziten Emotionsmarker in Text 1

Implizite Emotionsmarker	Sprachliche Indikatoren	Vermittelte Emotionen	Polarität
Perspektivierende Referenzialisierung	– Berlusconi = *der treueste Alliierte der Vereinigten Staaten* – USA = *das Land, das unsere Freiheit im Laufe des ganzen zwanzigsten Jahrhunderts garantiert hat*	Beruhigung, Sicherheitsgefühl, Erleichterung	+
Anapher	– Antezedens: *Vereinigten Staaten* – Anapher: *das Land, das unsere Freiheit im Laufe des ganzen zwanzigsten Jahrhunderts garantiert hat*	Beruhigung, Sicherheitsgefühl, Erleichterung	+

(Forts.)

Tab. 60: *(Forts.)*

Implizite Emotionsmarker	Sprachliche Indikatoren	Vermittelte Emotionen	Polarität
Inszenierung eines metahistorischen Kontextes	– USA = *das Land, das unsere Freiheit im Laufe des ganzen zwanzigsten Jahrhunderts garantiert hat* – Inferenz: Im Zweiten Weltkrieg spielten die Vereinigten Staaten eine wesentliche Rolle für die Lösung des Konflikts, daher gelten sie heute als friedlicher und friedensgarantierender Bezugspunkt	Beruhigung, Sicherheitsgefühl, Erleichterung	+
Enumeration	*Angesichts der Herausforderungen des 21. Jahrhunderts, der Gefahren für den Frieden und für die Sicherheit, des Angriffs des Terrorismus und des Fundamentalismus*	Bedrohung, Angst, Terror	–
Vagheit	*Freie Völker, freie Welt*	Sicherheitsgefühl, Wohlgefühl,	+
Präsupposition	*die schwierige Rolle der Vereinigten Staaten als Führungsland der freien Welt*	Beruhigung, Erleichterung Sicherheitsgefühl, Wohlgefühl	+

6.1.1 Perspektivierende Referenzialisierung

Mit perspektivierender Referenzialisierung[220] ist die pragmatische Strategie gemeint, durch die die Produzierenden selektiv bestimmte Aspekte einer Person bzw. eines Ereignisses hervorheben und andere dagegen ausblenden. Dies führt zu der Konstruktion eines ad hoc erschaffenen TWMs, das eine sehr eigene Realität abbildet. Dieser Prozess hat bedeutende kognitive Auswirkungen auf die Leserschaft, die dazu verleitet ist, die Fakten in einem bestimmten Licht zu betrachten (vgl. Schwarz-Friesel/Consten 2014: 134; Meier 2019: 15).

---

[220] Hier wird der Terminus ‚perspektivierend' statt ‚perspektiviert' benutzt, um nicht nur den emotionsausdrückenden, sondern auch den potentiell emotionserregenden Wert des untersuchten Markers zu betonen.

Schon in den Zeilen 02–03 taucht die perspektivierende Referenzialisierung des Schreibers auf, der sich als *der treueste Alliierte der Vereinigten Staaten* ‚il più leale alleato degli Stati Uniti', (Zz. 02–03) darstellt:

> 02 Sono sempre stato e sarò sempre il più leale alleato degli Stati Uniti in Europa,
> 03 riconoscente al Paese che ha garantito la nostra libertà per tutto il ventesimo
> 04 secolo.
>
> [Dt. Übers.: Ich bin immer der treueste Alliierte der Vereinigten Staaten gewesen, und das werde ich auch immer bleiben. Ich bin dem Land, das unsere Freiheit im Laufe des ganzen zwanzigsten Jahrhunderts garantiert hat, dankbar.]

Von Berlusconis zahlreichen Eigenschaften[221] fokussiert er nur auf seine dauerhafte proamerikanische Haltung. Dies hat die präzise Funktion, eine gewisse Empathie mit Trump aufzubauen und seine Wahl in positiver Hinsicht darzustellen.

Mit derselben perspektivierenden Referenzialisierung wird Amerika *als das Land, das unsere Freiheit im Laufe des ganzen zwanzigsten Jahrhunderts garantiert hat*, dargestellt.

Gezielt hebt Berlusconi nur einige Aspekte der Realität hervor (die historische Rolle der USA im Zweiten Weltkrieg) und blendet dafür andere aus (wie z. B. Trumps eindeutige fremdenfeindliche und sexistische Wahlkampagne).[222] Diese Strategie setzt sich vor der Leserschaft positive Emotionen zu vermitteln wie Beruhigung bzw. Erleichterung und ein gewisses Sicherheitsgefühl.

6.1.2 Anapher

Textlinguistischen Ansätzen zufolge ist die Anapher folgendermaßen zu definieren:

> Die textlinguistische Definition fasst jeden definiten Ausdruck, der einen bereits erwähnten Referenten sprachlich wieder aufnimmt, als Anapher. Anaphorische Ausdrücke drücken folglich Koreferenz (Referenzidentität) aus. (Schwarz-Friesel/ Consten 2014: 110)

---

[221] Berlusconi war ein erfolgreicher Unternehmer, Leader der mitte-rechts politischen Partei *Forza Italia*, ehemaliger italienischer Ministerpräsident usw. Für eine ausführliche Biografie von Berlusconi vgl. u. a. Vidotto (2015).
[222] Vgl. u. a. Schaffner (2018); Schaffner/Macwilliams/Nteta (2018).

Wie folgendes Beispiel zeigt, kann die Art und Weise der Informationsverteilung in Texten eine wichtige Rolle für den impliziten Emotionsausdruck spielen:

02 Sono sempre stato e sarò sempre il più leale alleato degli Stati Uniti in Europa,
03 riconoscente al Paese che ha garantito la nostra libertà per tutto il ventesimo
04 secolo.

[Dt. Übers.: Ich bin immer der treueste Alliierte der Vereinigten Staaten gewesen, und das werde ich auch immer bleiben. Ich bin dem Land, das unsere Freiheit im Laufe des ganzen zwanzigsten Jahrhunderts garantiert hat, dankbar.]

Der Relativsatz *das Land, das unsere Freiheit im Laufe des ganzen zwanzigsten Jahrhunderts garantiert hat* gilt hier als anaphorische Wiederaufnahme des Antezedens *Vereinigte[n] Staaten*. Der Gebrauch dieser textuellen Strategie hat bedeutende kognitive Auswirkungen auf die Leserschaft. Es ergibt sich ein Text-Welt Modell (TWM), in dem das in Zeile 02 bereits eingeführte Element *Vereinigte[n] Staaten* mit der positiven Idee eines freien und freiheitsgarantierenden Landes assoziiert wird. Diese gedankliche Verbindung erfolgt durch einen spezifischen kognitiven Prozess, der aus drei Phasen besteht: der Aktivierung des Referenten *Vereinigte[n] Staaten* ‚Stati Uniti' (Z. 02), seiner De-Aktivierung durch die Einführung eines anderen Sachverhalts (die Tatsache, dass Berlusconi diesem Land immer dankbar sein wird) und schließlich seiner Re-Aktivierung durch die Anapher *das Land, das unsere Freiheit im Laufe des ganzen zwanzigsten Jahrhunderts garantiert hat* ‚paese che ha garantito la nostra libertà per tutti il ventesimo secolo' (Z. 03).[223] Es ist hierbei interessant zu betonen, dass die Anapher evaluative und emotive Informationen mit sich bringt. Der Begriff *libertà* ‚Freiheit' (Z. 03), der in Berlusconis Rhetorik sehr häufig vorkommt (vgl. Bolasco et al. 2006; Forconi 1997), lässt sich als emotionsausdrückend klassifizieren, indem er in der Lage ist positive und beruhigende Gefühle zu evozieren auch wenn er nicht direkt auf diese referiert. In diesem Fall weist Berlusconi mit dem Lexem *Freiheit* auf spezifische historische Sachverhalte hin, und zwar auf die politische Rolle der Vereinigten Staaten im Rahmen des Zweiten Weltkriegs.[224]

---

[223] Für eine ausführliche theoretische Erörterung des kognitiven Prozesses der Aktivierung, De-Aktivierung und Re-Aktivierung vgl. Schwarz (2000: 65 ff.).

[224] Das Wort Freiheit wird jedoch von Berlusconi oft auch abgesehen von seiner semantischen Bedeutung, und zwar nur als vager Katalysator positiver Emotionen, verwendet. (vgl. 6.1.5).

In den bisher analysierten Zeilen (Zz. 01–03) hat sich im TWM folgendes Szenario etabliert: Berlusconi ist amerikafreundlich, Amerika garantiert unsere Freiheit, unsere Freiheit liegt Berlusconi am Herzen. Im TWM entsteht also folgende Gedankenkette, auf die im Laufe des Kommentars mehrmals hingewiesen wird:

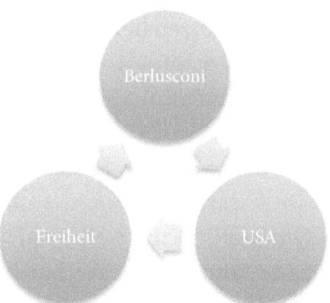

Abb. 5: Graphische Repräsentation des in Zeilen 01–03 geschaffenen TWMs.

6.1.3 Inszenierung eines metahistorischen Kontextes

Die oben erörterte Gedankenkette wird durch die Inszenierung eines metahistorischen Kontextes motiviert. Es handelt sich um die gezielte Assoziation von zwei zeitlich entfernten historischen Epochen:

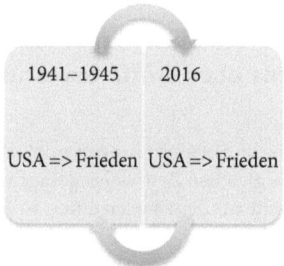

Abb. 6: Graphische Repräsentation der Inszenierung des metahistorischen Kontextes in Zeilen 01–03.

Da im Zweiten Weltkrieg die Vereinigten Staaten eine wesentliche Rolle für die Lösung des Konflikts spielten, sollen sie Berlusconi zufolge auch heute als friedlicher und friedensgarantierender Bezugspunkt gelten. Die Konstruktion dieses TWMs führt die Leserschaft dazu, die nun von Trump geführten Vereinigten Staaten, als beruhigender Bezugspunkt anzusehen.

6.1.4 Enumeration

Die Enumeration ist eine rhetorische Stilfigur, mit der man die Aufzählung der Teile eines übergeordneten Ganzen bezeichnet. Lausbergs Klassifikation zufolge handelt es sich um das Ergebnis des eher allgemeinen sprachlichen Prozesses der Häufung (lat. accumulatio) (vgl. Lausberg ³1990: 337 ff.; Mortara Gavarelli 1994: 216 ff.).

Diese Stilfigur war schon in der antiken Rhetorik bekannt. In Aristoteles' *Rhetorik*[225] sowie auch in Ciceros[226] *Rhetorica ad Herennium*[227] und in Quintilianus *Institutio Oratoria*[228] wurde theoretisiert, dass der Gebrauch der Enumeration bestimmte kommunikative Funktionen mit sich bringt: einerseits die Amplifizierung bzw. Emphatisierung der Argumentation und andererseits die Erschaffung gewisser Überzeugungskraft. Sowohl die amplifizierenden als auch die persuasiven Effekte der Enumeration sind mit emotiven Aspekten stark verbunden, was mit außerordentlicher Intuition von Cicero hervorgehoben wurde:

> Steigerung setzt man ein, um durch einen Gemeinplatz die Hörer zu emotionalisieren (Cicero, *Rhetorica ad Herennium*, II, 30, Übers. von Müller 1994: 89)

Die Enumeration ist also als implizite Emotionsmanifestation anzusehen. Abgesehen von den bereits oben erörterten strukturellen Eigenschaften,

---

[225] „Weiterhin haben asyndetische Formulierungen noch etwas Eigentümliches an sich: Es scheint nämlich, daß in gleicher Zeit vieles gesagt werde; denn die koordinierte Partikel (Konjunktion) macht aus dem Vielen eines, so daß bei ihrem Fehlen offenbar umgekehrt das Eine zur Vielheit wird. Sie (die asyndetische Formulierung) besitzt also die Fähigkeit zur Amplifikation." (Aristoteles, *Rhetorik*, III, 12, 4, Über. von Sieveke 1993: 200).

[226] Selbst wenn die Tradition dieses kurze Traktat Cicero zuschreibt ist diese Autorschaft sehr unwahrscheinlich. Quintilianus zufolge wäre der wirkliche Autor des betreffenden Werks ein unbekannter Cornificius gewesen. Für eine ausführlichere philologische Analyse der Problematik vgl. Müller (1994: 5–12).

[227] Vgl. Cicero, *Rhetorica ad Herennium*, II, 30.

[228] Vgl. Quintilianus, *Institutio Oratoria*, VIII, 4, 26–27.

die aus der Enumeration eine emotiv geprägte Stilfigur machen, sind auch ihre semantischen Merkmale zu betrachten. Kognitiv ausgerichteten Ansätzen zufolge bringen alle Glieder derselben Enumeration ein gemeinsames zugrunde liegendes Konzept zum Ausdruck (vgl. Mauri/Barotto 2018; Lombardi Vallauri 2019a: 77–82). Je nach dem verfolgten Wissenschaftler wird dieses als *common topic* (vgl. Lakoff 1971) oder als *common integrator* (vgl. Lang 1984) bezeichnet. In den meisten Fällen fällt es ziemlich schwer, die semantische Natur des *common integrator* zu identifizieren. Was aber immer deutlich erkennbar wird, ist, ob ihre konnotative Natur positiv oder negativ ausfällt. Das heißt also, dass sich hinter der Enumeration meistens eine E-Implikatur, nach der alle ihre Glieder entweder positiv oder negativ zu evaluieren sind, verbirgt.

Diese rhetorische Strategie ist in der politischen Kommunikation im Allgemeinen und in Berlusconis Rhetorik im Besonderen[229] sehr verbreitet, wie im folgenden Abschnitt zu sehen ist:

```
04  Di fronte alle sfide del 21° secolo, ai pericoli per la pace e la sicurezza,
05  all'aggressione del terrorismo e dell'integralismo, ai rischi e alle opportunità
06  per l'economia mondiale, la grande democrazia americana
07  costituisce un punto di riferimento fondamentale per tutti gli uomini e i paesi
08  liberi.
```

---

[229] In Benedettis (2004) Werk *Il linguaggio e la retorica della nuova politica italiana* sind mehrere Fälle von Berlusconis Enumerationen angeführt. Es seien hier einige zitiert: „Per i signori della sinistra lo stato deve arrivare dappertutto, deve occupare tutto, deve controllare tutto, informarsi su tutto, sapere tutto, regolamentare tutto" („Für die Herren der Linken muss der Staat überall ankommen, er muss sich um alles kümmern, er muss alles kontrollieren, er muss sich über alles informieren, er muss alles wissen, alles reglementieren") (Berlusconi, Rede anlässlich der Lokalwahlen in Vicenza, 26.11.1998, zitiert nach Benedetti 2004: 28, Übersetzung von der Autorin); „Per questo siamo costretti a contrapporci a loro. Perché noi crediamo nell'individuo, nella famiglia, nell'impresa, nella competizione, nello sviluppo, nell'efficienza, nel mercato libero e nella solidarietà, figlia della giustizia e della libertà" („Darum sind wir gezwungen, uns ihnen zu widersetzen, weil wir an das Individuum, an die Familie, an die Unternehmen, an Wettbewerb, an Entwicklung, an Effizienz, an einen freien Markt und an Solidarität und daher an Gerechtigkeit und an Freiheit glauben") (Berlusconi, Rede „für mein Land", 26.01.1994, zitiert nach ebd. 31, Übersetzung von der Autorin).

[Dt. Übers.: Angesichts der Herausforderungen des 21. Jahrhunderts, der Gefahren für den Frieden und für die Sicherheit, des Angriffs des Terrorismus und des Fundamentalismus, der Risiken und Chancen der globalen Wirtschaft, gilt die amerikanische Demokratie als fundamentaler Bezugspunkt für alle freien Menschen und für alle freien Völker.]

In Berlusconis hier analysierten Enumeration weisen sämtliche Elemente (außer dem Lexem *opportunità* ‚Chance' in Z. 05) auf negative und besorgniserregende Sachverhalte hin: *die Gefahren für den Frieden und für die Sicherheit* ‚pericoli per la pace e la sicurezza' (Z. 04), *der Angriff des Terrorismus und des Fundamentalismus* ‚l'aggressione del terrorismo e dell'integralismo' (Z. 05), *der Risiken der globalen Wirtschaft* ‚i rischi per l'economia mondiale' (Z. 05). Es handelt sich also um Lexeme, die nicht direkt emotionsbezeichnend sind, dennoch aber ein hohes Emotionspotenzial aufweisen, da sie Emotionen wie Besorgnis, Angst und sogar Terror evozieren.

6.1.5 Vagheit

Vage Ausdrücke haben den Vorteil, positive bzw. negative Emotionen hervorzurufen, ohne bestimmte Inhalte zu vermitteln. Daher spielt die Vagheit im Rahmen des impliziten Emotionsausdrucks eine wesentliche Rolle.

Es muss gesagt werden, dass eine gewisse Vagheit in der Kommunikation immer präsent ist und eine der wichtigsten Garantien für die Funktionalität der Sprache darstellt (vgl. De Mauro [2]1990: 100), da sie den Sprechenden die Möglichkeit gibt, sprachliche Zeichen ihren individuellen, stets wandelnden und nicht vorhersehbaren Ausdrucksbedürfnissen entsprechend neu zu gestalten. Der Grad an Informativität wird in Bezug auf die schon im Kontext vorhandenen Informationen und auf die Weltkenntnisse der einzelnen Gesprächspartnerinnen und Gesprächspartner jeweils angepasst. Wenn die Produzierenden allerdings die Vagheit dazu ausnutzen, um absichtlich keine präzise Information zu vermitteln, dann wird von intentionaler Vagheit gesprochen (vgl. Voghera 2012: 341 ff.). Es handelt sich um eine pragmatische Strategie, um die Verantwortung des Gesagten abzulehnen. Auf diese Weise sind die Rezipierenden nämlich frei, den Inhalt auf ihre eigene Art zu interpretieren. Was aber nicht einmal im Rahmen einer vagen Äußerung missverstanden werden kann, ist erneut die Natur ihrer Konnotation (vgl. Lombardi Vallauri 2019a: 96–115). Aus diesem Grund scheint es plausibel zu sein, von einer emotiven Vagheit zu sprechen, deren kommunikative Funktion nicht in der Vermittlung bestimmter Informationen, sondern eher in der Erregung gewisser Emotionen liegt. In diesem Zusammenhang lässt sich Berlusconis Gebrauch der Adjektive *liberi* ‚frei' (Z. 08) und *libero* ‚frei' (Z. 10) zitieren:

```
08  Sono convinto che il Presidente scelto dal popolo americano potrà
09  garantire con autorevolezza ed equilibrio il difficile ruolo degli Stati Uniti come
10  paese-guida del mondo libero, nell'ambito dei complessi
11  e delicati equilibri mondiali.
```

[Dt. Übers.: Ich bin davon überzeugt, dass der vom amerikanischen Volk gewählte Präsident die schwierige Rolle der Vereinigten Staaten als Führungsland der dreien Welt mit Bestimmtheit und Ausgewogenheit im Rahmen der komplexen und heiklen internationalen Gleichgewichte garantieren kann.]

Die Assoziation des Konzepts *Freiheit* ‚libertà' (Zz. 03, 08 u. 10) mit den Vereinigten Staaten taucht im Text wiederholt auf: zuerst in Form des Substantivs *libertà* ‚Freiheit' (Z. 03) und dann in Form der oben zitierten Adjektive. Während sich in Zeile 03 der Gebrauch des betreffenden Lexems durch die bereits erörterten historischen Gründe rechtfertigen lässt, scheint seine zweite (Z. 08) und dritte (Z. 10) Wiederholung ziemlich vage zu sein. Es ist nicht klar, was genau mit den Phrasen *uomini e paesi liberi* ‚freie Menschen und freie Völker' (Zz. 07–08) und *mondo libero* ‚freie Welt' (Z. 10) gemeint ist. Wahrscheinlich wird im Allgemeinen auf die Werte der westlichen Gesellschaften angedeutet. Allerdings besteht es kein Zweifel darüber, dass das Wort *Freiheit* von einer starken positiven Konnotation geprägt ist und daher positive Emotionen wie ein gewisses Sicherheits- und Wohlgefühl hervorruft.[230]

6.1.6 Präsupposition

Wie Lombardi Vallauri (2019a) in seiner Monographie *La lingua disonesta* hervorhebt, liegt der wesentliche Unterschied zwischen Präsupposition und Assertion in der bestimmten Art und Weise, in der die Information dem

---

[230] Zur Vagheit des Worts *Freiheit* und dessen ambiguen Gebrauch in der amerikanischen politischen Kommunikation vgl. Lakoff (2006).

Rezipierenden vorgestellt wird.²³¹ Während die Assertion die Information als neue darstellt, wird durch die Präsupposition vorausgesetzt, dass der vermittelte Inhalt schon im Langzeitgedächtnis der Leserschaft vorhanden ist. Die Präsupposition basiert also auf der Idee eines geteilten Wissensbestands zwischen den Gesprächspartnerinnen und Gesprächspartnern:²³²

> To presuppose something is to take it for granted, or at least to act as if one takes it for granted, as background information – as *common ground* among the participants in the conversation. (Stalnaker 2002: 701)

Aus diesem Zitat geht hervor, dass die Präsupposition nicht immer auf ein reales *common ground* hinweist. Oft nutzen die Produzierenden diese linguistische Strategie dazu aus, um die Information so zu präsentieren, als ob diese den Rezipierenden bereits bekannt wäre.

Im vorliegenden Text ist beispielsweise im Rahmen der Nominalphrase *il difficile ruolo degli Stati Uniti come paese-guida del mondo libero* ‚die schwierige Rolle der Vereinigten Staaten als Führungsland der freien Welt' (Zz. 09–10) eine Präsupposition eingebettet. Diese gilt als eine weitere pragmatische Strategie, um Emotionen implizit zu äußern.

Mit dieser Nominalphrase geht Berlusconi davon aus, dass die Vereinigten Staaten als *Führungsland der freien Welt* gelten und dass es sich um eine schwierige Rolle handelt. Somit werden die Vereinigten Staaten nicht nur positiv evaluiert, sondern diese subjektive Bewertung wird auch als unbestrittene Tatsache dargestellt. Die Präsupposition hat also den pragmatischen Vorteil, persuasiver zu wirken, weil die Leserschaft einer festgestellten Realität gegenüber weniger kritisch ist als einer persönlichen Meinung (vgl. Lombardi Vallauri 2019a: 165 ff.). Eine gute Nagelprobe, um die stärkere Überzeugungskraft der Präsupposition zu überprüfen, besteht darin, sie mit einer entsprechenden Assertion zu vergleichen. Die hypothetische Äußerung, *die Vereinigten Staaten sind das Führungsland der freien Welt*, würde erheblich fragwürdiger klingen und wahrscheinlich von den Rezipierenden mit einer gewissen Skepsis betrachtet werden.

---

[231] Für eine ausführliche Erörterung des Themas der Präsupposition in kognitiv-pragmatischer Sicht vgl. auch Bianchi (2009); Sbisà (2007).
[232] In der englischsprachigen Literatur spricht man von *shared knowledge* (vgl. Strawson 1964) oder von *common ground* (vgl. Gauker 1998; Stalnaker 2002).

6.2 Text 2 [DP08]: Trump hat tatsächlich die Karten zur politischen Zeitenwende in der Hand

01 Es wird höchste Zeit, dass auch in den Vereinigten Staaten von Amerika das
02 vom politischen Establishment entmündigte Volk seine Stimme zurückerhält.
03 Während 93 % der Wähler am Regierungssitz in Washington DC die
04 Kandidatin Clinton und damit den Erhalt ihrer eigenen Machtstrukturen
05 gewählt haben, will die Mehrheit des amerikanischen Volkes landesweit den
06 politischen Neuanfang, eine wirtschaftliche Erholung für die gebeutelte
07 Mittelschicht und ein Ende der Spaltung des immer noch mächtigsten Landes
08 der Welt.
09 Dieses Wahlergebnis macht Mut für Deutschland und Europa,
10 denn Trump hat tatsächlich die Karten zur politischen Zeitenwende in der
11 Hand.
12 Ich gratuliere Donald Trump zu seinem Wahlsieg und zu dieser historischen
13 Chance.
14 Diese müssen wir gemeinsam nutzen, um das transatlantische Verhältnis
15 neu zu justieren und die großen Konflikte in der Ukraine und in Syrien im
16 Einvernehmen mit Russland zu beenden.
17 Es ist unsere Aufgabe, Freiheit, Demokratie und Rechtsstaatlichkeit auf
18 beiden Seiten des Atlantiks zu bewahren, und wo nötig, wiederherzustellen
19 und hegemoniale Ansprüche Amerikas in Europa durch eine
20 Zusammenarbeit auf Augenhöhe zu ersetzen.
21 So wie die Amerikaner den Demoskopen der Leitmedien nicht geglaubt
22 haben, müssen auch in Deutschland die
23 Bürger den Mut haben, ihr Kreuz in der Wahlkabine selbst zu machen und
24 nicht resigniert zu Hause zu bleiben.
25 Ihre eigene Meinung zählt, auch wenn die politische Korrektheit den
26 verordneten Konsens zur neuen Doktrin zu erheben scheint.

Ähnlich wie beim italienischen Text ist auch in diesem von Petry (AfD) geposteten Kommentar die Anzahl an emotionsbezeichnenden Lexemen sehr gering: Nur zwei der 216 Wörter referieren direkt auf Emotionen: das Substantiv *Mut* (Zz. 09 u. 23) und das Verb *resigniert* (Z. 24).

Wie im Laufe vorliegender Analyse gezeigt wird, ist aber trotzdem das Emotionspotenzial dieses Textes sehr hoch, da er meist implizit kodierte Emotionsmanifestationen aufweist, die eine gewisse Überzeugungskraft auf die Rezipierenden ausüben.

In folgender Tabelle sind die indirekten Emotionsmarker, die in Text 2 erscheinen, sowie die darauffolgende Evokation der entsprechenden Emotionen systematisch zusammengefasst.

Tab. 61: Analytische Zusammenfassung der impliziten Emotionsmarker in Text 2

Implizite Emotionsmarker	Sprachliche Indikatoren	Vermittelte Emotionen	Polarität
E-Implikatur	(EI$_1$:) ICH FREUE MICH, (KI$_1$): dass Trump dem amerikanischen Volk seine Stimme zurückgibt. (EI$_2$): ICH FREUE MICH, (KI$_2$): dass auch in Europa bzw. Deutschland aufgrund des politischen Aufstiegs der populistischen bzw. rechtsorientierten Parteien das Volk seine Stimme zurückerhält.	Freude, Euphorie, Vertrauen	+
Thematische Verschiebung	*Dieses Wahlergebnis macht Mut für Deutschland und Europa*	Vertrauen, Hoffnung	+
Dichotomische Referenzialisierung	– Die populistischen Parteien: gut, populär, neu	Vertrauen, Hoffnung	+
	– Die traditionellen Parteien: schlecht, unpopulär, veraltet	Wut, Hass, Gefühl der Ungerechtigkeit	–
Konnotation	*Establishment, Regierungssitz, Machtstrukturen, Demoskopen, Leitmedien, politische Korrektheit*	Wut, Hass, Gefühl der Ungerechtigkeit	–
	Neuanfang, Zeitenwende, Freiheit, Demokratie und Rechtsstaatlichkeit	Freude, Euphorie, Vertrauen, Hoffnung	+
Vagheit	*Trump hat tatsächlich die Karten zur politischen Zeitenwende in der Hand*	Hoffnung	+
Enumeration	*Freiheit, Demokratie und Rechtsstaatlichkeit*	Vertrauen, Hoffnung	+

6.2.1 Thematische Verschiebung

Wie bereits in Kapitel 5 erörtert (vgl. Bsp. 145) enthält die Äußerung in Zeilen 01–02 zwei emotionsbasierte Implikaturen, die das Ziel verfolgen, im TWM die Evaluierung von zwei entgegengesetzten politischen Mustern zu aktivieren. Einerseits wird der positiv bewertete und von Trump personifizierte Populismus hervorgehoben, andererseits das negativ bewertete und als volksfeindlich dargestellte Establishment. Auf diese Weise nutzt Frauke Petry einen externen politischen Wahlerfolg, um sich selbst als stark und erfolgreich zu repräsentieren. Es handelt sich um eine thematische Verschiebung, und zwar um eine typische pragmatische Strategie, „mit der sich inhaltliche

Intentionen auf der nicht argumentativen Ebene konstruieren lassen" (Huhnke 1996: 172). Letztere wird auch in den folgenden Zeilen verfolgt:

```
03  Während 93 % der Wähler am Regierungssitz in Washington DC die
04  Kandidatin Clinton und damit den Erhalt ihrer eigenen Machtstrukturen
05  gewählt haben, will die Mehrheit des amerikanischen Volkes landesweit den
06  politischen Neuanfang, eine wirtschaftliche Erholung für die gebeutelte
07  Mittelschicht und ein Ende der Spaltung des immer noch mächtigsten Landes
08  der Welt.
09  Dieses Wahlergebnis macht Mut für Deutschland und Europa
```

Die erfolgreiche Darstellung von Petry steht zum Teil im Widerspruch mit der Realität, denn trotz der zunehmenden Zustimmung der AfD in Deutschland, sind ihre Zahlen mit denen, die Trump bei den amerikanischen Präsidentschaftswahlen am 09.11.2016 erhalten hat, nicht vergleichbar.[233] Dennoch aktiviert sich im TWM das evaluative Muster, wonach die Opposition zwischen den populistischen und traditionellen Parteien nicht nur vom qualitativen Parameter (+/−) geprägt ist, sondern auch von der Anzahl der Zustimmung (</>).

6.2.2 Dichotomische Referenzialisierung

Die dichotomische Referenzialisierung kann als Unterkategorie der bereits definierten perspektivierten Referenzialisierung (vgl. 6.1.1) angesehen werden. Zur Erfüllung spezifischer pragmatischer Zwecke können die Produzierenden Personen bzw. Ereignisse gezielt als zwei entgegengesetzte Polaritäten darstellen.[234]

---

[233] Ausführlich über Trumps erhaltene Stimmen in den Wahlen 2016 vgl. https://edition.cnn.com/election/2016/results/president (07.12.2024). Ausführlich über Petrys erhaltene Stimmen in den Wahlen 2017 https://www.bundeswahlleiterin.de/bundestagswahlen/2017/ergebnisse/bund-99.html (07.12.2024).

[234] Wenn auch in einem unterschiedlichen Kontext bezeichnen Wodak et al (1990) diese Kategorie als „Schwarz-Weiß-Malerei" und definieren sie folgendermaßen: „ […] zwischen zwei Gruppen werden oft einfache Bewertungsdichotomien (die „Guten" und die „Bösen") aufgebaut. Diese Art des Schwarz-Weiß-Denkens kann sich natürlich auch auf einzelne Personen beziehen. Die sprachliche Realisierung erfolgt meist in der Form des ‚Kontrastes', in dem sprachliche Gegensatzpaare formuliert werden (z. B. wir-ihr)." (Wodak et al. 1990: 353–354). Aus Gründen der terminologischen Kohärenz wird aber dieser Emotionsmarker hier als dichotomische Referenzialisierung benannt, da er als eine Unterkategorie der perspektivierende Referenzialisierung betrachtet wird.

Im Gegensatz zu Berlusconis Beispiel, wo die perspektivierte Referenzialisierung zum Ausdruck positiver Emotionen dient, wird hier diese Strategie dazu ausgenutzt, um einen stark emotiv geprägten Dualismus darzustellen. Das *Establishment* (Z. 02) bzw. die Kandidatin Clinton wird zusammen mit ihren *Machtstrukturen* (Z. 04) der *Mehrheit des amerikanischen Volkes* (Z. 05) entgegengesetzt.

Im TWM bildet sich also folgende stark emotiv geprägte Opposition aus, die als Hintergrund des ganzen Kommentars gilt: Auf einer Seite stehen die „Guten", die durch die positiv evaluierenden Parameter *gut*, *populär* und *neu* gekennzeichnet sind, auf der anderen Seite stehen die „Bösen", die ein *schlechtes*, *unpopuläres* und *veraltetes* politisches Muster vorschlagen.

Die Ersten lassen sich in den USA mit Trump, in Europa mit den zahlreichen zunehmenden populistischen Strömungen und in Deutschland mit der AfD identifizieren, während die Zweiten die traditionellen Parteien zusammen mit dem sogenannten Establishment umfassen.

Obwohl fast nie explizit von Emotionen gesprochen wird, werden die zwei politisch entgegengesetzten Faktionen im TWM stark evaluierend dargestellt:

Tab. 62: Dichotomische Referenzialisierung der politischen Faktionen in Text 2

Bewertende Parameter	Populistische Parteien	Traditionelle Parteien
Polarität	+	–
Zustimmung	+	–
Neuheit	+	–

6.2.3 Konnotation

Die semantische Sphäre eines Wortes ist einerseits von denotativen, andererseits von konnotativen Aspekten gekennzeichnet. Die Denotation stellt im mentalen Lexikon die objektive Grundbedeutung des Lexems dar und legt sein Referenzpotential fest (vgl. Schwarz-Friesel [2]2013a: 162). Die Konnotation weist hingegen die subjektiven bzw. emotiven Aspekte und zwar all die bewertenden, evokativen, affektiven und anspielungsreichen Bedeutungen, die von den einzelnen Subjekten auf das betreffende Wort projiziert werden, auf. Die Konnotation spielt also im Rahmen des Ausdrucks und der potentiellen Erregung von Emotionen durch Texte eine wesentliche Rolle. Wie Schwarz-Friesel in ihrer Monographie *Sprache und Emotion* (vgl. 2013a: 162–172) suggeriert, kann der konnotative Aspekt eines Wortes als innewohnender emotionaler Bestandteil der lexikalischen Einheiten interpretiert werden. In diesem Sinne würde die Emotionslinguistik eine umgekehrte Einsicht der traditionellen Hierarchie, die zwischen Denotation und Konnotation herrscht, vorschlagen:

> Bei Wörtern mit expressiver Bedeutung ist der erste Bewusstseinsinhalt, der beim Rezipienten aktiviert wird bzw. für ihn wahrnehmbar ist, die Konnotation. Die Wertung, die stark konnotative Wörter zum Ausdruck bringen, wird als erstes evoziert, nicht die referenzfestlegende Denotation. (Vgl. Schwarz-Friesel ²2013a: 172)

Zur Realisierung der oben thematisierten dichotomischen Darstellung des gegenwärtigen politischen Kontextes nutzt Petry das konnotative Potential bestimmter Lexeme aus. Wie auch aus der Definition im Duden hervorgeht, hat das Wort *Establishment* (Z. 02) eine stark abwertende Funktion:

> **Establishment:** [...] etablierte bürgerliche Gesellschaft, die auf Erhaltung des Status quo bedacht ist Gebrauch: abwertend („Establishment" auf Duden online)

Im Gegensatz zu einer eher neutralen Formulierung wie zum Beispiel *die politische Oberschicht*, verweist der betreffende Terminus auf ein vermutetes ungerechtes Verhalten, durch welches die Mitglieder des Establishments ihre eigenen Interessen zum Nachteil des Volkes verfolgen. Der Gebrauch dieses Lexems dient dazu, das Gefühl der Ungerechtigkeit sowie negativ geprägte Emotionen wie Wut oder sogar Hass seitens der schwächeren Gesellschaftsschichten zu erregen. Im Laufe des Textes kennzeichnet die Politikerin die traditionellen Parteien auch durch andere Lexeme, die in diesem Kontext eine negative Konnotation übernehmen: *Regierungssitz* (Z. 03), *Machtstrukturen* (Z. 04), *Demoskopen* (Z. 21), *Leitmedien* (Z. 21) und *politische Korrektheit* (Z. 25). Es handelt sich um ein konnotativ geprägtes semantisches Feld, das negative Emotionen wie Wut, Hass und ein gewisses Gefühl der Ungerechtigkeit hervorruft. Diese Begriffe stehen der positiv konnotierten Lexik gegenüber, die sich auf Trump bzw. die AfD bezieht. Der von dem Neugewählten versprochene *politische Neuanfang*

(Z. 06) ist nämlich deutlich positiv konnotiert. Wie im zuvor erörterten Text (vgl. 6.2.1) kommt dieser evaluative Aspekt durch den Gebrauch einer gewissen Vagheit zum Ausdruck:

> 09 Dieses Wahlergebnis macht Mut für Deutschland und Europa,
> 10 denn Trump hat tatsächlich die Karten zur politischen Zeitenwende in der
> 11 Hand.

Die metaphorische Aussage *Trump hat tatsächlich die Karten zur politischen Zeitenwende in der Hand* (Zz. 10–11) klingt zwar faszinierend und beeindruckend, enthält aber eine geringe Informativität. In Bezug auf diese von Trump angekündigte politische Wende bleiben im Text viele Fragen offen: Welche alternative Politik wird vorgeschlagen? Woraus besteht genau die Neuigkeit im Gegensatz zur vorherigen amerikanischen Politik? Die Rezipierenden sind frei, sich eigene Antworten zu diesen Problematiken vorzustellen. Was aber auf keinen Fall missverstanden werden kann, ist die positive Konnotation des Konzepts der Neuigkeit, das sich der ungerechten und volksfeindlichen Politik des Establishments entgegensetzt. Der kommunikative Zweck dieser Vagheit entspricht also der Erregung bestimmter Emotionen wie einer gewissen Zustimmung und Hoffnung. Dieselben Emotionen werden erneut durch die kurz darauf konstruierte positiv konnotierte Enumeration hervorgerufen:

> 17 [...] Es ist unsere Aufgabe, Freiheit, Demokratie und Rechtsstaatlichkeit auf
> 18 beiden Seiten des Atlantiks zu bewahren, und wo nötig, wiederherzustellen
> 19 und hegemoniale Ansprüche Amerikas in Europa durch eine
> 20 Zusammenarbeit auf Augenhöhe zu ersetzen.

Wie bereits im vorherigen Abschnitt erläutert, implikatiert die Aufzählung eine gewisse semantische Kohärenz zwischen ihren Gliedern. In der Regel besteht dieses sogenannte *common integrator* (vgl. Lang 1984) aus einer positiven bzw. negativen Evaluation der Elemente. Die Lexeme *Freiheit* (Z. 17), *Demokratie* (Z. 17) *und Rechtsstaatlichkeit* (Z. 17), die als von Trump sowie von der AfD vorgesehene Ziele präsentiert werden, lösen erneut positive Emotionen wie Freude, Vertrauen und Hoffnung aus.

Es scheint, dass die Politikerin gezielt zwei entgegengesetzte konnotativ geprägte semantische Felder benutzt, um auf beide politischen Parteien zu referieren.

6.3 Text 3 [IP15]: Trumps Sieg macht allen Angst

01 Rispettiamo il voto del popolo americano, eppure per noi oggi è un giorno
02 triste.
03 Ed è un giorno triste per il mondo intero. Donald Trump è l'espressione di
04 un virus che ha profondamente infettato le nostre società, non solo negli
05 Stati Uniti ma anche in Europa. Ora la domanda che dobbiamo affrontare è:
06 l'Europa sarà capace di riformare se stessa per trasformarsi finalmente in un
07 anticorpo capace di sconfiggere questo virus?
08 C'è bisogno di una vera rivoluzione delle politiche dell'Unione europea.
09 Bisogna abbandonare la politica dei "piccoli passi", perché il populismo si
10 sconfigge dando risposte concrete ai bisogni dei cittadini.
11 La vittoria di Trump fa paura a tutti. Ma sarebbe un terribile errore
12 etichettare come "ignoranti" o "barbari" coloro che credono in Trump,
13 Le Pen, Farage, Orbán o nelle bugie del Movimento Cinque Stelle.
14 Ora più che mai dobbiamo ristabilire il contatto con i "perdenti della
15 globalizzazione" e ascoltare i loro sentimenti di emarginazione e disagio
16 sociale. Il risultato delle elezioni americane avrà un impatto significativo
17 sul futuro di tutto il mondo. Nonostante le dichiarazioni fatte da Trump
18 in campagna elettorale, spero che gli Stati Uniti possano impegnarsi a
19 preservare le transatlantiche e ci auguriamo davvero che non vada persa
20 l'eredità di Obama su questioni come il cambiamento climatico, gli obiettivi
21 di sviluppo sostenibile e le tante altre sfide comuni che abbiamo di fronte.
22 Brexit ed elezioni americane consegnano all'Europa una grande
23 responsabilità. Da questo cambiamento non si torna indietro.

[Dt. Übers.: Wir respektieren die Wahl des amerikanischen Volkes, jedoch ist für uns heute ein trauriger Tag. Und es ist ein trauriger Tag für die ganze Welt. Donald Trump ist der Ausdruck eines Virus, das unsere Gesellschaft tief infiziert hat, nicht nur in den Vereinigten Staaten, sondern auch in Europa. Nun lautet die Frage, die wir uns stellen müssen: Wird Europa in der Lage sein, sich selbst zu reformieren, um sich endlich in den Antikörper zu verwandeln, der in der Lage ist, dieses Virus zu bekämpfen? Eine echte Revolution der Politik der Europäischen Union ist nötig. Man muss mit der Politik der „kleinen Schritte" aufhören. Den Populismus besiegt man, wenn man den Bedürfnissen der Bürger konkrete Antworten gibt. Trumps Sieg macht allen Angst. Aber es wäre ein schrecklicher Fehler, diejenigen, die an Trump, Le Pen, Farage oder an die Lügen der Fünf-Sterne-Bewegung glauben, als „Ignoranten" oder als „Barbaren" zu stigmatisieren. Jetzt mehr als zuvor müssen wir den Kontakt mit den „Verlierern der Globalisierung" wieder aufnehmen und ihren Gefühlen der Ausgrenzung und der sozialen Not zuhören. Das Ergebnis der amerikanischen Wahl wird bedeutende Auswirkungen auf die Zukunft der ganzen Welt ausüben. Trotz der im Wahlkampf von Trump gemachten Äußerungen hoffe ich, dass sich die Vereinigten Staaten für die Bewahrung der transatlantischen Partnerschaft einsetzen werden. Wir wünschen uns wirklich, dass Obamas Erbe zum Thema des Klimawandels, der Ziele der nachhaltigen Entwicklung und der vielen anderen gemeinsamen Herausforderungen, die vor uns liegen, nicht verloren gehen wird. Der Brexit und die amerikanische Wahl übertragen Europa eine große Verantwortung. Dieser Wandel ermöglicht kein Zurück mehr.]

Im Gegensatz zu den bisher analysierten Texten, enthält dieser Kommentar zahlreiche explizit kodierte Emotionsmanifestationen. Auf lexikalischer Ebene sind mehrere emotionsbezeichnende Wörter zu finden wie z. B. *rispettiamo* ‚respektieren' (Z. 01), *triste* ‚traurig' (Zz. 02; 03), *paura* ‚Angst' (Z. 11), *spero* ‚ich hoffe' (Z. 18). Außerdem lässt sich das emotionsausdrückende Wort *terribile* ‚schrecklicher' (Z. 11) zitieren und zahlreiche bewertende Lexeme wie z. B. *errore* ‚Fehler' (Z. 11), *ignoranti* ‚Ignoranten' (Z. 12), *barbari* ‚Barbaren' (Z. 12), *bugie* ‚Lügen' (Z. 13), der Modalmarker *significativo* ‚bedeutend' (Z. 16) und die Intensitäsmarker *profondamente* ‚tief' (Z. 04), *tante* ‚viele' (Z. 21) und *grande* ‚groß' (Z. 22).

Obwohl das Emotionspotenzial des Textes auf expliziter Ebene emotiv stark kodiert ist, tauchen auch auf impliziter Ebene bedeutende Emotionsmanifestationen auf. Wie im Folgenden gezeigt, besteht das Emotionspotenzial dieses Textes aus der Kombination sowohl direkter als auch indirekter emotiv geprägter Sprachelemente.

Folgende Tabelle liefert einen analytischen Überblick über die impliziten Emotionsmarker, die in Text 3 erscheinen:

Tab. 63: Analytische Zusammenfassung der impliziten Emotionsmarker in Text 3

Implizite Emotionsmarker	Sprachliche Indikatoren	Vermittelte Emotionen	Polarität
Perspektivierende Referenzialisierung	– *Heute ist für uns ein trauriger Tag. Und es ist ein trauriger Tag für die ganze Welt.*	Traurigkeit	–
	– *Trumps Sieg macht allen Angst.*	Angst	–
	– *Trump ist ein Virus, das unsere Gesellschaft tief infiziert hat.*	Angst, Besorgnis, Beunruhigung	–

Implizite Emotionsmarker	Sprachliche Indikatoren	Vermittelte Emotionen	Polarität
Aufsteigende Klimax	– Heute ist _für uns_ ein trauriger Tag. Und es ist ein trauriger Tag _für die ganze Welt_.	> Traurigkeit	–
	– Donald Trump ist der Ausdruck eines Virus, das unsere Gesellschaft tief infiziert hat, _nicht nur in den Vereinigten Staaten, sondern auch in Europa_.	> Angst, > Besorgnis, > Beunruhigung	–
Rhetorische Frage	(EI): ICH BIN SKEPTISCH, (KI): dass Europa in der Lage sein wird, sich selbst zu reformieren, um sich in den Antikörper zu verwandeln, der in der Lage ist, dieses Virus zu bekämpfen.	Skepsis, polemische Einstellung	–
Thematische Verschiebung	Wird Europa in der Lage sein, sich selbst zu reformieren, um sich endlich in den Antikörper zu verwandeln, der in der Lage ist, dieses Virus zu bekämpfen?	Skepsis, polemische Einstellung	–
Interaktion von E-Implikatur und Präsupposition	(EI): ES IST SCHLECHT, dass (KI): die Europäische Union bisher eine schlechte Politik verfolgt hat, die nicht in der Lage gewesen ist, hinsichtlich der Bedürfnisse der Bürger konkrete Antworten zu geben.	Skepsis, polemische Einstellung	–
	(EI): ES IST SCHLECHT, dass die demokratischen Parteien aktuell keinen Kontakt mit den „Verlierern der Globalisierung" haben und dass sie nicht in der Lage sind, ihre Gefühle der Ausgrenzung und sozialen Not zum Ausdruck zu bringen.		
	(KI): Ich distanziere mich von dem Teil der Linken, der den Kontakt zu dem Volk verloren hat, (EI) WEIL ICH IHN SCHLECHT FINDE		
Enumeration	Trump, Le Pen, Farage oder an die Lügen der Fünf-Sterne-Bewegung	Negative Evaluierung	>
Fokussierung	Trump, Le Pen, Farage oder an die Lügen der Fünf-Sterne-Bewegung	Negative Evaluierung	–
Präsupposition	an die Lügen der Fünf-Sterne-Bewegung	Missachtung, Misstrauen, Hass	–

(Forts.)

Tab. 63: (Forts.)

Implizite Emotionsmarker	Sprachliche Indikatoren	Vermittelte Emotionen	Polarität
Vagheit	– Brexit und die amerikanische Wahl übergeben Europa <u>eine große Verantwortung</u>. – <u>Dieser Wandel</u> ermöglicht <u>kein Zurück mehr</u>.	Besorgnis, Befürchtung, Angst	–

6.3.1 Perspektivierende Referenzialisierung

Der Emotionsmarker der perspektivierenden Referenzialisierung wurde bereits erörtert (vgl. 6.1.1). Im Gegensatz zu Berlusconis Beispiel geht es hier aber um eine Referenzialisierung, die gezielt negative Emotionen evoziert.

Schon im Incipit des Kommentars wird Trumps Sieg durch das emotionsbezeichnende Adjektiv *triste* ‚traurig' (Zz. 02; 03) als ein negativ emotionserregendes Phänomen referenzialisiert:

> 01 Rispettiamo il voto del popolo americano, eppure per noi oggi è un giorno
> 02 triste.
> 03 Ed è un giorno triste per il mondo intero.
>
> [Dt. Übers.: Wir respektieren die Wahl des amerikanischen Volkes, jedoch ist für uns heute ein trauriger Tag. Und es ist ein trauriger Tag für die ganze Welt.]

Mit einer direkten Assertion wird im TWM eine fiktive Realität geschaffen, die sich den objektiven bzw. realen Sachverhalten entgegensetzt. Der Politiker Pittella (PD) definiert den 09.11.2016 *als ein[en] traurige[n] Tag* ‚un giorno triste' (Zz. 01–02) sowohl *für uns* ‚per noi' (Z. 01) als auch *für die ganze Welt* ‚per il mondo intero' (Z. 03). Jedoch steht dies in offensichtlichen Widerspruch zu dem, was in den Vereinigten Staaten geschehen ist, wo es dem republikanischen Kandidaten gelang, 62.984.825 Stimmen zu erhalten.[235] Die Phrase *für die ganze Welt* ‚per il mondo intero' (Z. 03) ist also eine Assertion, die zweifellos das Wahrheitsprinzip verletzt. Das Gleiche

---

[235] Für einen ausführlichen Überblick der amerikanischen Wahlergebnisse vgl. https://edition.cnn.com/election/2016/results/president (07.12.2024).

geschieht weiter in Zeile 11, wo Trumps Sieg als ein Phänomen, das *allen Angst macht*, referenzialisiert wird:

> 11   La vittoria di Trump fa paura a tutti.
>
> [Dt. Übers.: Trumps Sieg macht allen Angst.]

Auch die eher relativierte Behauptung, dass die Wahl des amerikanischen Präsidenten etwas Trauriges *für uns* ‚per noi' (Z. 01) sei, ist stark zu bezweifeln. Wenn man dieses *wir* als Hinweis auf die Unterstützerinnen und Unterstützer der Demokratischen Partei (PD) und zwar der italienischen Partei, zu der Pittella gehört, betrachtet, könnte die Äußerung plausibel sein. Wird allerdings das betreffende Pronomen als ein Deiktikon interpretiert, das für alle Italiener steht, ist die Assertion nicht vertretbar. Einerseits haben sich die italienischen Parteien *Partito Democratico* (PD) und *Sinistra Ecologia e Libertà* (SEL) offen auf Clintons Seite geschlagen, andererseits unterstützten aber die rechten Parteien wie *Forza Italia* (FI), *Lega Nord* (LN) und *Fratelli d'Italia* (Fd'I) und andere populistische Parteien wie Teile der *Fünf-Sterne-Bewegung* (M5s) den amerikanischen republikanischen Kandidaten. Pittellas Assertionen müssen also als perspektivierte Referenzialisierungen interpretiert werden. Die Realität wird hier durch den emotiven Filter der Traurigkeit des Politikers dargestellt.

Diese emotiv geprägte Referenzialisierung erreicht ihren Höhepunkt, indem Trump als *ein Virus, das unsere Gesellschaft tief infiziert hat* ‚un virus che ha profondamente infettato le nostre società' (Zz. 03–04) referenzialisiert wird:

> 03   Donald Trump è l'espressione di un virus che ha profondamente
> 04   infettato le nostre società, non solo negli Stati Uniti ma anche in Europa.
>
> [Dt. Übers.: Donald Trump ist der Ausdruck eines Virus, das unsere Gesellschaft tief infiziert hat, nicht nur in den Vereinigten Staaten, sondern auch in Europa.]

Die Metapher, nach der Trump mit einem Virus identifiziert wird, wurde bereits erwähnt (vgl. Bsp. 163). In diesem Zusammenhang soll jedoch auf das hohe Inferenzpotential dieses figurativen Ausdrucks hingewiesen werden. Die Assoziation Trump-Virus ist besonders stark, weil sie den Diskurs von einer politischen auf eine eher private Ebene verschiebt. Das Bild des Virus suggeriert die Vorstellung von etwas Unsichtbarem, das den Organismus langsam von innen heraus zersetzt. Im TWM werden daher stark negativ ausgeprägte Emotionen wie Angst, Besorgnis und Beunruhigung aktiviert. Aus der in Zeilen 03–04 etablierten Analogierelation Trump-Virus lassen sich weitere Inferenzen ziehen. Die hohe Ansteckungsgefahr bzw. die schnelle und diffuse, kaum kontrollierbare Verbreitung des Virus wird mit dem schnellen und zunehmenden Erfolg populistischer Parteien nicht nur in den USA, sondern auch in Europa verglichen. Vermutlich wird damit auf die großen Erfolge populistischer Parteien in Europa in dieser Zeit angespielt wie z. B. auf den sogenannten Brexit (23.06.2016) sowie die allgemein wachsende Zustimmung zu populistischen Parteien in Deutschland. Im TWM wird die Vorstellung aktiviert, dass der Erfolg des Populismus wie z. B. die Wahl von Trump etwas stark Besorgniserregendes und Gefährliches sei. Interessant ist, dass die Kombination der konzeptuellen Bereiche Trump-Virus durch unterschiedliche sprachliche Mittel realisiert wird. Nach Skirl/Schwarz-Friesel „handelt es sich um fortgesetzte Metaphern, die umfangreiche Metaphernkomplexe bilden" (^{2}2013: 65). Trump wird nicht nur als ein Virus referenzialisiert, sondern ihm wird die Verantwortung zugeschrieben, unsere Gesellschaft *infiziert* zu haben (it. infettato, Z. 04). Die Assoziation Trump-Virus setzt sich auch in den folgenden Zeilen im Rahmen einer rhetorischen Frage (vgl. 6.3.3) fort: *Wird Europa in der Lage sein, sich selbst zu reformieren, um sich endlich in den Antikörper zu verwandeln, der in der Lage ist, dieses Virus zu bekämpfen?*

6.3.2 Aufsteigende Klimax

Die aufsteigende Klimax ist eine rhetorische Stilfigur, die den Übergang von einem schwächeren zu einem stärkeren Ausdruck beschreibt. (vgl. Lausberg ^{3}1990: 312 ff.).

Im Incipit wird die Traurigkeit des Politikers zuerst einem kollektiven *wir* ‚noi' (Z. 01) und danach sogar *der ganzen Welt* ‚per il mondo intero' (Z. 03) zugeschrieben.

> 01 Rispettiamo il voto del popolo americano, eppure per noi oggi è un giorno
> 02 triste.
> 03 Ed è un giorno triste per il mondo intero.
>
> [Dt. Übers.: Wir respektieren die Wahl des amerikanischen Volkes, jedoch ist für uns heute ein trauriger Tag. Und es ist ein trauriger Tag für die ganze Welt.]

Auf diese Weise werden die bereits evozierten Emotionen wie Angst, Besorgnis und Beunruhigung weiter amplifiziert.
Dieselbe Strategie wird in den Zeilen 03–04 wiederholt:

> 03 Donald Trump è l'espressione di un virus che ha profondamente
> 04 infettato le nostre società, non solo negli Stati Uniti ma anche in Europa.
>
> [Dt. Übers.: Donald Trump ist der Ausdruck eines Virus, das unsere Gesellschaft tief infiziert hat, nicht nur in den Vereinigten Staaten, sondern auch in Europa.]

Das Virus *infiziert* ‚infettato' (Z. 04) nicht nur die *Vereinigten Staaten* ‚gli Stati Uniti' (Z. 04), sondern auch *Europa* (Z. 04). Wie im bereits erörterten Text von Petry hervorgehoben, handelt es sich hier um eine thematische Verschiebung: Ein externes Ereignis (Trumps Wahlsieg) wird dazu ausgenutzt, um über die europäische Innenpolitik zu reden.

6.3.3 Rhetorische Frage

Obwohl diese Kategorie lange Forschungsobjekt sowohl der Pragmatik als auch der Rhetorik gewesen ist, wurde ihre emotive Funktion kaum thematisiert. Lausberg zufolge lässt sich eine rhetorische Frage als „eine Frage, auf die keine Antwort erwartet wird" (Lausberg ³1990: 767), definieren. Aus pragmatischer Perspektive kann diese Stilfigur im Rahmen des theoretischen Modells der Implikaturen und der indirekten Sprechakte analysiert werden (vgl. Bezugla 2015: 198).

Im Fall von Pittellas rhetorischer Frage gibt es keine Übereinstimmung zwischen dem Gesagten und dem Gemeinten:

> 05 Ora la domanda che dobbiamo affrontare è:
> 06 l'Europa sarà capace di riformare se stessa per trasformarsi finalmente in un
> 07 anticorpo capace di sconfiggere questo virus?
>
> [Dt. Übers.: Nun lautet die Frage, die wir uns stellen müssen: Wird Europa in der Lage sein, sich selbst zu reformieren, um sich endlich in den Antikörper zu verwandeln, der in der Lage ist, dieses Virus zu bekämpfen?]

Auf wörtlicher Ebene fragt er sich, ob Europa in der Lage sein wird, Trumps Politik zu bekämpfen, implizit wird aber darüber eine gewisse Skepsis und eine polemische Einstellung zum Ausdruck gebracht. Pittella möchte sich über die Unangemessenheit der aktuellen europäischen Politik äußern.

Hinter dieser rhetorischen Frage verbirgt sich eine E-Implikatur, die sich auf das Lexem *finalmente* ‚endlich' (Z. 06), stützt. Die Verwendung von *endlich* implikatiert, dass die Europäische Union bis jetzt nicht in der Lage gewesen ist, *das Virus* des Populismus zu bekämpfen. Pittella implikatiert somit eine negative Bewertung:

(P): Wird Europa in der Lage sein, sich selbst zu reformieren, um sich endlich in den Antikörper zu verwandeln, der in der Lage ist, dieses Virus zu bekämpfen?

(PPlus): ES IST SCHLECHT, dass Europa bis jetzt nicht in der Lage gewesen ist, sich selbst zu reformieren, um sich in den Antikörper zu verwandeln, der in der Lage ist, dieses Virus zu bekämpfen.

Somit entsteht eine auf *endlich* basierende E-Implikatur (EI), aus der sich die (KI) ergibt:

(EI): ES IST SCHLECHT, dass Europa bis jetzt nicht in der Lage gewesen ist, sich selbst zu reformieren, um sich in den Antikörper zu verwandeln, der in der Lage ist, dieses Virus zu bekämpfen.

(KI): ICH BIN SKEPTISCH, dass Europa in der Lage sein wird, sich selbst zu reformieren, um sich in den Antikörper zu verwandeln, der in der Lage ist, dieses Virus zu bekämpfen.

Im TWM aktiviert sich eine negative Evaluierung in Bezug auf die gegenwärtige europäische Politik und die Idee des Bedürfnisses nach einem Wandel, die gleich danach (Z. 08) explizit zum Ausdruck kommt:

08 C'è bisogno di una vera rivoluzione delle politiche dell'Unione europea.

[Dt. Übers.: Eine echte Revolution der Politik der Europäischen Union ist nötig.]

6.3.4 Interaktion von Präsupposition und E-Implikatur

Im Gegensatz zu Petrys Beispiel, wo die E-Implikatur zum Ausdruck positiver Evaluierungen dient, wird hier diese Strategie ausgenutzt, um negative Emotionen zu evozieren:

09 [...] Bisogna abbandonare la politica dei "piccoli passi", perché il populismo si
10 sconfigge dando risposte concrete ai bisogni dei cittadini.

[Dt. Übers.: Man muss mit der Politik der „kleinen Schritte" aufhören. Den Populismus besiegt man, wenn man den Bedürfnissen der Bürger konkrete Antworten gibt.]

Wörtlich wird gesagt, dass die Europäische Union einen Politikwandel benötigt. Dies entspricht aber nicht genau den tatsächlichen kommunikativen Zwecken des Produzenten. Mit dieser Aussage möchte Pittella eine scharfe Kritik an der aktuellen politischen Linie der Europäischen Union ausüben, die im Moment nicht in der Lage sei, den Populismus zu bekämpfen.

In diesem Fall stützt sich die E-Implikatur auf eine Präsupposition. Die Äußerung: *Man muss mit der Politik der „kleinen Schritte" aufhören* ‚bisogna abbandonare la politica dei piccoli passi' (Z. 09), enthält ein Verb der Zustandsveränderung (vgl. Bublitz 2009: 163). Letzteres präsupponiert, dass die Europäische Union bisher eine solche Politik verfolgt hat:

(P): Man muss mit der Politik der „kleinen Schritte" aufhören.

Präsupposition (Prä): Bisher hat die Europäische Union eine Politik der „kleinen Schritte" verfolgt.

Die Leserschaft kann problemlos inferieren, dass die sogenannte Politik der kleinen Schritte negativ zu bewerten ist. Dieser ist nämlich in der darauffolgenden Zeile eine positiv evaluierte Alternative entgegengesetzt, wonach *man den Populismus besiegt, wenn man hinsichtlich der Bedürfnisse der Bürger konkrete Antworten gibt* ‚il populismo si sconfigge dando risposte concrete ai bisogni dei cittadini' (Zz. 09–10)

Auf die Präsupposition stützt sich also eine E-Implikatur, auf der wiederum die K-Implikatur basiert:

(EI): (EP): ES IST SCHLECHT, dass (**Prä:** Die Europäische Union bisher eine Politik der „kleinen Schritte" verfolgt hat).

(KI): Die Europäische Union hat bisher eine schlechte Politik verfolgt, die nicht in der Lage gewesen ist, auf die Bedürfnisse der Bürger konkrete Antworten zu geben.

Die Interaktion von Präsupposition und E-Implikatur hat wirksame Auswirkungen auf das Emotionspotenzial: Nicht nur wird die persönliche Meinung des Politikers, nach der die Europäische Union bisher eine Politik der *kleinen Schritte* verfolgt hat, der Leserschaft als eine unbestrittene Tatsache vorgestellt, sondern es wird auch versucht, die negative Evaluierung des Produzenten auf die Rezipierenden zu transferieren.

Dieselbe Strategie der Interaktion von Präsupposition und E-Implikatur wird im folgenden Abschnitt verfolgt:

14   Ora più che mai dobbiamo ristabilire il contatto con i "perdenti della
15   globalizzazione" e ascoltare i loro sentimenti di emarginazione e disagio
16   sociale.

[Dt. Übers.: Jetzt mehr als zuvor müssen wir den Kontakt mit den „Verlierern der Globalisierung" wieder aufnehmen und ihren Gefühlen der Ausgrenzung und der sozialen Not zuhören.]

Die Präsenz des Zustandsveränderungsverbs *dobbiamo ristabilire* ‚wird müssen wieder aufnehmen' (Z. 14) präsupponiert, dass die demokratischen Parteien Europas den Kontakt mit den *Verlieren der Globalisierung* verloren haben:

(P):   Jetzt mehr als je zuvor müssen wir den Kontakt mit den „Verlierern der Globalisierung" wiederaufnehmen und ihren Gefühlen der Ausgrenzung und der sozialen Not zuhören.

(Prä): Die demokratischen Parteien haben den Kontakt zu den „Verlierern der Globalisierung" verloren.

Erneut ist der Ruf nach verstärkter Nähe mit den schwächeren Sozialschichten in der Tat eine Kritik an den in Europa bisher verfolgten Politiken. Hinter der Auflösung der Präsupposition verbirgt sich eine E-Implikatur, auf die sich wiederum die K-Implikatur stützt:

(EI): (EP): ES IST SCHLECHT, dass (Prä: die demokratischen Parteien den Kontakt zu den „Verlierern der Globalisierung" verloren haben).

(KI): Die demokratischen Parteien haben aktuell keinen Kontakt zu den „Verlierern der Globalisierung" und sind nicht in der Lage, ihre Gefühle der Ausgrenzung und der sozialen Not zu hören.

Erneut enthalten folgende Zeilen eine E-Implikatur:

11 Ma sarebbe un terribile errore
12 etichettare come "ignoranti" o "barbari" coloro che credono in Trump,
13 Le Pen, Farage, Orbán o nelle bugie del Movimento Cinque Stelle.

[Dt. Übers.: Aber es wäre ein schrecklicher Fehler die, die an Trump, Le Pen, Farage oder an die Lügen der Fünf-Sterne-Bewegung glauben, als „Ignoranten" oder als ‚Barbaren' zu stigmatisieren.]

Der wörtliche Inhalt scheint den kommunikativen Zwecken des Politikers nicht zu entsprechen. Es wird explizit gesagt, dass es ein Fehler sein würde, Trump bzw. Le Pen, Farage, Orbán und die Fünf-Sterne-Bewegung als Ignoranten bzw. Barbaren zu stigmatisieren. In der Tat möchte aber Pittella somit die mutmaßlich snobistische Einstellung der Linken, die nicht mehr in der Lage sei, sich für die echten Probleme der Bürger zu interessieren, kritisieren. Die Äußerung ist also von einer emotionsbasierten Implikatur filtriert, aus der sich eine K-Implikatur ergibt:

(EI): Diejenigen, die (P): die an Trump, Le Pen, Farage oder an die Lügen der Fünf-Sterne-Bewegung glauben, als „Ignoranten" oder als „Barbaren" zu stigmatisieren, ist SCHLECHT.

(KI): Ich distanziere mich von dem Teil der Linken, der den Kontakt zu dem Volk verloren hat.

6.3.5 Fokussierung

Das Verb ‚fokussieren' ist in seiner ersten Bedeutung ein Fachbegriff der Physik und bedeutet wörtlich „(eine Linse) ausrichten, (ein Objektiv) scharf stellen" (‚fokussieren' auf Duden online). In übertragener Bedeutung ist hier mit dem Terminus Fokussierung der graduelle und progressive Prozess der sprachlichen Hervorhebung eines Satzelements gemeint.

Beispielsweise wird in Zeilen 12–13 eine emotiv geprägte Enumeration konstruiert, da alle ihre Glieder (Trump, Le Pen, Farage, Orbán und die Fünf-Sterne-Bewegung) das *common integrator* einer negativen Evaluierung teilen.

11 Ma sarebbe un terribile errore
12 etichettare come "ignoranti" o "barbari" coloro che credono in Trump,
13 Le Pen, Farage, Orbán o nelle bugie del Movimento Cinque Stelle.

[Dt. Übers.: Aber es wäre ein schrecklicher Fehler die, die an Trump, Le Pen, Farage oder an die Lügen der Fünf-Sterne-Bewegung glauben, als „Ignoranten" oder als „Barbaren" zu stigmatisieren.]

Abgesehen von ihrer bewertenden Natur liegt aber hier die Überzeugungskraft dieser Stilfigur in ihrer fokussierenden Struktur. Pittella möchte die Stimmen der populistischen Parteien (zurück)gewinnen und wendet sich somit zuerst an Trumps Wählerinnen und Wähler (*coloro che credono in Trump* ‚die, die an Trump glauben' (Z. 12)), dann an die Wählerinnen und Wähler einiger europäischer populistischer Parteien (*coloro che credono in Le Pen, Farage, Orbán glauben* ‚die, die an Le Pen, Farage, Orbán glauben' (Z. 13)) und schließlich an diejenigen, für die er sich am meisten interessiert, und zwar die Wählerinnen und Wähler der Fünf-Sterne-Bewegung (*coloro che credono nelle bugie del Movimento Cinque Stelle* ‚die, die an die Lügen der Fünf-Sterne-Bewegung glauben' (Z. 13)).

Man sollte immer im Hinterkopf behalten, dass Pittellas allererster Zweck darin liegt, so viele Wählerstimmen wie möglich zu erhalten. Dies gilt umso mehr zum Zeitpunkt der Veröffentlichung des Posts, an dem einerseits die Demokratische Partei, andererseits die Fünf-Sterne-Bewegung auf entgegengesetzten Seiten im Wahlkampf über das Verfassungsreferendum beschäftigt sind (vgl. Fn. 109). Im Moment der Veröffentlichung des Posts, und zwar im November 2016, ist die Fünf-Sterne-Bewegung der bedeutendste politische Gegner der Demokratischen Partei.[236] Die Kritik an Trump bzw. an die populistischen und euroskeptischen Parteien Europas ist in der Tat die Gelegenheit, um einen konkreteren und internen politischen Zweck zu erfüllen: die Fünf-Sterne-Bewegung in Misskredit zu bringen und somit ein erfolgreiches Wahlergebnis zu erreichen.

Während alle anderen politischen Parteien im Rahmen der Enumeration nur durch den Namen ihres Leaders erwähnt werden (*Trump, Le Pen, Farage,*

---

[236] Laut der italienischen Beobachtungsstelle für politische Statistik SWG hätten in der ersten Woche des Novembers 2016 31, 6 % der Italiener die Fünf-Sterne-Bewegung gewählt, 30, 8 % für die Demokratische Partei, 11, 8 % für Forza Italia, 11, 1 % die Lega Nord, 4 % Fratelli d'Italia, 3, 6 % Sinistra Italiana. Es ist offensichtlich, dass sich der Wahlkampf zwischen der Fünf-Sterne-Bewegung und der Demokratischen Partei abspielt. (https://tg.la7.it/politica-sondaggi/il-sondaggio-politico-di-lunedì-14-novembre-2016-14-11-2016-109841 (07.12.2024)).

Orbán, Zz. 12–13), wird im Fall der Fünf-Sterne-Bewegung die stark negativ geprägte Phrase *le bugie del Movimento Cinque Stelle* ‚die Lügen der Fünf-Sterne-Bewegung' (Z. 13) benutzt. Sie ist sowohl von expliziten als auch impliziten emotiven Aspekten geprägt. Erstens enthält sie das bereits hervorgehobene negativ bewertende Lexem *bugie* ‚Lügen' (Z. 13), das zweifellos die negative Emotion des Misstrauens auslöst. Zweitens lässt sich sagen, dass diese Phrase in eine Präsupposition eingebettet ist. Der Produzent geht davon aus, dass die Fünf-Sterne-Bewegung lügt und versucht durch diese pragmatische Strategie überzeugend zu wirken. Wie bereits oben (vgl. 6.1.6) erörtert, führt die Präsupposition die Leserschaft dazu, die gelieferten Informationen als objektive Tatsachen wahrzunehmen. In diesem Zusammenhang denke man an die entsprechende Assertion, *die Fünf-Sterne-Bewegung lügt*, die einen stärkeren kritischen Blick vonseiten der Leserschaft hervorrufen würde.

6.3.6 Vagheit
Die Vagheit, die in der Semantik aller Wörter natürlicher Sprachen enthalten ist, wird hier bewusst überspitzt:

22 Brexit ed elezioni americane consegnano all'Europa una grande
23 responsabilità. Da questo cambiamento non si torna indietro.

[Dt. Übers.: Der Brexit und die amerikanische Wahl übertragen Europa eine große Verantwortung. Dieser Wandel ermöglicht kein Zurück mehr.]

Der Kommentar endet mit einer gewissen Spannung, die durch den Gebrauch einer semantischen Vagheit erzeugt wird. Es wird auf eine irreversible Veränderung der globalen Geopolitik hingewiesen, allerdings wird diese nicht konkret erklärt. Klar erkennbar ist jedoch, dass dieser Politikwandel nichts Gutes ahnen lässt. Erneut wird also die Vagheit dazu ausgenutzt, um gezielte Emotionen wie Besorgnis, Befürchtung und Angst zu erregen.

In diesem Zusammenhang ist es interessant hervorzuheben, dass das Vagheitspotenzial der Idee eines politischen Wandels von der hier betrachteten Politikerin und von den hier betrachteten Politiker entgegengesetzt konnotiert wird: Während für Petry die Lexeme *Neuanfang* und *Zeitenwende* (vgl. Text 2, Zz. 06 u. 10) eine positive Evaluierung implizieren, verbirgt sich hingegen in Pittelas Text hinter dem Wort *cambiamento* ‚Wandel' (Z. 23) eine negative Bewertung.

6.4 Text 4 [DP06]: Heute ist die offene Gesellschaft wieder unter Druck

01 Der 9. November steht mit der Pogromnacht 1938 für das dunkelste Kapitel
02 der deutschen Geschichte und mit dem Mauerfall 1989 für den Aufbruch in
03 die Freiheit.
04 Heute ist die offene Gesellschaft wieder unter Druck. Als wenn wir das nicht
05 längst spürten, so zeigt uns das der Wahlsieg von Donald Trump noch mal
06 mehr. Es gilt unsere liberale Demokratie und unsere freiheitlichen
07 Werte gegen den Populismus und Nationalismus zu verteidigen.
08 Wie? Darüber diskutiere ich heute Abend mit Naika Foroutan, Harald
09 Welzer und Stephan Dorgerloh im Maxim Gorki Theater.

In diesem Text von Özdemir (Die Grünen) ist kein einziges emotionsbezeichnendes Wort zu finden. Sein Emotionspotenzial hängt also vollkommen von dem Gebrauch impliziter Emotionsmarker ab, die in folgender Tabelle zusammengefasst sind:

Tab. 64: Analytische Zusammenfassung der impliziten Emotionsmanifestationen in Text 4

Implizite Emotionsmarker	Sprachliche Indikatoren	Vermittelte Emotionen	Polarität
Verfremdungseffekt	*Pogromnacht 1938, Mauerfall 1989, heute*	< Angst, < Bedrohung, < Besorgnis, < Beunruhigung	–
Inszenierung eines metahistorischen Kontextes	*Pogromnacht 1938, Mauerfall 1989, heute*	Angst, Bedrohung, Besorgnis, Beunruhigung	–
Dichotomische Referenzialisierung	Vgl. Tab. 65		
Konnotation	*offene Gesellschaft, liberale Demokratie, freiheitliche Wert*	Stolz	+
Rhetorische Frage	*Wie?*	Neugier	+

6.4.1 Verfremdungseffekt

Wenn auch in einem anderen Forschungsbereich schrieb der russische Formalist Šklovskij der Verfremdung folgende Funktion zu:

Das Ziel der Kunst ist, uns ein Empfinden für das Ding zu geben, ein Empfinden, das Sehen und nicht nur Wiedererkennen ist. Dabei benutzt die Kunst zwei Kunstgriffe: die Verfremdung der Dinge und die Komplizierung der Form, um die Wahrnehmung zu erschweren und ihre Dauer zu verändern. […] Die Kunst ist ein Mittel, das Werden eines Dings zu erleben, das schon Gewordene ist für die Kunst unwichtig. (Šklovskij [1925]: 13, Übers. von Drohla 1966: 13)

Der Verfremdungseffekt besteht darin, die Leserschaft mithilfe bestimmter Stilmittel zu desorientieren und ihre Erwartungen zu verletzten.

Šklovskij zufolge hat diese Normvertretung die Funktion, dem Pubblikum vertraute Dinge aus einer neuen Perspektive erscheinen zu lassen und sie bewusster und kritischer zu betrachten. Die Rezipierenden werden also dazu geführt, aktiv zur Konstruktion des Textsinnes beizutragen.

Im Incipit dieses Kommentars inszeniert Özdemir (Die Grünen) einen metahistorischen Kontext. Der Text eröffnet mit dem Hinweis auf den 9. November, den Tag, an dem der Post auf Facebook veröffentlicht wurde und an dem Trump zum neuen Präsidenten der Vereinigten Staaten gewählt wurde. Nach der Erwähnung dieses Datums würden die Rezipierenden erwarten, dass sich Özdemir über diesen gegenwärtigen Sachverhalt äußert. Jedoch wird der 9. November zuerst mit zwei historischen Schlüsselepisoden der deutschen Geschichte assoziiert: einerseits mit der Pogromnacht 1938, andererseits mit dem Mauerfall 1989. Nur danach (Z. 04) taucht das Deiktikon *heute*, das auf den gegenwärtigen 9. November hinweist, auf. Diese metahistorische Verwicklung historischer Ereignisse erzeugt in der Leserschaft einen gewissen Verfremdungseffekt.

Durch den Hinweis auf diese unterschiedlichen historischen Episoden möchte Özdemir die Leserschaft darauf aufmerksam machen, dass *die offene Gesellschaft wieder unter Druck ist* (Z. 04). Der Gebrauch des Adverbs *wieder* implikatiert, dass die Pogromnacht, der Mauerfall und Trumps Wahlsieg in Zusammenhang gebracht werden sollen. Im TWM bildet sich also folgende Realität aus:

Die Implikatur, die hinter diesem Verhältnis steht, ist stark emotiv geprägt: Es wird angedeutet, dass 1939 der Nationalsozialismus und 1989 die Deutsche Demokratische Republik die Werte einer offenen und freien Gesellschaft bedrohten und dass heute dasselbe mit dem Triumph von Trump geschieht. Es handelt sich um eine Strategie, um in den Rezipierenden hochintensive negative Emotionen wie Angst, Bedrohungsgefühl und Terror hervorzurufen.

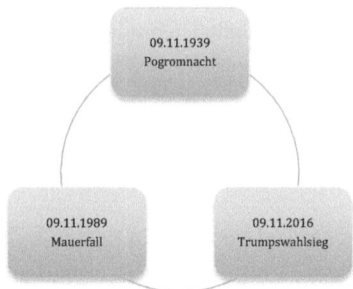

Abb. 7: Graphische Repräsentation des in den Zeilen 01–03 erschaffenen TWMs.

Ein für die Deutschen ziemlich externer Sachverhalt (die Wahl von Trump) wird mit zwei Episoden, die hingegen ihr historisches kollektives Gedächtnis stark geprägt haben, verbunden. Es geht nicht so sehr um die historischen Ereignisse an sich, sondern vor allem um ihre emotive Bedeutung. Nicht die objektiven Fakten stehen im Vordergrund, sondern eher die konnotativen Effekte, die sie in der Leserschaft potentiell erregen können.

6.4.2 Dichotomische Referenzialisierung

Durch eine dichotomische Referenzialisierung, die schon im Abschnitt (vgl. 6.2.2) erörtert wurde, werden in den folgenden Zeilen zwei politische Muster vereinfacht als zwei Polaritäten referenzialisiert:

06 Es gilt unsere liberale Demokratie und unsere freiheitlichen
07 Werte gegen den Populismus und Nationalismus zu verteidigen.

Auf der einen Seite stehen *unsere liberale Demokratie* (Z. 06) und *unsere freiheitlichen Werte* (Zz. 06–07), auf der anderen der *Populismus* (Z. 07) und *Nationalismus* (Z. 07). Offensichtlich handelt es sich um eine perspektivierte Evaluierung der Realität, die sich als Ziel setzt, bestimmte Emotionen in der Leserschaft auszulösen. Im TWM aktivieren sich positive Bewertungen in Bezug auf die Nominalphrasen *unsere liberale Demokratie* (Z. 06) und *unsere freiheitlichen Werte* (Zz. 06–07). Der Gebrauch der ersten Person Plural des Possessivpronomens *unser* legt ein affektives Verhältnis des Politikers (und der Leserschaft) mit dem demokratischen System fest und charakterisiert es als etwas Wertvolles. Hingegen werden *Populismus* (Z. 07) und *Nationalismus*

(Z. 07) als Bedrohungen dieser Demokratie referenzialisiert und lösen daher negative Emotionen wie Angst, Bedrohungsgefühl und Besorgnis aus.

Es handelt sich um dieselbe in Frauke Petrys Text erschaffene Dichotomie (vgl. Text 2), die allerdings diametral entgegengesetzt evaluiert ist. Die positiv konnotierten Lexeme *Freiheit* (Text 2, Z. 17) und *Demokratie* (Text 2, Z. 17) werden von der Politikerin der AfD den neuen populistischen Parteien zugeschrieben. Die *liberale Demokratie* (Z. 06), von der Özdemir in diesem Text spricht, würde in Petrys Text dem negativ bewertenden Lexem *Establishment* entsprechen.

Des Weiteren lässt sich sagen, dass, was den Parameter der Zustimmung angeht, die beiden Parteien eine verschiedene Realität erschaffen. Einerseits hebt Özdemir durch den Gebrauch des Possessivpronomens *unser* (Z. 06) den Konsens zu den von ihm vertretenen Werten hervor, andererseits betont Petry die weltweite Zustimmung zu den neuen populistischen Parteien (vgl. Text 2, Zz. 01–08). Mit anderen Worten werden alle die oben erörterten Parameter (Qualität, Zustimmung und Neuigkeit) in Bezug auf die populistischen bzw. traditionellen Parteien von Petry und Özdemir genau auf entgegengesetzte Weise referenzialisiert:

Tab. 65: Referenzialisierung der politischen Faktionen in Text 4

Bewertende Parameter	Populistische Parteien	Traditionelle Parteien
Polarität	–	+
Zustimmung	–	+
Neuigkeit	–	+

Der Vergleich zwischen Petrys und Özdemirs perspektivierten bzw. evaluierenden Referenzialisierungen der populistischen und traditionellen Parteien, ist ein gutes Beispiel für das Verhältnis, das zwischen Konzeptualisierung und Referenzialisierung herrscht. Einer bestimmten Weltanschauung (z. B. einer politischen Einstellung) entspricht der Gebrauch bestimmter sprachlicher Textstrukturen durch die, die jeweiligen Sachverhalte auf eine spezifische Weise referenzialisiert werden. Diese von den Produzierenden realisierte sprachliche Referenzialisierung hat bedeutende Auswirkungen auf die Leserschaft. Während des Leseprozesses wird diese dazu geführt, eine bestimmte Vorstellung bzw. eine Konzeptualisierung, die von der von den Produzierenden realisierten Referenzialisierung stark beeinflusst ist, aufzubauen (vgl. Schwarz-Friesel/Consten 2014: 58). Die evaluierende Repräsentation der Opposition zwischen den betreffenden Parteien seitens Petry und Özdemir und deren Effekte auf die Leserschaft können schematisch folgendermaßen zusammengefasst werden:

Tab. 66: Konzeptualisierung und Referenzialisierung der politischen Faktionen in Text 2

	Populistische Parteien	Traditionelle Parteien
Petrys Konzeptualisierung	Gut, populär, neu	Schlecht, unpopulär, veraltet
Petrys Referenzialisierung	Gebrauch eines positiv konnotierten semantischen Feldes (z. B. die Lexeme *Neuanfang, Zeitenwende, Freiheit, Demokratie und Rechtsstaatlichkeit*)	Gebrauch eines negativ konnotierten semantischen Feldes (z. B. die Lexeme *Establishment, Regierungssitz, Machtstrukturen, Demoskopen, Leitmedien, politische Korrektheit*)
Konzeptualisierung von Petrys Leserschaft	Gut, populär, neu	Schlecht, unpopulär, veraltet

Tab. 67: Konzeptualisierung und Referenzialisierung der politischen Faktionen in Text 4

Özdemir Konzeptualisierung	Gefährlich, bedrohend	Gut, populär, beruhigend
Özdemir Referenzialisierung	Inszenierung eines metahistorischen Kontextes und des darauffolgenden Verfremdungseffekts in der Leserschaft (*Pogromnacht 1938, Mauerfall 1989, heute*)	– Gebrauch eines positiv konnotierten semantischen Felds (z. B. die Lexeme *offene Gesellschaft, liberale Demokratie, freiheitliche Wert*) – Gebrauch des Possessivpronomens *unser*
Konzeptualisierung von Özdemirs Leserschaft	Gefährlich, bedrohend	Gut, populär, beruhigend

Der Vergleich zwischen den obigen Tabellen zeigt, dass zwei Elemente der realen Welt, (wie in diesem Fall einerseits die populistischen, andererseits die traditionellen Parteien), auf absolut entgegengesetzte Weise im Text referenzialisiert werden können. Zweck einer bestimmten Repräsentation ist nicht nur der Ausdruck der eigenen Perspektive, sondern auch der Versuch, die eigenen Evaluationen bzw. die eigenen Emotionen auf die Leserschaft zu transferieren.

6.4.3 Rhetorische Frage

Der Emotionsmarker der rhetorischen Frage wurde bereits definiert (vgl. 6.3.3). Im Gegensatz zum vorherigen Beispiel nutzt hier der Produzent diese Stilfigur, um eine positive Emotion hervorzurufen:

```
06  Es gilt unsere liberale Demokratie und unsere freiheitlichen
07  Werte gegen den Populismus und Nationalismus zu verteidigen.
08  Wie? Darüber diskutiere ich heute Abend mit Naika Foroutan, Harald
09  Welzer und Stephan Dorgerloh im Maxim Gorki Theater.
```

Durch die Frage *Wie?* (Z. 08) wird versucht, die Neugier der Leserschaft zu erregen. Özdemir tut so, als ob die Antwort zur Erlösung des Populismus und des Nationalismus von ihm und von anderen Kollegen *heute Abend im Maxi Gorki Theater* (Zz. 08–09) geliefert wird. Die von der rhetorischen Frage erzeugte Spannung zusammen mit dem Gebrauch von präzisen sowohl temporalen (*heute Abend*, Z. 08) als auch lokalen (*im Maxi Gorki Theater*, Z. 09) Deiktika macht diese Assertion glaubwürdig und sogar attraktiv.

6.5 Text 5 [IP06]: Auch weil sie „zu sehr beschäftigt waren, die Austern zu öffnen", haben sie diese reale Welt komplett aus dem Auge verloren

```
01  Proprio perché non ho gradito gli endorsement di Obama alle riforme
02  renziane ho sempre evitato di mettere bocca nelle campagne elettorali di
03  altri paesi. Si chiama rispetto. E il rispetto ci deve essere sempre, sia che
04  vinca tizio che caio. Piuttosto è stato irresponsabile l'atteggiamento di tutto
05  il governo e di tutto il PD durante le presidenziali USA. Si sono schierati
06  apertamente per la Clinton mettendo ora l'Italia in forte imbarazzo.
07  Adesso, dopo la vittoria di Trump, sono spaesati, non sanno come uscirne
08  tuttavia, non potendo ammettere il loro ennesimo fallimento, parlano di
09  "voto di rabbia" o, addirittura, di limiti del suffragio universale.
10  Costoro odiano i cittadini che scelgono. Costoro pensano che la democrazia
11  ci sia soltanto quando le scelte dei popoli coincidono con le loro …
12  altrimenti è, per l'appunto, "voto di rabbia". Questi soggetti sono
```

13 l'impersonificazione dell'arroganza e dell'incapacità di analisi del mondo.
14 Anche perché, "troppo concentrati ad aprire le ostriche" quel mondo reale
15 l'hanno completamente perso di vista. Per me gli USA come non erano la
16 migliore democrazia del mondo quando eleggevano Obama non sono la
17 peggiore oggi. Ora vedremo quel che accadrà. Io non lo so e "invidio" quelli
18 che fanno credere di sapere tutto prima ma poi sbagliano sempre tutto
19 dopo. Intanto finisca nel cestino il TTIP, il trattato di libero commercio
20 USA-UE tanto caro a banche d'affari e multinazionali e tanto pericoloso per
21 le nostre imprese. Quel che resta di questa giornata è il pressappochismo
22 e l'arroganza di analisti, commentatori, opinionisti e del governo Renzi,
23 anch'esso incapace di capire il paese reale.

[Dt. Übers.: Gerade weil mir Obamas Endorsement in Bezug auf Renzis Reformen nicht gefallen hat, habe ich es immer vermieden, meine Nase in die Wahlkämpfe anderer Länder hineinzustecken. Es heißt Respekt. Und der Respekt muss immer da sein, unabhängig davon, ob Hinz oder Kunz gewinnt. Ganz im Gegenteil war das Verhalten der ganzen Regierung und der ganzen Demokratischen Partei während der Präsidentschaftswahlen verantwortungslos. Sie haben sich offen auf Clintons Seite geschlagen und sie haben Italien dadurch stark in Verlegenheit gebracht. Jetzt, nach Trumps Wahlsieg sind sie verwirrt, sie wissen nicht, wie sie da wieder rauskommen. Allerdings, da sie ihren weiteren Misserfolg nicht akzeptieren, reden sie von „Wutwahl" oder sogar von den Grenzen des allgemeinen Wahlrechts. Diese hassen die Bürger, die wählen. Diese denken, dass es Demokratie nur gibt, wenn die Entscheidungen der Völker mit ihren eigenen Entscheidungen übereinstimmen. Sonst ist es eben „Wutwahl". Diese Subjekte sind die Personifikation der Arroganz und der analytischen Unfähigkeit. Auch weil sie „zu sehr beschäftigt waren, die Austern zu öffnen", haben sie diese reale Welt komplett aus den Augen verloren. So wie die USA für mich nicht die beste Demokratie der Welt waren, als sie Obama wählten, so sind sie nicht die schlechteste heute. Jetzt werden wir sehen, was passieren wird. Ich weiß es nicht, ob ich auf die neidisch bin, die vorher so tun, als ob sie alles wüssten, und die sich aber danach immer über alles irren. Stattdessen landet das TTIP im Mülleimer, das Transatlantische Freihandelsabkommen zwischen den USA und der EU, das den Geschäftsbanken und den Multinationalen so sehr am Herzen liegt und das für unsere Unternehmen so gefährlich ist. Was von diesem Tag bleibt, sind die Oberflächlichkeit und die Arroganz von Analysten, Kommentatoren, Meinungsbildnern und der Regierung Renzi, die ebenfalls unfähig ist, das reale Land zu begreifen.]

So wie im Fall des Textes von Pittella, besteht hier das Emotionspotenzial des Kommentars aus der Kombination zahlreicher expliziter und impliziter Emotionsmanifestationen. Auf lexikaler Ebene sind mehrere emotionsbezeichnende Wörter zu finden: die Substantive *rispetto* ‚Respekt' (Z. 03), *imbarazzo* ‚Verlegenheit' (Z. 06), *rabbia* ‚Wut' (Zz. 09 u. 12), *arroganza* ‚Arroganz' (Zz. 13 u. 22), die Verben *sono spaesati* ‚sie sind verwirrt' (Z. 07), *odiano* ‚sie hassen' (Z. 10), *invidio* ‚ich bin neidisch' (Z. 17) und das Adjektiv *irresponsabile* ‚verantwortungslos' (Z. 04). Es sind auch mehrere emotionsausdrückende Wörter wie z. B. *caro a* ‚beliebt bei' (Z. 20) und Intensiva wie z. B. *addirittura* ‚sogar' (Z. 09) vorhanden.

Für eine vollständige Analyse des Emotionspotenzials dieses Textes bedarf es jedoch einer satzübergreifenden Perspektive, die auch implizite Emotionsmanifestationen in Betracht zieht.

Folgende Tabelle fasst die in Text 5 herausgearbeiteten impliziten Emotionsmarker zusammen:

Tab. 68: Analytische Zusammenfassung der impliziten Emotionsmarker in Text 5

Implizite Emotionsmarker	Sprachliche Indikatoren	Vermittelte Emotionen	Polarität
Thematische Verschiebung	*Gerade weil mir Obamas Endorsement in Bezug auf Renzis Reformen nicht gefallen hat, habe ich es immer vermieden, meine Nase in die Wahlkämpfe anderer Länder hineinzustecken. Es heißt Respekt. Und der Respekt muss immer da sein, unabhängig davon, ob Hinz oder Kunz gewinnt*	Misstrauen, Missbilligung	–
E-Implikatur	(KI): Die von Renzi geführte Demokratische Partei (EI): HAT SICH SCHLECHT VERHALTEN, indem sie sich im Wahlkampf auf Clintons Seite geschlagen hat	Misstrauen, Missbilligung	–
E-Implikatur	(EI): ICH VERTRAUE (KI) der M5s, weil sie das amerikanische Wahlergebnis respektiert. (EI): ICH VERTRAUE der PD NICHT, (KI), weil sie das amerikanische Wahlergebnis nicht respektiert / ICH BIN auf die PD WÜTEND, weil sie das amerikanische Wahlergebnis nicht respektiert.	< Misstrauen, < Missbilligung, Respektlosigkeit	–
Wiederholung	– *Es heißt Respekt. Und der Respekt muss immer da sein, unabhängig davon, ob Hinz oder Kunz gewinnt* – *Ganz im Gegenteil ist das Verhalten der ganzen Regierung und der ganzen Demokratischen Partei*	< Misstrauen, < Missbilligung, Respektlosigkeit	–

(Forts.)

Tab. 68: *(Forts.)*

Implizite Emotionsmarker	Sprachliche Indikatoren	Vermittelte Emotionen	Polarität
Figurative Ausdrücke	– *Sie wissen nicht, wie sie da wieder rauskommen* – *Auch weil sie „zu sehr beschäftigt waren, die Austern zu öffnen", haben sie diese reale Welt komplett aus den Augen verloren*	– Misstrauen, Missbilligung – Gefühl der Ungerechtigkeit, Wut, Hass	–
Anapher	*diese, diese, diese Subjekte*	Misstrauen, Missbilligung	–
Dichotomische Referenzialisierung	(KI): Im Gegensatz zu der PD, (EI): DIE SCHLECHT IST, hat die Fünf-Sterne-Bewegung Kontakt mit der realen Welt.	Vertrauen, Zuverlässigkeit (der M5s gegenüber)	+
	(KI): Die Demokratische Partei denkt, dass die USA die beste Demokratie der Welt waren, als sie Obama wählten, und denkt, dass sie die schlechteste heute sind. (EI): So zu denken IST SCHLECHT.	Misstrauen, Missbilligung (der PD gegenüber)	–
	(KI): Die Mitglieder der PD (EI): SIND SCHLECHT, weil sie so tun, als ob sie alles wüssten, und sie sich aber danach immer über alles irren.		
Aufsteigende Enumeration	*Was von diesem Tag bleibt, sind die Oberflächlichkeit und die Arroganz von Analysten, Kommentatoren, Meinungsbildnern und der Regierung Renzi, die ebenfalls unfähig ist, das reale Land zu begreifen.*	Misstrauen, Missbilligung	–

6.5.1 Thematische Verschiebung

Der Emotionsmarker der thematischen Verschiebung wurde bereits in Abschnitt 6.2.1 erörtert. Im Gegensatz zum vorherigen Beispiel wird dieses Stilmittel aber benutzt, um negative Emotionen zu evozieren.

Obwohl Di Battistas (M5s) Kommentar im Anschluss an Trumps Wahlsieg erscheint und man daher eine Meinung zu diesem Ergebnis erwarten würde, handelt es sich in der Tat um eine scharfe Invektive gegen die Regierung Renzi. Der Produzent nutzt also ein externes Ereignis aus, um seine eigenen politischen Zwecke zu verfolgen. Vor allem ist er daran interessiert, den Präsidenten Renzi im Hinblick auf das kommende Verfassungsreferendum (vgl. Fn. 109) in Misskredit zu bringen.

Diese kommunikative Strategie wird in den ersten Zeilen (02–04) durch den Gebrauch einer Reihe von E-Implikaturen realisiert:

02 renziane ho sempre evitato di mettere bocca nelle campagne elettorali di
03 altri paesi.

[Dt. Übers.: […] ich habe es immer vermieden, meine Nase in die Wahlkämpfe anderer Länder hineinzustecken.]

Auf wörtlicher Ebene spricht der Politiker in erster Person über sich selbst, indem er behauptet, dass er *es immer vermieden hat* ‚ho sempre evitato' (Z. 02), seine *Nase in die Wahlkämpfe anderer Länder hineinzustecken* ‚di mettere bocca nelle campagne elettorali di altri paesi' (Zz. 02–03). In der Tat möchte aber Di Battista damit sagen, dass sich seine politischen Gegner, und zwar die Regierung Renzi (PD), hingegen in den amerikanischen Wahlkampf eingemischt haben. Es handelt sich um eine Implikatur, die stark emotiv geprägt ist, weil die Struktur impliziert, dass dieses Verhalten als stark negativ anzusehen ist.

(P): Ich habe es immer vermieden meine Nase in die Wahlkämpfe anderer Länder hineinzustecken.

(EI): (EP): ES IST SCHLECHT (P: die Nase in die Wahlkämpfe anderer Länder hineinzustecken).

(KI): Die von Renzi geführte Demokratische Partei hat sich schlecht verhalten, indem sie sich im Wahlkampf auf Clintons Seite geschlagen hat.

Die Strenge dieser Evaluierung wird in den folgenden Zeilen noch stärker zum Ausdruck gebracht:

03 Si chiama rispetto. E il rispetto ci deve essere sempre, sia che
04 vinca tizio che caio.

[Dt. Übers.: Es heißt Respekt. Und der Respekt muss immer da sein, unabhängig davon, ob Hinz oder Kunz gewinnt.]

Die in den Zeilen 03–04 enthaltene E-Implikatur wurde bereits ausführlich in Kapitel 5 erörtert (vgl. Bsp. 144). Es sei hier nur daran erinnert, dass das positiv emotionsbezeichnende Lexem *rispetto* ‚Respekt' (Z. 03) hier benutzt wird, um eine entgegengesetzte Emotion hervorzurufen: Das Verhalten der PD während des amerikanischen Wahlkampfs sei respektlos gewesen.

Der emotive Wert des Wortes *rispetto* ‚Respekt' (Z. 03) ist nicht nur von seiner Semantik geprägt, sondern auch von der Tatsache, dass es im

Rahmen einer Wiederholung erscheint. Abgesehen von ihrer kohäsiven Funktion (vgl. Schwarz-Friesel/Consten 2014: 76) dient die Wiederholung der Erzeugung einer gewissen Emphase.[237] Die negativen Emotionen des Misstrauens, der Missbilligung und der Respektlosigkeit der PD werden von dem Emotionsmarker der Wiederholung noch weiter intensiviert.

Im folgenden Beispiel dient die Wiederholung erneut dem Ausdruck derselben negativen Emotionen:

> 04 [...] Piuttosto è stato irresponsabile l'atteggiamento di tutto
> 05 il governo e di tutto il PD durante le presidenziali USA. Si sono schierati
> 06 apertamente per la Clinton mettendo ora l'Italia in forte imbarazzo.
>
> [Dt. Übers.: Ganz im Gegenteil ist das Verhalten der ganzen Regierung und der ganzen Demokratischen Partei während der Präsidentschaftswahlen verantwortungslos gewesen. Sie haben sich offen auf Clintons Seite geschlagen und sie haben Italien stark in Verlegenheit gebracht.]

Abgesehen von der Präsenz emotionsbezeichnender Lexeme wie *irresponsabile* ‚verantwortungslos' (Z. 04) und *imbarazzo* ‚Verlegenheit' (Z. 06) taucht wieder die emphatische Wiederholung des Wortes *tutto* ‚ganz' (Zz. 04; 05) auf.

Die scharfe Invektive gegen die Demokratische Partei, die bisher implizit erfolgte (Zz. 03–04), wird in den Zeilen 04–06 explizit zum Ausdruck gebracht: Im TWM bildet sich eine klare Dichotomie, wonach einerseits die von Renzi geleitete Demokratische Partei und andererseits die von Di Battista vertretene Fünf-Sterne-Bewegung vor allem durch emotive Aspekte dichotomisch referenzialisiert werden:

Tab. 69: Die im TWM von Text 5 repräsentierten politischen Parteien

	PD	M5s
Dichotomische Referenzialisietung	Respektloses, verantwortungsloses und peinliches Verhalten	Respektvolles Verhalten
Evaluierung	–	+

---

[237] Schon in der Antike wurde der intensivierende Wert der Wiederholung von mehreren Rhetorikern theoretisiert (vgl. Cicero, *Rhetorica ad Herennium*, V, 19–20; Quintilianus, *Institutio Oratoria*, IX).

Wie mehrmals erörtert hat diese dichotomische Referenzialisierung der betreffenden Parteien einen bestimmten kommunikativen Zweck. Auf diese Weise versucht der Produzent seine negativen Bewertungen über die Demokratische Partei auf die Leserschaft zu übertragen.

6.5.2 Figurative Ausdrücke

Skirls und Schwarz-Friesels Monografie zufolge, ist figurative Sprache folgendermaßen zu definieren:

> Einen sprachlichen Ausdruck nicht-wörtlich gebrauchen heißt ganz allgemein: Er wird in einer Weise verwendet, die nicht seiner im Sprachsystem festgelegten Bedeutung entspricht. (Skirl/Schwarz-Friesel ²2013a: 1)

Offensichtlich handelt es sich um eine sehr breite Definition, die mehrere sprachliche Stilfiguren umfasst. Diese gliedern sich in zahlreiche unterschiedliche Typologien, die bereits in der antiken Rhetorik ausführlich erörtert wurden.

Die Metapher ist zweifellos der wichtigste und am besten erforschte Aspekt der figurativen Ausdrücke. Wie schon die Etymologie[238] andeutet, versteht man darunter die Übertragung einer Bedeutung: „Ein Wort wird auf einen Gegenstand bezogen, den es im Normalfall nicht bezeichnet" (Skirl/Schwarz-Friesel ²2013: 4).

Aufgrund des Erfolgs der Generativen Grammatik (vgl. 2.1.1.5), wonach einem formal ausgerichteten Ansatz zufolge figurative Ausdrücke als von den syntaktischen Regeln abweichende und daher als Randphänomene zu betrachten sind, wurden diese in der Linguistik lange Zeit marginalisiert. Tatsächlich reicht ein rein formaler Ansatz nicht aus, um Sprache im übertragenen Sinn zu interpretieren. Das Verstehen figurativer Sprache per definitionem steht im Widerspruch zu dem ehemaligen Eckpfeiler der referenziellen Semantik, nämlich dem Kompositionalitätsprinzip. Nach diesem Frege'schen Ansatz kann die Bedeutung eines komplexen Ausdrucks aus der Summe der Bedeutungen seiner Einzelteile bestimmt werden. Ein solcher stark formal

---

[238] „'Metapher' [...] eine gelehrte Entlehnung von lat. metaphora, griech. metaphorá (μεταφορά) ‚Übertragung eines Wortes in eine uneigentliche Bedeutung, bildlicher Ausdruck', eigentlich ‚das Weg- und Anderswohintragen'; vgl. griech. phérein (φέρειν) ‚tragen'" („Metapher", Digitales Wörterbuch der deutschen Sprache, https://www.dwds.de/wb/Metapher 07.12.2024).

und logisch ausgerichteter Ansatz mag für mathematische Sprachen angemessen sein, für die Erklärung figurativer Ausdrücke jedoch bedarf es einer anderen Herangehensweise.

Obwohl formal ausgerichtete Ansätze dazu neigen, das Phänomen figurativer Ausdrücke als normabweichend und marginal zu betrachten, ist sowohl die Frequenz als auch die Vielfalt solcher Aussagen so erheblich, dass eine solche These nicht nachvollziehbar ist. Vielmehr ist die figurative Sprache ein integraler Bestandteil unseres Sprachsystems.

Der Aufschwung der kognitiven Linguistik, der in den 1980er-Jahren begann, förderte eine eingehende Untersuchung der figurativen Sprache. In diesem Zusammenhang ist die sogenannte „Conceptual Metaphor Theory" (CMT) von Lakoff und Johnson zu erwähnen, die von ihnen erstmals in der Monographie *Metaphors we live by* (1980) formuliert wurde. Die CMT basiert auf der Annahme, dass Metaphern konzeptuelle Phänomene sind, die die Art und Weise, wie wir denken und kategorisieren, entscheidend beeinflussen. Es ist zweifellos das Verdienst der CMT, das Thema der Metapher wieder in den Mittelpunkt der linguistischen Forschung gerückt zu haben. Allerdings weist diese Theorie, wie Schwarz-Friesel (2015b: 146) zu Recht betont, sowohl in theoretischer als auch in methodischer Hinsicht erhebliche Mängel auf (dazu auch: Baldauf 1997; Jäkel 2003; Skirl 2009). Insbesondere hat Schwarz-Friesel zwei grundlegende Schwächen des Konzepts der *conceptual metaphor* hervorgehoben: Erstens sind Metaphern sprachliche und keine konzeptuellen Phänomene, zweitens beziehen sich nicht nur Metaphern, sondern alle sprachlichen Konstruktionen auf konzeptuelle Repräsentationen. Darüber hinaus kann festgestellt werden, dass die CMT empiriearm ist, da die Beispiele meist ohne Kontext und Kommunikationszusammenhang analysiert werden. Aus den bisher erörterten Gründen wird als theoretischer Hintergrund dieser Analyse nicht die CMT, sondern der Ansatz der KKL herangezogen (vgl. 2.3.2). Dieser Theorie zufolge (vgl. Schwarz-Friesel 2015b: 146) sind Metaphern als semantische Phänomene anzusehen, die ein sehr hohes Inferenzpotenzial aufweisen:

> Konzept 1 und Konzept 2 reichen nicht immer aus, um den kommunikativen Sinn einer metaphorischen Äußerung zu erklären [...]. Zusätzliche kognitive Aktivität muss geleistet werden: Die satzsemantische Repräsentation wird konzeptuell elaboriert. Metaphernverstehen ist generell ein dynamischer Vorgang, der auf der kognitiven Konstruktivität des Rezipienten und seiner Inferenzfähigkeit beruht. (Schwarz-Friesel 2015b: 149)

Des Weiteren wird beim kognitiv geprägten Ansatz die Auffassung vertreten, dass Tropen nicht nur als Stilmittel eines Textes zu betrachten sind, sondern auch wichtige kommunikative Funktionen erfüllen:

> Wir dürfen Metaphern [...] keineswegs nur als stilistisch-rhetorische Mittel betrachten, sondern als Ausdrucksvarianten unserer Sprache, mit denen wir insbesondere das schwer-fassbare, schwer-beschreibbare unserer Gefühls- und Erlebenswelt konzeptuell greifbar machen und benennen, mit denen wir komplexe Sachverhalte komprimiert und mental-bildhaft wiedergeben. (Schwarz-Friesel ²2013a: 202)

Aus diesem Zitat geht hervor, dass Emotionen in Bezug auf den subjektiven Ausdruck figurativer Sprache eine äußerst wichtige Rolle spielen.[239] Die Metapher wird meist dafür verwendet, um schwer fassbare Konzepte durch direkte und konkrete Bilder auszudrücken. In diesem Zusammenhang ist der Aufsatz von Ortony interessant, in dem er die „inexpressibility hypothesis" aufstellt:

> There are objects, ideas, events and experiences which cannot be literally described in some or all of their minutest details than to suppose that there is nothing which could not be so described. On might say "whereof one cannot speak literally, thereof one should speak metaphorically". (Ortony 1975: 49)

Das Konzept des Unausdrückbaren ist eng mit dem Emotionsausdruck verbunden. Empirische Untersuchungen konnten zeigen, dass gerade subjektive und intime Erfahrungen bevorzugt in Denkfiguren formuliert werden, im Gegensatz zu alltäglichen und unbedeutenden Handlungen, die eher wörtlich beschrieben werden.[240]

Eine direkte Folge der starken Verknüpfung zwischen einem figurativen Ausdruck und dem Emotionsausdruck der Sprechenden ist Ortonys theoretisierte „vividness hypothesis". Dieser Hypothese zufolge, die auch empirisch nachgewiesen wurde – tauchen Tropen häufiger in der Beschreibung von besonders intensiven Emotionen im Gegensatz zu eher milden emotiven Zuständen auf:

> The strong emotive force of metaphors can also be accounted for by the vividness thesis. Because of a metaphor's greater proximity to perceived experience and consequently its greater vividness, the emotive as well as the sensory and cognitive aspects are more available, fort hey have been left intact in the transferred chunk. (Ortony 1975: 50)

---

[239] Zum Emotionspotenzial von Metaphern vgl. u. a. auch Tühne/Leonardi (2011).
[240] Vgl. Fussell/Moss (1998), Gibbs/Leggitt/Turner (2002).

Im Einklang mit der nach Ortony zitierten „vividness hypothesis" ist figurative Sprache von einer gewissen Intensität geprägt, die für den Emotionsausdruck besonders geeignet ist.

Das Emotionspotenzial figurativer Ausdrücke hängt also nicht von ihrer eventuellen emotiv geprägten semantischen Natur ab. Im Gegenteil wird hier die These aufgestellt, dass der Gebrauch figurativer Sprache selbst eine bedeutende Spur des emotiven Ausdrucks des sprechenden Subjekts ist. Metaphern können also als Indikatoren der emotiven Einstellung der Produzierenden und deren Bewertungen, Evaluierungen und Beurteilungen interpretiert werden.

In Zeile 07 beschreibt Di Battista den mutmaßlichen Gefühlzustand der Mitglieder der Demokratischen Partei nach Trumps Wahlsieg:

07 Adesso, dopo la vittoria di Trump, sono spaesati, non sanno come uscirne

[Dt. Übers.: Jetzt, nach Trumps Wahlsieg sind sie verwirrt, sie wissen nicht, wie sie da wieder rauskommen]

Dieser wird sowohl durch das emotionsbezeichnende Lexem *sono spaesati* ‚sie sind verwirrt' (Z. 07) als auch durch den indirekteren emotiv geprägten figurativen Ausdruck *non sanno come uscirne* ‚sie wissen nicht, wie sie da wieder rauskommen' (Z. 07) geäußert.

Das Emotionspotenzial dieses lexikalisierten[241] figurativen Ausdrucks liegt darin, dass er meistens in Bezug auf das Herauskommen aus gefährlichen bzw. schwierigen Situationen gebraucht wird.

---

[241] Für die Identifikation figurativer Ausdrücke ist es wichtig, die von Skirl/Schwarz-Friesel theoretische Unterscheidung zwischen lexikalisierten und neuen Metaphern zu berücksichtigen. Obwohl diese Differenzierung spezifisch für Metaphern konzipiert wurde, kann sie auf die figurative Sprache im Allgemeinen übertragen werden: „Metaphern lassen sich stets hinsichtlich ihrer Neuartigkeit bzw. Gebräuchlichkeit charakterisieren. Man kann zunächst zwischen lexikalisierten Metaphern und neuen Metaphern unterscheiden. Während neue Metaphern im Sprachgebrauch kreativ und innovativ ad hoc gebildet werden, gehören lexikalisierte Metaphern zur konventionellen Sprachverwendung und sind – der Terminus ‚lexikalisiert' besagt es – im Lexikon der Sprache bereits gespeichert […]" (^{2}2013: 28). Eine gute Nagelprobe um eine lexikalisierte Metapher von einer neuen zu erkennen, besteht darin, ihre Präsenz bzw. Absenz im Wörterbuch zu überprüfen. Um die lexikalisierte bzw. neue Natur der untersuchten Metaphern wurde als Bezugspunkt für das Deutsche die online Version des Wörterbuchs Duden (https://www.duden.de/, 07.12.2024) und für das Italienische die Online-Version des Wörterbuchs *Il nuovo De Mauro* (https://dizionario.internazionale.it/, 07.12.2024) verwendet.

In der folgenden Sequenz ist das Emotionspotenzial des Textes durch den Gebrauch einer Metapher verursacht:

14 Anche perché, "troppo concentrati ad aprire le ostriche" quel mondo reale
15 l'hanno completamente perso di vista. Per me gli USA come non erano la

[Dt. Übers.: Auch weil sie „zu sehr beschäftigt waren, die Austern zu öffnen", haben sie diese reale Welt komplett aus den Augen verloren.]

Auf impliziter Ebene wird gesagt, dass sich die Mitglieder der Demokratischen Partei nicht für die Interessen des Volkes einsetzen. Um diese Distanz zum Ausdruck zu bringen, werden die Politikerinnen und die Politiker der PD durch folgende kreative Metapher[242] referenzialisiert: *Auch weil sie „zu sehr beschäftigt waren, die Austern zu öffnen", haben sie diese reale Welt komplett aus den Augen verloren.* In De Mauros Wörterbuch ist dieser figurative Gebrauch des Lemmas *ostrica* ‚Auster' nicht vorhanden. Allerdings können die kommunikativen Intentionen des Produzenten sowohl aus dem Kontext als auch aus dem Kotext leicht inferiert werden. Die Auster ist eine sehr teure und wertvolle Speise und daher zum Symbol der Elite geworden. Obwohl Di Battistas Metapher im oben zitierten Wörterbuch nicht präsent ist, ist der Ausdruck *pasteggiare a ostriche e Champagne* ‚mit Austern und Champagner speisen', der ein besonders luxuriöses Mahl bezeichnet, vorhanden. Di Battistas Metapher basiert also auf nachweisbaren konzeptuellen Assoziationen und kann daher als kreative Metapher angesehen werden.

Di Battista möchte somit den mutmaßlichen Snobismus der PD und ihre Gleichgültigkeit dem Volk gegenüber hervorheben, um in der Leserschaft ein gewisses Gefühl der Ungerechtigkeit sowie intensive Emotionen wie Wut oder sogar Hass zu erregen.

6.5.3 Präsupposition

Der Emotionsmarker Präsupposition wurde bereits in Abschnitt 6.1.6 diskutiert. Im Gegensatz zum vorherigen Beispiel wird hier dieses Stilmittel jedoch dazu benutzt, um negative Emotionen hervorzurufen.

---

[242] „Neue Metaphern können weiterhin in zwei verschiedene Unterkategorien gegliedert werden: kreative und innovative Metaphern. Während kreative Metaphern bereits in lexikalisierten Metaphern auf nachweisbaren konzeptuellen Assoziationen basieren und diese weiter entwickeln, stützen sich innovative Metaphern auf nicht bekannte konzeptuelle Kombinationen." (Skirl/Schwarz-Friesel ²2013: 28).

Die Zeilen (08–09) sind ein gutes Beispiel dafür, dass allein explizite Emotionsmanifestationen oft für die Erschaffung eines beeindruckenden Emotionspotenzials nicht ausreichen.

08 [...] tuttavia, non potendo ammettere il loro ennesimo fallimento, parlano di
09 "voto di rabbia" o, addirittura, di limiti del suffragio universale.

[Dt. Übers.: Allerdings, da sie ihren weiteren Misserfolg nicht akzeptieren, reden sie von „Wutwahl" oder sogar von den Grenzen des allgemeinen Wahlrechts.]

Die Überzeugungskraft dieses Textabschnitts liegt nicht so sehr in der Präsenz des emotionsbezeichnenden Wortes *fallimento* ‚Misserfolg' (Z. 08) und auch nicht in seiner Intensivierung durch das Adjektiv *ennesimo* ‚weitere' (Z. 08). Vielmehr zeigt sich die emotive Kraft dieser Äußerung daran, dass diese Lexeme im Rahmen einer Präsupposition eingebettet sind.

Di Battista geht davon aus, dass es sich um einen *weiteren Misserfolg* ‚ennesimo fallimento' (Z. 08) der von Renzi geführten Demokratischen Partei handelt. Implizit ist also gemeint, dass diese schon öfter in der Vergangenheit die Unterstützung des Volkes verloren hatte. Es ist offensichtlich, dass eine solche Präsupposition von emotiven Aspekten geprägt ist: Nicht nur ist die Demokratische Partei als unpopulär und mehrmals verlierend konzeptualisiert, sondern es wird auch versucht, diese negative Evaluierung auf die Leserschaft zu transferieren. Wie bereits oben erwähnt (vgl. 6.1.6), geschieht dies mit besonderer Überzeugungskraft, weil im Vergleich zu einer Assertion die Präsupposition von der Leserschaft tendenziell seltener in Frage gestellt wird. Eine mögliche entsprechende Assertion, wie beispielsweise *die Demokratische Partei hat bisher immer nur verloren*, würde von den Rezipierenden mit größerer Skepsis betrachtet. Der Grund dafür ist folgender: Während in einer Assertion die Information im TWM als neu aktiviert wird, kann diese im Rahmen einer Präsupposition nur reaktiviert werden. Dies führt meistens zu einer passiven Zustimmung des vorausgesetzten Inhalts.

6.5.4 Anapher

Das Emotionspotenzial der Anapher wurde bereits in Bezug auf Berlusconis Text erörtert (vgl. 6.1.2). Im Gegensatz zum vorherigen

Beispiel wird hier dieses Stilmittel benutzt, um negative Emotionen hervorzurufen.

In den folgenden Zeilen wird die Demokratische Partei durch eine Reihe negativ evaluierender Anaphern gekennzeichnet.

10 Costoro odiano i cittadini che scelgono. Costoro pensano che la democrazia
11 ci sia soltanto quando le scelte dei popoli coincidono con le loro ...
12 altrimenti è, per l'appunto, "voto di rabbia". Questi soggetti sono
13 l'impersonificazione dell'arroganza e dell'incapacità di analisi del mondo.

[Dt. Übers.: Diese hassen die Bürger, die wählen. Diese denken, dass es Demokratie nur gibt, wenn die Entscheidungen der Völker mit ihren eigenen Entscheidungen übereinstimmen. Sonst ist es eben eine „Wutwahl". Diese Subjekte sind die Personifikation der Arroganz und der analytischen Unfähigkeit.]

Die Anaphern *costoro* ‚diese' (Z. 10) und *questi soggetti* ‚diese Subjekte' (Z. 12) beziehen sich auf das weit entfernte Antezedens *tutto il governo e tutto il PD* ‚die ganze Regierung und die ganze Demokratische Partei' (Zz. 04–05). Obwohl die Demonstrativpronomen *costoro* und *questi* nicht auf Emotionen referieren, scheint es, dass sie an diesen Textstellen eine gewisse negative Evaluierung äußern. Wie in Kapitel 4 erklärt (vgl. 4.3.2.7) bringen Pronomen als Deiktika den Aussichtspunkt und die Perspektive der Produzierenden zum Ausdruck und folglich, in gewissem Maße, ihre subjektive Evaluierung der Realität. Der wiederholte Gebrauch des Demonstrativpronomens *costoro* und *questi* hat die emotive Funktion, einen klaren Abstand zu den betreffenden Referenten zu signalisieren. Durch den bereits erörterten kognitiven Prozess der Aktivierung, De-Aktivierung und Re-Aktivierung ist die Leserschaft in der Lage, die Anapher zu erkennen. Somit werden die von den Deiktika vermittelten negativen Emotionen auf das Antezedens *die ganze Regierung und die ganze Demokratische Partei* transferiert.

Die Anerkennung der betreffenden Anapher führt die Leserschaft dazu, der Regierung Renzi und der ganzen Demokratischen Partei negative Eigenschaften zuzuschreiben. Auf diese Weise verstärkt sich die Dichotomie der im Text von Di Battista repräsentierten Parteien: einerseits die negativ evaluierte Demokratische Partei, andererseits die positiv bewertete Fünf-Sterne-Bewegung.

6.5.5 Dichotomische Referenzialisierung

In dem vorliegenden Text ist die Dichotomie zwischen der PD und der M5s so strikt gestaltet, dass sich hinter jeder kritischen Assertion über die PD in der Tat ein positiver Inhalt über die M5s verbirgt und umgekehrt. Dies erfolgt implizit durch die Konstruktion einer Reihe von E-Implikaturen.

Abgesehen von der negativen Evaluierung der PD, die anhand der oben erörterten kreativen Metapher zum Ausdruck gebracht wird (vgl. 6.5.2), drückt folgende Äußerung auch eine positive Evaluierung in Bezug auf die M5s aus. Diese erfolgt implizit durch die Erschaffung einer E-Implikatur:

> 14 [...] Anche perché, "troppo concentrati ad aprire le ostriche" quel mondo reale
> 15 l'hanno completamente perso di vista.
>
> [Dt. Übers.: Auch weil sie „zu sehr beschäftigt waren, die Austern zu öffnen", haben sie diese reale Welt komplett aus den Augen verloren.]

Die PD wird kritisiert, um in der Tat die M5s zu loben. Seit Beginn ihres politischen Einstiegs setzte Letztere eine scharfe antielitäre und volksfreundliche Rhetorik in den Mittelpunkt:

> **(P):** Die Demokratische Partei hat die reale Welt komplett aus den Augen verloren, weil sie zu sehr beschäftigt war, die Austern zu öffnen.
>
> **(EI):** (EP): ES IST SCHLECHT (P: dass die Demokratische Partei die reale Welt komplett aus den Augen verloren hat)
>
> **(KI):** Im Gegensatz zu der Demokratischen Partei hat die Fünf-Sterne-Bewegung Kontakt zu der realen Welt.

In den folgenden Zeilen geht es diesmal um die M5s, jedoch kann eine E-Implikatur in Bezug auf die PD gezogen werden:

> 15 [...] Per me gli USA come non erano la
> 16 migliore democrazia del mondo quando eleggevano Obama non sono la
> 17 peggiore oggi. Ora vedremo quel che accadrà.
>
> [Dt. Übers.: So wie die USA für mich nicht die beste Demokratie der Welt waren, als sie Obama wählten, so sind sie nicht die schlechteste heute. Jetzt werden wir sehen, was passieren wird.]

Di Battista scheint keine genaue Meinung über das amerikanische Wahlergebnis zu haben und ist dahingehend ziemlich vage: *Jetzt werden wir sehen, was passieren wird* ‚ora vedremo quel che accadrà' (Z. 17). Dies verstärkt die oben aufgestellte These, dass dieser Text in der Tat kein Kommentar zu Trumps Wahlsieg ist, sondern eher eine scharfe Invektive gegen die Regierung Renzi. Wörtlich evaluiert Di Battista in den vorherigen Zeilen (*So wie die USA für mich nicht die beste Demokratie der Welt waren als sie Obama wählten, so sind sie nicht die schlechteste heute.*) die Politik der Vereinigten Staaten. Die E-Implikatur, die hinter dieser Äußerung steht, suggeriert aber der Leserschaft, dass er in der Tat über Renzis Meinung hinsichtlich der amerikanischen Politik spricht. Es wird auf die Nähe des ehemaligen italienischen Präsidenten zu Obama angespielt und auf die scharfe Missbilligung der ganzen italienischen (Mitte)-links Parteien gegenüber Trumps eindeutig fremdenfeindlicher und sexistischer Wahlkampagne:

> (P): So wie die USA für mich nicht die beste Demokratie der Welt waren, als sie Obama wählten, so sind sie nicht die schlechteste heute.
>
> (EI): (EP): ES IST SCHLECHT zu denken (P: dass die USA die beste Demokratie der Welt waren, als sie Obama wählten, und dass sie die schlechteste heute sind)
>
> (KI): Die Demokratische Partei denkt, dass die USA die beste Demokratie der Welt waren, als sie Obama wählten, und denkt, dass sie die schlechteste heute sind.

Der evaluative Aspekt der Implikatur liegt erneut in einer Kritik an der PD: Das amerikanische Volk hat demokratisch gewählt und Trumps Missbilligung vonseiten der PD ist also als ein snobistisches Vorurteil anzusehen.

Dieselbe Strategie wird in den folgenden Zeilen verfolgt:

> 17 [...] Io non lo so e "invidio" quelli
> 18 che fanno credere di sapere tutto prima ma poi sbagliano sempre tutto
> 19 dopo.
>
> [Dt. Übers: Ich weiß es nicht, ob ich auf die neidisch bin, die vorher so tun, als ob sie alles wüssten, und die sich aber danach immer über alles irren.]

Di Battista tut so, als ob er über sich selbst sprechen würde, er kritisiert jedoch das Verhalten der PD, die *vorher so tun, als ob sie alles wüssten, und die sich aber danach immer über alles irren*:

(P): Ich weiß es nicht, ob ich auf die neidisch bin, die vorher so tun, als ob sie alles wüssten, und die sich aber danach immer über alles irren.

(EI): (P: Die vorher so tun, als ob sie alles wüssten, und die sich aber danach immer über alles irren (EP): SIND SCHLECHT),

(KI): Die Mitglieder der PD tun so, als ob sie alles wüssten, und irren sich aber danach immer über alles.

Durch diese E-Implikatur werden die Mitglieder der PD auf emotive Weise durch Arroganz, Stolz und Hochmut gekennzeichnet. Offensichtlich verfolgt diese kommunikative Strategie das Ziel, die PD zu diskreditieren.

Die Opposition zwischen der von der PD unterstützten Elite und dem von der M5s verteidigten Volk wird in folgender Sequenz durch die Kombination impliziter und expliziter Emotionsmarker zum Ausdruck gebracht:

19 Intanto finisca nel cestino il TTIP, il trattato di libero commercio
20 USA-UE tanto caro a banche d'affari e multinazionali e tanto pericoloso per
21 le nostre imprese.

[Dt. Übers.: Stattdessen landet das TTIP im Mülleimer, das Transatlantische Freihandelsabkommen zwischen den USA und der EU, das den Geschäftsbanken und den Multinationalen so sehr am Herzen liegt und das für unsere Unternehmen so gefährlich ist.

Das TTIP (*Transatlantic Trade and Investment Partnership*, dt. Transatlantische Freihandelsabkommen) soll *in den Mülleimer geworfen werden* ‚finisca nel cestino' (Z. 19). Es wird explizit als *gefährlich* ‚pericoloso' (Z. 20) für die nationalen Interessen des Volkes (*per le nostre imprese*, Z. 21) und als besonders günstig für die Symbole der Kaste (*Geschäftsbanken und multinationalen Unternehmen* ‚banche d'affari e multinazionali' (Z. 20)) referenzialisiert. Was implizit in der Äußerung mitschwingt, ist erneut eine scharfe Kritik an Renzis Regierung, da das TTIP von ihm gefördert wurde. Hinter den betreffenden Zeilen verbirgt sich also eine E-Implikatur, auf die sich folgende K-Implikatur stützt:

(P): Stattdessen landet das TTIP im Mülleimer, das Transatlantische Freihandelsabkommen zwischen den USA und der EU, das den Geschäftsbanken und den Multinationalen so sehr am Herzen liegt und das für unsere Unternehmen so gefährlich ist.

(EI): (P: Das TTIP, das bei den Geschäftsbanken und bei den multinationalen Unternehmen so beliebt ist und das so gefährlich für unsere Unternehmen ist, (EP): IST SCHLECHT).

(KI): Die Regierung Renzi, die das TTIP gefördert hat, vertritt die Interessen der multinationalen Unternehmen und nicht die unserer Unternehmen.

6.5.6 Aufsteigende Enumeration

Der Emotionsmarker der aufsteigenden Enumeration besteht aus einer Kombination der bereits erörterten Stilfiguren der Enumeration und der aufsteigenden Klimax. Es handelt sich also um eine Aufzählung, die sich am Ende in einen Höhepunkt auslöst. Ihre Glieder sind vom Schwächeren zum Stärkeren geordnet.

Im folgenden Beispiel werden alle negativen Bewertungen, die bisher sowohl auf explizite als auch auf implizite Weise der PD zugeschrieben wurden, noch einmal anhand einer aufsteigenden Enumeration zusammengefasst:

21 Quel che resta di questa giornata è il pressappochismo
22 e l'arroganza di analisti, commentatori, opinionisti e del governo Renzi,
23 anch'esso incapace di capire il paese reale.

[Dt. Übers.: Was von diesem Tag bleibt, sind die Oberflächlichkeit und die Arroganz von Analysten, Kommentatoren, Meinungsbildnern und der Regierung Renzi, die ebenfalls unfähig ist, das reale Land zu begreifen.]

Zur Erschaffung des Emotionspotenzials des obigen Abschnitts kooperieren erneut sowohl explizite als auch implizite Elemente. Erstens lässt sich sagen, dass das negativ bewertende Lexem *pressappochismo* ‚Oberflächlichkeit' (Z. 21) und das emotionsbezeichnende Lexem *arroganza* ‚Arroganz' (Z. 22) in einen Sperrsatz eingebettet sind (vgl. 4.1.3). Diese syntaktische Struktur hat die Funktion, eine gewisse Spannung bei der Leserschaft zu erzeugen, da die neue Information, das Rhema, verzögert wird. Den Begriffen *pressappochismo* (Z. 21) und *arroganza* (Z. 22), die den informativen Fokus des Satzes tragen, ist ein w-Relativsatz vorangestellt (vgl. Altmann/Hofmann 2004: 141 ff.). Diese expliziten lexikalischen und syntaktischen Emotionsmanifestationen werden mit der eher indirekten E-Implikatur, die sich hinter der folgenden Enumeration verbirgt, kombiniert. Die negative Evaluierung betrifft eine Reihe von Personen, die alle zur selben Kategorie der volksfeindlichen Elite gehören. Es handelt sich um *Analysten, Kommentatoren, Meinungsbildner und um die Regierung Renzi* ‚analisti, commentatori, opinionisti e del governo Renzi' (Z. 22), die das prinzipielle Ziel von Di Battistas Invektive darstellt. Diese These ist dadurch bestätigt, dass die Phrase *del governo Renzi* ‚Renzis Regierung' (Z. 22) als letztes Glied erscheint. Es handelt sich um eine bevorzugte Position, die die aufsteigende Klimax der betreffenden Stilfigur auflöst und auf die sich die Aufmerksamkeit der Leserschaft am meisten konzentriert.

6.6 Text 6 [DB09.08]: Kehren Sie doch mal vor Ihrer eigenen Tür

```
01  … da ist ein Mensch demokratisch gewählt worden – dann kommt dieser
02  Riexinger – von dem ich bisher hier selten etwas „gutes" – etwas positives
03  gelesen habe – und der hat dann auch noch öffentlich Vorurteile… Ich
04  weiß nicht was schlimmer oder schlechter ist – neu gewählt worden zu sein –
05  oder ein Mensch zu sein, der ständig Vorurteile hat und aus der
06  „Kugel" denkt lesen zu können, was die Zukunft bringt (ich sage damit
07  nicht, dass dieser Wahlkampf positiv war – im Gegenteil – ekelhaft –
08  doch jeder Mensch hat eine Chance und was können Sie Herr Riexinger
09  vorweisen, „gutes" für die Deutschen gemacht zu haben, außer Gelaber…).
10  Andere zu „beschimpfen", schlecht zu machen ist die Kunst von Menschen,
11  die sich derzeit irgendwo in der deutschen Politik herum tummeln – anstele
12  dass sie selbst etwas in die Hand nehmen und vorweisen können…
13  Kehren Sie doch mal vor Ihrer eigenen Tür,… Vielleicht schafft der ja,
14  was Sie bisher nicht geschafft haben, dass die Schere Arm und Reich
15  nicht noch weiter auseinander klafft, sondern im Gegenteil, „umverteilt"
16  wird… Wir haben ja bald ebenso einen Wahlkampf und ich kann nur
17  hoffen, dass die Deutschen endlich aufwachen und den „etablierten"
18  „unternehmerfreundlichen" Parteien endlich zeigt, was sie wollen und
19  was auf jeden Fall nicht… Ein Vorteil für alle wäre – wenn die Parteien
20  miteinander arbeiten würden anstele ständig gegen einander – suchen,
21  was hat der andere falsch oder schlecht gemacht, anstele von jedem das
22  „beste" nehmen und gemeinsam für das Land, für Europa und die Welt
23  einsetzen…
```

In diesem Kommentar reagiert ein Facebook-User auf Riexingers (Die Linke) Post. Auf lexikalischer Ebene lässt sich sagen, dass viele bewertende Wörter vorhanden sind. Diesbezüglich seien die Adjektive *gut* (Zz. 02 u. 09), *positiv* (Zz. 02 u. 07), *ekelhaft* (Z. 07), *schlecht* (Zz. 10 u. 21), die Komparative *schlimmer* (Z. 04), *schlechter* (Z. 04), der Superlativ *beste* (Z. 22) zitiert. Des Weiteren sind auch das emotive Verb *hoffen* (Z. 17) und die Intensitätsmarker *ständig* (Zz. 05 u. 20) und *endlich* (Zz. 17; 18) präsent. Allerdings scheint das Emotionspotenzial dieser emotionsausdrückenden Wörter viel mehr auf satzübergreifender Ebene hervorzugehen, wobei sowohl explizite als auch implizite Emotionsmanifestationen kooperieren.

Die impliziten Emotionsmarker, die im vorliegenden Abschnitt im Vordergrund stehen, werden anhand folgender Tabelle zusammengefasst:

Tab. 70: Analytische Zusammenfassung der impliziten Emotionsmarker in Text 6

Implizite Emotionsmarker	Sprachliche Indikatoren	Ausgedrückte/ Evozierte Emotionen	Polarität
Dichotomische Referenzialisierung	... da ist ein Mensch demokratisch gewählt worden – dann kommt dieser Riexinger – von dem ich bisher hier selten etwas „gutes" – etwas positives gelesen habe – und der hat dann auch noch öffentlich Vorurteile...	Vertrauen (Trump gegenüber) Misstrauen, Wut (Riexinger gegenüber)	+/–
Figurativer Ausdruck	– ein Mensch, der aus der „Kugel" denkt lesen zu können – etwas in die Hand nehmen – Vielleicht schafft der ja, was Sie bisher nicht geschafft haben, dass die Schere Arm und Reich nicht noch weiter auseinander klafft	Verspottung < Misstrauen < Misstrauen	–
Ironie	Ich weiß nicht was schlimmer oder schlechter ist – neu gewählt worden zu sein – oder ein Mensch zu sein, der ständig Vorurteile hat und aus der „Kugel" denkt lesen zu können, was die Zukunft bringt	Wut, Empörung, Hass	–
Anapher	Antezedens: *Riexinger* Anapher: *ein Mensch zu sein, der ständig Vorurteile hat und aus der „Kugel" denkt lesen zu können, was die Zukunft bringt*	Wut, Empörung, Hass	–
Konnotation	*Gelaber* *Herumtummeln*	Missachtung, Respektlosigkeit	–

(Forts.)

Tab. 70: *(Forts.)*

Implizite Emotionsmarker	Sprachliche Indikatoren	Ausgedrückte/ Evozierte Emotionen	Polarität
Thematische Verschiebung	Wir haben ja bald ebenso einen Wahlkampf und ich kann nur hoffen, dass die Deutschen endlich aufwachen und den „etablierten" „unternehmerfreundlichen" Parteien endlich zeigt, was sie wollen und was auf jeden Fall nicht...	Euphorie, Hoffnung	+

6.6.1 Dichotomische Referenzialisierung

Im Incipit des Textes taucht die schon definierte dichotomische Referenzialisierung (vgl. 6.2.2; 6.4.2; 6.5.5) auf:

```
01   ... da ist ein Mensch demokratisch gewählt worden – dann kommt dieser
02   Riexinger – von dem ich bisher hier selten etwas „gutes" – etwas positives
03   gelesen habe – und der hat dann auch noch öffentlich Vorurteile... Ich
04   weiß nicht was schlimmer oder schlechter ist – neu gewählt worden zu sein
05   – oder ein Mensch zu sein, der ständig Vorurteile hat und aus der
06   „Kugel" denkt lesen zu können, was die Zukunft bringt
```

Einerseits wird Riexinger (die Linke) als ein Politiker dargestellt, von dem der Produzent *bisher selten etwas „gutes" – etwas positives gelesen hat* (Zz, 02–03), andererseits wird dieser stark negativ bewerteten Figur Präsident Trump, der *demokratisch gewählt worden* ist (Z. 01), entgegengesetzt. Im TWM entsteht also eine Opposition zwischen Trump und Riexinger. Die Evaluation der betreffenden Politiker scheint nicht so sehr im Gebrauch bewertender Lexeme zu liegen, sondern eher in der Wahl des Pronomens. Wie schon in Text 5 betrachtet (vgl. Text 5, Z. 10), hat hier das Demonstrativpronomen *dieser* (Z. 01) eine abwertende Funktion. Somit will der Produzent eine starke Distanz Riexinger gegenüber zum Ausdruck bringen sowie Misstrauen und Missachtung.

Die These zum emotiven Wert des Demonstrativpronomens *dieser* (Z. 01) ist auch durch die Präsenz der darauffolgenden Anapher bestätigt. Die stark negativ evaluierende Sequenz *ein Mensch zu sein, der ständig Vorurteile hat und aus der „Kugel" denkt lesen zu können, was die Zukunft bringt* (Zz. 05–06), bezieht sich auf das Antezedens *dieser Riexinger* (Zz. 01–02), das somit im TWM reaktiviert wird. Es handelt sich um eine besonders subtile überzeugungskräftige

Strategie, da es dem Produzenten auf diese Weise gelingt, seine eigenen negativen Bewertungen von der Leserschaft inferieren zu lassen. Um den Text verstehen zu können bzw. um die Anapher zu erkennen, muss die Leserschaft den Referenten *Riexinger* mit dieser stark negativ evaluierenden Anapher assoziieren.

6.6.2 Figurative Ausdrücke

Die emotionsausdrückende Funktion figurativer Ausdrücke wurde bereits im vorherigen Anschnitt besprochen (vgl. 6.5.2). In den folgenden Beispielen dienen aber diese Stilfiguren zur Erregung unterschiedlicher Emotionen:

03 [...] Ich
04 weiß nicht was schlimmer oder schlechter ist – neu gewählt worden zu sein –
05 oder ein Mensch zu sein, der ständig Vorurteile hat und aus der
06 „Kugel" denkt lesen zu können, was die Zukunft bringt

Hinter dem figurativen Ausdruck, wonach der Produzent behauptet, dass Riexinger *aus der Kugel* (Zz. 05–06) die Zukunft lesen könne, verbirgt sich eine gewisse Ironie. Es handelt sich um einen lexikalisierten figurativen Ausdruck, dessen figurativen Sinn im Wörterbuch dokumentiert ist[243] und der die spezifische Funktion aufweist, den betreffenden Politiker auf eine lächerliche und groteske Weise darzustellen. Somit wird also eine gewisse Verspottung Riexinger gegenüber geäußert.

Des Weiteren taucht in dem obigen Beispiel auch die bereits mehrmals thematisierte Figur der Ironie auf. Wörtlich wird gesagt, dass der Produzent nicht weiß, ob der eine oder der andere schlechter sei. In der Tat möchte er sich aber auf die Seite des amerikanischen Präsidenten schlagen. Einerseits wird wiederholt auf Trumps Popularität hingewiesen (vgl. Z. 04), andererseits wird Riexinger stark negativ evaluiert. Dies geschieht durch die Kombination von expliziten und impliziten Mitteln wie der bereits erwähnten Ironie und der Präsenz emotionsausdrückender Wörter (vgl. *Vorurteile*, Z. 05; *ständig*, Z. 05).

Auch in der folgenden Sequenz ist das Emotionspotenzial des Textes durch die Zusammenarbeit von expliziten und impliziten Emotionsmarker verursacht:

---

[243] Vgl. das Lemma *Kristallkugel* in Duden-Online.

10   Andere zu „beschimpfen", schlecht zu machen ist die Kunst von Menschen,
11   die sich derzeit irgendwo in der deutschen Politik herum tummeln – anstelle
12   dass sie selbst etwas in die Hand nehmen und vorweisen können...
13   Kehren Sie doch mal vor Ihrer eigenen Tür,... Vielleicht schafft der ja,
14   was Sie bisher nicht geschafft haben, dass die Schere Arm und Reich
15   nicht noch weiter auseinander klafft, sondern im Gegenteil, „umverteilt"
16   wird...

Durch den Exklamativsatz *Kehren Sie doch mal vor Ihrer eigenen Tür* (Z. 13) werden erneut negative Evaluierungen in Bezug auf Riexinger zum Ausdruck gebracht. Abgesehen von der bereits innewohnenden emotiven Eigenschaft dieser syntaktischen Typologie (vgl. Fries 1988: 195) dient dieser lexikalisierte Ausdruck,[244] in dem Riexinger dazu aufgefordert wird, sich um seine eigenen Angelegenheiten zu kümmern, dem Ausdruck einer gewissen Expressivität. Wie im vorherigen Abschnitt bereits erörtert (vgl. 6.5.2), werden Metaphern meist zur Formulierung subjektiver und in der Regel emotiv geprägter Erfahrungen bzw. Evaluierungen genutzt (vgl. Ortony 1975).

Auch die lexikalisierten Ausdrücke *anstelle dass sie selbst etwas in die Hand nehmen* (Zz. 11–12)[245] und *Vielleicht schafft der ja, was Sie bisher nicht geschafft haben, dass die Schere Arm und Reich nicht noch weiter auseinander klafft*[246] (Zz. 13–15), enthalten ein gewisses Emotionspotenzial. Mit der ersten Metapher kritisiert der Produzent die Politikerinnen und die Politiker, die sich Trump widersetzen, ohne sich selbst um die Probleme der Gesellschaft zu kümmern. Erneut dient der Gebrauch dieser Figur zur Intensivierung der geäußerten negativen Evaluierung. Jedoch wird die zweite Metapher dafür verwendet, ein schwer fassbares Konzept anhand eines direkten, konkreten und somit überzeugungsvolleren Bildes zum Ausdruck zu bringen (vgl. Ortony 1975). Die *Schere* stellt die Diskrepanz zwischen zwei Faktoren, die sich ungünstig entwickelt haben, dar: einerseits der Armut und andererseits dem Reichtum.

---

[244] Vgl. das Lemma *Tür* in Duden-Online.
[245] Vgl. das Lemma *Hand* in Duden-Online.
[246] Vgl. das Lemma *Schere* in Duden-Online.

6.6.3 Konnotation

Abgesehen von den bereits besprochenen bewertenden Wörtern ergibt sich das Emotionspotenzial des Textes auch durch die semantische Konnotation (vgl. 6.2.3) der benutzten Lexeme.

Der Produzent schreibt Trumps politischen Gegnern, insbesondere den Grünen, eine Reihe negativer Evaluierungen zu. Diese würden nichts anderes machen *außer Gelaber* (Z. 09) und würden sich ständig *in der deutschen Politik herum tummeln* (Z. 11). Das Emotionspotenzial dieser Bewertungen liegt in der negativen Konnotation, die diese Lexeme prägt. Das Wort *Gelaber* bezeichnet ein „seichtes Gerede" bzw. ein „törichtes Geschwätz"[247] und steht im Gegensatz zu dem eher neutralen Lexem *Gespräch*. In ähnlicher Weise ist das Verb *herumtummeln* negativ konnotiert, indem es das Aufhalten an einem bestimmten Ort nur zum Vergnügen und ohne präzises Ziel bezeichnet.

6.6.4 Thematische Verschiebung

Im zweiten Teil des Textes wird die bereits mehrfach angeführte Strategie der thematischen Verschiebung verfolgt (vgl. 6.2.1; 6.5.1). Der externe Sachverhalt von Trumps Wahlsieg wird ausgenutzt, um die eigene Meinung zur internen deutschen Politik zu äußern.

```
15  „umverteilt"
16  wird… Wir haben ja bald ebenso einen Wahlkampf und ich kann nur
17  hoffen, dass die Deutschen endlich aufwachen und den „etablierten"
18  „unternehmerfreundlichen" Parteien endlich zeigt, was sie wollen und
19  was auf jeden Fall nicht…
```

In den Zeilen 15–19 weist der Produzent explizit auf den baldigen deutschen Wahlkampf hin und wünscht sich *endlich* (Z. 17) die Niederlage *der „etablierten" „unternehmerfreundlichen" Parteien* (Zz. 17–18). Es handelt sich um die Wahl zum 19. Deutschen Bundestag, die am 24. September 2017 stattfand. Trotz großer Verluste wurde die Große Koalition erneut die stärkste Fraktion.[248] Erneut wird also die Realität durch die subjektive Perspektivierung bzw. Evaluierung des Produzenten repräsentiert. Wie die Wahlergebnisse zeigen,

---

[247] Vgl. das Lexem *Gelaber* in Duden-Online.
[248] Ausführlich über die Wahlergebnisse der Bundeswahlen 2017 (vgl. https://bundeswahlleiter.de/bundestagswahlen/2017/ergebnisse.html (07.12.2024)).

entspricht die Meinung des Produzenten offensichtlich nicht der von allen Deutschen (Z. 17). Durch diese thematische Verschiebung wird dennoch eine gewisse Hoffnung in Bezug auf einen zukünftigen grandiosen Erfolg der AfD in Deutschland ausgedrückt.

6.7 Text 7 [IB03.09]: Sie sind über die Demokratie, die sich seit länger als ein Jahrhundert durch die Wahl manifestiert erstaunt

01 Cara Presidentessa, a mio modesto parere lei è meravigliata della
02 democrazia in generale che da più di un secolo si esprime attraverso il voto.
03 Le dico ciò con tutto il rammarico per esser comandato in modo
04 autoritario da un governo che non mi appartiene ed alla quale non mi è
05 stato nemmeno permesso di votare democraticamente contro.
06 Mi auguro che a dicembre gli italiani votino contro la vostra proposta e
07 che voi dimostriate coraggio, dignità e rispetto nei confronti dei vostri
08 concittadini abbandonando le cariche che ingiustamente occupate.

[Dt. Übers.: Liebe Präsidentin, nach meiner bescheidenen Meinung sind Sie im Allgemeinen über die Demokratie, die sich seit mehr als einem Jahrhundert durch die Wahl manifesiert, erstaunt. Das sag ich mit großem Bedauern, da ich von einer Regierung autoritär regiert werde, die mir nicht gehört und gegen die ich nicht einmal demokratisch wählen konnte. Ich hoffe, dass die Italiener im Dezember gegen euren Vorschlag wählen werden und dass ihr Mut, Würde und Respekt euren Mitbürgern gegenüber zeigt, und dass ihr die von euch zu Unrecht besetzten Ämter aufgebt.]

Es handelt sich hier um eine Invektive gegen die Präsidentin der Abgeordnetenkammer Boldrini, die als antidemokratisch repräsentiert wird. Diese negative Evaluierung erfolgt durch die Kooperation expliziter und impliziter Emotionsmanifestationen. Was die direkte Ebene angeht, lassen sich die emotionsbezeichnenden Substantive *rammarico* ‚Bedauern' (Z. 03), *coraggio* ‚Mut' (Z. 07), *dignità* ‚Würde' (Z. 07), *rispetto* ‚Respekt' (Z. 07) und das Verb *meravigliata* ‚erstaunt' (Z. 01) zitieren. Auf einer emotionsausdrückenden Ebene sollen die Intensitätsmarker *tutto* ‚voll' (Z. 03) und *nemmeno* ‚nicht einmal' (Z. 05) und das bewertende Adverb *ingiustamente* ‚zu Unrecht' (Z. 08) erwähnt werden.

Wie bereits öfter betrachtet, ist aber das Emotionspotenzial dieses Textes ohne die Berücksichtigung impliziter Marker, die im Folgenden schematisiert sind, nicht befriedigend nachvollziehbar.

Tab. 71: Analytische Zusammenfassung der impliziten Emotionsmarker in Text 7

Implizite Emotionsmarker	Sprachliche Indikatoren	Vermittelte Emotionen	Polarität
Ironie	(KI): Boldrini (EI): IST EINE SCHLECHTE POLITIKERIN, weil sie sich über Trumps Wahlsieg wundert. Das bedeutet nämlich, dass sie den Willen des Volkes nicht respektiert.	Empörung, Wut, Hass	–
Perspektivierende Referenzialisierung	Das sag ich mit großem Bedauern, da ich da ich von einer Regierung autoritär regiert werde, die mir nicht gehört und gegen die ich nicht einmal demokratisch wählen konnte.	Empörung, Wut, Hass	–
Fokussierung	Das sag ich mit großem Bedauern, da ich da ich von einer Regierung autoritär regiert werde, die mir nicht gehört und gegen die ich nicht einmal demokratisch wählen konnte.	< Empörung, < Wut, < Hass	–
Thematische Verschiebung	Ich hoffe, dass im Dezember die Italiener gegen euren Vorschlag wählen werden.	Euphorie, Hoffnung	+
E-Implikatur	(EI): ICH BIN SKEPTISCH darüber, (KI): dass ihr Mut, Würde und Respekt euren Mitbürgern gegenüber zeigt und dass ihr die von euch zu Unrecht besetzten Ämter aufgebt.	Empörung, Respektlosigkeit	–

6.7.1 Ironie

Aus dem Incipit des Kommentars geht hervor, dass die emotive Intensität der Äußerung nicht so sehr der Präsenz der oben erwähnten expliziten Lexeme zuzuschreiben ist, sondern eher dem Gebrauch einer gewissen Ironie:

```
01  Cara Presidentessa, a mio modesto parere lei è meravigliata della
02  democrazia in generale che da più di un secolo si esprime attraverso il voto.
```

[Dt. Übers.: Liebe Präsidentin, nach meiner bescheidenen Meinung sind sie im Allgemeinen über die Demokratie, die sich seit mehr als einem Jahrhundert durch die Wahl manifestiert, erstaunt.]

Der Produzent reagiert hier auf Boldrinis Facebook-Post, in dem sie ihr Erstaunen über Trumps Wahlsieg zum Ausdruck bringt:

[IP03] Non nascondo la mia sorpresa per l'esito del voto negli Stati Uniti. [Ich kann meine Überraschung über das Wahlergebnis in den Vereinigten Staaten nicht verhehlen.]

Wörtlich behauptet der betreffende Facebook-User, dass die Präsidentin *im Allgemeinen über die Demokratie, die sich seit mehr als einem Jahrhundert durch die Wahl manifestiert*, erstaunt wäre:

P: S sagt, dass Boldrini im Allgemeinen über die Demokratie, die sich seit mehr als einem Jahrhundert durch die Wahl manifestiert, erstaunt ist.

Hinter dieser Äußerung verbirgt sich aber eine gewisse Ironie. Damit ist ein stark negativ bewertender Inhalt gemeint, wonach Boldrini den Willen des Volkes nicht respektieren würde. Es sei hervorgehoben, dass die Ironie auf einer E-Implikatur basiert:

EI: S sagt, dass ES SCHLECHT IST, im Allgemeinen über die Demokratie, die sich seit mehr als einem Jahrhundert durch die Wahl manifestiert, erstaunt zu sein.

KI: Boldrini respektiert den Willen des Volkes nicht, weil sie sich über Trumps Wahlsieg wundert.

Die Ironie liegt in der bewussten Übertreibung des Gesagten: Der Produzent meint nicht wirklich, dass sich Boldrini über die selbstverständliche Tatsache wundert, dass in einer Demokratie demokratisch gewählt wird. Durch diese Hyperbel möchte der Autor vielmehr Boldrinis mutmaßliche elitäre bzw. snobistische Haltung in Bezug auf die Wahl des amerikanischen Volkes äußern.

6.7.2 Perspektivierende Referenzialisierung

Durch eine perspektivierende Referenzialisierung (vgl. 6.1.1; 6.3.1) wird in den folgenden Zeilen die Kritik an Boldrini noch schärfer:

03 Le dico ciò con tutto il rammarico per esser comandato in modo
04 autoritario da un governo che non mi appartiene ed alla quale non mi è
05 stato nemmeno permesso di votare democraticamente contro.

[Dt. Übers.: Das sag ich mit großem Bedauern, da ich von einer Regierung autoritär regiert werde, die mir nicht gehört und gegen die ich nicht einmal demokratisch wählen konnte.]

Nicht nur sei Boldrinis Meinung in Bezug auf Trumps Wahlsieg in den Vereinigten Staaten antidemokratisch, sondern auch ihre Rolle als Präsidentin der Abgeordnetenkammer, die sie in Italien ausübt, sei illegitim. Es handelt sich um die bereits erwähnte Strategie der Fokussierung (vgl. 6.3.5), durch die sich die narrative Perspektive von einem externen an einen internen Sachverhalt annähert.

Der Produzent vertritt die These, dass die italienische Regierung im Moment der Veröffentlichung des Posts nicht *demokratisch* ‚democraticamente' (Z. 05) gewählt worden sei. In den letzten Zeilen des Posts wird explizit gesagt, dass die Ämter von Boldrini und der Regierung *zu Unrecht besetzt* ‚ingiustamente' (Z. 08) seien. Es handelt sich um eine typische Argumentation von Boldrinis *Haters*, die aber der objektiven Realität nicht entspricht und die das Ziel verfolgt, Emotionen wie Wut bzw. Hass zu erregen.

Erstens lässt sich sagen, dass der Kammerpräsident bzw. die Kammerpräsidentin eine staatliche Rolle und also nicht Teil der Regierung ist. Der Geschäftsordnung der Kammer zufolge,[249] wird der Präsident bzw. die Präsidentin der Abgeordnetenkammer nicht direkt vom Volk, wie der betreffende Facebook-User verlangen würde, sondern von den Mitgliedern der Abgeordnetenkammer gewählt. Es sind diese, die hingegen in allgemeiner und direkter Wahl gewählt werden.[250]

Des Weiteren wird in den Zeilen 04–05 auch die derzeitige Regierung Renzi beschuldigt, nicht legitim vom Volk gewählt worden zu sein. Es wird sogar gesagt, dass der Produzent *autoritär* ‚in modo autoritario' (Z. 04) *regiert werde* ‚comandato' (Z. 03). Auch in diesem Fall handelt es sich um eine perspektivierte bzw. evaluierende Referenzialisierung, die die

---

[249] Die ausführliche Geschäftsordnung der Kammer ist auf folgende Seite verfügbar https://www.camera.it/leg17/438?shadow_regolamento_capi=917&shadow_regolamento_articoli_titolo=Articolo%204 (07.12.2024).

[250] Vgl. Art. 56 der Verfassung der Italienischen Republik.

objektive Realität ziemlich verfälscht. Im Anschluss an eine Regierungskrise, die zum Rücktritt von Ministerpräsident Letta führte, beauftragte der damalige Staatspräsident Napolitano den damaligen Vorsitzenden der PD Renzi, eine neue Regierung zu bilden.[251] Diese erhielt das Vertrauen des Parlaments und regierte Italien vom 22. Februar 2014 bis zum 12. Dezember 2016.[252] Im Gegensatz zu den Behauptungen des betreffenden Produzenten sowie der gesamten Opposition ist die Verfahrensweise, nach der die Regierung Renzi entstand, völlig regulär. Dem Artikel 92 der Verfassung zufolge ist es der Präsident der Republik, der den Präsidenten des Ministerrates ernennt. Aufgrund einer Regierungskrise kann dies innerhalb derselben Legislaturperiode auch mehrmals geschehen, ohne dass neue Wahlen aufgerufen werden.

Der Vorwurf einer mutmaßlichen Illegitimität und antidemokratischen Bildung der Regierung ist äußerst schwerwiegend und verfolgt das Ziel, intensive Emotionen wie Wut, Hass und Empörung in der Leserschaft hervorzurufen.

6.7.3 Thematische Verschiebung

Wie in Text 3 (vgl. 6.2.1) erfolgt im letzten Abschnitt dieses Kommentars eine thematische Verschiebung: Trumps Wahlsieg ist ein Mittel, um die Aufmerksamkeit auf das imminente italienische Verfassungsreferendum zu setzen:

> 06 Mi auguro che a dicembre gli italiani votino contro la vostra proposta e
> 07 che voi dimostriate coraggio, dignità e rispetto nei confronti dei vostri
> 08 concittadini abbandonando le cariche che ingiustamente occupate.
>
> [Dt. Übers.: Ich hoffe, dass die Italiener im Dezember gegen euren Vorschlag wählen werden und dass ihr Mut, Würde und Respekt euren Mitbürger gegenüber zeigt, und dass ihr die von euch zu Unrecht besetzten Ämter aufgebt.]

Mit der Äußerung *ich hoffe, dass die Italiener im Dezember gegen euren Vorschlag wählen werden* verweist der Produzent auf das nächstkommende Verfassungsreferendum, das von der damaligen Regierung Renzi unterstützt wurde. Der Produzent hofft, dass Renzi und seine Ministerinnen und Minister

---

[251] Vgl. https://www.camera.it/leg17/557?fiducia=14 (07.12.2024).
[252] Vgl. https://www.camera.it/leg17/557?fiducia=14 (07.12.2024).

infolge eines eventuellen negativen Wahlergebnisses, zurücktreten. Auf diese Weise würden sie den Mitbürgern Mut, *Würde und Respekt* ‚coraggio, dignità e rispetto' (Z. 07) zeigen. Auf expliziter Ebene werden positive emotionsbezeichnende Lexeme benutzt, jedoch möchte der Produzent der Regierung Renzi genau entgegengesetzte Eigenschaften zuschreiben. Es handelt sich also um eine emotive Implikatur, da das Gemeinte dem Gesagten nicht entspricht. Falls das Referendum scheitert, würde ein eventueller Rücktritt der Regierung als positiv bewertet. Gleichzeitig wird jedoch implizit eine gewisse Skepsis zum Ausdruck gebracht:

> (P): Ich wünsche mir, dass ihr Mut, Würde und Respekt euren Mitbürgern gegenüber zeigt und dass ihr die von euch zu Unrecht besetzten Ämter aufgebt.
>
> (EI): ES WÄRE GUT, dass ihr Mut, Würde und Respekt euren Mitbürgern gegenüber zeigt und dass ihr die von euch zu Unrecht besetzten Ämter aufgebt.

Da die Regierung im Laufe des ganzen Textes negativ bewertet wird, kann die Leserschaft intuitiv inferieren, dass der Produzent ihren Rücktritt stark bezweifelt:

> (KI): ICH BIN SKEPTISCH darüber, dass ihr Mut, Würde und Respekt euren Mitbürgern gegenüber zeigt und dass ihr die von euch zu Unrecht besetzten Ämter aufgebt.

Erneut basiert die KI auf einer emotionsbasierten Implikatur: Ein hypothetischer Rücktritt der Regierung würde dieser positive Werte wie *Mut, Würde* und *Respekt* zuschreiben, was jedoch im starken Widerspruch zu den vorherigen Zeilen (01–05) steht. Auf diese Weise wird die Leserschaft dazu geführt, die Regierung Renzi als feige, schändlich und respektlos zu evaluieren.

6.8 Zwischenbilanz

Aus theoretischer Perspektive (vgl. F1 u. F2) lässt sich sagen, dass sich das Emotionspotenzial aus der komplexen Zusammenarbeit sowohl expliziter als auch impliziter Emotionsmarker ergibt.

Des Weiteren konnte man anhand der Klassifikation impliziter Emotionsmarker bestätigen, dass E-Implikaturen tatsächlich als grundlegende Kategorien des impliziten Emotionsausdrucks gelten (vgl. Kap. 5). Wie oben gezeigt wurde, verbirgt sich sowohl hinter dem impliziten Emotionsmarker der rhetorischen Frage (vgl. 6.3.3) als auch hinter dem der Ironie (6.7.1) eine versteckte emotionsbasierte Implikatur. Außerdem erfordert auch die Erlösung einer Präsupposition oft das Erkennen einer E-Implikatur (vgl. 6.1.6). Diese Ergebnisse deuten darauf hin, dass nicht nur die Grice'sche Implikatur, sondern auch die andere in der Pragmatik grundlegende Kategorie der Präsupposition (vgl. Bublitz 2009: 161) angesichts des konzeptuellen Phänomens der E-Implikatur neu konzipiert werden soll. Bei vielen impliziten Sprechakten ist nämlich die Bewertung, die sich über eine emotionsbasierte Implikatur ergibt, zentral für die Rekonstruktion ihres kommunikativen Sinnes.

Außerdem verdeutlicht die Analyse, dass dieselben impliziten Emotionsmarker für den Ausdruck sehr unterschiedlicher Emotionen verwendet werden können und dass also kein bestimmter Zusammenhang zwischen der Art der Emotion und der Typologie der benutzten emotionsvermittelnden Strategie herrscht. Der Fall der Ironie scheint aber hierzu eine Ausnahme zu bilden, da ihr in den hier besprochenen Beispielen[253] ausgesprochen negative Emotionen zuzuschreiben sind.[254] In diesem Zusammenhang sei insbesondere der Fall der Vagheit hervorgehoben. Je nach dem spezifischen Kontext ist beispielsweise das Konzept des Wandels jeweils positiv (vgl. 6.2) oder negativ (vgl. 6.3) evaluiert.

Was das Verhältnis zwischen Explizität und Implizität angeht, konnte vorliegende Analyse qualitativ zeigen, dass implizite im Vergleich zu expliziten Ausdrucksformen ein höheres Persuasionspotential enthalten. Emotionsbezeichnende bzw. -ausdrückende Lexeme sowie bestimmte syntaktische Strukturen können zwar zur Konstruktion des Emotionspotenzial eines Textes kooperieren, ihnen allein gelingt es allerdings nicht, die Leserschaft zu überzeugen. Wie auch in Kap. 5 gezeigt, spielt der Rezipierende beim Erkennen einer E-Implikatur eine aktive Rolle. Dies bedeutet, dass während des Leseprozesses die durch die impliziten Sprechakte vermittelten Bewertungen vom Rezipienten selbst kognitiv erschaffen werden, was das Persuasionspotential erheblich erhöht. Man denke diesbezüglich an die oben

---

[253] Vgl. hierzu [DB09.08] u. [IB03.09] (Erklärung erfolgt im vorliegenden Kap.) u. [IB06.03]; [IB14.06]; [IB02.07] u. [IB09.03] (Erklärung erfolgt in Kap. 4).
[254] Hingegen für eine Interpretation der Ironie als positive Einstellungsvermittlung vgl. Schwarz-Friesel (2009: 227).

thematisierte Unterscheidung zwischen Assertion und Präsupposition (6.1.6), wonach die Zweite aufgrund ihrer impliziten Natur ein höheres Emotions- bzw. Persuasionspotential enthält.

Auf thematischer Ebene (vgl. F3) bestätigt die vorliegende Analyse, was bereits für die explizit kodierten Emotionsmarker und die E-Implikaturen festgestellt wurde: Der wesentliche Unterschied zwischen dem im deutschen und im italienischen Teilkorpus vorhandenen Emotionsausdruck scheint nicht so sehr auf die unterschiedlichen Sprachräume, sondern vielmehr auf die politische Orientierung der Produzierenden zurückzuführen zu sein. Es lassen sich nämlich bestimmte wiederkehrende Evaluationsmuster sowohl in italienischen als auch in deutschen Pro-Trump- bzw. Kontra-Trump- Reaktionen erkennen. Diesbezüglich sei z. B. die negativ perspektivierte Referenzialisierung der sogenannten Elite vonseiten der populistischen bzw. rechtsorientierten Parteien zu zitieren. Diese negative Bewertung erfolgt in Di Battista mit der Metapher der Austern (vgl. 6.5), in Petry (vgl. 6.2) sowie in der Reaktion auf Riexingers Posts (vgl. 6.6) mit dem Gebrauch eines negativ konnotierten semantischen Felds (vgl. *Establishment, Machtstrukturen, Demoskopen, Leitmedien* in 6.2 u. *Gelaber, herumtummeln* in 6.6).

Des Weiteren ist auch die positive Evaluierung des Volkes und dessen Wahl sowohl in deutschsprachigen als auch in italienischsprachigen Kommentaren vorhanden. Diesbezüglich denke man einerseits an die im italienischen Text 7 konstruierte Ironie, nach der die Präsidentin Boldrini *von der Demokratie, die sich seit mehr als einem Jahrhundert durch die Wahl äußert, erstaunt* wäre, sowie an Di Battistas E-Implikatur, wonach die PD negativ zu bewerten wäre, weil das amerikanische Wahlergebnis nicht respektiert werden würde, und andererseits an die im deutschsprachigen Text 6 erschaffene dichotomische Referenzialisierung, wonach einem *demokratisch* gewählten Menschen der negativ bewertende Riexinger entgegengesetzt wird (vgl. 6.6).

Auch im Rahmen der Kontra-Trump-Reaktionen sind bestimmte Evaluationsmuster erkennbar: Der unerwartete Wahlsieg des republikanischen Kandidaten wird als etwas stark Besorgniserregendes referenzialisiert. Es sei diesbezüglich einerseits Pittellas (PD) Metapher des Virus, das unsere Gesellschaft tief infiziert hat (vgl. 6.3), erwähnt, andererseits Özdemir (Die Grünen) Vergleichs mit der Pogrom-Nacht (vgl. 6.4).

7 Bilanz und Ausblick

Das Ziel der vorliegenden Studie war es, grundlegende Kategorien des expliziten und des impliziten Emotionsausdrucks im Deutschen und im Italienischen zu skizzieren, wobei ein pragmatischer Ansatz verfolgt wurde, der die (Kritische) Kognitionslinguistik berücksichtigte.

In den ersten zwei Kapiteln wurden historisch-theoretische Hintergrundinformationen geliefert, die den verwendeten Ansatz begründeten. Obwohl die Protagonistinnen und Protagonisten der sogenannten emotionalen Wende anhand neurologischer Befunde zeigen konnten, dass Emotionen als konstitutive Bestandteile kognitiver Prozesse zu betrachten sind (vgl. Kap. 1), wurde der Emotionsausdruck in der Sprachwissenschaft lange vernachlässigt (vgl. Kap. 2). Die Marginalisierung des Themas der Emotionen in der (Sprach-)Wissenschaft hat tiefe, philosophisch verankerte Wurzeln, die in einem ausführlichen historischen Exkurs in Kapitel 2 erörtert wurden.

In Kapitel 3 wurden die Methodik und die wesentlichen Fragestellungen der vorliegenden Studie vorgestellt. Zusammenfassend handelt es sich dabei um zwei Untersuchungsebenen:

Einerseits steht die theoretische Frage nach der Erforschung und der Klassifikation der hier bezeichneten Emotionsmarker im Vordergrund. Diese wurden als die sprachlichen Mittel und Strategien, die in der Lage sind, Emotionen hervorzurufen, definiert.

Andererseits ermöglicht die spezifische Natur des Korpus neben der empirischen Analyse der Emotionsmarker die Untersuchung kontrastiver Aspekte wie die Unterschiede zwischen dem Emotionsausdruck deutschsprachiger und italienischsprachiger Kommentare bzw. zwischen Pro-Trump- bzw. Kontra-Trump-Reaktionen.

In den Kapiteln 4 bis 6 erfolgte die empirische Korpusuntersuchung, bei der die qualitative Analyse im Vordergrund stand. Darüber hinaus wurden die Daten jedoch auch quantitativ ausgewertet. Hier wurden die einzelnen Emotionsmarker identifiziert und in die zwei Makrokategorien der Explizität (Kap. 4) und der Implizität (Kap. 5 u. 6) gegliedert.

Es können hier nicht alle Einzelergebnisse der empirischen Untersuchungen, die in den letzten drei Kapiteln dargelegt worden sind, rekapituliert werden. Am Anschluss an diese Analysen erscheint es nun vielmehr sinnvoll, eine Forschungsbilanz zu ziehen. Dies soll einerseits in thematischer, andererseits in theoretischer Hinsicht geschehen.

Was die thematische Perspektive betrifft, so konnten im Rahmen der kontrastiven Analyse einige sprachspezifische Eigenschaften, die bedeutende Auswirkungen auf den Emotionsausdruck haben, festgestellt werden. Es sei hier exemplarisch an die attributive Adjektivposition im Italienischen (vgl. 4.4.4) erinnert. Während das Italienische über zwei Möglichkeiten verfügt, nämlich eine nicht markierte Nachstellung und eine markierte Voranstellung des attributiven Adjektivs, gibt es im Deutschen für die individuelle Sprachwahl der Produzierenden keinen Spielraum, sondern sie sind verpflichtet, das Adjektiv nach links voranzustellen.

Die weitere Identifikation solcher sprachspezifischen Unterschiede – auch innerhalb weiterer Sprachräume – ist ein Forschungsdesiderat. Ein Blick auf kontrastive Fragestellungen aus emotiver Perspektive zeigt, dass es hier zahlreiche Problematiken gibt, die nicht nur für die kontrastive Linguistik, sondern auch für die Übersetzungswissenschaft interessant sind. Beispielsweise stellt sich im Fall der möglichen Variation der attributiven Adjektivposition im Italienischen die Frage, ob im Deutschen Alternativen zur Verfügung stehen, um die im Italienischen durch die variierende Adjektivposition ausgedrückte Emotionalität zu äußern.[255]

Trotz der Identifikation einiger bedeutender sprachspezifischer Eigenschaften konnte aber im Allgemeinen festgestellt werden, dass die wesentlichen Unterschiede zwischen dem im deutschen und im italienischen

---

[255] Zu dieser Problematik aus einer linguistisch-übersetzungswissenschaftlichen Perspektive vgl. Ponzi (2020b).

Teilkorpus vorhandenen Emotionsausdruck nicht so sehr auf die unterschiedlichen Sprachräume, sondern vielmehr auf die politische Orientierung der Produzierenden zurückzuführen sind. Diese Ergebnisse stehen im Widerspruch zu weit verbreiteten und fest verankerten Stereotypen,[256] nach denen die Italienerinnen und Italiener nach deutscher Auffassung vorwiegend *heißblütig* (vgl. Sodhi/Bergius 1953: 40), *lebhaft, aufgeregt, unbeherrscht* (vgl. Peabody 1985: 144), *impulsiv* (vgl. Diehl/Jonas 1991), *temperamentvoll, laut* (vgl. Mazza Moneta 2000: 263–264) und *lebensfroh* (vgl. Friedrich-Ebert-Stiftung 2016: 13–14) sind, während die Deutschen hingegen nach italienischer Meinung *verschlossen, herzlos* (vgl. Koch-Hillebrecht 1977), *gefühllos* (Focus 01.03.1993: 18 nach Mazza Moneta 2000: 84), *kalt* (vgl. Koch-Hillebrecht 1977; Mazza Moneta 2000: 265; 267), *leise* (Mazza Moneta 2000: 267) und *ernst* (vgl. Friedrich-Ebert-Stiftung 2016: 13–14) seien.

Wie bereits mehrfach erwähnt, lassen sich nämlich in der vorliegenden Analyse sowohl auf expliziter als auch auf impliziter Ebene in beiden Teilkorpora typische wiederkehrende Evaluationsmuster in Bezug auf Trumps Wahlsieg erkennen. Diese sind in der folgenden Tabelle kurz zusammengefasst:

Tab. 72: Gemeinsame explizite und implizite Evaluationsmuster im deutschen und italienischen Teilkorpus

Gemeinsame Evaluationsmuster im deutschen und im italienischen Teilkorpus	Politische Orientierung der Produzierenden	Vermittelte Emotionen	Polarität
Die traditionellen Parteien, die offizielle Presse bzw. das sogenannte Establishment respektieren die legitime Volkswahl nicht.	Pro-Trump	Wut, Empörung	–
Die traditionellen Parteien bzw. das Establishment sind volksfeindlich und antidemokratisch.	Pro-Trump	Wut, Empörung, Hass	–
Die traditionellen Parteien bzw. das Establishment sind weit entfernt von der Realität, weil sie sich nicht um die realen Bedürfnisse der Bürgerinnen und Bürger kümmern.	Pro-Trump	Wut, Empörung	–

(Forts.)

---

[256] Für eine detaillierte historische Untersuchung der Ursachen und der Entwicklung deutscher Vorurteile gegenüber Italienerinnen und Italienern vgl. Bergdolt (2018).

Tab. 72: *(Forts.)*

Gemeinsame Evaluationsmuster im deutschen und im italienischen Teilkorpus	Politische Orientierung der Produzierenden	Vermittelte Emotionen	Polarität
Flüchtlinge bedrohen die Sicherheit und Wirtschaft des deutschen bzw. italienischen Staates.	Pro-Trump	Wut, Hass	–
Die Regierung Merkel bzw. Renzi haben die Immigration zu Lasten der deutschen bzw. italienischen Bevölkerung unterstützt.	Pro-Trump	Wut, Empörung	–
Trumps Wahlsieg ist ein sehr positives Ereignis. Hoffentlich werden bald auch in Deutschland bzw. Italien populistische Parteien gewinnen.	Pro-Trump	Hoffnung, Euphorie	+
Frauen sind der Politik nicht gewachsen.	Pro-Trump	Wut, Hass	–
Trumps Sieg ist gefährlich.	Kontra-Trump	Angst	–
Es besteht die Gefahr, dass mit Trumps Wahlsieg die Beziehungen zwischen den USA und Europa schwieriger werden könnten.	Kontra-Trump	Angst, Sorge	–
Die aktuelle Politik der mitte-linksorientierten Parteien ist nicht mutig genug, um die echten Probleme der schwächeren sozialen Schichten zu lösen.	Kontra-Trump	Enttäuschung, Wut	–

Wie zu erwarten war, tritt sowohl in den deutschen als auch in den italienischen Kontra-Trump-Reaktionen öfter eine negative bzw. besorgniserregende Referenzialisieung des neu gewählten Kandidaten auf. Auch die Pro-Trump-Reaktionen sind in beiden Teilkorpora vom Ausdruck negativer Emotionen wie Verachtung, Wut und Hass gekennzeichnet. Dies ist prima facie überraschend, lässt sich aber mit der Tatsache erklären, dass Pro-Trump-Reaktionen in der Tat oft den kommunikativen Zweck verfolgen, die traditionellen Parteien bzw. das sogenannte Establishment in Misskredit zu bringen.

Sowohl Pro-Trump- als auch Kontra-Trump-Reaktionen sind vorwiegend von negativen Emotionen geprägt, auch wenn mit diesen Kommentaren unterschiedliche kommunikative Zwecke verfolgt werden. Dies steht im Einklang mit den zahlreichen Studien zur sogenannten Hassrede, laut denen

Social-Media-Plattformen als bevorzugte Orte für den Ausdruck aggressiver Emotionen anzusehen sind. Diesbezüglich ist bemerkenswert, dass sich dieser Hass besonders gegen bestimmte Gruppen richtet: gegen die bereits erwähnte Elite, gegen Flüchtlinge und gegen Frauen. Im Bereich femininer Anredeformen (vgl. Kap. 4.3.2.5) sind bedeutende negativ evaluierende bzw. sexistische Emotionsmarker zu finden. Anredeformen sind in der Lage, nicht nur den Grad der Nähe bzw. der Distanz zu vermitteln, sondern oft auch die Machtverhältnisse zwischen den Gesprächspartnerinnen und -partnern festzulegen. In diesem Kontext überschneiden sich folglich die Emotionslinguistik und die Genderlinguistik.

Aus theoretischer Perspektive sei zunächst hervorgehoben, dass sich der explizite Emotionsausdruck vom impliziten nicht strikt trennen lässt. Vielmehr handelt es sich um zwei elastische Kategorien, die sich innerhalb eines Kontinuums befinden. Mit anderen Worten bedeutet dies, dass nicht alle expliziten bzw. impliziten Emotionsmarker denselben Grad an Explizität bzw. Implizität aufweisen. Diesbezüglich denke man beispielsweise an emotionsbezeichnende Lexeme und an Interaktionsmarker. In beiden Fällen erfolgt der Emotionsausdruck explizit und zwar auf lexikalischer Ebene. Während aber emotionsbezeichnende Lexeme direkt auf Emotionen referieren, wird für das Erkennen des emotiven Werts der Interaktionsmarker die Berücksichtigung des Kontexts benötigt. Dasselbe gilt für implizite Emotionsmarker. Diesbezüglich denke man beispielsweise an den Unterschied zwischen konversationellen und konventionellen E-Implikaturen: Erstere enthalten einen höheren Grad an Implizität als Letztere. Im Fall von konventionellen E-Implikaturen erfolgt der interpretative Weg vom Gesagten zum Gemeinten nicht nur über den sprachlichen Kontext, sondern auch über die konventionelle Bedeutung eines Wortes.

Das Verhältnis zwischen dem expliziten und dem impliziten Emotionsausdruck spiegelt die Interaktion, die zwischen der Semantik und der Pragmatik herrscht, wider. Die hier identifizierten Emotionsmarker könnten innerhalb eines kartesischen Koordinatensystems, in dem die x-Achse aus dem Kontinuum Explizität/Implizität und die y-Achse aus dem Kontinuum Semantizität/Pragmatizität besteht, verortet werden. In der folgenden Abbildung sind einige besonders repräsentative Emotionsmarker in diesem Koordinatensystem lokalisiert:

BILANZ UND AUSBLICK

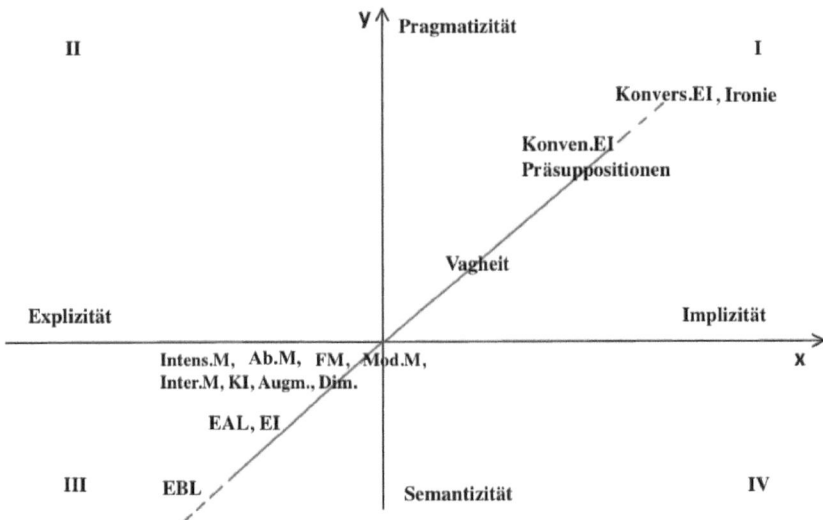

Abb. 8: Emotionsmarker im Koordinatensystem mit den Achsen der Explizität bzw. Implizität und der Semantizität bzw. Pragmatizität.

Aus der obigen Abbildung geht hervor, dass eine hohe Explizität einer hohen Semantizität entspricht. Dies ist der Fall bei emotionsbezeichnenden Lexemen (EBL), die daher im unteren linken Bereich des Schemas stehen (vgl. Abb. 8). Am anderen Ende des Spektrums (also oben rechts) finden sich die konversationellen E-Implikaturen (Konvers.EI), die einen maximalen Grad an Implizität sowie an Pragmatizität aufweisen.

Sowohl emotionsbezeichnende als auch emotionsausdrückende Lexeme (EAL) befinden sich im dritten Quadranten, jedoch können Letztere im Gegensatz zu Ersteren weiter oben verortet werden. Emotionsausdrückende Lexeme vermitteln zwar Emotionen über ihre semantische Information, gehören aber nicht zum emotiven Wortschatz. Dasselbe gilt für die einfachen Interjektionen (EI), deren Semantik eine Emotion vermittelt, obwohl sie keine bezeichnet.

Noch eine Stufe höher befinden sich Intensitäts- (Intens.M), Abschwächungs- (Ab.M), Fokus- (FM), Modal- (MM) und Interaktionsmarker (Inter.M) sowie komplexe Interjektionen (KI). Obwohl diese Emotionsmarker auf einer lexikalischen Ebene deutlich erkennbar sind, ist ihr semantischer Bezug zu Emotionen vager. Ähnlich ist dies der Fall bei Diminutivsuffixen (Dim.)

und Augmentativsuffixen (Augm.), deren Semantik auf der Grundlage ihrer pragmatischen Funktion neu interpretiert werden soll. Wie im Kap. 4 erklärt wurde, sollten Letztere nicht auf rein quantitativer (groß/klein), sondern auf qualitativer (gut/schlecht) Ebene betrachtet werden.

Wie bereits gesagt, lässt sich der maximale Grad an Implizität bei der konversationellen E-Implikatur (konvers.EI) identifizieren. Dasselbe gilt für ironische Ausdrücke, deren Semantik sogar dem Gegenteil des Gemeinten entspricht. Eine Stufe darunter lassen sich konventionelle E-Implikaturen (konven.EI) und Präsuppositionen ansetzen. Diese enthalten nämlich bestimmte sprachliche Indikatoren (wie z. B. faktive Verben, implikative Verben, Verben mit Zustandsveränderungen, Additivpartikel, Adverbien, Konnektoren etc.), durch die es den Rezipierenden gelingt, ihre Implizität aufzulösen.

Noch eine Stufe weiter darunter lässt sich die semantische Vagheit ansetzen. Obwohl es sich um einen implizit kodierten Emotionsmarker handelt, da keine präzise Information vermittelt wird und da die Rezipierenden dabei frei sind, den Inhalt auf ihre eigene Art zu interpretieren, stützt sich meistens die Vagheit auf Lexeme, deren Semantik positiv bzw. negativ konnotiert ist.

Die quantitativen Analysen der verschiedenen Emotionsmarker im Korpus haben gezeigt, dass ein höherer Grad an Pragmatizität mit einer höheren Frequenz korreliert. Dies ist eine Tendenz, die beide Teilkorpora betrifft. Man denke diesbezüglich an die emotionsbezeichnenden Lexeme, die im deutschen und im italienischen Teilkorpus nur 1,3 % der jeweiligen Gesamtteilkorpora ausmachen. Was die emotionsausdrückenden Lexeme angeht, ist die Frequenz ein wenig höher, und zwar beträgt sie im deutschen Teilkorpus 2,8 % und im italienischen 3,2 % des jeweiligen Untersuchungsmaterials (vgl. Kap. 4.3.1.3). Die Frequenz der Intensitäts-, Abschwächungs-, Fokus-, Modal- und Interaktionsmarker sowie der komplexen Interjektionen ist noch höher. Im deutschen Teilkorpus machen Emotionsmarker insgesamt 8,2 % und im italienischen 5,6 % aus (vgl. 4.2.6). Diese Tendenz erreicht ihren Höhepunkt bei den E-Implikaturen. Letztere sind diejenigen Emotionsmarker, die am häufigsten im Korpus vorkommen, da fast jeder Kommentar eine E-Implikatur enthält (vgl. Kap. 5.3.3).

Mit anderen Worten bedeutet dies, dass der Emotionsausdruck tendenziell häufiger anhand von Äußerungen, die einen hohen Grad an Implizität bzw.

Pragmatizität enthalten, erfolgt. Dieses Ergebnis führt sowohl zu methodischen als auch zu theoretischen Schlussfolgerungen.

Aus methodischer Perspektive lässt sich sagen, dass eine rein maschinelle Textanalyse für die Erforschung des Emotionsausdrucks nicht ausreichend ist. Wenn sich der Schlüssel für das Verständnis in der Implizität versteckt, müssen die pragmatischen Funktionen bzw. die kontextuellen Anspielungen der einzelnen Äußerungen auf qualitativer Ebene rekonstruiert werden.

Die Tatsache, dass implizite Ausdrucksformen im Vergleich zu expliziten ein höheres Persuasionspotenzial enthalten, wurde bereits thematisiert (vgl. Kap. 5.3.3). Dasselbe scheint auch für das Emotionspotenzial zu gelten. Wenn Rezipierende selbst kognitiv und somit konstitutiv zu der vermittelten Evaluierung gelangen, dann hat der betreffende Inhalt eine höhere Chance, emotional zu wirken.

Dieses Ergebnis verdeutlicht, dass ein Ansatz, der nur die rein sprachliche Oberfläche berücksichtigt, für ein erfolgreiches Verständnis des Emotionsausdrucks nicht ausreichend ist. Vielmehr ist eine Perspektive erforderlich, die einerseits die ko(n)textuellen Sinnerschließungen, andererseits kognitive Inferenzen, die während des Rezeptionsprozesses erfolgen, berücksichtigt. In diesem Zusammenhang scheint die Theorie des Text-Welt-Modells vielversprechend zu sein, da dieses die Evaluation in den Mittelpunkt des Rezeptionsprozesses stellt. Dem Rezeptionsprozess liegt nämlich sowohl der Prozess der Referenzialisierung als auch derjenige der Inferenz zugrunde.

Trotz seiner jahrhundertelangen Marginalisierung (vgl. Kap. 2) ist der Emotionsausdruck also kein chaotischer nebulöser, sondern konstitutiver Bestandteil jedes konkreten Produktions- bzw. Rezeptionsprozesses. Der Emotionsausdruck lässt sich – wie die vorliegende Studie gezeigt hat – wissenschaftlich mittels pragmatischer und (kritischer) kognitionslinguistischer Analysekriterien erklären.

Der in den Grammatiken der *langue* verfolgte Ansatz, wonach Emotionen als Störfaktoren für das Verständnis der Sprache anzusehen seien (vgl. Kap. 2.1.1), muss angesichts der emotionalen Wende ganz verworfen werden, da Überlegungen zur Sprache als konkretem individuellem Kommunikationsakt (frz. *parole* [Saussure 1922]) auch zwangsläufig Überlegungen zu deren vermittelten Emotionen enthalten müssen.

8 Literaturverzeichnis

ADOLPHS, Ralph (2003): "Physiologie und Anatomie der Emotionen". In: KARNATH, Hans-Otto/THEIR, Peter (eds.): *Neuropsychologie*. Berlin: Springer, 569–580.

ALBANO LEONI, Federico (2009): *Dei suoni e dei sensi. Il volto fonico delle parole*. Bologna: Il Mulino.

ALBANO LEONI, Federico (2013): "Il parlato". In: IANNACCARO, Gabriele (a cura di): *La linguistica italiana all'alba del terzo millennio (1997–2010)*. Roma: Bulzoni, 129–148.

ALBERT, Christian (2000): "Parenthesen als syntaktisches Charakteristikum des Israel-Corpus. Formen – Funktionen – Frequenz". In: BETTEN, Anne/DU-NOUR, Miriam (Hgg.): *Sprachbewahrung nach der Emigration – Das Deutsch der 20er Jahre in Israel. Teil II: Analysen und Dokumente*. Tübingen: Niemeyer, 217–270.

ALFES, Henrike F. (1995): *Literatur und Gefühl. Emotionale Aspekte literarischen Schreibens und Lesens*. Opladen: VS Verlag für Sozialwissenschaften.

ALISOVA, Tatiana (1967): "Studi di sintassi italiana". In: *Studi di Filologia Italiana* 25, 223–313.

ALTMANN, Hans (1981): *Formen der ‚Herausstellung' im Deutschen. Linksversetzung, Rechtsversetzung, Freies Thema und verwandte Konstruktionen*. Tübingen: Niemeyer.

ALTMANN, Hans/HOFMANN, Ute (2004): *Topologie fürs Examen. Verbstellung, Klammerstruktur, Stellungsfelder, Satzglied- und Wortstellung*. Wiesbaden: VS Verlag für Sozialwissenschaften.

LITERATURVERZEICHNIS

ANDROUTSOPOULOS, Jannis (2007): "Neue Medien – neue Schriftlichkeit?" In: *Mitteilungen des Deutschen Germanistenverbandes* 54, 72–97.

ANDROUTSOPOULOS, Jannis (2018): "Digitale Interpunktion: Stilistische Ressourcen und Soziolinguistischer Wandel in der Informellen Digitalen Schriftlichkeit von Jugendlichen". In: ZIEGLER, Arne (Hg.): *Jugendsprachen. Aktuelle Perspektiven internationaler Forschung*. Berlin/Boston: De Gruyter, 721–748.

ANOLLI, Luigi/LEGRENZI, Paolo (2001): *Psicologia generale*. Bologna: Il Mulino.

ANZ, Thomas (2007): "Kulturtechniken der Emotionalisierung. Beobachtungen, Reflexionen und Vorschläge zur literaturwissenschaftlichen Gefühlsforschung". In: EIBL, Karl/MELLMANN, Katja/ZYMNER, Rüdiger (Hgg.): *Im Rücken der Kulturen*. Paderborn: Mentis, 207–240.

ARISTOTELES: *Politik*. Übers. von SCHÜTRUMPF, Eckart (1991). Berlin: Akademie Verlag.

ARISTOTELES: *Rhetorik*. Übers. von SIEVEKE, Franz G. (1993). München: Wilhelm Fink Verlag.

ARNAULD, Antoine/LANCELOT, Claude [1660] (1810): *Grammaire générale et raisonnée de Port-Royal*. Paris: Paris Bossange et Masson.

AUGUSTINUS: *Vom Gottesstaat*. Übers. von HOENN, Karl (1955). Zürich: Artemis Verlag.

AURORA, Simone (2016): "Teoria del linguaggio e grammatica pura: sulla presenza di Husserl ne I fondamenti della teoria del linguaggio di Hjelmslev". In: *Janus. Quaderni del circolo glossematico* 14, 9–26.

AUSTIN, John Langshaw (1962): *How to do things with words*. Cambridge, USA: Harvard University Press.

BAFILE, Laura (2011): "Raddoppiamento espressivo". In: *Enciclopedia Treccani Online*. https://www.treccani.it/enciclopedia/raddoppiamento-espressivo_(Enciclopedia-dell'Italiano)/ (07.12.2024).

BALDAUF, Christa (1997): *Metapher und Kognition. Grundlagen einer neuen Theorie der Alltagsmetapher*. Frankfurt a. M. etc.: Peter Lang.

BÄR, Jochen A./ROELCKE, Thorsten/STEINHAUER, Anja (2007): *Sprachliche Kürze. Konzeptuelle, strukturelle und pragmatische Aspekte*. Berlin/New York: De Gruyter.

BARSALOU, Lawrence W. (1992): "Frames, Concepts, and Conceptual Fields". In: LEHRER, Adrienne/KITTAY, Eva F. (eds.): *Frames, Fields, and Contrasts*. Hillsdale, NJ: Erlbaum, 21–74.

BAYER, Klaus (1973): "Verteilung und Funktion der sogenannten Parenthese in Texten gesprochener Sprache". In: *Deutsche Sprache* 1, 64–115.

BAZZANELLA, Carla (1994): *Le facce del parlare. Un approccio pragmatico all'italiano parlato*. Scandicci (Firenze): La Nuova Italia.

BECKER, Peter (2011): "'Das größte Problem ist die Hauptwortsucht.' Zur Geschichte der Verwaltungssprache und ihrer Reformen, 1750–2000". In: BECKER, Peter (Hg.): *Sprachvollzug im Amt: Kommunikation und Verwaltung im Europa des 19. und 20. Jahrhunderts*. Bielefeld: Transcript, 219–244.

BEDNAREK, Monika (2006): *Evaluation in media discourse. Analysis of a newspaper corpus*. London/New York: Continuum.

BEISSWENGER, Michael/PAPPERT, Steffen (2020): "Small Talk mit Bildzeichen". In: *Zeitschrift für Literaturwissenschaft und Linguistik* 50, 89–114.

BENEDETTI, Amedeo (2004): *Il linguaggio e la retorica della nuova politica italiana: Silvio Berlusconi e Forza Italia*. Genova: Erga Edizioni.

BENESCH, Hellmuth (Hg.) (1991): *dtv-Atlas Psychologie*, Bd. 1. München: dtv.

BENVENISTE, Émile (1966): "De la subjectivité dans le langage". In: *Problèmes de linguistique générale*. Paris: Gallimard, 258–266.

BERGDOLT, Klaus (2018): *Kriminell, korrupt, katholisch? Italiener im deutschen Vorurteil*. Stuttgart: Franz Steiner Verlag.

BERRETTA, Monica (1995): "Ordini dei costituenti maggiori di frase: una rassegna". In: *Linguistica e Filologia* 1, 125–170.

BERRETTA, Monica (2002): "Quello che voglio dire è che: le scisse da strutture topicalizzanti a connettivi testuali". In: BECCARIA, Gian Luigi/ MARELLO, Carla (a cura di): *La parola al testo, Scritti per Bice Mortara Gavarelli*. Alessandria: Edizioni dell'Orso, 15–31.

BESCH, Werner/WOLF, Norbert R. (2009): *Geschichte der deutschen Sprache*. Berlin: Erich Schmidt Verlag.

BESTGEN, Yves (1994): "Can emotional valence in stories be determined from words?" In: *Cognition & Emotion* 7, 21–36.

BETTEN, Anne (1976): "Ellipsen, Anakoluthe und Parenthesen. Fälle für Grammatik, Stilistik, Sprechakttheorie oder Konversationsanalyse". In: *Deutsche Sprache* 4, 207–230.

BETTEN, Anne (1985): "Formen fragmentarischer Gesprächsäußerungen in simulierter gesprochener Sprache. Versuch einer stilistischen Unterscheidung". In: MEYER-HERMANN, Reinhard/RIESER, Hannes (Hgg.): *Ellipsen und fragmentarische Ausdrücke*, Bd. 2. Tübingen: Niemeyer, 269–294.

BEZUGLA, Lilia (2015): "Rhetorische Aussagen und Aufforderungen im deutschsprachigen dialogischen Diskurs". In: *Tekst i Dyskurs – Text und Diskurs* 8, 197–211.

BIANCHI, Claudia (2009): *Pragmatica cognitiva. I meccanismi della comunicazione*. Roma/Bari: La Terza.

BLASCO FERRER, Eduardo (1999): *Italiano e tedesco. Un confronto linguistico*. Torino: Paravia Scriptorium.

BÖHLER, Dietrich/NORDENSTAM, Tore/SKIRBEKK, Gunnar (Hgg.) (1986): *Die Pragmatische Wende. Sprachspielpragmatik oder Transzendentalpragmatik?* Frankfurt a. M.: Suhrkamp.

BONINO, Guido (2016): "La filosofia analitica del linguaggio". In: CIMATTI, Felice/PIAZZA, Francesca (a cura di), 267–291.

BOLASCO, Sergio/GIULIANO, Luca/GALLI DE' PARATESI, Nora (2006): *Parole in libertà: un'analisi statistica e linguistica dei discorsi di Berlusconi*. Roma: Manifestolibri.

BOSCO COLETSOS, Sandra (1979): *Storia della lingua tedesca: alto tedesco medio e moderno*. Torino: G. Giappichelli.

BOSCO COLETSOS, Sandra/COSTA, Marcella (a cura di) (2013): *Italiano e tedesco. Questioni di linguistica contrastiva*. Alessandria: Edizioni dell'Orso.

BRAMBILLA, Marina Marzia (2007): *Il discorso politico nei paesi di lingua tedesca: metodi e modelli di analisi linguistica*. Roma: Aracne.

BRANDT, Margareta (1994): "Subordination und Parenthese als Mittel der Informationsstrukturierung in Texten". In: *Sprache & Pragmatik* 32, 1–37.

BROWN, Roger/GILMAN, Albert (1960): "The pronouns of power and solidarity". In: SEBEOK, Thomas A. (ed.): *Style in Language*. Cambridge, MA: The MIT Press, 253–276.

BROWN, Penelope/LEVINSON, Stephen (1987): *Politeness. Some universals in language usage.* Cambridge: Cambridge University Press.

BUBLITZ, Wolfram/HOFFMANN, Christian R. (2009): *Englische Pragmatik: Eine Einführung.* Berlin: Schmidt.

BUBLITZ, Wolfram/NORRICK, Neal R. (eds.) (2011): *Foundations of Pragmatics,* Vol. 1. Berlin/Boston: De Gruyter.

Bundesverwaltungsamt – Bundesstelle für Büroorganisation und Bürotechnik (BBB) (Hg.) (2002): *BBB-Arbeitshandbuch ‚Bürgernahe Verwaltungssprache'.* Köln.

BUNGARTEN, Theo (1981): "Wissenschaft, Sprache und Gesellschaft". In: BUNGARTEN, Theo (Hg.): *Wissenschaftssprache. Beiträge zur Methodologie, theoretischen Fundierung und Deskription.* München: Fink, 14–53.

BURGER, André (1961): "Significations et valeur du suffixe verbal française". In: *Cahiers Ferdinand de Saussure* 18, 5–15.

BUSCH, Florian (2017): "Informelle Interpunktion? Zeichensetzung im digitalen Schreiben von Jugendlichen". In: *Der Deutschunterricht* 4, 87–91.

BUSLER, Christine/SCHLOBINSKI, Peter (1997): "Was er [schon] [...] konstruieren kann – das sieht er [oft auch] als Ellipse an. Über 'Ellipse', syntaktische Formate und Wissensstrukturen". In: SCHLOBINSKI, Peter (Hg.): *Syntax des gesprochenen Deutsch.* Opladen: Westdeutscher Verlag, 93–115.

BUSSMANN, Hadumod (Hg.) [1983] (^{2}1990): *Lexikon der Sprachwissenschaft.* Stuttgart: Kröner.

BYBEE, Joan L. (1985): *Morphology: a study of the relation between meaning and form.* Amsterdam/Philadelphia: Benjamins.

BYBEE, Joan L. (2006): "From Usage to Grammar: The Mind's Response to Repetition". In: *Language* 82, 711–733.

BYBEE, Joan L. (2013): "Usage-Based Theory and exemplar representations of constructions". In: HOFFMANN, Thomas/TROUSDALE, Graeme (eds.): *The Oxford Handbook of Construction Grammar.* Oxford/New York: Oxford University Press, 49–69.

BYBEE, Joan L./FLEISCHMAN, Suzanne (Hgg.) (1995): *Modality in grammar and discourse.* Philadelphia/Amsterdam: Benjamins.

CAFFI, Claudia (1999): "On mitigation". In: *Journal of Pragmatics* 31, 881–909.

CAFFI, Claudia (2007): *Mitigation.* Amsterdam/London: Elsevier.

CAFFI, Claudia/JANNEY, Richard (1994): "Pragmatics of emotive communication". In: *Journal of pragmatics* 22, 325–373.

CALARESU, Emilia (2015): "Grammatica del testo e del discorso: Dinamicità informativa e origini dialogiche di diverse strutture sintattiche". In: FERRARI, Angela/LALA, Letizia/STOJMENOVA, Roska (Hgg.): *Testualità. Fondamenti, unità, relazioni/Textualité. Fondements, unités, relations/ Textualidad. Fundamentos, unidades, relaciones*. Firenze: Cesati, 43–59.

CALARESU, Emilia (2016): "Dialogicità e grammatica". In: ANDORNO, Cecilia/ GRASSI, Roberta (Hgg.): *Le dinamiche dell'interazione. Prospettive di analisi e contesti applicativi*. Milano: Officinaventuno, 13–27.

CALARESU, Emilia (2023): "On the inherent dialogicity of written texts and discourses". In: *SILTA* 2, 333–355.

CALLIPO, Manuela (2011): *Dionisio Trace e la tradizione grammaticale*. Acireale/Roma: Bonanno Editore.

CALVINO, Italo (1995): "L'antilingua". In: *Una pietra sopra. Discorsi di letteratura e società*. Milano: Mondadori, 149–154. (Erste Veröffentlichung in *Il Giorno*, 3 Februar 1965).

CAPUTO, Cosimo (2010): *Hjelmslev e la semiotica*. Roma: Carocci.

CAVAGNOLI, Stefania (2013): *Linguaggio giuridico e lingua di genere: una simbiosi possibile*. Alessandria: Edizioni dell'Orso.

CECCHINI, Marina (1986): "Andamento informativo di alcune costruzioni attributive del linguaggio giornalistico". In: STAMMERJOHANN, Harro (Hg.): *Thema-Rhema im Italienischen. Symposium*, Frankfurt a. M., 27.04.1985. Tübingen: Narr, 209–216.

CEDRONI, Lorella (2014): *Politolinguistica. L'analisi del discorso politico*. Roma: Carocci.

CHAFE, Wallace (1976): "Givenness, contrastiveness, definiteness, subjects, topics and point of view". In: LI, Charles N. (ed.): *Subject and Topic*. New York: Academic Press, 27–55.

CHARAUDEAU, Patrik (1992): *Grammaire du sens et de l'expression*. Paris: Hachette.

CHOMSKY, Noam (1957a): *Syntactic Structures*. The Hague: Mouton.

CHOMSKY, Noam (1957b): "Verbal Behavior. By B. F. Skinner". In: *Language* 35, 26–58.

CHOMSKY, Noam (1964): *Current Issues in Linguistic Theory*. The Hague: Mouton.

CHOMSKY, Noam (1965): *Aspects of the Theory of Syntax*. Cambridge, MA: The MIT Press.

CHOMSKY, Noam (1966): *Cartesian linguistics: a chapter in the history of rationalist thought*. New York: Harper & Row.

CHOMSKY, Noam (1980): *Rules and Representations*. New York: Columbia University Press.

CHOMSKY, Noam (1986): *Knowledge of Language: Its Nature, Origin, and Use*. New York: Praeger.

CICERO: *Vom Redner*. Übers. von KÜHNER, Raphael (1858). Stuttgart: Hoffmann.

CICERO: *Rhetorica ad Herennium*. Übers. von MÜLLER, Friedhelm L. (1994). Aachen: Verlag Shaker.

CIGNETTI, Luca (2001): "La [pro]posizione parentetica: criteri di riconoscimento e proprietà retorico-testuali". In: *Studi di grammatica italiana* 20, 69–125.

CIMATTI, Felice/PIAZZA, Francesca (a cura di): *Filosofie del linguaggio. Storie, autori, concetti*. Roma: Carocci.

CINQUE, Guglielmo/RIZZI, Luigi (2010): *Mapping Spatial PPs: The Cartography of Syntactic Structures*. Oxford: Oxford University Press.

CLAPARÈDE, Édouard (1982): *Inediti psicologici*. (A cura di) TROMBETTA, Carlo. Roma: Bulzoni.

CLIFTON, Charles/FRAZIER, Lyn (2010): "Imperfect ellipsis: Antecedents beyond syntax?" In: *Syntax* 13, 279–297.

COGNOLA, Federica/MORONI, Manuela C. (2022): *Le particelle modali del tedesco. Caratteristiche formali, proprietà pragmatiche ed equivalenti funzionali in italiano*. Roma: Carocci.

COLOMBO, Adriano/GRAFFI, Giorgio (2017): *Capire la grammatica. Il contributo della linguistica*. Roma: Carocci.

CORNISH, Francis (2001): "'Modal' that as determiner and pronoun: the primacy of the cognitive-interactional parameter". In: *English Language and Linguistics* 5, 297–315.

CORTELAZZO, Michele A. (2019): "Le parole della politica – Professoroni". In: *Enciclopedia Treccani Online*. https://www.treccani.it/magazine/lingua_italiana/articoli/parole/Neopolitica15.html (07.12.2024).

COSTA, Marcella (2013): "Morfologia valutativa". In: BOSCO COLETSOS, Sandra/COSTA Marcella (a cura di), 157–188.

COSTA, Marcella (2017): *Contrastività e traduzione. La morfologia valutativa in italiano e in tedesco*. Alessandria: Edizioni dell'Orso.

COUPER-KUHLEN, Elizabeth/SELTING, Margret (2017): *Interactional Linguistics: Studying language in social interaction*. Cambridge: Cambridge University Press.

CRESTANI, Valentina (2010): *Wortbildung und Wirtschaftssprachen: Vergleich deutscher und italienischer Texte*. Bern: Lang.

CROFT, William/CRUSE, Alan (2004): *Cognitive Linguistics*. Cambridge: Cambridge University Press.

DAALDER, Saskia/MUSOLFF, Andreas (2011): "Foundations of pragmatics in functional linguistics". In: BUBLITZ, Wolfram/NORRICK, Neal R. (eds.), Vol. 1, 229–260.

D'ADDIO, Wanda (1974): "La posizione dell'aggettivo italiano nel gruppo nominale". In: *Fenomeni morfologici e sintattici nell'italiano contemporaneo, Atti del sesto congresso internazionale di studi*, Roma 4–6 settembre 1972. Roma: Bulzoni, 79–103.

DA EMPOLI, Giuliano (2008): "Il vertice 'rosa' della Crusca: chiamatemi presidente". In: *Il Sole 24 Ore*, domenica 18 maggio 2008, 1 u. 9.

D'ALESIO, Veronica (2017): "Caratteristiche prosodiche del parlato emotivo: analisi acustica del racconto di Rachel Beck". In: KOESTERS GENSINI, Sabine E./PONZI, Maria Francesca (a cura di): *La lingua emigrata. Ebrei tedescofoni in Israele. Studi linguistici e narratologici*. Roma: Sapienza Università Editrice, 75–108.

DAMASIO, Antonio (1994): *Descartes' Error. Emotion, Reason and the Human Brain*. New York: Avon Books.

DAMASIO, Antonio (2003): *Looking for Spinoza. Joy, Sorrow, and the feeling Brain*. London: William Heinemann.

DAMMEL, Antje (2011): "Wie kommt es zu rumstudierenden Hinterbänklern und anderen Sonderlingen? Pfade zu pejorativen

Wortbildungsbedeutungen im Deutschen". In: *Jahrbuch für germanistische Sprachgeschichte* 2, 326–343.

Darwin, Charles [1872] (2009): *The Expression of the Emotions in Man and Animals*. London: Penguin Books.

Debus, Günter (1977): "Gefühle". In: Herrmann, Theo et al. (Hgg.): *Handbuch psychologischer Grundbegriffe*. München: Kösel, 156–168.

De Mauro, Tullio (1963): *Storia linguistica dell'Italia unita*. Roma/Bari: Laterza.

De Mauro, Tullio (1965): *Introduzione alla semantica*. Roma/Bari: Laterza.

De Mauro, Tullio (1980): *Guida all'uso delle parole*. Roma: Editiori riuniti.

De Mauro, Tullio [1982] (^{2}1990): *Minisemantica*. Roma/Bari: Laterza.

De Mauro, Tullio (1991): "Ancora Saussure e la semantica". In: *Cahiers Ferdinand de Saussure* 45, 101–109.

De Mauro, Tullio (1994): *Capire le parole*. Roma/Bari: Laterza.

De Mauro, Tullio (2005): *La fabbrica delle parole. Il lessico e i problemi di lessicologia*. Torino: UTET.

De Mauro, Tullio (2008): *Lezioni di linguistica teorica*. Roma/Bari: Laterza.

De Mauro, Tullio (2014): *Storia linguistica dell'Italia repubblicana: dal 1946 ai nostri giorni*. Roma/Bari: Laterza.

De Mauro, Tullio (2016): "Prefazione". In: De Palo, Marina: *Saussure e gli strutturalismi. Il soggetto parlante nel pensiero linguistico del Novecento*. Roma: Carocci, 13–14.

De Paolo, Marina (2016): *Saussure e gli strutturalisti. Il soggetto parlante nel pensiero linguistico del Novecento*. Roma: Carocci.

De Palo, Marina/Gensini, Stefano (a cura di) (2018): *Saussure e i suoi interpreti italiani. Antonino Pagliaro, la scuola romana e il contesto europeo*. Pisa: Edizioni ETS.

Deppermann, Arnulf (2006): "Construction Grammar – Eine Grammatik für die Interaktion?" In: Deppermann, Arnulf/Fiehler, Reinhard/Spranz-Fogasy, Thomas (Hgg.) (2006): *Grammatik und Interaktion*. Radolfzell: Verlag für Gesprächsforschung, 43–65.

De Santis, Cristiana (2011): "Reduplicazione espressiva". In: *Enciclopedia Treccani Online*. https://www.treccani.it/enciclopedia/reduplicazione-espressiva_(Enciclopedia-dell'Italiano)/ (07.12.2024).

DESCARTES, Rene [1637] (2013): *Abhandlung über die Methode des richtigen Vernunftgebrauchs und der wissenschaftlichen Wahrheitsforschung*. Übers. von KIRCHMANN, Julius H. [1870]. Stuttgart: Reclam.

DIECKMANN, Walther [1969] (^{2}1975): *Sprache in der Politik. Einführung in die Pragmatik und Semantik der politischen Sprache*. Heidelberg: Winter.

DIEHL, Michael/JONAS, Klaus (1991): "Measures of national stereotypes as predictors of the latencies of inductive versus deductive stereotypic judgements". In: *European Journal of Social Psychology*, 317–330.

DIETRICH, Detlef (2002): *Zur Emotions-Kognitions-Kopplung bei Störungen des Affekts: neurophysiologische Untersuchungen unter Verwendung ereigniskorrelierter Potentiale*. Darmstadt: Steinkopff.

DITTMANN, Jürgen (1981): "Rezeption und Kritik der Sprachtheorie Noam Chomskys in der Bundesrepublik Deutschland". In: *Deutsche Sprache* 9, 61–96 (= Tl. 1), 147–180 (= Tl. 2).

DIXON, Thomas (2012): "Emotion: The history of a Keyword in Crisis". In: *Emotion Review* 4, 338–344.

DORNSEIFF, Franz [1934] (^{9}2020): *Der deutsche Wortschatz nach Sachgruppen geordnet*. Berlin/New York: De Gruyter.

DORSCH, Friedrich [1921] (^{20}2021): *Psychologisches Wörterbuch*. WIRTZ, Markus (Hg.), A. Bern: Hogrefe AG.

DRESCHER, Martina (2003a): "Sprache der Wissenschaft, Sprache der Vernunft? Zum affektleeren Stil in der Wissenschaft". In: HABSCHEID, Stephan/FIX, Ulla (Hgg.): *Gruppenstile. Zur sprachlichen Inszenierung sozialer Zugehörigkeit*. Frankfurt a. M. etc.: Peter Lang, 53–79.

DRESCHER, Martina (2003b): *Sprachliche Affektivität. Darstellung emotionaler Beteiligung am Beispiel von Gesprächen aus dem Französischen*. Tübingen: Niemeyer.

DRESSLER, Wolfgang/MERLINI BARBARESI, Lavinia (1994): *Morphopragmatics: diminutives and intensifiers in Italian, German, and other languages*. Berlin: De Gruyter.

DROST, Mark (1991): "Intentionality in Aquina's Theory of Emotions". In: *International Philosophical Quarterly* 31, 449–460.

DUDENREDAKTION (2016): *Die Grammatik*. Berlin: Dudenverlag.

DÜRSCHEID, Christa (2005): "Medien, Kommunikationsformen, kommunikative Gattungen". In: *Linguistik Online* 22, 18 S.

DÜRSCHEID, Christa/LIPPUNER, Pascal (2022): "Der Hash im Hashtag: Zur Geschichte eines multifunktionalen Zeichens". In: *Zeitschrift für germanistische Linguistik*, 50, 475–498.

D'URSO, Valentina/GALATI, Dario (1990): "Analisi dello spazio semantico di termini emozionali italiani". In: *Ricerche di psicologia* 2, 29–55.

ECO, Umberto (1979): *Lector in fabula. La cooperazione interpretativa dei testi narrativi*. Milano: Bompiani. Übers. von HELD, Heinz-Georg (1987). München: Carl Hanser Verlag.

ECO, Umberto [1977] (2000): *Wie man eine wissenschaftliche Abschlußarbeit schreibt. Doktor-, Diplom- und Magisterarbeit in den Geistes- und Sozialwissenschaften*. Übers. von SCHICK, Walter. Heidelberg: C. F. Müller.

EHLICH, Konrad (1986a): "Die Entwicklung von Kommunikationstypologien und die Formbestimmtheit sprachlichen Handelns". In: KALLMEYER, Werner (Hg.): *Kommunikationstypologie. Handlungsmuster, Textsorten, Situationstypen*. Düsseldorf: Schwann, 47–72.

EHLICH, Konrad (1986b): *Interjektionen*. Tübingen: Niemeyer.

EHRHARDT, Claus/HERINGER, Hans-Jürgen (2011): *Pragmatik*. Paderborn: Wilhelm Fink.

EISENBERG, Peter (1986): *Grundriss der deutschen Grammatik*. Stuttgart: Metzler.

EKMAN, Paul (1972): "Universals and cultural differences in facial expression of emotions". In: COLE, James K. (ed.): *Nebraska Symposium on Motivation*. Lincoln: University of Nebraska Press, 207–283.

EKMAN, Paul (1973): *Darwin and Facial Expression*. New York: Academic Press.

EKMAN, Paul (1982): *Emotion in the Human Face*. Cambridge: Cambridge University Press.

EKMAN, Paul (1994): "Strong Evidence for universals in facial expressions: A reply to Russell's mistaken critique". In: *Psychological Bulletin* 115, 268–287.

ELIAS, Norbert [1939] (^{2}1969): *Über den Prozeß der Zivilisation. Soziogenetische und psychogenetische Untersuchungen*, Bd. 2. Bern/München: Franke Verlag.

EYSENECK, Michael W. et al. (eds.) (1994): *The Blackwell dictionary of cognitive psychology*. Oxford: Blackwell.

FADDA, Emanuele (2016): "Saussure e lo strutturalismo". In: CIMATTI, Felice/ PIAZZA, Francesca (a cura di), 221–242.

FANCIULLO, Franco (2007): *Introduzione alla linguistica storica*. Bologna: Il Mulino.

FEDEL, Giorgio (1999): *Saggi sul linguaggio e l'oratoria politica*. Milano: Giuffrè.

FEHR, Johannes (1995): "Bœuf, Lac, Ciel" – "Concierge, Chemise, Lit". In: ARRIVÉ, Michel/NORMAND, Claudine (éds.): *Saussure aujourd'hui, Actes du Colloque de Cerisy la Salle (12–19 août 1992)*. Paris: "Linx"-Université Paris X-Nanterre, 431–438.

FIEHLER, Reinhard (1990): *Kommunikation und Emotion. Theoretische und empirische Untersuchungen zur Rolle von Emotionen in der verbalen Interaktion*. Berlin/New York: De Gruyter.

FIEHLER, Reinhard (2000): "Emotionalität im Gespräch". In: BRINKER, Klaus et al. (Hgg.): *Text- und Gesprächslinguistik. Ein internationales Handbuch zeitgenössischer Forschung*, Bd. 2, *Gesprächslinguistik*. Berlin/New York: De Gruyter, 1425–1438.

FIEHLER, Reinhard (2002): "How to Do Emotions With Words: Emotionality in Conversations". In: FUSSEL, Susan R. (ed.): *The verbal communication of emotion*. Mahwah, NJ: Lawrence Erlbaum Associates, 79–106.

FIEHLER, Reinhard (2008): "Emotionale Kommunikation". In: FIX, Ulla/ GARDT, Andreas/KNAPE, Joachim (Hgg.): *Rhetorik und Stilistik. Ein internationales Handbuch historischer und systematischer Forschung*, Bd. 1. Berlin/New York, 757–772.

FIEHLER, Reinhard (2011): "Wie kann man über Gefühle sprechen? Sprachliche Mittel zur Thematisierung von Erleben und Emotionen". In: EBERT, Lisanne et al. (Hgg.): *Emotionale Grenzgänge. Konzeptualisierungen von Liebe, Trauer und Angst in Sprache und Literatur*. Würzburg: Königshausen/Neumann, 17–33.

FILLMORE, Charles J. (1987): "A Private History oft he Concept 'Frame'". In: DIRVEN, René/RADDEN, Günther (eds.): *Fillmore's Case Grammar. A Reader*. Heidelberg: Groos, 28–36.

FINEGAN, Edward (1995): "Subjectivity and subjectivisation: an introduction". In: STEIN, Dieter/WRIGHT, Susan (eds.): *Subjectivity and subjectivisation*. Cambridge: Cambridge University Press, 1–16.

FINKBEINER, Rita (2015): *Einführung in die Pragmatik*. Darmstadt: Wissenschaftliche Buchgesellschaft.

FOMINA, Sinaida (1999): *Emotional wertende Lexik der deutschen Gegenwartssprache*. Woronesh: Istoki.

FOOLEN, Ad (1997): "The expressive function of language. Towards a cognitive semantic approach". In: NIEMEIER, Susanne/DIRVEN, René (eds.): *The Language of Emotions*. Amsterdam: Benjamins, 15–32.

FORCONI, Augusta (1997): *Parola da Cavaliere, il linguaggio di Berlusconi dal tempo del potere al tempo dell'opposizione*. Roma: Editori Riuniti.

FRATI, Angela (2009): "La presidente dell'Accademia della Crusca. Ancora sul femminile professionale". In: https://accademiadellacrusca.it/it/consulenza/la-presidente-dellaccademia-della-crusca-ancora-sul-femminile-professionale/250 (07.12.2024).

FREGE, Gottlob (1892): "Über Sinn und Bedeutung". In: *Zeitschrift für Philosophie und philosophische Kritik, Neue Folge* 100, 25–50.

FREGE, Gottlob (1918): "Der Gedanke. Eine logische Untersuchung". In: *Beiträge zur Philosophie des deutschen Idealismus* 2, 58–77.

FREI, Henri [1929] (2003): *La grammaire des fautes*. Rennes: Ennoïa.

FREUD, Sigmund [1899] (^{9}1961): *Die Traumdeutung*. Frankfurt a. M.: Fischer Verlag.

FREUD, Sigmund [1901] (^{4}1912): *Zur Psychopathologie des Alltagslebens. Über Vergessen, Versprechen, Vergreifen, Aberglaube und Irrtum*. Berlin: Verlag von S. Karger.

FREUD, Sigmund [1968] (^{3}1980): "Briefe 1873–1939". In: FREUD, Ernst/FREUD, Lucie (Hgg.). Frankfurt a. M.: Fischer Verlag.

FRICK, Karina (2020): "Graphische Variation im Rahmen emotionaler Online-Praktiken". In: ANDROUTSOPOULOS, Jannis/BUSCH, Forian (Hgg.): *Register des Graphischen: Variation, Interaktion und Reflexion in der digitalen Schriftlichkeit*. Berlin/Boston: De Gruyter, 159–182.

FRICKE, Ellen (2012): *Grammatik multimodal. Wie Wörter und Gesten zusammenwirken*. Berlin/Boston: De Gruyter.

FRIEDRICH, Cornelia (2008): *Kontamination – Zur Form und Funktion eines Wortbildungstyps im Deutschen*. Dissertation an der Friedrich-Alexander-Universität Erlangen-Nürnberg.

FRIEDRICH-EBERT-STIFTUNG (2016): *Fremde Freunde. Eine Meinungsumfrage zum deutsch-italienischen Verhältnis.* https://library.fes.de/pdf-files/bueros/rom/12989.pdf (07.12.2024).

FRIES, Norbert (1988): "Ist Pragmatik schwer! Über sogenannte 'Exklamativsätze' im Deutschen". In: *Deutsche Sprache* 3, 193–205.

FRIES, Norbert (1992a): "Emotionen und sprachliche Struktur". In: *Sprache und Pragmatik* 30, 1–28.

FRIES, Norbert (1992b): "Interjektionen, Interjektionsphrasen und Satzmodus". In: ROSENGREN, Inger (Hg.): *Satz und Illokution*, Bd. 1. Tübingen: Niemeyer, 307–341.

FRIES, Norbert (1994): "Grammatik, Emotionen und Äußerungsbedeutung". In: *Sprache und Pragmatik* 33, 1–37.

FRIES, Norbert (1996): "Grammatik und Emotionen". In: *Sprache und Pragmatik* 38, 1–39.

FRIES, Norbert (2000): *Sprache und Emotionen: Ausführungen zum besseren Verständnis, Anregungen zum Nachdenken.* Bergisch Gladbach: BLT.

FRIES, Norbert (2002): "Die Wortart 'Interjektionen'". In: CRUSE, Alan D. et al. (Hgg.), *Lexikologie/Lexicology. Ein internationales Handbuch zur Natur und Struktur von Wörtern und Wortschätzen*, Bd. 1. Berlin/New York: De Gruyter, 654–657.

FRIES, Norbert (2007): "Die Kodierung von Emotionen in Texten. Tl. 1: Grundlagen". In: *Journal of Literary Theory* 1, 293–337.

FRIES, Norbert (2009): "Die Kodierung von Emotionen in Texten. Tl. 2: Die Spezifizierung emotionaler Bedeutungen in Texten". In: *Journal of Literary Theory* 3, 19–71.

FRITZSCHE, Maria (2014): *Strategien impliziter und expliziter Evaluation. Deutsch-, englisch- und französischsprachige online-Kommentare zur zentraleuropäischen Flüchtlings- und Integrationspolitik*, Masterarbeit an der Technischen Universität Berlin.

FRITZSCHE, Maria (2024): *Sprachlich konstruierter Extremismus: Mehrdimensionale Textanalyse von Propagandamagazinen des Islamischen Staates.* Berlin/Boston: De Gruyter.

FUHSE, Jan A. (2001): "Unser 'wir'. Ein systemtheoretisches Modell von Gruppenidentitäten". In: *Schriftenreihe des Instituts für Sozialwissenschaften der Universität Stuttgart* 1, 1–40.

FUSSELL, Susan R. (ed.) (2002): *The verbal Communication of Emotions. Interdisciplinary Perspectives.* Mahwah, NJ: Lawrence Erlbaum Associates.

FUSSELL, Susan R./MOSS, Mallie M. (1998): "Figurative language in emotional communication". In: FUSSELL, Susan R./KREUZ, Roger J. (eds.): *Social and Cognitive Approaches to Interpersonal Communication.* Mahwah, NJ: New York: Lawrence Erlbaum Associates, 113–141.

GAETA, Livio (2011): "Peggiorativo". In: *Enciclopedia Treccani Online.* https://www.treccani.it/enciclopedia/peggiorativo_(Enciclopedia-dell'Italiano)/ (07.12.2024).

GALATI, Dario et al. (1998): Il lessico delle emozioni nelle lingue neolatine: confronto tra l'italiano e il francese. In: *Ricerche di Psicologia* 22, 57–82.

GALATI, Dario et al. (2000): "Il lessico emozionale nelle lingue neolatine: un confronto tra catalano e castigliano". In: CATTARINUSSI, Bernardo (a cura di): *Emozioni e sentimenti nella vita sociale.* Milano: FrancoAngeli, 165–183.

GAUGER, Hans-Martin (1969): "Die Semantik in der Sprachtheorie der transformationellen Grammatik". In: *Linguistische Berichte* 1, 1–18.

GAUKER, Cristopher (1998): "What is a Context of Utterance?" In: *Philosophical Studies* 91, 149–172.

GENSINI, Stefano (2018): "Tra semantica e semiotica". In: GENSINI, Stefano/PIEMONTESE, Maria Emanuela/SOLIMINE, Giovanni (a cura di) (2018): *Tullio De Mauro. Un intelletuale italiano.* Roma: Sapienza Università Editrice, 81–88.

GIBBS, Raymond W./LEGGITT, John S./TURNER, Elizabeth A. (2002): "What's special about figurative language in emotional communication". In: FUSSELL, Susan R. (ed.): *The Verbal Communication of Emotions: Interdisciplinary Perspectives.* Mahwah, NJ: Lawrence Erlbaum Associates,125–149.

GIESEL, Linda (2019): *NS-Vergleiche und NS-Metaphern. Korpuslinguistische Perspektiven auf konzeptuelle und funktionale Charakteristika.* Berlin/Boston: De Gruyter.

GIUNCHI, Paola (2005): *Inglese. Regole e ragioni per l'uso.* Roma: Carocci.

GIUS, Erminio et al. (1992): "Il linguaggio delle emozioni. Studio sull'organizzazione delle parole che comunicano stati emotivi". In: *Giornale Italiano di Psicologia* 19, 563–584.

GIVÓN, Thomas (1982): "Evidentiality and Epistemic Space". In: *Studies in Language* 6, 23–49.

GIVÓN, Thomas (1984): *Syntax: A Functional-Typological Introduction*, Vol. 1. Amsterdam/Philadelphia: Benjamins.

GIVÓN, Thomas (1991): *Syntax: A Functional-Typological Introduction*, Vol. 2. Amsterdam/Philadelphia: Benjamins.

GIVÓN, Thomas (1995): *Functionalism and Grammar*. Amsterdam/Philadelphia: Benjamins.

GOFFMAN, Erving (1967): *Interaction Ritual: Essays in Face to Face Behavior*. New York: Pantheon Books.

GOLEMAN, Daniel [1995] (^{2}1997): *Emotionale Intelligenz*. München: dtv.

GOREVAN, Patrick (2000): "Aquinas und Emotional Theory Today: Mind-Body, Congnitivism, and Connaturality". In: *Acta Philosophica* 9, 141–151.

GRAEFEN, Gabriele/MOLL, Melanie (2011): *Wissenschaftssprache Deutsch: lesen – verstehen – schreiben. Ein Lehr- und Arbeitsbuch*, Frankfurt a. M. etc.: Peter Lang.

GRAFFI, Giorgio (2001a): "'Linguistica cartesiana' e 'linguistica illuminista': riflessioni sulle origini di un dibattito storiografico". In: MASSARIELLO MERZAGORA, Giovanna (a cura di): *Storia del pensiero linguistico: linearità, fratture e circolarità, Atti del Convegno della Società italiana di glottologia: Verona 11–13 novembre 1999*. Roma: Il calamo, 137–164.

GRAFFI, Giorgio (2001b): *200 years of syntax: a critical survey*. Amsterdam [u. a.]: Benjamins.

GRAFFI, Giorgio (2008): *Che cos'è la grammatical generativa?* Roma: Carocci.

GRAFFI, Giorgio (2010): *Due secoli di pensiero linguistico. Dai primi dell'Ottocento a oggi*. Roma: Carocci.

GRANDI, Nicola (2017): "Intensification processes in Italian: a survey". In: NAPOLI, Maria/RAVETTO, Miriam (eds.): *Exploring Intensification. Synchronic, diachronic and cross-linguistic perpectives*. Amsterdam: Benjamins, 55–77.

GRANDI, Nicola/KÖRTVÉLYESSY, Lívia (eds.) (2015): *Edinburgh handbook of evaluative morphology*. Edinburgh: Edinburgh University Press.

GRICE, Paul (1975): "Logic and conversation". In: COLE, Peter/MORGAN, Jerry L. (eds.): *Syntax and Semantics, Vol. 3, Speech Acts*. New York: Academic Press, 41–58.

GRIMM, Jacob (1819): *Deutsche Grammatik. Erster Theil*. Göttingen: Dieterich'sche Buchhandlung.

GROSSEN, Carl Theodor (1954): *Studien zur syntaktischen und stilistischen Hervorhebung im modernen italienisch*. Berlin: Akademie.

GUBERINA, Petar (1957): "La logique de la logique et la logique du langage". In: *Studia Romanica Zagrabiensia* 2, 13–30.

HAASE, Martin et al. (1997): "Internetkommunikation und Sprachwandel". In: WEINGARTEN, Rüdiger (Hg.): *Sprachwandel durch Computer*. Opladen: Westdeutscher Verlag, 51–85.

HALLIDAY, Michael A. K. (1967): "Notes on transitivity and theme in English. Part 2". In: *Journal of Linguistics* 3, 199–244.

HALLIDAY, Michael A. K. (1970): "Language Structure and Language Function". In: LYONS, John (ed.): *New Horizons in Linguistics*, Harmondsworth: Penguin Books.

HALLIDAY, Michael A. K. (1985): *An Introduction to Functional Grammar*. London: Arnold.

HAMILTON, William (1964a): "The genetical evolution of social behavior". In: *Journal of Theoretical Biology* 7, 1–16

HAMILTON, William (1964b): "The genetical evolution of social behaviour II". In: *Journal of Theoretical Biology* 7, 17–52.

HÄNZE, Martin/HESSE, Friedrich (1993): "Emotional influences on semantic priming". In: *Cognition and Emotion* 7, 195–205.

HARTMANN, Martin (2005): *Gefühle. Wie die Wissenschaft sie erklären*. Frankfurt a. M.: Campus.

HAUSENDORF, Heiko (2000): *Zugehörigkeit durch Sprache. Eine linguistische Studie am Beispiel der deutschen Wiedervereinigung*. Tübingen: Niemeyer.

HEIDOLPH, Karl Erich/FLÄMING, Walter/MOTSCH, Wolfgang (1981): *Grundzüge einer deutschen Grammatik*. Berlin: Akademie-Verlag.

HELBIG, Gerhard (1986): *Entwicklung der Sprachwissenschaft seit 1970*. Leipzig: Bibliographisches Institut Leipzig.

HENNIG, Mathilde (Hg.) (2013): *Die Ellipse: neue Perspektiven auf ein altes Phänomen*. Berlin/Boston: De Gruyter.

HERMANNS, Fritz (1995): "Kognition, Emotion, Intention. Dimensionen lexikalischer Semantik". In: HARRAS, Gisela (Hg.): *Die Ordnung der Wörter. Kognitive und lexikalische Strukturen*. Berlin/New York: De Gruyter.

HERINGER, Hans (1988): *Lesen, lehren, lernen*. Tübingen: Niemeyer.

HERINGER, Hans (1999): *Das höchste der Gefühle. Empirische Studien zur distributiven Semantik*. Tübingen: Stauffenburg.

HERRING, Susan C./DAINAS, Ashley R. (2017): "'Nice picture comment!' Graphicons in Facebook threads". In: *Proceedings of the Fiftieth Hawai'i International Conference on System Sciences* (HICSS-50). Los Alamitos, CA: IEEE, 2185–2194.

HJELMSLEV, Louis T. (1939): "La notion de rection". In: *Acta Linguistica* 1, 10–23.

HJELMSLEV, Louis T. (1957): "Pour une sémantique structurale". In: *Reports for the Eight International Congress of Linguists*. Oslo, 5–9 august 1957, Bd. 2. Oslo: Oslo University Press, 268–286.

HJELMSLEV, Louis T. [1943] (1974): *Prolegomena zu einer Sprachtheorie*. Übers. von KELLER, Rudi/SCHARF, Ursula/STÖTZEL, Georg. Georg München: Hueber.

HOCKETT, Charles F. (1958): *A course in modern linguistics*. New York: McMillan.

HOFFMANN, Ludger (1998): "Parenthesen". In: *Linguistische Berichte* 175, 299–328.

HOFFMANN, Ludger (1999): "Ellipse und Analepse". In: REDDER, Angelika/REHBEIN, Jochen (Hgg.): *Grammatik und mentale Prozesse*. Tübingen: Stauffenburg.

HOFFMANN, Michael (2007): *Funktionale Varietäten des Deutschen – kurz gefasst*. Potsdam: Universitätsverlag Potsdam.

HOMER: *Ilias*. Übers. von HAMPE, Roland (1979). Stuttgart: Reclam.

HOMER: *Odyssee*. Übers. von HAMPE, Roland (1979). Stuttgart: Reclam.

HOPPER, Paul (1987): "Emergent Grammar". In: *Berkeley Linguistics Society* 13, 139–157.

HOPPER, Paul (1988): "Emergent Grammar and the A Priori Grammar Postulate". In: TANNEN, Deborah (Hg.): *Linguistics in Context: Connecting Observation and Understanding. Lectures from the 1985 LSA/TESOL and NEH Institutes*. New Jersey: Ablex Publishing Corporation Norwood, 117–134.

HUHNKE, Brigitta (1996): *Macht, Medien und Geschlecht. Eine Fallstudie zur Berichterstattungspraxis der dpa, der taz sowie der Wochenzeitungen. Die Zeit und der Spiegel von 1980–1995*. Opladen: Westdeutscher Verlag.

HUNSTON, Susan (2004): Counting the uncountable. Problems of identifying evaluation in a text and in a corpus. In: DEL LUNGO CAMICIOTTI, Gabriella/TOGNINI BONELLI, Elena (eds.): *Academic Discourse. New Insights into Evaluation*. Bern u. a.: Lang, 157–188.

HUSSERL, Edmund (1901): *Logische Untersuchungen. Zweiter Theil*. Halle: Niemeyer.

HUSSERL, Edmund (1929): *Formale und transzendentale Logik. Versuch einer Kritik der logischen Vernunft*. Halle: Niemeyer.

IMO, Wolfgang (2005): "A Construction-Grammar Approach to the Phrase 'I mean' in Spoken English". In: *InLiSt – Interaction and Linguistic Structures* 42, 1–37.

ISEN, Alice (2004): "Some perspectives on Positive Feelings and Emotions: Positive Affect Facilitates Thinking and Problem Solving". In: MANSTEAD, Antony/FRIJDA, Nico/FISCHER, Agneta (eds.): *Studies in emotion and social interaction. Feelings and emotions: The Amsterdam symposium*. Cambridge: Cambridge University Press, 263–281.

IZARD, Carroll (1977): *Human Emotions*. New York: Plenum.

IZARD, Carroll (2010a): "The many meanings/aspects of emotion: Definitions, functions, activation, and regulation". In: *Emotion Review* 2, 363–370.

IZARD, Carroll (2010b): "More meanings and more questions for the term 'emotion'". In: *Emotion Review* 2, 383–385.

JÄGER, Ludwig/PLUM, Sabine (1990): "Probleme der lexikographischen Beschreibung von Gefühlswörtern". In: HAUSMANN, Franz J. et al. (Hgg.): *Wörterbücher. Dictionaries. Dictionnaires. Ein internationales Handbuch zur Lexikographie – International Encyclopedia of Lexicography – Encyclopédie Internationale de Lexicographie*. Berlin/New York: De Gruyter, 849–855.

JAHR, Silke (2000): *Emotionen und Emotionsstrukturen in Sachtexten. Ein interdisziplinärer Ansatz zur qualitativen und quantitativen Beschreibung der Emotionalität von Texten*. Berlin/New York: De Gruyter.

JÄKEL, Olaf (2003): *Wie Metaphern Wissen schaffen. Die kognitive Metapherntheorie und ihre Anwendung in Modell-Analysen der Diskursbereiche Geistestätigkeit, Wirtschaft, Wissenschaft und Religion.* Hamburg: Kovač.

JAKI, Silvia/STEIGER, Stefan (Hgg.) (2023): *Digitale Hate Speech. Interdisziplinäre Perspektiven auf Erkennung, Beschreibung und Regulation.* Berlin/Heidelberg: Springer Nature.

JAKOBSON, Roman (1960): "Linguistics and poetics". In: SEBEOK, Thomas A. (ed.), 350–377.

JAKOBSON, Roman (1963): *Essais de linguistique générale.* Paris: Les Éditions de Minuit.

JAMES, William (1884): "What is an emotion?" In: *Mind* 9, 188–205.

JENNE', Tom (2016): "Trump presidente, Times Square attonita: 'Non riesco a credere che sia vero'". In: *La Repubblica.* https://www.repubblica.it/speciali/esteri/voci-dall-america/2016/11/09/news/trump_presidente_times_square_attonita_non_riesco_a_credere_che_sia_vero_-151687494/ (07.12.2024).

JESPERSEN, Otto (1933): *Linguistica: Selected Papers in English, French and German.* Copenhagen u. a.: Levin & Munksgaard u. a.

JOHNSON-LAIRD, Philip/OATLEY, Keith (1989): "The language of emotions. An analysis of a semantic field". In: *Congnition & Emotion* 3, 81–132.

JUNGEN, Oliver/LOHNSTEIN, Horst (2006): *Einführung in die Grammatiktheorie.* München: Wilhelm Fink Verlag.

KAMP, Hans (1975): "Two Theories About Adjectives". In: KEENAN, Edward (ed.): *Formal Semantics of Natural Languages.* Cambridge: Cambridge University Press, 123–155.

KERBRAT-ORECCHIONI, Catherine (1986): *L'implicite.* Paris: Colin.

KERTÉSZ, András/SCHWARZ-FRIESEL, Monika/CONSTEN, Manfred (2012): *Converging Data Sources in Cognitive Linguistics.* Amsterdam: Elsevier.

KING, Peter (1998): "Aquinas on the Passions". In: MACDONALD, Scott/STUMP, Eleonore (eds.): *Aquinas's Moral Theory.* Ithaca (NY): Cornel University Press, 101–132.

KING, Peter (2010): "Emotions in Medieval Thought". In: GOLDIE, Peter (ed.): *The Oxford Handbook of Philosophy of emotion.* Oxford: Oxford University Press, 167–188.

KLANN-DELIUS, Gisela (2005): *Sprache und Geschlecht: Eine Einführung*. Stuttgart: J. B. Metzler.

KLEININNA, Paul/KLEININNA, Anne (1981): "A categorized list of emotion definitions, with suggestion for a consensual definition". In: *Motivation and emotion 5*, 345–379.

KOCH-HILLEBRECHT, Manfred (1977): *Das Deutschenbild – Gegenwart, Geschichte, Psychologie*. München: Beck.

KOESTERS GENSINI, Sabine E. (2016): "Wörter für Gefühle. Der lexikalische Ausdruck von Emotionen im Israelkorpus". In: LEONARDI, Simona/THÜNE, Eva-Maria/BETTEN, Anne (Hgg.): *Emotionsausdruck und Erzählstrategien in narrativen Interviews. Analysen zu Gesprächsaufnahmen mit jüdischen Emigranten*. Würzburg: Königshausen & Neumann.

KOESTERS GENSINI, Sabine E./D'ALESIO, Veronica (2017): "Tra il detto e il non detto: l'espressione delle emozioni nelle narrazioni di Dov Zuriel (17.12.1925–30.08.2014)". In: KOESTERS GENSINI, Sabine E./PONZI, Maria Francesca (a cura di): *La lingua emigrata. Ebrei tedescofoni in Israele. Studi linguistici e narratologici*. Roma: Sapienza Università Editrice, 109–140.

KONERDING, Klaus Peter (1994): *Frames und lexikalisches Bedeutungswissen*. Tübingen: Niemeyer.

KÖRTVÉLYESSY, Livia (2015): *Evaluative morphology from a cross-linguistic perspective*. Newcastle upon Tyne: Cambridge Scholars Publishing.

KOTTHOFF, Helga/NÜBLING, Damaris (2018): *Genderlinguistik. Eine Einführung in Sprache, Gespräch und Geschlecht*. Tübingen: Narr.

KOYAMA, Wataru (2011): "The rise of pragmatics: a historiographic overview". In: BUBLITZ, Wolfram/NORRICK, Neal R. (eds.): *Foundations of Pragmatics*, Vol. 1. Berlin/Boston: De Gruyter, 139–166.

KRASHEN, Stephen (1982): *Principles and practice in second language acquisition*. Oxford: Pergarnon Institute of English.

KRASHEN, Stephen (1985): *The Input Hypothesis: Issues and Implications*. London: Longman.

KREYE, Andrian (2016): "Der Spuk geht jetzt erst los". In: *Süddeutsche Zeitung*. https://www.sueddeutsche.de/politik/us-wahl-2016-der-spuk-geht-jetzt-erst-los-1.3241066 (07.12.2024).

KÜGELGEN VON, Rainer (2003): Parenthesen – Handlungstheoretisch betrachtet. In: HOFFMANN, Ludger (Hg.): *Funktionale Syntax. Die pragmatische Perspektive*. Berlin/New York: De Gruyter, 208–230.

LANGACKER, Ronald W. (2008): *Cognitive Grammar: A Basic Introduction*. New York: Oxford University Press.

LAKOFF, George (2006): *Whose Freedom? The Battle over America's most important idea*. New York: Farrar, Straus and Giroux.

LAKOFF, George/JOHNSON, Mark (1980): *Metaphors We Live By*. Chicago: Chicago University Press.

LAKOFF, Robin (1971): "'If's', 'and's', and 'but's' about Conjunction". In: FILLMORE, Charles/LANGENDOEN, Terence D. (eds.): *Studies in linguistics Semantics*. New York: Rinehart & Winston, 115–150.

LAKOFF, Robin (1974): "Remarks on 'this' and 'that'". In: *Proceedings of the Chicago Linguistics Society* 10, 345–356.

LAMPERT, Martina (1992): *Die parenthetische Konstruktion als textuelle Strategie. Zur kognitiven und kommunikativen Basis einer Grammatischen Kategorie*. München: Sagner.

LANG, Ewald (1984): *The Semantics of Coordination*. Amsterdam/ Philadelphia: John Benjamins.

LAUSBERG, Heinrich [1960] (³1990): *Handbuch der literarischen Rhetorik. Eine Grundlegung der Literaturwissenschaft*. Stuttgart: Franz Steiner Verlag.

LEDOUX, Joseph (1989): "Cognitive-emotional interactions in the brain". In: *Cognition and Emotion* 3, 267–289.

LEDOUX, Joseph (1996): *The Emotional Brain: The Mysterious Underpinnings of Emotional Life*. New York: Simon and Schuster.

LEMNITZER, Lothar/ZINSMEISTER, Heike (2010): *Korpuslinguistik. Eine Einführung*. Tübingen: Narr.

LEPSCHY, Giulio (1966): *La linguistica strutturale*. Torino: Einaudi.

LEŠIĆ, Pavelin B. (2015): "Pour une grammaire de la parole". In: *Les Etudes françaises aujourd'hui (2014). Pourquoi étudier la grammaire aujourd'hui ? Théories et pratiques*. Belgrade: Faculté de Philologie de l'Université de Belgrade, 121–133.

LEVINSON, Stephen C. (1983): *Pragmatics*. Cambridge: Cambridge University.

LEWANDOWSKA-TOMASZCZYK, Barbara/WILSON, Paul A. (2023): "Morphology and emotion". In: SCHIEWER, Gesine L./ALTARRIBA, Jeanette/NG, Bee C. (eds.), 423–441.

LIEDTKE, Frank, (2018): "Kognitive Pragmatik – was sie ist, will und kann". In: MARX, Konstanze/MEIER, Simon (Hgg.): *Sprachliches Handeln und Kognition*. Berlin/Boston: De Gruyter, 15–33.

LOMBARDI VALLAURI, Edoardo (1993): "Clausole a contenuto presupposto e loro funzione discorsiva in italiano antico". In: *Quaderni del dipartimento di Linguistica dell'Università di Firenze* 4, 71–95.

LOMBARDI VALLAURI, Edoardo (1995): "Tratti linguistici della persuasione in pubblicità". In: *Lingua Nostra* 2, 41–51.

LOMBARDI VALLAURI, Edoardo (2000): *Grammatica funzionale delle avverbiali italiane*. Roma: Carocci.

LOMBARDI VALLAURI, Edoardo (2002): *La struttura informativa dell'enunciato*. Milano: La Nuova Italia.

LOMBARDI VALLAURI, Edoardo [2007] (^{3}2013): *La linguistica. In Pratica*. Bologna: Il Mulino.

LOMBARDI VALLAURI, Edoardo (2016): "Implicits as Evolved Persuaders". In: ALLAN, Keith/CAPONE, Alessandro/KECSKES, Istvan (eds.): *Pragmemes and Theories of Language Use. Perspectives in Pragmatics*. Cham: Springer, 725–748.

LOMBARDI VALLAURI, Edoardo (2019a): *La lingua disonesta. Contenuti impliciti e strategie di persuasione*. Il Mulino: Bologna.

LOMBARDI VALLAURI, Edoardo (2019b): "Implicitation and power of choice". In: *Rivista italiana di filosofia del linguaggio* 13, 73–93.

LOMBARDI VALLAURI, Edoardo (2019c): "Sfruttamento di 'immagini' implicite nella pubblicità e nella propaganda politica italiana". In: MOSCARDA MIRKOVIĆ, Eliana/HABRLE, Tanja (a cura di): *Sguardo sull'immaginario italiano. Aspetti linguistici, letterari e culturali*. Pola: Edizioni dell'Università degli Studi Juraj Dobrila di Pola, 267–294.

LOMBARDI VALLAURI, Edoardo/MASIA, Viviana (2014): "Implicitness impact: Measuring texts". In: *Journal of Pragmatics*, 61, 161–184.

LOMBARDI VALLAURI, Edoardo/MASIA, Viviana (2016): "Misurare l'informazione implicita nella propaganda politica italiana". In: LIBRANDI, Rita/PIRO, Rosa (a cura di): *L'italiano della politica e la politica per l'italiano*, 539–557.

LOMBARDI VALLAURI, Edoardo/COMINETTI, Federica/MASIA, Viviana (2022): "The persuasive and manipulative power of implicit communication". In: *Journal of Pragmatics* 197, 1–7.

LYONS, John (1977): *Semantics*. Cambridge: Cambridge University Press.

MACIOCCHI, Parizia (2012): "La cassazione: 'Marionetta detto al sindaco è un insulto sessista'". In: *Il Sole 24 ore*, 12 dicembre 2012.

MANSTEAD, Antony/FRIJDA, Nico/FISCHER, Agneta (eds.) (2004): *Feelings and Emotions. The Amsterdam Symposium*. Cambridge: Cambridge University Press.

MARAZZINI, Claudio (1994): *La lingua italiana. Storia, testi, strumenti*. Bologna: Il Mulino.

MARIANI, Marcella (2001): "Signore e signori!" In: ORLETTI, Franca (a cura di): *Identità di genere nella lingua, nella cultura, nella società*. Roma: Armando Editore.

MARINELLI, Andrea (2016): "Dibattito Clinton-Trump, i primi sondaggi assegnano la vittoria a Hillary". In: *Il Corriere della Sera*. https://www.corriere.it/esteri/16_ottobre_10/i-primi-sondaggi-assegnano-vittoria-hillary-clinton-03c69e66-8ea1-11e6-85bd-f14ac05199eb.shtml (07.12.2024).

MAURI, Caterina/BAROTTO, Alessandra (2018): "Constructing Lists to Construct Categories". In: *Italian Journal of Linguistics* 30, 1, 95–134.

MORTARA GARAVELLI, Bice (1994): *Manuale di retorica*. Milano: Bompiani.

MARTIN, James R./WHITE, Peter R. (2005): *The Language of Evaluation. Appraisal in English*. New York et al.: Palgrave Macmillan.

MARTY, Anton (1908): *Untersuchungen zur Grundlegung der allgemeinen Grammatik und Sprachphilosophie*. Halle: Niemeyer.

MARX, Konstanze (2023a): "Social Media and Emotion". In: SCHIEWER, Gesine L./ALTARRIBA, Jeanette/NG, Bee C. (eds.): *Language and Emotion. An International Handbook*, Vol. 3. Berlin/New York: De Gruyter, 1655–1674.

MARX, Konstanze (2023b): "#Bibi – und alle wissen, dass es um Trennung geht – Überlegungen zur Rolle von Hashtags bei der Themenentfaltung in Sozialen Medien". In: ENGELKEN, Julian et al. (Hgg.): *ThemaTalkers: Was ist eigentlich ein Thema? Sieben linguistische Perspektiven*, Bremen: Universität Bremen, 36–43.

MARX, Konstanze (2021): "Das Dialogpotenzial von Shitstorms". In: HESS-LÜTTICH, Ernest W. B. (Hg.): *Handbuch Gesprächsrhetorik*. Berlin/Boston: De Gruyter, 409–428.

MARX, Konstanze/MEIER, Simon (2018): "Einleitung". In: MARX, Konstanze/MEIER, Simon (Hgg.): *Sprachliches Handeln und Kognition*. Berlin/Boston: De Gruyter, 1–14.

MAZZA MONETA, Elisabetta (2000): *Deutsche und Italiener: deutsche und italienische Selbst- und Fremdbilder und ihre Wirkung auf die Wahrnehmung von Italienern in Deutschland: der Einfluß von Stereotypen auf interkulturelle Kommunikation*, Frankfurt a. M. etc.: Peter Lang.

MAZZEO, Marco (1999): "Johannes Hjelmslev e Ludwig Wittegenstein: geometria naturale e filosofia del linguaggio". In: *Janus. Quaderni del circolo glossematico* 1, 169–184.

MAZZOLENI, Marco (1995): "Il vocativo". In: RENZI, Lorenzo/SALVI, Giampaolo/CARDINALETTI, Anna (a cura di): *Grande grammatica italiana di consultazione*, Vol. 3: *Tipi di frase, deissi, formazione delle parole*. Bologna: Il Mulino, 377–402; 559–566.

MCELREE, Brian/BEVER, Thomas G. (1989): "The psychological reality of linguistically defined gaps". In: *Journal of Psycholinguistic Research* 39, 411–427.

MEIBAUER, Jörg (2008): *Pragmatik. Eine Einführung*. Tübingen: Stauffenburg.

MEIBAUER, Jörg (2013): "Hassrede – von der Sprache zur Politik". In: MEIBAUER, Jörg (Hg.): *Hassrede/Hate Speech Interdisziplinäre Beiträge zu einer aktuellen Diskussion*. Gießener: Elektronische Bibliothek, 1–16.

MEIBAUER, Jörg (2023): *Sprache und Hassrede*. Heidelberg: Winter.

MEIER, Simon (2019): "Einzelkritiken in der Fußballberichterstattung. Evaluativer Sprachgebrauch aus korpuspragmatischer Sicht". In: *Muttersprache* 129, 1–23.

MINSKY, Marvin (1975): "A Framework for Representing Knowledge". In: WINSTON, Patrick H. (ed.): *The Psychology of Computer Vision*. New York: McGraw-Hill, 211–280.

MISUN, Jozef (2013): "Zum Ausdruck von Emotionen in literarischen Texten. Am Beispiel der Erzählung 'Der Waldgänger' von Adalbert Stifter". In: *Motus in verbo* 2, 56–66.

MOLINELLI, Piera (1998): "Premesse metodologiche per una sociolinguistica del latino". In: BERNINI, Giuliano/CUZZOLIN, Pierluigi/MOLINELLI, Piera (a cura di): *Ars linguistica. Studi offerti a Paolo Ramat in occasione del suo 60° compleanno da colleghi ed allievi*. Roma: Bulzoni, 411–433.

MOLINELLI, Piera (2017): "Da ut ita dicam a per così dire, por así decirlo, pour ainsi dire. Segnali funzionali al servizio dell'imprecisione in diacronia". In: BALAŞ, Oana-Dana et al. (éds.): *L'expression de l'imprécision dans les langues romanes*. Bucarest: Ars docendi, 19–30.

MOLL, Melanie/THIELMANN, Winfried (2016): *Wissenschaftliches Deutsch*. Stuttgart: utb.

MORALDO, Sandro/NIEHR, Thomas (Hgg.) (2021): "Editorial: Politolinguistik kontrastiv". In: *Aptum Politolinguistik kontrastiv* 17, 1–2.

MORLICCHIO, Elda/LEONARDI, Simona (2009): *La filologia germanica e le lingue moderne*. Bologna: Il Mulino.

MÜLLER, Cornelia et al. (eds.) (2013): *Body – Language – Communication. An international Handbook on Multimodality in Human Interaction*. Berlin/Boston: De Gruyter.

MUSAN, Renate (2002): "Informationsstrukturelle Dimensionen im Deutschen. Zur Variation der Wortstellung im Mittelfeld". In: *Zeitschrift für germanistische Linguistik* 30, 198–221.

MUSAN, Renate (2010): *Informationsstruktur*. Heidelberg: Winter.

NÄF, Anton (1987): "Gibt es Exklamativsätze?" In: MEIBAUER, Jörg (Hg.): *Satzmodus zwischen Grammatik und Pragmatik*. Tübingen: Niemeyer.

NESPOR, Marina (1988): "Il sintagma aggettivale". In: RENZI, L./SALVI, G./CARDINALETTI, A. (a cura di), 424–441.

NIEHR, Thomas (2014): *Einführung in die Politolinguistik Gegenstände und Methoden*. Göttingen: Vandenhoeck & Ruprecht.

NIEHR, Thomas (2020): "31. Schlagwörter und Leerformeln in der politischen Rede". In: BURKHARDT, Armin (Hg.): *Handbuch Politische Rhetorik*. Berlin/Boston: De Gruyter, 671–688.

NUSSBAUM, Martha C. (2001): *Upheavals of thought. The intelligence of emotions*. Cambridge University Press: Cambridge.

ORLETTI, Franca (1994): *Fra conversazione e discorso: L'analisi dell'interazione verbale*. Roma: Carocci.

ORLETTI, Franca (2000): *La conversazione diseguale. Potere e interazione.* Roma: Carocci.

ORTNER, Heike (2010): "Auf der Wasserscheide zwischen Linguistik und Literaturwissenschaft. Eine emotionslinguistische Analyse von Franz Kafkas Brief an den Vater". In: HACKL, Wolfgang/WIESMÜLLER, Wolfgang (Hgg.): *Germanistik im Spannungsumfeld von Regionalität und Internationalität.* Wien: Praesens, 337–351.

ORTNER, Heike (2014): *Text und Emotion: Theorie, Methode und Anwendungsbeispiele emotionslinguistischer Textanalsyse.* Tübingen: Narr.

ORTONY, Andrew (1975): "Why Metaphors Are Necessary and Not Just Nice". In: *Educational Theory* 25, 45–53.

OSGOOD, Charles E. (1952): "The nature and measurement of meaning". In: *Psychological Bullettin* 49, 197–237.

OSGOOD, Charles E./SUCI, George J./TANNENBAUM, Percy H. (1957): *The measurement of meaning.* Urbana: University of Illinois Press.

OSTHOFF, Hermann/BRUGMANN, Karl (1878): *Morphologische Untersuchungen auf dem Gebiete der indogermanischen Sprachen, Erster Theil.* Leipzig: Verlag von S. Hirzel.

OTTO, Jürgen/EULER, Harald/MANDL, Heinz (Hgg.) (2000): *Emotionspsychologie. Ein Handbuch.* Weinheim: Beltz.

OTTOMEYER, Klaus (1982): "Militarisierung der Subjekte und Alltagslebens". In: *Das Argument* 132, 246–255.

O. V. (2021): "Von *Covidiot* bis *Hängematte* – Neue Wörter braucht das Land". In: https://gfds.de/neue-woerter-covidiot-bis-haengematte/ (07.12.2024).

O. V. (2022): "Meloni, nota di Palazzo Chigi: va chiamata 'il Presidente del Consiglio'". In: *Il Sole 24 ore.* https://www.ilsole24ore.com/art/palazzo-chigi-informa-ministeri-meloni-va-chiamata-il-signor-presidente-consiglio-ministri-AEi0dUCC (07.12.2024).

PARIENTE, Jean-Claude (1985): *L'analyse du language à Port-Royale.* Paris: Les Éditions de Minuit.

PEABODY, Dean (1985): *National Characteristic,* Cambridge: Cambridge University Press.

PERSILI, Francesco (2016): "Quel romanesco tormentone di Giorgia 'Fiera delle mie origini'". In: *La Repubblica Online.* https://ricerca.repubblica.it/

repubblica/archivio/repubblica/2016/04/24/quel-romanesco-tormentone-di-giorgia-fiera-delle-mie-originiRoma05.html (07.12.2024).

PHILIPPI, Jule/TEWES, Michael (2010): *Basiswissen Generative Grammatik*. Göttingen: Vandenhoeck & Ruprecht.

PIIRAINEN, Elisabeth (2018): "Phraseologie, politische Korrektheit und Sprachkritik". In: GAUTIER, Laurent/MODICOM, Pierre-Yves/VINCKEL-ROISIN, Hélène (Hgg.): *Diskursive Verfestigungen: Schnittstellen zwischen Morphosyntax, Phraseologie und Pragmatik im Deutschen und im Sprachvergleich*. Berlin/New York: De Gruyter, 173–186.

PITTNER, Karin (1995): "Zur Syntax von Parenthesen". In: *Linguistische Berichte* 156, 85–108.

PLUM, Sabine (1992): "Gefühlswörter im Wörterbuch. Überlegungen zur lexikographischen Bedeutungserläuterung des emotionalen Wortschatzes". In: MEDER, Gregor/DÖRNER, Andreas (Hgg.): *Worte, Wörter, Wörterbücher*. Tübingen: Niemeyer, 169–182.

PLUTCHIK, Robert (1980): *Emotion, a psychoevolutionary synthesis*. New York: Harper & Row.

POGGI, Isabella (1981): *Le interiezioni: studio del linguaggio e analisi delle mente*. Torino: Bollati Boringhieri.

POGGI, Isabella (1995): "Le interiezioni". In: RENZI, Lorenzo/SALVI, Giampaolo/CARDINALETTI, Anna (a cura di), 403–426.

PONZI, Maria Francesca (2020a): "Anredeformen als Waffen. Ein pragmatischer Ansatz zu der an Angela Merkel gerichteten Hassrede in den Social Networks". In: CAROBBIO, Gabriella/DESOUTTER, Cécile/FRAGONARA, Aurora (Hgg.): *Macht, Ratio und Emotion: Diskurse im digitalen Zeitalter/Pouvoir, raison et émotion : les discours à l'ère du numérique*, Bern etc.: Peter Lang, 183–203.

PONZI, Maria Francesca (2020b): "Difformità sintattiche fra italiano e tedesco: tradurre l'espressività dell'aggettivo italiano preposto in lingua tedesca. Uno studio contrastive applicator all'analisi delle Cosmicomiche di Italo Calvino e della sua traduzione di Burhart Kroeber". In: *Italiano LinguaDue* 2, 616–628.

PONZI, Maria Francesca (2020c): "'Mutti', 'Rötchen', 'Signora', 'Elenuccia'. Die emotive Funktion von Anredeformen. Eine empirische Analyse anhand deutsch-italienischer politischer Facebook-Kommentare". In: *Annali. Sezione germanica*, 30, 135–162.

PONZI, Maria Francesca (2021): "'Boldrina', 'Presidenta', 'Signora'. L'uso degli allocutivi come arma discriminatoria. Il caso della presidente Laura Boldrini". In: AGRESTA, Nicoletta et al. (a cura di): Riceventi, lettori e pubblico: Una proposta transdisciplinare. Salerno: Officine E., 288–304.

PONZI, Maria Francesca (2023): "Implizite Emotionsmanifestationen in Ortsdarstellungen in Interviews mit Jehuda Steinbach". In: Annali. Sezione Germanica 33, 231–252.

PORTELLI, Alessandro (2009): *Storie orali. Racconto, immaginazione, dialogo.* Roma: Donzelli.

PRAMPOLINI, Massimo (2014): "Osservazioni sulla descrizione strutturale del linguaggio". In: *Janus. Quaderni del Circolo Glossematico*, 113–123.

PRIETO, Luis (1964): *Principes de noologie.* La Haye: Mouton.

PRIETO, Victor (2015): "The semantics of evaluative Morphology". In: GRANDI, Nicola/KÖRTVÉLYESSY, Lívia (eds.), 21–31.

PSATHAS, George (1995): *Conversation analysis: the study of talk-in-interaction.* London: SAGE.

PSEUDO-LONGINOS: *Vom Erhabenen.* Übers. von BRANDT, Reinhard (1966). Darmstadt: Wissenschaftliche Buchgesellschaft.

RAPP, Christof (2005): "L'arte di suscitare le emozioni nella 'Retorica' di Aristotele". In: *Acta Philosophica* 14, 313–325.

RATH, Rainer (1979): "Strukturelle Aspekte und kommunikative Funktion sprachlicher Verkürzungen". In: *Grazer Linguistische Studien* 10, 217–239.

REICHERTZ, Jo (2015): "Die Bedeutung der Subjektivität in der Forschung". In: *Forum. Qualitative Sozialforschung* 16, Art. 33, 17 Seiten.

REIS, Marga (1999): "On sentence types in German: An enquiry into the relationship between grammar and pragmatics". In: *Interdisciplinary Journal for Germanic Linguistics and Semiotic Analysis* 4, 195–236.

REISIGL, Martin (1999): *Sekundäre Interjektionen: eine diskursanalytische Annäherung.* Frankfurt a. M. etc.: Peter Lang.

RICKHEIT, Gerd/SICHELSCHMIDT, Lorenz (2013): "Verstehen von Ellipsen – ein holistischer Ansatz". In: HENNIG, Mathilde (Hg.), 159–182.

ROBUSTELLI, Cecilia (2012): "Linee guida per l'uso del genere nel linguaggio amministrativo" (con prefazione di MARASCHIO, Nicoletta). In: *Progetto Genere e linguaggio. Parole e immagini delle comunicazione,* Firenze.

ROCKLAGE, Matthew D./RUCKER, Derek/NORDGREN, Loran F. (2018): "Persuasion, Emotion, and Language: The Intent to Persuade Transforms Language via Emotionality". In: *Psychological Science* 29, 749–760.

ROSENGREN, Inger (1992): "Zur Grammatik und Pragmatik der Exklamation". In: ROSENGREN, Inger (Hg.): *Satz und Illokution*, Bd. 2. Tübingen: Niemeyer.

ROTH, Gerhard (2004): *Aus Sicht des Gehirns*. Frankfurt a. M.: Suhrkamp.

RUAN, Qian (2021): *Kontrastive Analyse zur chinesischen und deutschen Berichterstattung über Katastrophen: Am Beispiel der Tianjin-Explosionen*. Berlin Heidelberg: Springer.

RUSSELL, James A. (1980): "A circumplex model of affect". In: *Journal of Personality and Social Psychology* 39, 1161–1178.

RUSSELL, James A. (1991): "Culture and the Categorization of Emotions". In: *Psychological Bulletin* 110, 426–450.

SALOVEY, Peter/MAYER, John D. (1990): "Emotional intelligence". In: *Imagination, Cognition, and Personality* 9, 185–211.

SANI, Saverio (1991): *Grammatica sanscrita*. Pisa: Giardini Editori.

SAMEL, Ingrid [1995] (^{2}2000): *Einführung in die feministische Sprachwissenschaft*. Berlin: Erich Schmidt Verlag.

SAUSSURE, Ferdinand de [1916] (1967): *Corso di linguistica generale*. Ed. critica di DE MAURO, Tullio. Roma-Bari: Laterza.

SAUSSURE, Ferdinand de [1916] (1922): *Cours de linguistique générale*. Paris: Payot.

SAUSSURE, Ferdinand de [1916] (^{3}2001): *Grundfragen der allgemeinen Sprachwissenschaft*. Übers. von LOMMEL, Herman. Berlin/New York: De Gruyter.

SAVORY, Theodore H. (1967): *The language of science*. London: Deutsch.

SBISÀ, Marina (2007): *Detto non detto. Le forme della comunicazione implicita*. Roma/Bari: La Terza.

SCALISE, Sergio (1983): *Morfologia lessicale*. Padova: Clesp.

SCHAFFNER, Brian (2018): "Follow the Racist? The Consequences of Trump's Expressions of Prejudice for Mass Rhetoric". In: *Semanticscholar*, 28 S.

SCHAFFNER, Brian/MACWILLIAMS, Matthew/NTETA, Tatishe (2018): "Understanding White Polarization in the 2016 Vote for President: The Sobering Role of Racism and Sexism". In: *Political Science Quarterly* 133, 9–34.

SCHAFROTH, Elmar (1998): *Die Feminisierung von Berufsbezeichnungen im französischen Sprachraum. Mit einem vergleichenden Blick auf das Deutsche und andere Sprachen.* Augsburg: Unveröffentlichte Habilitationsschrift.

SCHANK, Gerd/SCHWITALLA, Johannes (1980): "Gesprochene Sprache und Gesprächsanalyse". In: ALTHAUS, Hans P./HENNE, Helmut/WIEGAND, Herbert E. (Hgg.): *Lexikon der Germanistischen Linguistik.* Tübingen: Niemeyer, 313–322.

SCHEGLOFF, Emanuel A. (1996): "Confirming allusions: towards an empirical account of action". In: *American Journal of Sociology* 104, 161–216.

SCHERER, Carmen (2019): "Expressivität in der Wortbildung. Ein Überblick". In: D'AVIS, Franz/FINKBEINER, Rita (Hgg.): *Expressivität im Deutschen.* Berlin/Boston: De Gruyter, 49–74.

SCHETTINO, Valentina (2021): "Ungesagtes in autobiographischen mündlichen Erzählungen: Der prosodische Ausdruck von Emotionen in Bezug auf Orte im Interview mit Moshe Cederbaum". In: BOSCO, Lorella/MAGRIS, Marella (a cura di): *Studi Germanici – Quaderni dell'AIG 3 (Il non detto/Das Ungesagte),* 185–200.

SCHIEWER, Gesine L./ALTARRIBA, Jeanette/NG, Bee C. (eds.) (2023): *Language and Emotion. An International Handbook,* Berlin/Boston: De Gruyter.

SCHMID, Hans-Jörg (2016): "Why Cognitive Linguistics must embrace the social and pragmatic dimensions of language and how it could do so more seriously". In: *Cognitive Linguistics* 27, 543–557.

SCHNEIDER, Klaus (2012): *Diminutives in English.* Berlin: De Gruyter.

SCHNEIDER, Iris/SCHNEIDER, Klaus (1991): "'Ach Kindchen, davon verstehen Sie nichts!'. Über den sexistischen Gebrauch deutscher Diminutivformen". In: FELDBUSCH, Elisabeth/POGARELL, Reiner/WEISS, Cornelia (Hgg.): *Neue Fragen der Linguistik. Akten des 25. Linguistischen Kolloquiums,* Paderborn 1990, Bd. 2. Tübingen: Niemeyer, 169–174.

SCHWARZ, Monika (2000): *Indirekte Anaphern in Texten.* Tübingen: Niemeyer.

Schwarz, Monika [1992] (³2008a): *Einführung in die kognitive Linguistik*. Tübingen: A. Francke.

Schwarz-Friesel, Monika (2008b): "Sprache, Kognition und Emotion: Neue Wege in der Kognitionswissenschaft". In: Kämper, Heidrun/ Eichinger, Ludwig M. (Hgg.): *Sprache – Kognition – Kultur*. Berlin/ New York: De Gruyter, 277–301.

Schwarz-Friesel, Monika (2009): "Ironie als indirekter expressiver Sprechakt: Zur Funktion emotionsbasierter Implikaturen bei kognitiver Simulation". In: Bachmann-Stein, Andrea/Merten, Stephan/Roth, Christine (Hgg.): *Perspektiven auf Wort, Satz und Text. Semantisierungsprozesse auf unterschiedlichen Ebenen des Sprachsystems*. Festschrift für Inge Pohl. Trier: Wissenschaftlicher Verlag, 223–232.

Schwarz-Friesel, Monika (2010): "Expressive Bedeutung und E-Implikaturen – Zur Relevanz konzeptueller Bewertungen bei indirekten Sprechakten. Das Streichbarkeitskriterium und seine kognitive Realität". In: Rudnitzky, William (Hg.): *Kultura kak tekst* (Kultur als Text). Moskau: SGT, 12–27.

Schwarz-Friesel, Monika (2011): "Dem Grauen einen Namen geben? Zur Verbalisierung von Emotionen in der Holocaust-Literatur – Prolegomena zu einer Kognitiven Linguistik der Opfersprache". In: *Germanistische Studien. Jubiläumsausgabe: Sprache und Emotionen*, 128–139.

Schwarz-Friesel, Monika [2007] (²2013a): *Sprache und Emotion*. Tübingen: A. Francke.

Schwarz-Friesel, Monika (2013b): "Explizite und implizite Formen des Verbal-Antisemitismus in aktuellen Texten der regionalen und überregionalen Presse (2002–2010) und ihr Einfluss auf den alltäglichen Sprachgebrauch". In: Nagel, Michael/Zimmermann, Moshe (Hgg.): *Judenfeindschaft und Antisemitismus in der deutschen Presse über fünf Jahrhunderte. Erscheinungsformen, Rezeption, Debatte und Gegenwehr*. Bd. 2. Bremen: edition lumière, 993–1008.

Schwarz-Friesel, Monika (2015a): "Language and emotion. The cognitive linguistic perspective". In: Lüdtke, Ulrike (Hg.): *Emotion in Language. Theory – Research – Application*. Amsterdam: John Benjamin Publishing Company, 157–173.

Schwarz-Friesel, Monika (2015b): "Metaphern und ihr persuasives Inferenzpotenzial. Konzeptualisierungen des islamischen Terrorismus nach 9/11 im massenmedialen Diskurs". In: SPIESS, Constanze/KÖPKE, Klaus-Michael (Hgg.): *Metapher und Metonymie*. Berlin/New York: De Gruyter, 143–160.

SCHWARZ-FRIESEL, Monika (2017a): "Das Emotionspotenzial literarischer Texte". In: BETTEN, Anne/FIX, Ulla/WANNING, Berbeli (Hgg.): *Handbuch Sprache in der Literatur*. Berlin/Boston: De Gruyter, 351–370.

SCHWARZ-FRIESEL, Monika (2017b): "Konzeptualisierung und Referenzialisierung von Katastrophe in den Textweltmodellen des modernen Krisendiskurses". In: *Cahiers d'Études Germaniques* 2, 41–64.

SCHWARZ-FRIESEL, Monika (2018): "Spannung in Texten erklären. Theoretische Grundlagen und empirische Analysen". In: MARX, Konstanze/MEIER, Simon (Hgg.): *Sprachliches Handeln und Kognition*. Berlin/Boston: De Gruyter, 61–87.

SCHWARZ-FRIESEL, Monika (2019): *Judenhass im Internet. Antisemitismus als kulturelle Konstante und kollektives Gefühl*. Berlin: Hentrich & Hentrich.

SCHWARZ-FRIESEL, Monika (2022): *Toxische Sprache und geistige Gewalt. Wie judenfeindliche Denk- und Gefühlsmuster seit Jahrhunderten unsere Kommunikation prägen*. Tübingen: Narr Attempto.

SCHWARZ-FRIESEL, Monika/CONSTEN, Manfred/MARX, Konstanze (2004): "Komplexmetaphern". In: KONERDING, Klaus-Peter/POHL, Inge (Hgg.): *Stabilität und Flexibilität in der Semantik*. Frankfurt a. M.: Lang, 67–86.

SCHWARZ-FRIESEL, Monika/CONSTEN, Manfred (2014): *Einführung in die Textlinguistik*. Darmstadt: WBG.

SCHWARZ-FRIESEL, Monika/SKIRL, Helge (2011): "Metaphors for Terrorism in German Media Discourse". In: *Purdue University Libraries*. https://docs.lib.purdue.edu/cgi/viewcontent.cgi?article=1038&context=revisioning (07.12.2024).

SCHWARZ-FRIESEL, Monika/MARX, Konstanze (2012): *Liebe und Freundschaft im technischen Zeitalter: Facebook, Webblogs und 'Internet-Gefühle'. Eine Korpusstudie an der Technischen Universität Berlin*.

SCHWARZ-FRIESEL, Monika/REINHARZ, Jehuda (2013): *Die Sprache der Judenfeindschaft im 21. Jahrhundert*. Berlin/Boston: De Gruyter.

SCHWARZ-FRIESEL, Monika/REINHARZ, Jehuda (2017): *Inside the Antisemitic Mind. The Language of Jew-Hatred in Contemporary Germany*. Boston: University Press of New England.

SCHWITALLA, Johannes (2010): "Demonstrationen von Gefühlsexpressionen. Exemplarische Untersuchungen an authentischen Gesprächen". In: *Studia germanistica* (Acta Facultatis Philosophicae Universitatis Ostravienisis) 6, 155–163.

SCHWITALLA, Johannes (2012): *Gesprochenes Deutsch. Eine Einführung*. Berlin: Erich Schmidt Verlag.

SCHWYZER, Eduard (1939): *Die Parenthese im engeren und im weitern Sinne*. Berlin: Verlag der Akademie der Wissenschaften.

SEARLE, John (1975): *A taxonomy of illocutionary acts*. In: GUNDERSON, Keith (ed.): *Language, mind, and knowledge*. Minneapolis: University of Minnesota Press, 344–369.

SECHI, Silvia (2003): *Verständlichkeit und Höflichkeit in der deutschen Verwaltungssprache der Gegenwart*, Dissertation an der Ruhr-Universität Bochum.

SELTING, Margret (1997): "Sogenannte 'Ellipsen' als interaktiv relevante Konstruktionen? Ein neuer Versuch über die Reichweite und Grenzen des Ellipsenbegriffs für die Analyse gesprochener Sprache in der konversationellen Interaktion". In: SCHLOBINSKI, Peter (Hg.): *Syntax des gesprochenen Deutsch*. Opladen: Westdeutscher Verlag, 117–155.

SELTING, Margret (2007): "'Grammatik des gesprochenen Deutsch' im Rahmen der Interaktionalen Linguistik". In: ÁGEL, Vilmos/HENNIG, Mathilde (Hgg.): *Zugänge zur Grammatik der gesprochenen Sprache*. Tübingen: Niemeyer, 99–135.

SELTING, Margret (2010): "Affectivity in conversational storytelling: An analysis of displays of anger or indignation in complaint stories". In: *Pragmatics* 20, 229–277.

SENECA: Lucius Annaeus: *De constantia sapientis*. Übers. von ROSENBACH, Manfred (1968). Darmstadt: Wissenschaftliche Buchgesellschaft.

SERIANNI, Luca (1988): *Grammatica italiana. Italiano comune e lingua letteraria. Suoni, forme, costrutti*. Con la collaborazione di CASTELVECCHI, Alberto. Torino: Utet.

SERIANNI, Luca (1996): "Risposta al quesito del professor Gianni Malesci di Firenze sul femminile professionale". In: *La Crusca per voi: foglio dell'Accademia della Crusca dedicato alle scuole e agli amatori della lingua* 13. Firenze: Accademia della Crusca, 10–11.

SHAW, Philip (2004): "How Do We Recognise Implicit Evaluation in Academic Book Reviews?" In: DEL LUNGO CAMICIOTTI, Gabriella/TOGNINI BONELLI, Elena (Hgg.): *Academic Discourse. New Insights into Evaluation.* Bern u. a.: Lang, 121–140.

SIEBENHAAR, Beat (2018): "Funktionen von Emojis und Altersabhängigkeit ihres Gebrauchs in der WhatsApp-Kommunikation". In: ZIEGLER, Arne (Hg.): *Jugendsprachen. Aktuelle Perspektiven internationaler Forschung.* Berlin/New York: De Gruyter, 749–772.

SIMONE, Raffaele (1992): *Il sogno di Saussure.* Roma/Bari: Laterza.

SKIRL, Helge (2009): *Emergenz als Phänomen der Semantik am Beispiel des Metaphernverstehens. Emergente konzeptuelle Merkmale an der Schnittstelle von Semantik und Pragmatik.* Tübingen: Narr.

SKIRL, Helge (2012): Zum Emotionspotenzial perspektivierender Darstellung. In: POHL, Inge/EHRHARDT, Horst (Hgg.): *Sprache und Emotion in öffentlicher Kommunikation.* Frankfurt a. M.: Lang, 335–362.

SKIRL, Helge/SCHWARZ-FRIESEL, Monika [2007] (^{2}2013): *Metapher.* Heidelberg: Winter.

ŠKLOVSKIJ, Viktor [1925] (1966): *Theorie der Prosa.* Krankfurt a. M.: Fischer Wissenschaft.

SODHI, Kripal S./BERGIUS, Rudolf (1953): *Nationale Vorurteile – Eine sozialpsychologische Untersuchung an 881 Personen.* Berlin: Duncker & Humblot.

SOLOMON, Robert C. (2008): "The Philosophy of Emotions". In: BARRETT FELDMAN, Lisa/LEWIS, Michael/HAVILAND-JONES, Jeannette (eds.): *Handbook of emotions.* New York: Guilford, 3–16.

SOMMERFELDT, Karl-Ernst (1984): "Zur Verdichtungserscheinungen im Satzbau der deutschen Sprache der Gegenwart (unter besonderer Berücksichtigung der Parenthesen)". In: *Zeitschrift für Phonetik. Sprachwissenschaft und Kommunikationsforschung* 37, 242–248.

SORNICOLA, Rosanna (2013): "Abbiamo bisogno di una linguistica delle emozioni?" In: TEMPESTA, Immacolata/VEDOVELLI, Massimo (a cura di): *Di linguistica e di sociolinguistica. Studi offerti a Norbert Dittmar.* Roma: Bulzoni, 49–76.

SPERBER, Dan/WILSON, Deirdre (1986): *Relevance. Communication and cognition.* Oxford/Basil: Blackwell.

Spina, Stefania (2012): *Openpolitica. Il discorso die politici italiani nell'era di Twitter.* Roma: Francoangeli Editore.

Spina, Stefania (2019): *Fiumi di parole. Discorso e grammatica delle conversazioni scritte in Twitter.* Roma: Aracne.

Spirandelli, Marcello (2015): "Linguistica e politica: i moniti al femminile della presidente Boldrini". In: *Huffington post*, 6 marzo 2015. https://www.huffingtonpost.it/marcello-spirandelli/linguistica-politica-moniti-femminile-presidente-boldrini_b_6807738.html (07.12.2024).

Stalnaker, Robert (2002): "Common Ground". In: *Linguistics and Philosophy* 25, 701–721.

Steinke, Britta (2022): *Intimität in der Sprache. Eine Neukonzeption des zärtlichen Sprechens am Beispiel des chilenischen Spanisch.* Berlin/Boston: De Gruyter.

Stevenson, Charles L. [1940] (1967): *Ethics and language.* New Haven/London: Yale University Press.

Strawson, Peter F. (1964): "Identifying Reference and Truth-Values". In: *Theoria* 30, 96–118.

Susanto, Yosephine/Ng, Bee C. (2023): "The use of emotion lexicon in emotion research". In: Schiewer, Gesine L./Altarriba, Jeanette/Ng, Bee C. (eds.), Berlin, Boston: De Gruyter, 532–548.

Tannen, Deborah [1989] (2007²): *Talking voices: Repetition, dialogue, and imagery in conversational discourse.* Cambridge: Cambridge University Press.

Tannenbaum, Melanie B. et al. (2015): "Appealing to fear: A meta-analysis of fear appeal effectiveness and theories". In: *Psychological Bulletin* 141, 1178–1204.

Tavosanis, Mirko (2011): *L'italiano del web.* Roma: Carocci.

Tavosanis, Mirko (2019): "Variazione linguistica nei commenti su Facebook". In: *Italiano Lingua Due* 11, 112–125.

Timpanaro, Sebastiano (1975): *Il lapsus freudiano. Psicoanalisi e critica testuale.* Firenze: La Nuova Italia.

Tischer, Bernd (1993): *Die vokale Kommunikation von Gefühlen.* Weinheim: Psychologie Verlags Union.

Tomkins, Silvan (1962): *Affect, Imagery, Consciousness,* Bd. 1: *The positive Affects.* New York [u. a.]: Springer.

TOMKINS, Silvan (1963): *Affect, Imagery, Counscioness*, Bd. 2: *The negativ Affects*. New York [u. a.]: Springer.

THÜNE, Eva-Maria (2016): "Abschied von den Eltern. Auseinandersetzung mit dem Tod der Eltern im Israelkorpus". In: LEONARDI, Simona/THÜNE, Eva-Maria/BETTEN, Anne (Hgg.), 47–84.

THÜNE, Eva-Maria/LEONARDI, Simona (2011): "Wurzeln, Schnitte, Webemuster. Textuelles Emotionspotenzial von Erzählmetaphern am Beispiel von Anne Bettens Interviewkorpus 'Emigrantendeutsch in Israel'". In: KOHLROSS, Christian/MITTELMANN, Hanni (Hgg.): *Auf den Spuren der Schrift. Israelische Perspektiven einer internationalen Germanistik*. Berlin/Boston: De Gruyter, 229–246.

TRÖMEL-PLÖTZ, Senta (1984): "Weiblicher Stil – männlicher Stil". In: TRÖMEL-PLÖTZ, Senta (Hg.): *Gewalt durch Sprache. Die Vergewaltigung von Frauen in Gesprächen*, Frankfurt a. M.: Fischer, 354–394.

ULICH, Dieter [1982] (^{3}1995): *Das Gefühl. Eine Einführung in die Emotionspsychologie*. Weinheim: Beltz.

VIDOTTO, Vittorio (2015): "Berlusconi, Silvio". In: *Enciclopedia Treccani online*. https://www.treccani.it/enciclopedia/silvio-berlusconi_(Enciclopedia-Italiana)/ (07.12.2024).

VILLANI, Paola (2012): "Le donne in parlamento. Genere e linguaggio politico". In: THORNTON, Anna M./VOGHERA, Miriam (a cura di): *Per Tullio De Mauro. Studi offerti in occasione del suo 80° compleanno*. Roma: Aracne, 317–339.

VINCENT, Nigel (1986): "La posizione dell'aggettivo in italiano". In: STAMMERJOHANN, Harro (Hg.): *Thema-Rhema im Italienischen. Symposium, Frankfurt a. M., 27.04.1985*. Tübingen: Narr, 181–196.

VOGHERA, Miriam (2012): "Chitarre, violini, banjo e cose del genere". In: THORNTON, Anna M./VOGHERA, Miriam (a cura di): *Per Tullio De Mauro*. Roma: Aracne, 429–460.

VOGHERA, Miriam (2017): *Dal parlato alla grammatica. Costruzione e forma di testi spontanei*. Roma: Carocci.

WEGENER, Duane T./PETTY, Richard E. (1994): "Mood management across affective states: The hedonic contingency hypothesis". In: *Journal of Personality and Social Psychology* 66, 1034–1048.

WEINREICH, Harald (1986): "Sprache und Wissenschaft". In: KALVERKÄMPER, Hartwig/WEINREICH, Harald (Hgg.): *Deutsch als Wissenschaftssprache*. Tübingen: Narr, 97–99.

WEINREICH, Lotte (2005): "Gestisches Vokabular und politische Rhetorik in Fernsehtalkshows". In: SAGER, Sven F./BÜHRING, Kristin (Hgg.): *Nonverbale Kommunikation im Gespräch*. Osnabrück: OBST.

WEISSENBURGER, Peter (2020): "'Covidioten' und Sprachkritik". In: https://taz.de/Covidioten-und-Sprachkritik/!5700025/ (07.12.2024).

WERNER, Jürgen (1995): *Emphatische Syntax. Zur Funktionalität oraler Syntagmen. Eine komparative Studie am Beispiel des Bairischen und des Iraq-Arabischen mit einer einführenden Diskussion der relevanten Termini.* Tübingen: Narr.

WESTERN, Drew (2007): *The Political Brain: The Role of Emotion in Deciding the Fate of the Nation*. New York: Public Affairs.

WIERZBICKA, Anna (1986): "Italian reduplication: cross-cultural pragmatics and illocutionary semantics". In: *Linguistics* 24, 287–315.

WIERZBICKA, Anna (1991): *Cross-cultural pragmatics. The semantics of human interaction*. Berlin/New York: De Gruyter, 255–282.

WODAK, Ruth et al. (1990): *"Wir sind alle unschuldige Täter!" Diskurshistorische Studien zum Nachkriegsantisemitismus*. Frankfurt a. M.: Suhrkamp.

WORDSWORTH, William (1798): *Wordsworth and Coleridge. Lyrical Ballads*. OWEN, Warwick J. B. (1967) (ed). Oxford: Oxford University.

ZHANG, Wei (2017): "Frequenz und Verteilung der Emoticons auf deutschem Twitter und chinesischem Sina-Weibo1". In: *Sprachreport* 33, 34–41.

ZIFONUN, Gisela/HOFFMANN, Ludger/STRECKER, Bruno (1997): *Grammatik der deutschen Sprache*. Berlin/New York: De Gruyter.

9 Namensverzeichnis

A
Achilleus, 29, 30
Adolphs, R., 43
Ajdukiewicz, K., 60
Albano Leoni, F., 74, 88
Albert, C., 205, 213, 215
Alfes, H., 37
Alisova, T., 219
Altmann, H., 207, 329
Androutsopoulos, J., 124, 126
Anolli, L., 38
Anz, T., 37
Aristoteles, 30, 55, 109, 190, 231, 284
Arnauld, A., 56, 57
Augustinus, 31, 32
Aurora, S., 58, 59
Austin, J. L., 74

B
Bafile, L., 126
Baldauf, C., 320
Bally, C., 77, 78
Bar-Hillel, 68, 69
Bär, J. A., 199
Barotto, A., 285
Barsalou, L. W., 234
Bayer, K., 207
Bazzanella, C., 75

Becker, P., 107
Bednarek, M., 113, 230
Benedetti, A., 193, 285
Benesch, H., 36
Benveniste, E., 184
Bergamini, D., 119, 121
Bergius, R., 347
Berlusconi, S., 119, 121, 126, 279, 281–283, 285–288, 292, 298, 324
Bernays, M., 39
Berretta, M, 192–194, 196
Betten, A., 72, 198, 205
Bever, T. G., 198
Bezugla, L., 301
Blasco Ferrer, E., 217
Böhler, D., 74
Bolasco, S., 282
Boldrini, L., 119, 121, 139, 178–180, 251–255, 336–339, 342
Boni, D., 119, 121, 185, 266
Bonino, G., 57, 58
Boschi, M. E., 249–252
Bosco Coletsos, M. S., 53, 133
Brambilla, M. M., 154
Brandt, M., 30, 206, 231
Braune, W., 53
Brown, P., 114, 129, 175, 184
Brugmann, K., 53, 54

Brunetta, R., 119, 121
Bublitz, W., 76, 235, 303, 341
Bühler, K., 78
Bungarten, T., 36
Burger, A., 78
Burkhard, A., 182
Busch, G. W., 127
Busler, C., 198
Bußmann, H., 184, 198
Bybee, J. L., 87, 91

C

Caffi, C., 75, 76, 167
Calaresu, E., 88
Callipo, M., 50
Calvino, I., 107
Caputo, C., 62–64
Cardinaletti, A., 218
Carnap, R., 60, 62, 68, 69
Catulus, 109
Cavagnoli, S., 178
Cecchini, M., 218
Cedroni, L., 23
Chafe, W., 189, 190
Chomsky, N., 55, 56, 65–70, 87, 188
Chrysippos, 31
Cicero, 109, 284, 318
Cignetti, L., 206, 207, 210
Claparède, É., 81
Clifton, C., 198
Clinton, H., 136, 137, 139, 168, 193, 212, 238, 249–252, 260, 262, 263, 265, 268, 271, 272, 289, 291, 292, 299, 313–315, 317, 318, 404, 408
Colombo, A., 49
Consten, M., 94–96, 106, 190, 208, 229, 231, 232, 234, 273, 280, 281, 311, 317
Cornificius, 284
Cornish, F., 184
Cortelazzo, M. A., 137
Coseriu, E., 70
Costa, M., 112, 132, 133, 136, 137
Couper-Kuhlen, E., 75, 88

Croft, W., 90, 91, 97
Cruse, D. A., 90, 91, 97

D

D'Addio, W., 218
D'Alesio, V., 72
D'Urso, V., 148
Da Empoli, G., 178
Daalder, S., 77, 78
Dainas, A. R., 129
Damasio, A., 21, 32, 37, 38, 41–44, 55, 103, 105, 413, 415, 417
Dammel, A., 138
Darwin, C., 38, 40, 41, 52
De Mauro, T., 53, 74, 76, 77, 79, 81–87, 134, 135, 233, 286, 322, 323
De Palo, M., 41, 61, 62, 64, 77, 79–81
De Santis, C., 145
Debus, G., 36
Delbrück, B., 53
Deppermann, A., 87, 91
Descartes, R., 21, 32, 33, 37, 41, 44, 55, 56, 69, 413, 415, 417
Di Battista, A., 119, 121, 196, 237–239, 316–318, 322–325, 327, 328, 330, 342, 343
Di Benedetto, V., 50
Diehl, M., 347
Dietrich, D., 44
Dionysios von Thrax, 50
Dittmann, J., 70
Dixon, T., 37
Dorgerloh, 308, 313
Dornseiff, F., 148
Dorsch, F., 36
Drescher, M., 35, 37, 89, 113, 199, 230
Dressler, W., 35, 112, 132, 145, 177
Drost, M., 32
Dürscheid, C., 110, 203

E

Eco, U., 35, 233
Ehlich, K., 50, 51
Ehrhardt, C., 74

Eisenberg, P., 223
Ekman, P., 39, 149
Elias, N., 34
Elliot, 42, 43
Eyseneck, M. W., 36

F
Fadda, E., 61, 62
Fanciullo, F., 52, 53
Farage, N., 304–306, 295, 297, 408
Fedel, G., 193
Fehr, J., 41
Fiehler, R., 28, 33, 37, 48, 87, 89, 102, 103, 148, 153
Fillmore, C. J., 234
Finegan, E., 35
Finkbeiner, R., 73, 74, 184
Fläming, W., 207
Fleischman, S., 91
Fomina, S., 48, 154
Foolen, A., 189
Forconi, A., 282
Frati, A., 179
Fratoianni, N., 119, 121, 258–260
Frazier, L., 198
Frege, G., 30, 31, 190
Frei, H., 57, 58
Freud, S., 38–41
Frick, K., 111, 124, 127
Fricke, E., 72
Friedrich, C., 140
Fries, N., 37, 126, 148, 181, 189, 334
Fritzsche, M., 93, 236
Fuhse, J., 248
Fussel, S. R., 321

G
Gabriel, S., 118–120, 128, 185
Gage, P., 42, 43
Galati, D., 89, 148
Gauger, H., 70
Gauker, C., 288
Gensini, S., 77, 85

Gibbs, R., 321
Giesel, L., 321
Giunchi, P., 65
Gius, E., 148
Givón, T., 188, 273
Godel, R., 77
Goethe, J. W., 216
Goffman, E., 114
Goleman, D., 45
Gorevan, P., 32
Gorki, M., 308, 313
Graefen, G., 36
Graffi, G., 49–53, 55–58, 60–62, 65–70, 188
Grandi, N., 132, 136
Grice, P., 74, 234–236, 246
Grillo, B., 119, 121, 122
Grimm, J., 51, 53
Grossen, C. T., 192
Guberina, P., 87

H
Halliday, M. A. K., 188, 190
Hamilton, W., 39
Hampe, R., 29
Hänze, M., 45
Hartmann, M., 37
Hausendorf, H., 248
Heidolph, K. E., 207
Helbig, G., 75
Held, H. G., 233
Herring, S. C., 129
Heringer, H., 36, 74, 207
Hermanns, F., 148, 153, 154
Hesse, F., 45
Hitler, A., 156, 158, 182, 183, 410
Hjelmslev, L. T., 60–65, 81
Hockett, C. F., 190
Hoenn, K., 31, 32
Hofmann, U., 330
Hoffmann, L., 199, 205–207
Hoffmann, M., 106, 107, 109, 110
Homer, 29, 30, 231

Hopper, P., 87
Huhnke, B., 291
Hunston, S., 113, 230, 273
Husserl, E., 57–60, 62, 68

I
Imo, W., 91
Izard, C., 36, 39

J
Jäger, L., 148
Jäkel, O., 320
Jahr, S., 106
Jakobson, R., 61, 74, 78, 173
Janney, R., 75, 76
Jenne', T., 116
Jespersen, O., 77
Johnson-Laird, P., 89, 148
Jonas, K., 347
Jungen, O., 49, 50, 53, 55–57, 61–64, 68, 181

K
Kamp, H., 224
Kerbrat-Orecchioni, C., 273
King, P., 31, 32
Kirchmann von, J., 33, 56
Klann-Delius, G., 140
Kleinginna, A., 36, 101
Kleinginna, P., 36, 101
Klingbeil, L., 118–120, 256, 257
Klöckner, J., 118–120, 135, 136
Koch-Hillebrecht, M., 347
Koesters Gensini, S. E., 72, 147–149
Konerding, K. P., 234
Kotthoff, H., 176
Koyama, W., 77
Krashen, S., 37, 45
Kreye, A., 116
Kruhl, J. H., 36
Kruse, M., 177
Kühner, R., 109

L
La Fontaine, J., 140
Lakoff, G., 285, 287
Lakoff, R., 184, 320
Lampert, M., 207
Lancelot, C., 56, 57
Lang, E., 285, 294
Langacker, R. W., 90, 97
Lausberg, H., 168, 284, 300, 301
Le Pen, M., 295, 297, 304–306, 408
LeDoux, J., 37, 43, 103, 105
Leggitt, J., 321
Legrenzi, P., 38
Lemnitzers, L., 115
Leonardi, S., 53, 321
Lepschy, G., 76
Lešić, P. B., 87
Leskien, A., 53
Letta, E., 119, 121, 122, 339
Levinson, S., 114, 129, 175, 184
Lewandowska-Tomaszczyk, B., 132
Liedtke, F., 90
Lippuner, P., 203
Lohnstein, H., 49, 50, 53, 55–57, 61–64, 68, 181
Lombardi Vallauri, E., 144, 190, 191, 195, 201, 230, 273, 285–288
Lommel, H., 77–80
Luther King, M., 204

M
Maas, H., 118–120, 124, 402
Maciocchi, P., 140
MacWilliams, M., 281
Manstead, A., 37
Maraschio, N., 178
Marazzini, C., 71
Mariani, M., 179
Marinelli, A., 116
Marty, A., 104
Marx, K., 90–92, 11, 112, 124, 129, 203
Mathesius, V., 78

Mauri, C., 285
Mayer, J. D., 45
Mazza Moneta, E., 23, 115, 347
Mazzeo, M., 62
Mazzoleni, M., 179
McElree, B., 198
Meibauer, J., 164, 189, 235
Meier, S., 90–92, 280
Meillet, A., 77
Meloni, G., 119, 121, 122, 126, 129, 180, 249
Merkel, A., 118, 135, 172, 173, 180, 200, 267, 268, 148, 404
Merlini Barbaresi, L., 35, 112, 132, 145, 177
Migliorini, B., 179
Minsky, M., 234
Misun, J., 37
Mogherini, F., 119, 121, 122
Molinelli, P., 54
Moll, M., 36
Moraldo, S., 23
Moretti, A., 174
Morlicchio, E., 53
Morra, N., 119, 121, 122
Mortara Gavarelli, B., 284
Moss, M. M., 321
Motsch, W., 207
Müller, C., 72
Müller, F. L., 284
Musan, R., 189, 195
Musolff, A., 77, 78

N
Napolitano, G., 340
Nero, 31
Nespor, M., 218–220
Nicole, P., 56
Niehr, T., 23, 154
Nordenstam, T., 74
Nordgren, L. F., 109
Norrick, N., 76
Nteta, T., 281

Nübling, D., 176
Nussbaum, M. C., 102

O
Oatley, K., 89, 148
Obama, B., 170, 224, 295, 313–316, 326, 327, 411
Odysseus, 28, 29
Orbán, V., 295, 304, 305, 306
Orletti, F., 75, 176
Ortner, H., 27, 37, 48, 104, 113
Ortony, A., 321, 322, 334
Osgood, C. E., 148
Osthoff, H., 53, 54
Otto, J., 37
Ottomeyer, K., 34
Özdemir, C., 118–120, 127, 308, 309, 311–313, 343

P
Pānini, 50
Pariente, J. C., 57
Paul, H., 53
Peabody, D., 347
Peirce, C. S., 73
Petty, R. E., 109
Persili, F., 126
Peter, S., 118–120
Petry, F., 118, 120, 185, 240–247, 289–291, 293, 301, 302, 307, 310–312, 342
Philippi, J., 70
Piirainen, E., 140
Pinotti, R., 119, 121, 122, 172, 271
Pittner, K., 206, 207
Platon, 55
Plum, S., 89, 148
Plutchick, R., 148
Poggi, I., 182, 210
Ponzi, M. F., 112, 175, 179, 227, 236, 246
Portelli, A., 71
Prampolini, M., 62

Prieto, L., 78
Prieto, V., 136
Psathas, G., 91
Pseudo-Longinos, 30, 231
Putin, V., 175, 403

Q
Quintilianus, 284, 318

R
Rapp, C., 109
Rask, R. C., 53
Rath, R., 198
Reichenbach, H., 60
Reichertz, J., 108
Reinharz, J., 93, 164, 182, 236
Reisigl, M., 182
Renzi, M., 118, 125, 142, 159, 170, 171, 185, 196, 205, 218, 238, 239, 267, 268, 314–318, 324, 325, 327–330, 339–341, 348
Rickheit, G., 198
Riexinger, B., 118, 120, 330–334, 342, 343
Robustelli, C., 178, 179
Rocklage, M. D., 109
Roelcke, T., 199
Roth, C., 118, 120
Roth, G., 43
Rucker, D., 109
Russell, B., 57
Russell, J. A., 148

S
Salvini, M., 119, 121, 122, 133, 134, 139, 146, 222, 268
Samel, I., 34, 180
Sanders, B., 272
Sani, S., 50
Saussure, de, F., 41, 49, 53, 55, 70, 76–82, 84, 85, 95, 352
Savory, T. H, 35, 36
Sbisà, M., 234, 273, 288
Scalise, G., 131

Schaffner, B., 281
Schafroth, E., 177
Schank, G., 174
Schäuble, W., 152, 401
Schegloff, E. A., 91
Scherer, C., 139
Schettino, V., 72
Schick, W., 35
Schleicher, A., 52–54
Schmid, H.-J., 91
Schmidt, J., 53
Schneider, I., 35, 135
Schneider, K., 35, 135
Schulz, M., 193
Schütrumpf, E., 30
Schwarz-Friesel, M., 21, 24, 28, 32, 34, 36, 37, 44, 45, 47, 70, 88–90, 92–97, 101–105, 108, 11–113, 148, 149, 153, 154, 164, 177, 182, 183, 189, 190, 208, 229–237, 273, 280, 281, 292, 293, 300, 311, 317, 319–323, 342
Schwitalla, J., 71, 72, 74, 88, 174
Scotus, 55
Searle, J., 144
Sechehaye, A., 77
Sechi, S., 108
Seehofer, H., 118, 120, 183
Selting, M., 72, 75, 88, 198, 199
Seneca, L., A., 31
Serianni, L., 177, 218–220, 222
Shaw, P., 113, 230
Sichelschmidt, L., 198
Siebenhaar, B., 128, 129
Sieveke, F., 284
Sievers, E., 53
Simone, R., 64
Skirbekk, G., 74
Skirl, H., 95, 103, 177, 300, 319–323
Šklovskij, V., 308, 309
Sodhi, K. S., 347
Solomon, R. C., 30–32
Sommerfeldt, K.-E., 205

Sornicola, R., 28, 77
Soros, G., 213
Sperber, D., 90, 233
Spina, S., 202
Spirandelli, M., 179
Stalnaker, R., 288
Steinhauer, A., 199
Steinke, B., 28, 104
Steinmeier, F.-W., 118, 120, 128
Steinruck, J., 118, 120
Stevenson, C. L., 28
Storch, von, B., 118, 120
Strawson, P. F., 288
Strobl, T., 118, 120, 214, 261

T
Tannen, D., 75
Tannenbaum, M. B., 109
Tauber, P., 118, 120
Tavosanis, M., 110, 124
Tewes, M., 70
Thielmann, 36
Thomas von Aquin, 32
Thüne, E. M., 72
Timpanaro, S., 40
Tischer, B., 36
Tomkins, S., 38
Toti, G., 119, 121, 122
Trömel Plötz, S., 140, 176
Trump, D., 23, 94, 110, 116–118, 125, 128, 129, 134, 135, 137, 139, 143, 146, 152, 159, 163, 164, 170–172, 175, 183–186, 200–205, 210, 211, 214, 215, 221–223, 226, 227, 237–249, 251–255, 257, 258, 261–271, 274–278, 281, 284, 289–301, 304–306, 308–310, 313, 314, 316, 322, 327, 331–338, 340, 342, 343, 347–348
Turner, E., 321

U
Uldall, H. J., 61, 62
Ulich, D., 34

V
Verner, K. A., 53
Vidotto, V., 281
Vincent, N., 218
Voghera, M., 71, 88, 286

W
Wagenknecht, S., 118, 120, 137, 175–177
Wegener, D. T., 109
Weinreich, H., 36
Weinreich, L., 71, 72
Welzer, H., 308, 313
Werner, J., 199
Western, D., 38–40
White, P. R., 113, 230
Whitfield, F. J., 61
Wierzbicka, A., 145
Wilson, D., 132
Wilson, P. A., 132
Wittgenstein, L., 57, 78
Wodak, R., 291
Wolf, N. R., 53
Wordsworth, W., 108
Wundt, W., 38

Z
Zhang, W., 129
Zifonun, G., 199, 216, 217, 223
Zingaretti, L., 119, 121, 122
Zinsmeisters, H., 115

10 Anhang

10.1 Glossar

Dieses Glossar umfasst die der vorliegenden Studie zugrunde liegenden Analysekategorien, die als Emotionsmarker bezeichnet werden. Es handelt sich dabei um eine Reihe sprachlicher, textueller und konzeptueller Phänomene, die in der Lage sind, Emotionen zum Ausdruck zu bringen bzw. zu erregen. Wie auch in der bisher durchgeführten Analyse (vgl. Kap. 4–6) werden hier folgende Emotionsmarker in zwei Bereiche gegliedert: einerseits die expliziten (vgl. 10.1.1), andererseits die impliziten Emotionsmarker (vgl. 10.1.2).

10.1.1 Explizite Emotionsmarker

Anführungszeichen:
Anführungszeichen dienen der Kennzeichnung einzelner Wörter oder Satzteile. Sie können genutzt werden, um die emotive Einstellung der Produzierenden, und zwar über die Angemessenheit des markierten Wortes bzw. Satzteils, zu signalisieren. Dies kann ironische Effekte erzeugen.

[DB10.08]: Sie ist eine „Politikerin", die keine Ahnung hat, was die Realität ist!!

Antithese:
Die Stilfigur der Antithese besteht aus der Gegenüberstellung gegensätzlicher Begriffe und Gedanken. Sie kann eine gewisse Emphase erzeugen.

[IP16]: Wenn der alte proeuropäische Kommunist erschüttert ist, bin ich GLÜCKLICH!

Augmentative:

Augmentative sind die Vergrößerungsformen von Substantiven. Diese entstehen durch die Prozesse der Präfixierung oder Suffixierung. Sie weisen eine emotive Funktion auf, da die Vergrößerung nicht nur auf einer quantitativen Ebene, sondern auch auf einer qualitativen Ebene zu interpretieren ist. Aus diesem Grund haben Augmentative oft einen abwertenden bzw. ironischen Wert.

> [IB.11b.03]: Die armen schrecklichen Journalisten haben in vier Monaten zwei Riesenschläge Mitte ins Gesicht bekommen.

Auslassungspunkte:

Auslassungspunkte können als emotive Spur der Produzierenden angesehen werden, wenn sie eine diskursgliedernde Funktion ausüben.

> [IB.10.10]: Ehrlich gesagt ... bin ich bestürzt

Ausrufezeichenwiederholung:

Das Ausrufezeichen ist ein funktional spezialisiertes Satzzeichen, das aufgrund seiner starken Ausdruckswirkung eine Exklamation signalisiert. Wenn es wiederholt auftaucht, intensiviert sich seine bereits innwohnende emotionsausdrückende Funktion.

> [DB16.10]: sehr sehr sehr sehr geil!!!!!!!!!!!!!!!!!!!!!!!!!!!!! das beste was der welt passieren konnte.

Buchstabenwiederholung:

Die Wiederholung eines Vokals bzw. Konsonanten dient der graphischen Imitation des prosodischen Phänomens der intensivierenden Lautdehnung. Sie signalisiert eine gewisse Emphase vonseiten der Produzierenden.

> [IB04.04]: Egal, was die Wahlumfrage sagt, ich wähle neeeeeeinnnnn.

Diminutive:

Diminutive sind die Verkleinerungsformen von Substantiven. Diese entstehen durch die Prozesse der Präfixierung oder Suffixierung. Sie weisen eine emotive Funktion auf, indem die Verkleinerung nicht nur auf einer quantitativen Ebene, sondern auch auf einer qualitativen Ebene zu interpretieren ist. Aus diesem Grund haben Diminutive oft einen abwertenden bzw. ironischen Wert.

> [IB16.03]: Armes Italien, das ein Trumpchen wie den klitzekleinen Salvini hervorbringt.

Elative:
Vgl. **Superlative**.

Ellipse
Etymologisch gesehen lässt sich die Ellipse als ‚Auslassungssatz' übersetzen. Dabei soll aber das Wort *Auslassung* nicht in dem Sinne von *unvollständig* verstanden werden. Aufgrund der formellen Auslassung gewinnt nämlich die Ellipse spezifische kommunikative Funktionen wie z. B. die emotionsausdrückende Funktion.

    [IB17b.03]: Ein sehr guter Tag würde ich sagen!

Emojis:
Unter dem Terminus ‚Emoji' versteht man alle piktoralen Bilder, die im Unicode-Zeichensatz abgelegt sind. Die emotive Funktion von Emojis ist von mehreren Aspekten geprägt. Neben dem semantisch und pragmatisch evaluierenden Wert können auch diskursgliedernde, ironische und ingroup-konstituierende Funktionen hinzukommen.

    [IB.11a.04]: Los Schatz, los, lassen wir mal die Rhetorik ☺

Emotionsausdrückende Lexeme:
Emotionsausdrückende Lexeme sind Wörter, die über ihre semantische Information primär emotionale Eindrücke und Einstellungen vermitteln. Im Gegensatz zu emotionsbezeichnenden Lexemen referieren sie nicht auf Emotionen.

    [IP08]:   Trumps Sieg ist eine schlimmere Tragödie als die des Erdbebens.

Emotionsbezeichnende Lexeme:
Emotionsausdrückende Lexeme sind Wörter, die direkt auf Emotionen referieren. Somit bilden sie den sogenannten Emotionswortschatz einer Sprache.

    [DP17]:   Wolfgang Schäuble ist angesichts der Wahl von Donald Trump in den USA sehr besorgt – auch in Hinblick auf die Situation bei uns.

Emphatische Deixis:
Die emphatische Deixis liegt vor, wenn die Deiktika verwendet werden, um eine gewisse Nähe bzw. Distanz der bezeichneten Person bzw. des bezeichneten Objekts zum Ausdruck zu bringen.

    [IP06]:   Diese hassen die Bürger, die wählen.

ANHANG

Exklamativsatz:
Der Exklamativsatz hat die primäre Funktion, die Emotionen und die subjektive Einstellung der Produzierenden zum Ausdruck zu bringen.

[IB02.02]:   Geil Silvio!

Fokusmarker:
Fokusmarker haben die Funktion, den Informationskern bzw. den Fokus eines Satzes hervorzuheben. Auf Produzierendenseite gilt die Markierung eines spezifischen Satzteils als Spur der subjektiven Perspektivierung des Gesagten, was eine gewisse emotive Beteiligung erkennen lässt. Auf Rezipierendenseite dient der Gebrauch von Fokusmarkern der Erregung der Aufmerksamkeit, die sich gezielt auf eine spezifische Information richtet.

[IB12.05]:   Wappnen wir uns insbesondere mit Mut, Leute.

Großschreibung:
Wenn sich die Großschreibung eines einzelnen Buchstaben, eines Wortes, eines Satzteils oder eines ganzen Satzes nicht aus grammatikalischen, sondern aus expressiven Gründen rechtfertigen lässt, dann liegt eine emotionsausdrückende Großschreibung vor.

[DB05.07]:   Heiko Maas, SIE persönlich sind mit daran schuld das die Bürger immer mehr Vertrauen in die Politik verlieren. SIE persönlich bekämpfen doch Jeden Bürger der eine andere Meinung als die der Regierung öffentlich äussert.

Hashtags:
Hashtags sind Wörter bzw. Wortgruppen mit einem vorangestellten Rautezeichen. In einem elektronischen Text dienen sie als Schlüsselwörter bzw. Suchbegriffe; die mit Hashtags markierten Äußerungen werden von der Software für die Schlüsselwortsuche verfügbar gemacht. Um die Aufmerksamkeit der Leserschaft zu gewinnen, weisen sie meistens eine prägnante und überzeugungskräftige Form auf.

[IP17a]:   #WieIstDieStimmung

Intensitätsmarker:
Die Intensitätsmarker dienen der Steigerung bzw. Intensivierung einer Eigenschaft oder eines Sachverhaltes. Es handelt sich hauptsächlich um Partikeln, Adverbien und einige Adjektive.

[DB16.08]:   Total versagt!

Interaktionsmarker:
Interaktionsmarker bilden eine recht heterogene Klasse von Wörtern, die die strukturelle Organisation der Interaktion steuern. Sie dienen der Kontaktherstellung und, im Falle von Anredeformen, der Definition der (emotiven) Beziehungen zwischen den Gesprächsbeteiligten.

> [DB10.10]: Hey Röthchen, der Hauptgrund warum ich jetzt viel besser schlafen kann, ist GENAU DER, das D. Trump zu verstehen gegeben hat gute und gemässigtere Beziehungen zu W. Putin anzustreben!!!

Interjektionen:
Interjektionen dienen dem Ausdruck von Emotionen oder Bewertungen. Man unterscheidet zwischen einfachen und komplexen Interjektionen. Während die einfachen keine Ähnlichkeit mit anderen Wörtern aufweisen, bestehen die komplexen aus Wörtern oder sogar Wortgruppen, wobei die semantische Bedeutung zugunsten einer pragmatischen Bedeutung ausgeblendet wird.

> [DB02.02]: oje ... ich wäre heute besser im Bett geblieben

Emoticon:
Ein Emoticon besteht aus der Kombination verschiedener auf einer Computertastatur vorhandener Zeichen, mit denen eine Emotion wiedergegeben werden kann (z. B. Smiley).

> [DB16.04]: und wenn Trump mal regiert dann hat es sich auch bald ausgemerkelt... Trump you make my day, thank you... :-)

Linksrhematisierung:
Die Linksrhematisierung ist durch die markierte Voranstellung des Rhemas charakterisiert. Im Gegensatz zur Linksversetzung ist in diesem Fall keine nachfolgende Wiederaufnahme des vorangestellten Satzglieds durch ein Pronomen zu betrachten.

> [DP05]: Mehr Fairness, mehr Sicherheit und mehr Chancen für alle sind das beste Rezept gegen rechten Populismus.

Linksversetzung:
Die Linksversetzung ist dadurch gekennzeichnet, dass sich das Thema mit dem Objekt statt mit dem Subjekt identifiziert. Das Objekt ist also in thematischer Position in den linken Satzteil eingebettet. Die darauffolgende Wiederaufnahme des nach links hervorgehobenen Objekts erfolgt durch ein Pronomen. Auf einer

informationalen Ebene gewinnt die vom Thema getragene Information eine besondere Emphase, was den kanonischen Normen widerspricht.

[IB15.09]: Die Destaster der Clinton, die haben wir schon gesehen.

Mitigationsmarker:
Die Mitigationsmarker dienen der Abschwächung einer Äußerung. Somit signalisieren sie die emotive Einstellung der Produzierenden dem Gesagten gegenüber.

[IB08.10]: Was ich ein bisschen verstanden habe.

Modalmarker:
Die Modalmarker dienen dem Ausdruck der persönlichen Erwartungen und Bewertungen der Produzierenden in Bezug auf den geäußerten Sachverhalt. Somit gelten sie als Spuren der emotiven Einstellung der Produzierenden dem Gesagten gegenüber.

[DB01.05]: Wie stellt sich Frau Merkel das eigentlich vor?

Parenthese:
Eine Parenthese ist ein syntaktisch eigenständiger Satz, der in einen anderen Satz eingeschoben wird. Dieser Einschub kann mehrere kommunikative Funktionen ausüben, unter denen sich auch die emotionsausdrückende Funktion erkennen lässt.

[DB09.01]: Seit 1990 (nach dem friedensvertragsersetzenden 2+4-Vertrag) ist Deutschland wieder (mehr oder weniger) souverän.

Pejorative:
Pejorative sind die Abwertungsformen von Substantiven. Diese erfolgen im Italienischen durch den Prozess der Suffixierung und im Deutschen durch den Prozess der Präfixierung, Suffixierung und Komposition. Sie weisen eine negativ evaluierende Funktion auf.

[DB16.04]: Herrlich anzusehen sind die langen Gesichter der vereinigten Lügenjournalisten im Propaganda-TV...

Prädikative Konstruktionen:
Prädikative Adjektive können semantisch als Prädikate beschrieben werden. Auf einer informationalen Ebene haben prädikative im Gegensatz zu attributiven Adjektiven einen rhematischen Wert. Da sich die Aufmerksamkeit der Rezipierenden meistens auf das Rhema richtet, enthalten prädikative

Adjektivkonstruktionen ein größeres Emotionspotenzial im Vergleich zu ihren attributiven Varianten.

[DP09]: Die Folgen sind dramatisch

Rechtsversetzung:
In der Herausstellungsstruktur der Rechtsversetzung wird die markierte Reihenfolge Rhema-Thema hergestellt. Das zunächst eingeführte Rhema wird anschließend durch ein eher spezifiziertes Lexem wiederaufgenommen.

[DB08.09]: Die sollen ihre Länder verteidigen und wieder aufbauen, diese Feiglinge.

Reduplikation:
Die Reduplikation ist ein morphologischer Intensivierungsprozess. Er basiert auf einem ikonischen Prinzip: Der quantitativen Verdoppelung der Form führt zu einer qualitativen Verstärkung der Bedeutung.

[DB04.06]: wenn hier in der politik nicht ganz, ganz schnell etwas spürbar im sinne und für das eigene volk passiert, erleben wir das gleich nächstes jahr hier mit der afd!!!

Spaltsatz:
Der Spaltsatz ist ein Satz, der in zwei Teile gegliedert ist: Im ersten Teil befindet sich das Verb *sein*, das das Satzrhema enthält, in den zweiten Teil ist hingegen der thematische Relativsatz eingebettet. Diese Herausstellungsstruktur dient der Fokussierung auf eine bestimmte Information und zählt daher zu den syntaktischen Strategien, hinter denen sich die emotive Perspektive der Produzierenden erkennen lässt.

[IB16.10]: Es soll die Mittelschicht, die Arbeitsklasse sein, die eine Revolution wie in Amerika auslöst.

Sperrsatz:
Der Sperrsatz ist ein Satz, der in zwei Teile gegliedert ist: In den ersten Teil ist ein vorangestellter freier thematischer Relativsatz eingebettet, im zweiten Teil befindet sich hingegen das Verb *sein*, der das Satzrhema enthält. Diese Herausstellungsstruktur dient der Fokussierung auf eine bestimmte Information und gehört daher zu mehreren syntaktischen Strategien, hinter denen sich die emotive Perspektive der Produzierenden erkennen lässt.

[DB02.06]: Was mich wirklich wundert ist der Umstand das alle darüber verwundert sind…

ANHANG

Superlative:
Superlative sind die höchste Steigerungsstufe in der Komparation. Es lassen sich zwei verschiedene Typologien von Superlativen unterscheiden: der Superlativ in Vergleichskonstruktionen und der Elativ bzw. der absolute Gebrauch des Superlativs. Superlative weisen eine emotionsausdrückende Funktion auf, da sie der Intensivierung des Gesagten dienen.

[IP02]: Ich bin immer <u>der treueste Alliierte der Vereinigten Staaten</u> gewesen.
[IB13.09]: aber es geht um ein <u>sehr wichtiges</u> demokratisches Zeichen.

Voranstellung des italienischen Adjektivs:
Im Italienischen hat die Voranstellung des attributiven Adjektivs einen emotionsausdrückenden Wert. Im Unterschied zu ihrer nicht markierten nachgestellten Variante dient sie zum Ausdruck einer gewissen Emphase.

[IP09]: Una <u>grande sveglia</u> all'Europa. [Dt. Übers.: Ein großer Weckruf für Europa]

Wiederholung:
Abgesehen von ihrer kohäsiven Funktion dient die Wiederholung der Erzeugung einer gewissen Emphase.

[IP06]: Ganz im Gegenteil war das Verhalten der <u>ganzen</u> Regierung und der <u>ganzen</u> Demokratischen Partei während der Präsidentschaftswahlen verantwortungslos.

10.1.2 Implizite Emotionsmarker

Anapher:
Jeder Ausdruck, der einen bereits angeführten Referenten sprachlich wiederaufnimmt, lässt sich als Anapher bezeichnen. Letztere drückt also Koreferenz aus. Der Gebrauch von Anaphern kann bedeutende emotive Auswirkungen auf die Leserschaft haben, weil diese dazu gebracht wird, das vom Antezedens ausgedrückte Konzept mit dem der Anapher automatisch zu assoziieren.

[IP02]: Ich bin immer der treueste Alliierte der <u>Vereinigten Staaten</u> in Europa gewesen, und das werde ich auch immer bleiben. Ich bin <u>dem Land, das unsere Freiheit im Laufe des ganzen zwanzigsten Jahrhundert garantiert hat</u>, dankbar.

Aufsteigende Klimax:
Die aufsteigende Klimax ist eine rhetorische Stilfigur, mit der der Übergang von einem schwächeren zu einem stärkeren Ausdruck gemeint ist. Sie kann in Texten zur Erzeugung einer gewissen Spannung dienen.

[IP15]: Heute ist für uns ein trauriger Tag. Und es ist ein trauriger Tag für die ganze Welt.

Dichotomische Referenzialisierung
Die dichotomische Referenzialisierung kann als Unterkategorie der perspektivierten Referenzialisierung angesehen werden (vgl. perspektivierte Referenzialisierung).
Zur Erfüllung spezifischer Überzeugungszwecke stellen die Produzierenden Personen bzw. Ereignisse gezielt als zwei entgegengesetzte Polaritäten dar.

[DP06]: Es gilt unsere liberale Demokratie und unsere freiheitlichen Werte gegen den Populismus und Nationalismus zu verteidigen.

E-Implikaturen (EI):
E-Implikaturen sind oft nicht streichbare implizite emotionale Bewertungen. Man kann zwischen konversationellen und konventionellen EI unterscheiden. Im ersten Fall erfolgt die Auslösung der Implikatur auf der Grundlage des situativen Kontexts, im zweiten Fall basiert der interpretative Weg vom Gesagten zum Gemeinten auf der lexikalischen bzw. konventionellen Bedeutung eines Wortes. EI sind die Grundlage für die Erlösung von KI.

[IP06]: Das nennt man Respekt. Und Respekt muss immer vorhanden sein, unabhängig davon, ob Hinz oder Kunz gewinnt.
(P): Das Wahlergebnis soll respektiert werden
(EI): ES IST GUT, das Wahlergebnis zu respektieren.
(KI): Die demokratische Partei bzw. die Regierung Renzi respektiert das Wahlergebnis nicht.

Enumeration:
Die Enumeration ist die Aufzählung der Teile eines übergeordneten Ganzen. Über eine EI bringen alle Mitglieder derselben Enumeration ein gemeinsames zugrundeliegendes Konzept zum Ausdruck. Die Enumeration ist von einer positiven bzw. negativen Konnotation geprägt.

[DP08]: Es ist unsere Aufgabe, Freiheit, Demokratie und Rechtsstaatlichkeit auf beiden Seiten des Atlantiks zu bewahren.

ANHANG

Euphemismen:
Euphemismen gehören zur Gruppe der figurativen Ausdrücke (vgl. figurative Ausdrücke). Es handelt sich um mildernde Umschreibungen für anstößige oder unangenehme Wörter bzw. Äußerungen.

[IB02.07]: Was ich kaum verstehe, ist die Pro-Clinton-Propaganda, die in Italien stattgefunden hat

Figurative Ausdrücke:
Figurative Ausdrücke sind Ausdrücke, die in einer Weise verwendet werden, die nicht ihrer im Sprachsystem festgelegten Bedeutung entspricht. Diese gliedern sich in folgende unterschiedliche Grundtypologien: Metapher, Vergleiche, Metonymie, Synekdoche, Idiome, Ironie, Hyperbeln, Euphemismen und rhetorische Fragen.

Figurative Ausdrücke machen schwer beschreibbare bzw. schwer fassbare Emotionen bzw. Erfahrungen konzeptuell greifbar und geben komplexe Sachverhalte komprimiert und bildhaft wieder.

[DB09.08]: Ich weiß nicht was schlimmer oder schlechter ist – neu gewählt worden zu sein – oder ein Mensch zu sein, der ständig Vorurteile hat und aus der „Kugel" denkt lesen zu können, was die Zukunft bringt

Fokussierung:
Die Fokussierung ist der graduelle Prozess der sprachlichen Hervorhebung eines Satzelements.

[IP15]: Aber es wäre ein schrecklicher Fehler, die, die an Trump, Le Pen, Farage oder an die Lügen der Fünf-Sterne-Bewegung glauben, als Ignoranten oder als „Barbaren" zu stigmatisieren.

Hyperbel:
Die Hyperbel gehört zur Gruppe der figurativen Ausdrücke (vgl. figurative Ausdrücke). Es handelt sich um eine rhetorische Übertreibung, die nicht wörtlich zu verstehen ist. Diese lässt sich meistens mit der Erkennung einer E-Implikatur auslösen.

[IB03.09]: Liebe Präsidentin, nach meiner bescheidenen Meinung sind sie im Allgemeinen über die Demokratie, die sich seit mehr als einem Jahrhundert durch die Wahl manifestiert, erstaunt.

(KI): Boldrini (EI): IST EINE SCHLECHT POLITIKERIN, weil sie sich über Trumps Wahlsieg wundert. Das bedeutet nämlich, dass sie den Willen des Volkes nicht respektiert.

Inszenierung eines metahistorischen Kontexts:
Die Inszenierung eines metahistorischen Kontexts ist die gezielte Assoziation von zwei zeitlich entfernten historischen Epochen. Sie dient der Erregung positiver bzw. negativer Emotionen bei der Leserschaft.

[IP02]: Meine besten Wünsche für den Präsidenten Donald J. Trump. Ich bin immer der treueste Alliierte der Vereinigten Staaten in Europa gewesen, und das werde ich auch immer bleiben. Ich bin dem Land, das unsere Freiheit im Laufe des ganzen zwanzigsten Jahrhunderts garantiert hat, dankbar.

Ironie:
Die Ironie gehört zur Gruppe der figurativen Ausdrücke (vgl. figurative Ausdrücke).

Ironie lässt sich als Ausdruck einer Sache durch ein deren Gegenteil bezeichnendes Wort definieren. Meistens verbirgt sich hinter der Ironie eine negativ evaluierende EI.

[IB14.06]: Ihr seid superschön ... Jetzt seid ihr alle pro Trump.
(EI): Ihr SEID SCHLECHT, (KI): weil ihr heuchlerisch seid.

Konnotation:
Im Gegensatz zur Denotation, die im mentalen Lexikon die objektive Grundbedeutung des Lexems darstellt, weist die Konnotation all die bewertenden, evokativen, affektiven und anspielungsreichen Bedeutungen auf, die von den einzelnen Subjekten auf das betreffende Wort projiziert werden.

[DB09.08]: was können Sie Herr Riexinger vorweisen, „gutes" für die Deutschen gemacht zu haben, außer Gelaber...

Litotes:
Die Litotes ist eine implizite Hervorhebungsstrategie, die durch doppelte Verneinung eine vorsichtige Äußerung ausdrückt, aber dadurch in der Tat eine Hervorhebung des Gesagten bewirkt.

[IB09.03]: Nicht wenig ärgert mich des Weiteren die schlechte Gewohnheit einiger Journalisten.

Metapher:
Die Metapher gehört zur Gruppe der figurativen Ausdrücke (vgl. figurative Ausdrücke). Es handelt sich um die Übertragung von Bedeutungen. Auf diese Weise sind Metaphern in der Lage, schwer fassbare Konzepte anhand direkter und wirksamer Bilder zum Ausdruck zu bringen. In diesem Sinne können sie als Indikatoren der emotiven Einstellung der Produzierenden und deren Bewertungen, Evaluierungen und Beurteilungen interpretiert werden.

> [IP06]: Auch weil sie zu sehr beschäftigt waren, die Austern zu öffnen, haben sie diese reale Welt komplett aus den Augen verloren.

NS-Vergleiche:
Vergleiche gehören zur Gruppe der figurativen Ausdrücke (vgl. figurative Ausdrücke).

Der NS-Vergleich ist ein besonderer Typ des Vergleichs, der neben kognitiv basierten Analogierelationen auch stark negativ evaluative bzw. emotionale Einstellungen zum Ausdruck bringt.

> [IB06.10]: Na gut, aber paradoxerweise gewann auch Hitler die Wahl in '32 und im '33.

Perspektivierende Referenzialisierung:
Mit perspektivierender Referenzialisierung ist die persuasive Strategie gemeint, durch die der Produzierende selektiv bestimmte Aspekte einer Person bzw. eines Ereignisses hervorhebt und andere dagegen abschaltet.

> [IP15]: Wir respektieren die Wahl des amerikanischen Volkes, jedoch ist für uns heute ein trauriger Tag. Und es ist ein trauriger Tag für die ganze Welt.

Präsupposition:
Im Gegensatz zur Assertion, die die Information als neue darstellt, wird durch die Präsupposition vorausgesetzt, dass der vermittelte Inhalt schon im Langzeitgedächtnis der Leserschaft vorhanden ist. Oft nutzen die Produzierenden die Präsupposition als persuasive Strategie, um die Information so zu präsentieren, als ob diese der Leserschaft bereits bekannt wäre.

> [IP15]: Die Lügen der Fünf-Sterne-Bewegung.

Rhetorische Frage:
Rhetorische Fragen gehören zur Gruppe der figurativen Ausdrücke (vgl. figurative Ausdrücke). Die rhetorische Frage ist eine Frage, auf die keine Antwort erwartet wird. Meistens verbirgt sich hinter der rhetorischen Frage eine E-Implikatur.

[IP15]: Wird Europa in der Lage sein, sich selbst zu reformieren, um sich endlich in den Antikörper zu verwandeln, der in der Lage ist, dieses Virus zu bekämpfen?

(EI): ICH BIN SKEPTISCH, (KI): dass Europa in der Lage sein wird, sich selbst zu reformieren, um sich in den Antikörper zu verwandeln, der in der Lage ist, dieses Virus zu bekämpfen.

Thematische Verschiebung:
Die thematische Verschiebung ist eine persuasive Strategie, mit der sich inhaltliche Intentionen auf der nicht argumentativen Ebene konstruieren lassen. Dabei handelt es sich um eine Uminszenierung, bei der etwas hervorgehoben wird, um in der Tat auf etwas anderes anzuspielen.

[IP06]: Gerade weil mir Obamas Endorsement in Bezug auf Renzis Reformen nicht gefallen hat, habe ich es immer vermieden, meine Nase in die Wahlkämpfe anderer Länder hineinzustecken. Es heißt Respekt. Und der Respekt muss immer da sein, sowohl der eine als auch der andere gewinnt.

Vagheit:
Die intentionale Vagheit ist eine pragmatische Strategie, um die Verantwortung des Gesagten abzulehnen. Absichtlich wird keine präzise Information vermittelt, sondern nur die positive bzw. negative Konnotation des Gesagten zum Ausdruck gebracht.

[DP08]: Trump hat tatsächlich die Karten zur politischen Zeitenwende in der Hand.

Verfremdungseffekt:
Der Verfremdungseffekt besteht darin, die Leserschaft mithilfe bestimmter Stilmittel zu desorientieren und ihre Erwartungen zu verletzen. Diese Normverletzung hat die Funktion, der Leserschaft vertraute Dinge in einer neuen Perspektive erscheinen zu lassen und sie bewusster und kritisch zu betrachten.

[DP06]: Der 9. November steht mit der Pogromnacht 1938 für das dunkelste Kapitel der deutschen Geschichte und mit dem Mauerfall 1989 für den Aufbruch in die Freiheit. Heute ist die offene Gesellschaft wieder unter Druck.

Summary

In 1994, the publication of Antonio Damasio's *Descartes' Error* disrupted the centuries-old Western paradigm that defined humans as *animal rationale*, showing that both cognitive processes and emotions activate the same neural areas. While this assumption is now well-established in neuroscience, the role of emotions in linguistics has long been neglected. The aim of this study is to investigate the interaction between language and emotion within the framework of Critical Cognitive Linguistics (CCL), which combines pragmatic and cognitive approaches.

The empirical analysis is based on nearly 400 Facebook comments from German and Italian politicians and citizens reacting to Donald Trump's election as U.S. President in 2016. The contrastive study focuses on identifying a series of emotion markers in both languages – linguistic elements that express emotions.

The analysis distinguishes between explicit and implicit emotion markers. While emotional expression in explicit emotion markers can be described using traditional linguistic levels (orthography or prosody, morphology, lexicon, and syntax), implicit emotional expression must be analyzed at the textual level by highlighting the complex inferential meaning and interpretive inferences.

A central question of the analysis is whether there are significant differences in the expression of emotions across the two linguistic areas. In this context, existing stereotypes are deconstructed.

Resümee

1994 erschütterte die Veröffentlichung von Antonio Damasios Werk Descartes' Error das jahrhundertealte abendländische Paradigma der Bestimmung des Menschen als animal rationale, indem er zeigte, dass sowohl kognitive Prozesse als auch Emotionen dieselben neuronalen Gebiete aktivieren. Während diese Erkenntnis in der Neurowissenschaft mittlerweile etabliert ist, wurde die Rolle der Emotionen in der Sprachwissenschaft lange vernachlässigt. Ziel der vorliegenden Studie ist es, die Interaktion zwischen Sprache und Emotionen im Rahmen der Kritischen Kognitionslinguistik (KKL) zu untersuchen, die pragmatische und kognitive Ansätze kombiniert.

Die empirische Analyse basiert auf knapp 400 Facebook-Kommentaren von deutschen und italienischen Politikerinnen und Politikern sowie Bürgerinnen und Bürgern, die auf die Wahl von Donald Trump zum US-Präsidenten 2016 reagierten. Die kontrastive Untersuchung konzentriert sich auf die Identifikation einer Reihe von sogenannten Emotionsmarkern in beiden Sprachen, d. h. sprachliche Elemente, die Emotionen ausdrücken.

Bei der Analyse wird zwischen expliziten und impliziten Emotionsmarkern unterschieden. Während sich der Emotionsausdruck bei den expliziten Emotionsausdrücken mittels traditioneller Sprachebenen (Orthografie bzw. Prosodie, Morphologie, Lexik und Syntax) beschreiben lässt, ist der implizite Emotionsausdruck auf satzübergreifender Ebene zu analysieren, indem komplexe Textsinnerschließungen und interpretative Inferenzen aufgezeigt werden.

Eine zentrale Frage der Analyse ist, ob es wesentliche Unterschiede im Emotionsausdruck innerhalb der beiden Sprachräume gibt. Dabei werden bestehende Stereotype dekonstruiert.

Riassunto

Nel 1994, la pubblicazione dell'opera di Antonio Damasio *Descartes' Error* giocò un ruolo decisivo nello sconvolgimento del secolare paradigma occidentale che definiva l'uomo come *animal rationale*, dimostrando che sia i processi cognitivi che le emozioni attivano le stesse aree neuronali. Mentre questo assunto è ormai consolidato nelle neuroscienze, il ruolo delle emozioni nella linguistica è stato a lungo trascurato. Lo scopo di questo studio è indagare l'interazione tra lingua ed emozioni nel contesto della Linguistica Cognitiva Critica, che combina approcci pragmatici e cognitivi.

L'analisi empirica si basa su circa 400 commenti su Facebook di politici e cittadini tedeschi e italiani che hanno reagito all'elezione di Donald Trump a presidente degli Stati Uniti nel 2016. Lo studio contrastivo si concentra sull'identificazione di una serie di cosiddetti marker emotivi in entrambe le lingue, ossia elementi linguistici che esprimono emozioni.

L'analisi distingue tra marker emotivi espliciti e impliciti. Mentre l'espressione emotiva nei marker espliciti può essere descritta utilizzando i tradizionali livelli linguistici (ortografia, prosodia, morfologia, lessico e sintassi), l'espressione emotiva implicita deve essere analizzata a livello testuale, evidenziando i complessi meccanismi inferenziali.

Una domanda centrale dell'analisi è se esistano differenze significative nell'espressione delle emozioni nell'ambito delle due lingue. In questo contesto, vengono decostruiti determinati diffusi stereotipi.

Kontrastive Linguistik
Linguistica contrastiva

Herausgegeben von Elmar Schafroth und Marcella Costa
A cura di Elmar Schafroth e Marcella Costa

Vol. 1 Luisa Giacoma: Fraseologia e fraseografia bilingue. Riflessioni teoriche e applicazioni pratiche nel confronto Tedesco-Italiano. 2012.

Vol. 2 Goranka Rocco: Textsorten der Unternehmenskommunikation aus kontrastiv-textologischer Perspektive. Eine Untersuchung der Aktionärsbriefe und Einstiegseiten der deutschen und italienischen Banken. 2013.

Vol. 3 Sibilla Cantarini (Hrsg.): Wortschatz, Wortschätze im Vergleich und Wörterbücher. Methoden, Instrumente und neue Perspektiven. 2013.

Vol. 4 Wiebke Langer: Probleme der Librettoübersetzung. Am Beispiel von Mozarts Oper *Le nozze di Figaro*. 2014.

Vol. 5 Anna-Maria De Cesare e Davide Garassino / Rocío Agar Marco / Ana Albom / Doriana Cimmino: Sintassi marcata dell'italiano dell'uso medio in prospettiva contrastiva con il francese, lo spagnolo, il tedesco e l'inglese. Uno studio basato sulla scrittura dei quotidiani online. 2016.

Vol. 6 Elisa Corino: Le frasi attributive in germanistica. Questioni grammaticografiche. 2016.

Vol. 7 Riccardo Imperiale: Die Funktionsklasse der „segnali discorsivi" des Italienischen. Mit einer korpusgestützten Analyse von „praticamente" und „comunque". 2017.

Vol. 8 Felisa Bermejo Calleja / Peggy Katelhön (a cura di): Lingua parlata. Un confronto fra l'italiano e alcune lingue europee. 2018.

Vol. 9 Goranka Rocco / Elmar Schafroth (Hrsg.): Vergleichende Diskurslinguistik. Methoden und Forschungspraxis. In Zusammenarbeit mit Juliane Niedner. 2019.

Vol. 10 Manuela Caterina Moroni: Intonation und Bedeutung. Kontrastive Analyse einer deutschen und einer italienischen Regionalvarietät. 2019.

Vol. 11 Elmar Schafroth / Fabio Mollica / Carmen Mellado Blanco (Hrsg.): Kollokationen. Theoretische, forschungspraktische und fremdsprachendidaktische Überlegungen. In Zusammen-arbeit mit Juliane Niedner. 2021.

Vol. 12 Rocío Agar Marco: La frase pseudoscissa in italiano e in tedesco. Definizione, tipologia e analisi delle sue manifestazioni nella prosa giornalistica online. 2021.

Vol. 13 Miriam Ravetto: Gli avverbi pronominali tedeschi in *da(r)*- nella produzione scritta e orale. Osservazioni contrastive tra tedesco e italiano. 2022.

Vol. 14 Anne-Kathrin Gärtig-Bressan / Marella Magris / Alessandra Riccardi / Goranka Rocco (Hrsg. / a cura di): An der Schnittstelle von deutscher Sprache, Literatur und Translation / Intersezioni tra lingua tedesca, letteratura e traduzione. Festschrift für Lorenza Rega zum 70. Geburtstag / Saggi in omaggio a Lorenza Rega per il suo 70mo compleanno. 2023.

Vol. 15 Alberto Bramati / Manuela Caterina Moroni (a cura di): La linguistica contrastiva al servizio della traduzione. Ricerca e didattica nel rapporto tra francese, tedesco e italiano. 2023.

Vol. 16 Martina Lemmetti: Modalpartikeln in deutschen Fragesätzen und ihre Funktionsäquivalente im Italienischen. 2024.

Vol. 17 Maria Francesca Ponzi: Explizite und implizite Emotionsmanifestationen. Eine deutsch-italienische Korpusanalyse. 2025.

www.peterlang.com

www.ingramcontent.com/pod-product-compliance
Ingram Content Group UK Ltd.
Pitfield, Milton Keynes, MK11 3LW, UK
UKHW041924210426
5322IPUK00002B/52